高等医药院校"十四五"区域性规划教材
高等医药院校研究生教材

供中西医结合类、中医学类、临床医学类、药学类等专业用

高 级 生 理 学

主　编　朱大诚

副主编　孙世晓　高剑峰　高治平　黄　诚　史　君

编　委　（以姓氏笔画为序）

王桂英（河北中医学院）	邹　原（大连医科大学）
王冰梅（长春中医药大学）	张绪东（牡丹江医学院）
王　慧（贵州中医药大学）	单德红（辽宁中医药大学）
包怡敏（上海中医药大学）	徐　伟（江西中医药大学）
朱大诚（江西中医药大学）	高治平（山西中医药大学）
朱庆文（北京中医药大学）	高剑峰（河南中医药大学）
刘永平（湖南中医药大学）	高　琴（蚌埠医学院）
孙世晓（黑龙江中医药大学）	黄　诚（赣南医学院）
杜　联（成都中医药大学）	谭俊珍（天津中医药大学）
石瑞丽（内蒙古科技大学包头医学院）	燕　子（山西医科大学）
史　君（内蒙古医科大学）	

学术秘书　张松江（河南中医药大学）　　　　　李　丽（牡丹江医学院）

人民卫生出版社
·北 京·

图书在版编目（CIP）数据

高级生理学 / 朱大诚主编. —北京：人民卫生出版社，2022.9

ISBN 978-7-117-33488-4

Ⅰ.①高…　Ⅱ.①朱…　Ⅲ.①人体生理学－医学院校－教材　Ⅳ.①R33

中国版本图书馆 CIP 数据核字（2022）第 156143 号

| 人卫智网 | www.ipmph.com | 医学教育、学术、考试、健康，购书智慧智能综合服务平台 |
| 人卫官网 | www.pmph.com | 人卫官方资讯发布平台 |

高级生理学

Gaoji Shenglixue

主　　编：朱大诚
出版发行：人民卫生出版社（中继线 010-59780011）
地　　址：北京市朝阳区潘家园南里 19 号
邮　　编：100021
E - mail：pmph @ pmph.com
购书热线：010-59787592　010-59787584　010-65264830
印　　刷：三河市延风印装有限公司
经　　销：新华书店
开　　本：787×1092　1/16　印张：26
字　　数：633 千字
版　　次：2022 年 9 月第 1 版
印　　次：2022 年 9 月第 1 次印刷
标准书号：ISBN 978-7-117-33488-4
定　　价：85.00 元

打击盗版举报电话：010-59787491　E-mail：WQ @ pmph.com
质量问题联系电话：010-59787234　E-mail：zhiliang @ pmph.com
数字融合服务电话：4001118166　E-mail：zengzhi @ pmph.com

前　言

　　研究生教育是我国当前教育体系中最高层次的教育，肩负着为国家建设、科技发展培养高素质、高层次创新型人才的重任。目前，随着高等医药院校研究生教育规模的不断扩大，加强内涵建设、规范培养环节、保持专业特色、提高教学质量已成为当前研究生教育工作的主旋律，而教材建设作为研究生培养环节的一部分，是贯彻教育思想、体现教学理念、实现培养目标的重要载体，是教师进行教学工作的基本工具，也是深化教学改革、培养创新型人才的重要保证。在这一思想前提指导下，在人民卫生出版社大力支持下，我们编写了研究生层次《高级生理学》教材。

　　本教材与本科生所用教材的主要区别在于对编写内容进行优化组合，围绕本学科的重点、难点、热点、疑点，在相应章节增加了生理学的发展简史、中医学的稳态观、膜通道、生物电技术、氧化应激、造血干细胞、心脏血流动态监测、心脏内分泌、肺的非呼吸功能、胃肠生理、肾脏生理、神经系统生理、甲状腺生理、肾上腺生理、生殖生理研究进展和内分泌生理研究进展等内容。本教材内容精炼，着眼于研究生，进一步获取知识、挖掘知识，编写内容突出了实用性、客观性、创新性和思想性，并强调在临床实践、科学研究中用得上，启发研究生批判性思维和创新性思维，重点培养研究生提出问题、分析问题、解决问题，以及科研思维、科研方法和科研创新的能力，从而引导研究生形成严谨的科研思维模式。

　　本教材的编者是来自全国 20 所高等医药院校，并长期活跃在生理学教学和科研第一线的富于经验的专家及教授，在编写过程中大家认真参考国内外本领域的新近科学知识、先进实验技术，从内容、结构、形式等各个环节精益求精，孜孜不倦，尽职尽责，力求使本教材成为医药专业研究生教育的精品教材。

　　《高级生理学》是中西医结合类、中医学类、临床医学类、药学类等专业（专业型和学术型）的硕士生、博士生层次教材，也是从事生理学教学人士以及临床医生的继续学习书籍。由于教材编写本身即是一项探索性工作，加之第一次编写，无经验可以借鉴。因此在使用过程中不免会发现存在问题和不足，深切期望专家和同道提出宝贵意见，也敬请广大读者不吝赐教和指正，以便再版时修改和完善。

《高级生理学》编委会

2021 年 11 月

目　录

第一章　绪　论

第一节　概　述

一、生理学的任务

生理学（physiology）是生物科学的分支，是研究一切生物体的生命活动规律的科学。生命活动是指机体在形态结构基础上所表现的各种功能活动。根据其研究对象的不同，可分为植物生理学、动物生理学、人体生理学等。人体生理学是专门研究人体正常生命活动规律的一门科学。人体正常生命活动，就是整个人体以及构成人体的各器官、系统，在正常活动时所表现的形式及其所起的作用。如呼吸、消化、血液循环、排泄、生殖、感觉、运动，以及思维等活动。医药类专业学生学习的是人体生理学，通常称为生理学。生理学的任务就是要阐明这些活动的过程、发生的机制和条件以及体内、外环境对它们的影响等，从而认识和掌握人体生命活动的规律，为个体、家庭和社会的卫生保健，预防和治疗疾病，增进人类健康、延长人类寿命提供科学的理论依据。

生理学是用物理、化学的理论和方法研究生命现象的科学，而生命现象必须有其形态结构基础，故生理学与物理、化学、生物学、解剖学及组织胚胎学等有着密切的联系。人们在医疗实践中以及对人体的一般观察中积累了许多关于人体生理功能的知识，更通过对于人体和动物的实验分析研究，进一步深入探索了这些生理功能的内在机制和相互关系，逐渐形成关于人体功能的系统性理论科学。来源于医学实践和科学实验的生理学理论知识对临床医学和预防医学具有指导意义；而临床医学和预防医学的发展，又不断给生理学提出新的课题，推动着生理学的发展。疾病是生命活动的异常表现形式，是结构、功能发生量变和质变的结果，不掌握生命活动的规律，就不能提出保持和增进健康、提高生命质量的措施；不熟悉生理功能的知识，就不可能掌握防治疾病、促进康复的理论和技能。医药类专业学生只有先学好生理学，才能为今后学习生物化学、病理学、病理生理学、免疫学、药理学等基础医学，以及学习临床医学和预防医学奠定必要的理论基础。它起到了承前启后的作用。对医务人员来说，没有生理学知识，就不能认识疾病，当然也就谈不上预防和治疗疾病了。因此，生理学是基础医学和预防医学、临床医学的桥梁课程，是一门重要的基础理论学科。

二、生理学的发展简史

人们一直在探索人类发生、发展过程及其生命活动的规律。在古代，人们通过观察和解剖，大致了解了人体基本生命活动规律。但由于受到思想观念和科学技术水平等因素的制约，人们对人体生命活动规律的了解不深，甚至出现谬误。自人类社会进入到 16 世纪后，随着自然科学的发展，如物理学、化学等的快速发展，为人类对自身的了解提供了理论和技术，使生理学的发展进入了快车道。随着许多新技术不断应用于生理学实验研究，使生理学的研究日益深入，生理学的知识和理论不断得到发展。从 19 世纪末设立的有关生命科学和医学的"诺贝尔生理学或医学奖"，就充分说明生理学在生命科学中占有举足轻重的地位。由于研究对象的不同和研究方法的不断涌现，生理学已陆续派生出许多分支学科，这些分支学科逐渐发展成为独立的学科，如生物化学、生物物理学、细胞生物学、遗传学、分子生物学、免疫学等等。目前，生理学主要是研究机体整体的不同行为功能表现、发生过程、分工协同和稳态的调节机制。生理学的发展自 17 世纪以后与古代生理学比较，有了质的飞越。

（一）17～18 世纪生理学的发展

生理学作为一门实验性学科始于 17 世纪。1628 年英国医生威廉•哈维（William Harvey，1578—1657 年）发表了有关血液循环的名著《心与血的运动》一书，这是历史上首次以实验证明了人和高等动物的血液是从左心室输出，通过体循环动脉而流向全身组织，然后汇集于静脉回到右心房，再经过肺循环而进入左心房，这样，心脏便成为血液循环的中心。但由于当时工具的限制，哈维对动脉与静脉之间是怎样连接的还只能依靠臆测，认为动脉血是穿过组织的孔隙而通向静脉。在哈维去世后第 4 年（1661 年），意大利解剖学家马尔比基（Marcello Malpighi，1628—1694 年）利用改制的显微镜证实了动脉与静脉之间存在毛细血管，血液循环的全部路径才被搞清楚，并确立了循环生理的基本规律。

法国哲学家笛卡儿（René Descartes，1596—1650 年）首先将反射概念应用于生理学，认为动物的每一次活动都是对外界刺激的必要反应，刺激与反应之间有固定的神经联系，他称这一连串的活动为反射。直至 19 世纪初期，由于脊髓背根司感觉和腹根司运动的发现，反射概念才获得结构与功能的依据。这一概念为后来神经系统活动规律的研究开辟了道路。

在 18 世纪，法国化学家拉瓦锡（Antoine Laurent Lavoisier，1743—1794 年）首先发现氧气和燃烧原理，指出呼吸过程同燃烧一样，都要消耗氧和产生二氧化碳，从而为机体新陈代谢的研究奠定了基础。意大利生理学家伽伐尼（Luigi Galvani，1737—1798 年）用蛙腿做实验，以铜丝拴着蛙腿悬挂在一根铁制的杠杆上，当风吹动蛙腿使之碰到铁杠杆时，蛙腿肌肉就发生收缩，此现象起初被认为是生物组织的生物电刺激肌肉而引起肌收缩，而后来被发现是两种不同金属相接触产生电流，蛙腿肌肉收缩正是由这种电流刺激所致。这一发现开始了生物电学这一新的生理研究领域。

生理学之父瑞士医生哈勒（Von Haller A.，1708—1777 年）用了十年时间，撰写出了世界第一部《生理学纲要》。他对人体神经系统和肌肉进行了重要的研究；他第一个认识了呼吸机制和心脏的自主功能，发现了胆汁在消化系统中的作用，对胚胎发育作了独特性的描述，对脑及血管系统进行解剖并研究，为神经系统的生理功能奠定了理论基础。

（二）19 世纪生理学的发展

到了 19 世纪，随着其他自然科学的迅速发展，生理学实验研究也大量开展，累积了大量各器官生理功能的知识。例如，关于感觉器官、神经系统、血液循环、肾的排泄功能、内环境稳定等的研究，均为生理功能研究提供了不少宝贵资料。

法国著名生理学家克劳德•伯尔纳（Claude Bernard，1813—1878 年）在生理学的许多方面进行了广泛的实验研究，并做出了卓越的贡献。特别是他提出的内环境概念已成为生理学中的一个指导性理论，他指出血浆和其他细胞外液乃是动物机体的内环境，是全身细胞直接生活的环境，内环境的理化性质，如温度、酸碱度和渗透压等的稳定是保持生命活动的必要条件。伯尔纳总结一句具有丰富内涵的名言"内环境的相对稳定是机体能自由和独立生存的首要条件"。

1847年，德国生理学家路德维希（Carl Friedrich Wilhelm Ludwig，1816—1895年）发明**记纹器（kymograph）**，这是生物科学史上具有划时代意义的重大事件。利用这套装置，配合当时已经创造的水银检压计以及电计时信号器，可以把呼吸、血压及心肌等肌肉收缩曲线完整地记录在贴于转动的记纹器的纸上，让心、肺、胃、肠等器官用各自的"语言"描绘出自己的活动情况。所以，在随后的一个多世纪里，记纹器便成为生理学实验室的必备仪器，对生命科学的发展起到了十分重要的推动作用。此外，路德维希还对血液循环的神经调节做出重要贡献，并对肾脏的泌尿生理提出有价值的设想。

与路德维希同时代的德国生理学家海登海因（Rudolf Peter Heidenhain，1834—1897年）也对肾脏泌尿生理提出了不同的设想，另外，他还首次运用慢性的小胃制备法来研究胃液分泌的机制，他设计制备的小胃被称为海氏小胃（Heidenhain pouch）；海氏小胃制备法后来经俄国著名生理学家巴甫洛夫（Ivan Petrovich Pavlov，1849—1936年）改进为巴甫洛夫小胃（Pavlov pouch），他们分别证明了胃液分泌的调节既有体液机制又有神经机制，他们对消化生理都做出了不朽的贡献。

德国物理学家和生理学家赫尔姆霍茨（Hermann Ludwig Ferdinand von Helmholtz，1821—1894年）运用他丰富的物理学知识对视觉和听觉生理做出了杰出的贡献；还创造了测量神经传导速度的简易而相当精确的方法，为后人所传颂。

（三）20世纪以后生理学的发展

20世纪前半叶，生理学研究在各个领域都取得了丰硕的成果。1906年英国著名生理学家谢灵顿（Charles Scott Sherrington，1857—1952年）出版了他的经典著作《神经系统的整合作用》，对脊髓反射的规律进行了长期而精细的研究，为神经系统的生理学奠定了巩固的基础。与此同时，巴甫洛夫从消化液分泌机制的研究转到以唾液分泌为客观指标对大脑皮质的生理活动规律进行详尽的研究，提出著名的条件反射概念和高级神经活动学说。

美国生理学家坎农（Walter Bradford Cannon，1871—1945年）在长期研究自主神经系统生理的基础上，于1929年提出了著名的稳态概念，进一步发展了伯尔纳的内环境恒定的理论，认为内环境理化因素之所以可以在狭小范围内波动而始终保持相对稳定状态，主要依赖于自主神经系统和相关的某些内分泌激素的经常性调节。

在20世纪40年代，坎农的稳态概念与控制论相结合，使人们广泛地认识到机体各个部分从细胞到器官系统的活动，都依靠自身调节机制的作用而保持相对稳定状态，这些调节机制都具有负反馈作用。从此以后，控制论、系统分析和电子计算机等一系列新观念新技术的引进，使得生理学在定量研究方面迈出了一大步，出现数学生理学这一新边缘学科。

随着交叉学科理论和研究手段、方法的快速发展，电镜、膜片钳和计算机等技术不断应用于生理学研究，使得生理学研究从整体水平，器官、系统水平，深入到了细胞、分子水平。例如，细胞内部环境的稳态及其调节机制、细胞跨膜信息传递的机制、基因水平的功能调控机制等方面的研究，使生命活动基本规律的研究取得了不少宝贵资料，使得人们能从分子水平揭示生理学的现象和细胞活动的本质，这不仅对于理解生命现象和各种生理功能的规律十分重要，而且对于治疗疾病和促进人类健康具有非常重要的意义。当然，生理学的研究最终要落实到整体水平，在生理情况下，各器官和系统的功能相互协调，从而使机体能够成为一个完整的统一的整体，并在不断变化的环境中维持正常的生理功能。如果仅仅从细胞、分子水平和器官水平研究生理功能，不可能对整体中各器官、系统之间的联系、协调进行深入认识。因此对人体生理功能的研究必须要以完整的整体作为研究对象，观察和研究各器官、系统之间的功能活动在各种环境条件下是如何做到相互协调的。

目前，生理学研究越来越强调不同研究水平之间的配合、交叉和转化，即把分子、细胞水平的研究成果更快地运用于解决生理学问题，同时把生理学研究中发现的问题从分子、细胞等水平上进行更深入的研究。例如现在已经可以用基因转移和基因敲除的方法建立各种特殊的转基因动物和基因敲除动物，这对于在整体中观察和研究各种基因的功能提供了新的方法和途径。现在揭示生命现象的研究已进入后基因时代，因此，生理学的发展要求从基因组、蛋白质组、代谢组进入功能研究，并提出了"系统生物学"的概念，要求用计算生物学的方法对从分子、细胞、器官系统和整体各个水平研究所取得的大量数据进行分析和整合，从而使人们能够从整体上认识分子、细胞、器官系统和整体之间的相互作用及其在整体中各自的生理活动过程，在此基础上，进一步预测生物体的功能和行为。

进入 20 世纪以后，"诺贝尔生理学或医学奖"奖项于 1901 年首次颁发。生理学发展的主要历程可以从"诺贝尔生理学奖"颁发情况得以说明，以下是部分获奖及其主要贡献：

1904 年，俄国伊万·巴甫洛夫（Ivan Petrovich Pavlov），在消化生理学研究上的突出贡献。

1906 年，西班牙圣地亚哥·拉蒙 - 卡哈尔（Santiago Ramón y Cajal），在神经系统结构研究上的突出贡献。他对于大脑的微观结构研究是开创性的，被认为是现代神经科学之父。

1909 年，瑞士埃米尔·特奥多尔·科赫尔（Emil Theodor Kocher），对甲状腺的生理学、病理学以及外科学上的研究取得了非凡成就。

1910 年，德国阿尔布雷希特·科塞尔（Ludwig Karl Martin Leonhard Albrecht Kossel），通过对包括细胞核物质在内的蛋白质的研究，为了解细胞化学做出的贡献。

1911 年，瑞典阿尔瓦·古尔斯特兰德（Allvar Gullstrand），在眼睛屈光学研究上的贡献。

1912 年，法国亚历克西·卡雷尔（Alexis Carrel），在血管结构以及血管和器官移植研究上的重要业绩。

1914 年，奥地利罗伯特·巴拉尼（Róbert Bárány），在前庭器官的生理学与病理学研究上所取得的突破。

1920 年，丹麦奥古斯特·克罗（Schack August Steenberg Krogh），发现毛细血管运动的调节机制。

1922 年，英国阿奇博尔德·希尔（Archibald Vivian Hill），在肌肉产生热量方面的研究。德国奥托·弗利兹·迈耶霍夫（Otto Fritz Meyerhof），发现肌肉中氧的消耗和乳酸代谢之间的固定关系。

1923 年，加拿大弗雷德里克·格兰特·班廷（Frederick Grant Banting）和约翰·麦克劳德（John James Richard Macleod），发现胰岛素。

1924 年，荷兰威廉·埃因托芬（Willem Einthoven），发明心电图装置。

1930 年，奥地利卡尔·兰德斯坦纳（Karl Landsteiner），发现人类血型。

1936年，英国亨利·哈利特·戴尔（Henry Hallett Dale）和奥地利奥托·勒维（Otto Loewi），发现神经冲动的化学传递。

1938年，比利时柯奈尔·海门斯（Corneille Heymans），发现颈动脉窦和主动脉弓在呼吸调节机制中所起的作用。

1944年，美国约瑟夫·厄尔兰格（Joseph Erlanger）和赫伯特·斯潘塞·加塞（Herbert Spencer Gasser），发现单神经纤维的高度分化功能。

1947年，阿根廷贝尔纳多·奥赛（Bernardo Alberto Houssay），发现垂体前叶激素在糖代谢中的作用。

1949年，瑞士瓦尔特·鲁道夫·赫斯（Walter Rudolf Hess），发现间脑的功能性组织对内脏活动的调节功能。

1950年，美国菲利普·肖瓦特·亨奇（Philip Showalter Hench）、爱德华·卡尔文·肯德尔（Edward Calvin Kendall）和瑞士塔德乌什·赖希施泰因（Tadeusz Reichstein），发现肾上腺皮质激素及其结构和生物效应。

1956年，法国安德烈·弗雷德里克·考南德（André Frédéric Cournand）、德国沃纳·福斯曼（Werner Forssmann）和美国迪金森·伍德拉夫·理查兹（Dickinson Woodruff Richards），发明心脏导管术及其在循环系统病理变化方面的研究。

1957年，意大利达尼埃尔·博韦（Daniel Bovet），在肌肉松弛方面的研究进展和首次合成抗组胺。

1959年，西班牙塞韦罗·奥乔亚·德阿尔沃诺斯（Severo Ochoa de Albornoz），发现核糖核酸和脱氧核糖核酸的生物合成机制。

1961年，美国盖欧尔格·冯·贝凯希（Georg von Békésy），发现耳蜗内刺激的物理机制。

1962年，英国莫里斯·威尔金斯（Maurice Hugh Frederick Wilkins），发现核酸的分子结构及其对生物体内信息传递的重要性。

1963年，澳大利亚约翰·卡鲁·埃克尔斯（John Carew Eccles）、英国艾伦·劳埃德·霍奇金（Alan Lloyd Hodgkin）和英国安德鲁·赫胥黎（Andrew Fielding Huxley），发现在神经细胞膜的外围和中心部位与神经兴奋和抑制有关的离子机制。

1967年，美国乔治·沃尔德（George Wald）、霍尔登·凯弗·哈特兰（Haldan Keffer Hartline）和瑞典拉格纳·格拉尼特（Ragnar Granit），发现眼睛的初级生理及化学视觉过程。

1970年，美国朱利叶斯·阿克塞尔罗德（Julius Axelrod）、瑞典乌尔夫·斯万特·冯·奥伊勒（Ulf Svante von Euler）和英国伯纳德·卡茨（Bernard Katz），发现神经末梢中的体液性传递物质及其储存、释放和抑制机制。

1971年，埃鲁·威尔伯·萨瑟兰（Earl Wilbur Sutherland Jr.），发现激素的作用机制。

1977年，美国罗歇·夏尔·路易·吉耶曼（Roger Charles Louis Guillemin）和安德鲁·沙利（Andrzej Wiktor Schally），发现大脑分泌的肽类激素。

1981年，美国罗杰·斯佩里（Roger Wolcott Sperry），发现大脑半球的功能性分工。美国大卫·休伯尔（David Hunter Hubel）和瑞典托斯坦·维厄瑟尔（Torsten Nils Wiesel），发现视觉系统的信息加工。

1982年，英国约翰·罗伯特·范恩（John Robert Vane），发现前列腺素及其相关的生物活性物质。

1991年，德国伯特·萨克曼（Bert Sakmann），发现细胞中单离子通道的功能。

1994年，美国艾尔佛列·古曼·吉尔曼（Alfred Goodman Gilman）和马丁·罗德贝尔（Martin Rodbell），发现G蛋白及其在细胞中的信号转导作用。

1998年，美国罗伯特·佛契哥特（Robert F. Furchgott）、路易斯·路伊格纳洛（Louis J. Ignarro）和费瑞·慕拉德（Ferid Murad），发现在心血管系统中起信号分子作用的一氧化氮。

1999年，美国古特·布洛伯尔（Günter Blobel），发现蛋白质具有内在信号以控制其在细胞内的传递和定位。

2000年，瑞典阿尔维德·卡尔森（Arvid Carlsson）、美国保罗·格林加德（Paul Greengard）和艾瑞克·坎德尔（Eric Richard Kandel），发现神经系统中的信号传导。

2001年，英国保罗·纳斯（Paul Nurse），发现细胞周期的关键调节因子。

2002年，英国悉尼·布伦纳（Sydney Brenner）、美国罗伯特·霍维茨（H. Robert Horvitz）和英国约翰·苏尔斯顿（John E. Sulston），发现器官发育和细胞程序性死亡的遗传调控机制。

2004年，美国理查德·阿克塞尔（Richard Axel）和琳达·巴克（Linda B. Buck），发现嗅觉受体和嗅觉系统的组织方式。

2010年，英国罗伯特·杰弗里·爱德华兹（Robert Geoffrey Edwards），因为在试管婴儿方面的研究成果而获奖。

2012年，英国约翰·格登爵士（John Bertrand Gurdon）和日本山中伸弥（Shinya Yamanaka），发现成熟细胞可被重写成多功能细胞，即在"体细胞重编程技术"领域做出的革命性贡献。

2013年，美国詹姆斯·罗斯曼（James E.Rothman）、兰迪·谢克曼（Randy　W.Schekman）和德国托马斯·苏德霍夫（Thomas C.Sudhof），发现了细胞囊泡交通的运行与调节机制。

2014年，英国约翰·奥基夫（John O'Keefe）、挪威梅·布莱特·莫索尔（May Britt Moser）和爱德华·莫索尔（Edvard Moser），发现构成大脑定位系统的细胞。

2015年，中国屠呦呦，在创制新型抗疟药—青蒿素和双氢青蒿素所取得的突出贡献。

2016年，日本大隅良典（Yoshinori Ohsumi），发现并阐明了细胞自噬的机制。

2017年，美国杰弗里·霍尔（Jeffrey C. Hall）、迈克尔·罗斯巴什（Michael Rosbash）和迈克尔·杨（Michael W. Young），发现了地球生命节律的分子机制。

2018年，美国詹姆斯·艾利森（James P. Allison）和日本的本庶佑（Tasuku Honjo），发现负性免疫调节治疗癌症。

2019年，美国威廉·凯林（William G. Kaelin Jr.）、格雷格·塞门扎（Gregg L. Semenza）和英国的彼得·拉特克利夫（Sir Peter J. Ratcliffe），发现细胞如何感知和适应氧气供应。

2020年，美国哈维·阿尔特（Harvey J. Alter）、查尔斯·赖斯（Charles M. Rice）和英国迈克尔·霍顿（Michael Houghton），发现丙型肝炎病毒。

2021年，美国戴维·朱利叶斯（David Julius）和雅顿·帕塔普蒂安（Ardem Patapoutian），发现温度和触觉感受器。

（四）我国生理学的发展简史

人体生理的知识最初是随着生产和医疗实践而逐渐积累起来的。《黄帝内经》一书是我国古代医疗实践经验的理论总结，书中阐述了经络、脏腑、气血等生理学理论；认识到了肺主气司呼吸、心主身之血脉、血濡养全身、胃受纳水谷、目能视物、耳能听音等知识；提出了人体生理功能的整体观不仅指人体本身的整体性，而且强调人与自然、社会的整体性。整体观是我国古代医学的精髓,以整体观作指导,认识到人体由许多组织器官组成,且各有不同的生理功能,但他们之间不是孤立的,而是相互联系、相互依存、相互制约的,使人体成为一个协调平衡的整体。因此,中医学对我国乃至世界生理学做出了突出贡献。

中国近代生理学的研究自 20 世纪 20 年代开始发展。在生理学家林可胜的倡导下,中国生理学会于 1926 年成立,翌年创刊《中国生理学杂志》,学会的成立和专业杂志的出版,对于生理学在我国的发展起到了很好的推动作用。当时我国比较集中的研究工作是关于胃液分泌、物质代谢、神经肌肉和心血管运动的神经调节等问题。中华人民共和国成立后,现代生理学也有 70 余年的历史,《中国生理学杂志》随中华人民共和国的成立也改称为《生理学报》。中国生理学家在这个刊物上发表了不少很有价值的研究论文,在学术上做出了贡献,受到国际同行的重视。

三、生理学的研究方法

生理学是一门实验性学科,它的知识大多是通过临床实践和实验研究所获得的。早期的生理学知识主要是来源于尸体解剖和动物活体解剖,从而推测出人体器官的功能。在 1628 年,英国医生哈维撰写了人类历史上第一部基于实验证据的生理学著作《心血运动论》。哈维首次在多种动物身上应用活体解剖的方法,经反复多次实验观察,推断出血液循环的途径。在血液循环中,心脏是中心,血液由心脏射入动脉,再由静脉回流入心脏,循环往复。后来因显微镜的发明,而发现了毛细血管的存在,证实了动脉血管内的血液是经毛细血管而流入静脉的。因此,生理学作为一门实验性科学是从 17 世纪开始的。生理学研究最常用的实验方法有动物实验和人体实验两种。人体实验由于受到伦理学的限制,是在不影响人体健康,并得到受试者本人同意的情况下进行的无创伤性研究。目前主要是进行人群资料调查,例如,人体血压、心率、心电、肺通气量、体温、肾小球滤过率,以及红细胞、白细胞、血小板数量的正常值就是通过对大批人群采样,再进行数据的统计分析而获得的。所以,在人体上进行的实验是有限的。由于人与动物的机体在结构和功能上具有许多相似之处,利用动物实验的结果来推断人体生理功能是完全可能的。不过人体的许多功能活动,尤其是高级神经活动,与动物相比已发生质的变化,因而利用动物进行这方面的实验具有一定的局限性。因此,在进行动物实验时,应根据不同的研究内容选择适当的动物或动物材料,在推断人体活动规律时,需注意到人与动物结构和功能上的差异,不能简单地将动物实验的结果直接套用于人体。基于人体实验的局限性,生理学实验研究多以动物实验为主。常用的动物实验方法又分为急性实验和慢性实验两大类。

(一)急性实验

急性实验(acute experiment)是指动物在麻醉状态或破坏脑和脊髓等条件下,通过手术暴露或取出所需研究的器官进行实验,根据研究的目的不同分为离体和在体实验两种方法。

1. 离体实验　离体实验(experiment in vitro)通常是指从活着的或刚处死的动物身上取出所要研究的器官、组织、细胞或细胞中的某些成分等,将其置于能保持其正常功能活动的人工控制环境中,进行观察、分析其功能活动规律及机制的实验,或观察某些人为的干预因素对其功能活动的影响。如取大鼠一段小肠,在 37℃有氧条件下,观察不同因素对平滑肌运动的影响;应用膜片钳技术研究细胞膜上单个离子通道的电流特性。离体实验由于器官、组织或细胞等脱离了整体,排除了许多体内因素的影响,实验因素单纯,结果容易分析。

但由于研究对象,如器官、组织、细胞或细胞中的某些成分已经脱离整体,它们所处的环境已发生很大的变化,实验结果与在整体中的真实情况相比,可能存在较大差异,同时也具有一定的局限性。

2. 在体实验 在体实验(experiment in vivo)是指通过手术暴露所需研究的器官,在保持多因素不变的情况下,改变某一因素,观察该器官活动的变化。如在家兔颈总动脉中插入动脉导管,可直接观察神经或体液因素的变化对动脉血压的影响。再如观察神经元在接受某些刺激时放电活动的变化,以了解这些神经元的功能活动。由于所观察的器官活动没有脱离机体,是在整体情况下观察,不仅可以掌握该器官的功能活动,还可以了解到器官间的相互作用。在体实验的条件容易控制,观察分析较为客观,实验结果比较明确,便于进行直接的观察和细致的分析,但影响因素较多。

(二)慢性实验

慢性实验(chronic experiment)是以完整、清醒的动物为研究对象,且尽可能保持外界环境接近自然,以便能在较长时间内观察和记录动物某些生理功能指标的改变。通常在实验前需对实验动物进行预处理,即在无菌、麻醉条件下,通过手术破坏、摘除、移植某些器官或将电极埋藏于体内,待动物从麻醉和手术中恢复后,进行实验。例如,巴甫洛夫利用狗作为实验对象,为其手术创造多种消化瘘管,观察动物在清醒状态下,各种不同因素对消化液分泌的影响等;还有研究某种内分泌功能时,常先摘除动物某个内分泌腺,以便观察这种内分泌腺所分泌的激素缺乏时以及人为替代后的生理功能变化,用来了解这种激素的生理作用。慢性实验可以在清醒条件下长期、反复观察某一活动,所获得的结果更接近生理状态。与急性实验相比,慢性实验整体条件严格、复杂,干扰因素太多,因此,对实验结果需进行综合分析。

综上所述,各种实验方法各有其优、缺点,对某种生理功能的研究,究竟适宜采用哪些实验方法,应根据实际情况而定。

(朱大诚)

第二节 兴 奋 性

一、与兴奋性有关的概念

在早期的生理实验中,生理学家用两栖类动物做实验时,发现青蛙或蟾蜍的某些组织在离体的情况下,也能在一定的时间内维持和表现出某些生命现象。这些生命现象的表现之一是,当这些组织受到一些外加的刺激因素(如机械的、化学的、温热的或适当的电刺激)作用时,可以应答性出现一些特定的反应或暂时性的功能改变。这些活组织或细胞对外界刺激发生反应的能力,就是生理学早期对于兴奋性的定义。

实际上,机体所处的环境是经常发生变化的,这些变化能被机体、组织或细胞感受,从而引起它们的功能活动发生相应的改变,并与变化了的环境相适应,这是一切有生命活动的生物体都具有的能力。能被机体、组织或细胞所感受并引起反应的生存环境变化因素,称为**刺激(stimulus)**;由刺激引起机体内代谢过程及外部活动的改变称为**反应(reaction)**,反应有两种表现形式,一种是由相对静止变为活动状态,或由活动较弱变为活动较强状态的过程，称为**兴奋**（excitation）；另一种是由活动转为相对静止状态，或由活动较强转为较弱状态的过程，称为**抑制**（inhibition）；这种机体、组织或细胞对刺激发生反应的能力或特性，称为**兴奋性**（excitability）。研究表明，几乎所有活的组织或细胞都具有某种程度的对外界刺激发生反应的能力，只是反应的表现形式有所不同，也就是说，刺激究竟能引起兴奋还是抑制，一方面取决于组织、细胞的功能状态和特性，同时也由刺激的质和量来决定。

在各种动物组织中，一般以神经和肌细胞，以及某些腺细胞能表现出较高的兴奋性，它们只需接受较小程度的刺激，就能表现出某种形式的反应，比如在神经细胞表现为产生神经冲动，在肌细胞表现为收缩，在腺细胞表现为分泌。因此，这些细胞或组织被称为**可兴奋细胞**（excitable cell）或**可兴奋组织**（excitable tissue）。人和高等动物的细胞和组织一样具有兴奋性，但在离体情况下，要保持它们的兴奋性需要严格的环境条件，因此在研究组织的兴奋性时，常用较低等动物的组织作为观察对象。

目前，随着电生理技术的发展和资料的积累，兴奋性的概念已有了新的含义，大量事实表明，各种可兴奋细胞处于兴奋状态时，虽然可能有不同的外部表现，但它们都有一个共同的、最先出现的反应，这就是受刺激处的细胞膜两侧出现一个特殊形式的电变化（它由细胞本身所产生，不应与作为刺激使用的外加电刺激相混淆），这就是**动作电位**（action potential，AP）（详见第二章第三节生物电技术），而各种细胞所表现的其他外部反应，如机械收缩和分泌活动等，实际上都是由细胞膜的动作电位进一步触发而引起的，神经细胞在受到刺激发生兴奋时并无肉眼可见的外部反应。在多数可兴奋细胞，当动作电位在受刺激部位产生以后，还可沿着细胞膜向周围扩布，使整个细胞膜都产生一次类似的电变化。既然动作电位是可兴奋细胞受刺激时共有的特征性表现，它不是细胞其他功能变化的伴随物，而是细胞表现其他功能的前提或触发因素，因此，在当代生理学中，兴奋性已被理解为细胞在受刺激时产生动作电位的能力。而只有那些在受刺激时能出现动作电位的组织，才能称为可兴奋组织。

兴奋性的基础是**新陈代谢**（metabolism），新陈代谢一旦停止，兴奋性就消失，机体、组织或细胞对刺激就不会做出任何反应。兴奋性有高低之分，可以测量，不同的组织或细胞的兴奋性高低不同，即便是同一种细胞，在不同的功能状态下，其兴奋性也会发生相应变化。

二、刺激引起兴奋的条件

刺激的种类很多，有物理性刺激，如声、光、电、温度等；化学性刺激，如酸、碱、药物等；生物性刺激，如细菌、病毒等。在人类，社会因素和心理活动形成的刺激对人体功能活动和疾病发生发展都具有十分重要的作用。

作为引起兴奋的刺激一般需具备三个条件（或参数），即刺激的强度、刺激的持续时间以及刺激强度对于时间的变化率（即强度对时间的微分）。实验表明，并不是任何刺激都能引起组织细胞发生兴奋，要引起兴奋，以上三个条件都必须达到某一最小的临界值，不仅如此，这三个参数对于引起某一组织和细胞的兴奋并不是固定不变的，它们之间存在着相互影响的关系。

刺激的种类虽然很多，但在实验室中，一般只用各种形式的电刺激作为人工刺激，来观察和分析神经或各种肌肉组织的兴奋性，测量其兴奋性在不同情况下的改变。这是因为电刺激可以方便地由各种电仪器（如电脉冲和方波发生器等）获得，它们的强度、作用时间和

强度 - 时间变化率可以很容易地被控制和改变，并且在一般情况下，能够引起组织兴奋的电刺激并不能造成组织损伤，因而可以重复使用。

为了说明刺激的各个参数之间的相互关系，可以先将其中一个参数固定于某一数值（通常固定时间 - 强度变化率），然后观察另外两个参数的相互影响。比如，当使用方波刺激时，由于不同强度和持续时间的方波，其上升支都能以同样极快的增加速率达到某一预定的强度值，因此该上升支可作为上述第三个条件（强度 - 时间变化率）首先将其参数固定不变，而每一方波电刺激能否引起兴奋，就只决定于它所达到的强度和持续的时间了。在神经和肌肉组织进行的实验表明，在强度 - 时间变化率的参数保持不变的情况下，在一定范围内，引起组织兴奋所需的刺激强度与这一刺激所持续的时间呈反变的关系；这就是说，当刺激的强度较大时，只需要持续较短的时间就能引起组织产生兴奋，而当刺激的强度较弱时，这个刺激就必须持续较长的时间才能引起组织兴奋。如果把能够引起兴奋的各个不同强度和与它们相对应的持续时间在坐标上描出，我们可以得到一条曲线，该曲线就称为强度 - 时间曲线（图 1-1）。不难发现，在曲线右侧有一点，当刺激强度减弱到低于这一点所表示的强度时，无论刺激时间怎样延长，也不能引起组织兴奋；与此相对应，在曲线左侧，当刺激持续时间逐渐缩短时，最后也会达到一个临界点，即在刺激持续时间小于这个值的情况下，无论使用多么大的强度，同样也不能引起组织产生兴奋。因此，人们把这个能引起兴奋的最低临界强度称为**基强度（ rheobase ）**；用基强度作刺激引起兴奋所需的最短持续时间称为**利用时（ utilization time ）**；以 2 倍基强度作刺激时，引起组织兴奋所需的最短持续时间，称为**时值（ chronaxie ）**；基强度和时值能较精确地反映组织兴奋性的高低。

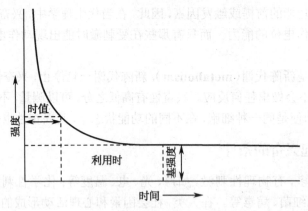

图 1-1 可兴奋组织的强度 - 时间曲线

上述测定方法较为复杂，不便于应用，最简单的方法是采用阈值作指标。把刺激的持续时间和时间 - 强度变化率固定在某一（应是中等程度的）数值，能引起组织细胞兴奋的最小刺激，称为**阈刺激（ threshold stimulus ）**。阈刺激的强度值称为**阈值（ threshold ）**。强度大于阈值的刺激称为**阈上刺激（ supraliminal stimulus ）**，强度小于阈值的刺激称为**阈下刺激（ subthreshold stimulus ）**。阈下刺激虽不能引起兴奋，但并非对组织细胞不产生任何影响。测定组织细胞阈值的大小可近似地反映组织兴奋性的高低。阈值大，表示组织细胞的兴奋性低；阈值小，则表示兴奋性高。

三、兴奋性的周期性变化

体内不同组织具有不同的兴奋性；而且同一组织在不同生理和病理情况下，如内环境中离子成分特别是钙离子、酸碱度、温度的改变，以及存在着特殊毒物或药物等情况下，都可以引起兴奋性的改变。但一个普遍存在于各种可兴奋细胞的现象是，在细胞接受一次刺激而出现兴奋的当时和以后的一个短时间内，它们的兴奋性将经历一次有次序的变化，然后才能恢复到正常水平，称为兴奋性的周期性变化。包括绝对不应期、相对不应期、超常期和低常期（图1-2）。

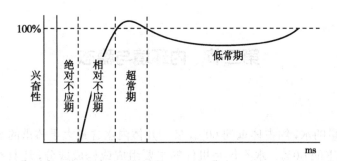

图 1-2　兴奋性的周期性变化示意图

为了示证这一特性，可以让两个刺激连续作用于受试组织，首先让第一个刺激的强度相当于阈强度，以便使它能引起组织兴奋，并以此阈强度的值作为该组织兴奋性的"正常"对照值；对于第二个刺激，在实验中需要能任意地选定它和第一刺激的间隔，并且可以按需要改变它的强度。这样，可以检查受试组织在因第一个刺激作用后的不同时间内，接受新刺激的能力是否发生了改变。实验证明，在受试组织接受第一个刺激而兴奋后的一个较短的时间内，无论再受到多么强大的刺激，都不能再产生兴奋，即在这一较短时间内给予的任何刺激均"无效"，这一段时期，称为**绝对不应期**（absolute refractory period）。在绝对不应期之后，第二个刺激有可能引起新的兴奋，但所使用的刺激强度必须大于该组织正常的阈强度，这段时期称为**相对不应期**（relative refractory period）。上述绝对不应期和相对不应期的存在，反映出了受试组织在一次兴奋后所经历的兴奋性变化的主要过程，即在绝对不应期内，由于阈强度成为无限大，故此时的兴奋性可认为下降到零，在相对不应期内，兴奋性逐渐恢复，但仍低于正常值，此时需要使用超过对照阈强度的刺激强度，才能引起组织产生兴奋。目前，用更精密的实验发现，在相对不应期之后，组织还经历了一段兴奋性先是轻度增高，继而又低于正常的时期，分别称为**超常期**（supranormal period）和**低常期**（subnormal period）。以上各期时程的长短，在不同组织细胞可以有很大差异；一般绝对不应期较短，相当于或略短于前一刺激在该细胞引起的动作电位主要部分的持续时间，如它在神经纤维或骨骼肌只有 0.5～2 毫秒，在心肌细胞可达 200～400 毫秒；其他各期的长短变化较大，易受代谢和温度等因素的影响。在神经纤维，相对不应期约持续数毫秒，超常期和低常期可达 30～50 毫秒。

组织在每次兴奋后都要发生一次兴奋性的周期性变化，如果在这期间组织受到新的刺激，它的反应能力将异于"正常"。既然绝对不应期的持续时间相当于前一刺激所引起的动作电位主要部分的持续时间,那么在已有动作电位存在的时期就不可能产生新的兴奋或动作电位,亦即细胞即便受到连续的快速刺激,也不会出现两次动作电位在同一部位重合的现象;由于同样的理由,不论细胞受到频率多么高的连续刺激,它在这一细胞所能引起的兴奋的次数,总不会超过某一个最大值,因为落于前一刺激所产生的绝对不应期内的后续刺激将"无效",因此,这个最大值,在理论上不可能超过该细胞和组织的绝对不应期的倒数。例如,蛙的有髓神经纤维的绝对不应期持续时间约为 2 毫秒,那么此纤维每秒钟内所能产生的兴奋的次数不可能超过 500 次;实际上,神经纤维在体内自然情况下所能产生和传导的神经冲动的频率,远远低于它们理论上可能达到的最大值。

(孙世晓)

第三节 内环境与稳态

一、内环境

人体内有大量的水,约占体重的 60%,婴幼儿体内水含量大于体重的 60%,而老年人体内水含量小于体重的 60%。水不仅是机体的主要组成或构成成分,还具有许多生理功能,其中重要的功能包括:①作为机体新陈代谢的必需媒介;②调节体温;③是细胞、细胞器运行其功能及体内生物化学反应的必需物质。水及溶解于其中的物质(溶质)统称为体液。存在于细胞外的体液称为**细胞外液(extracellular fluid)**,存在于细胞内的体液称为**细胞内液(intracellular fluid)**。人体的细胞外液构成了细胞生存的环境,相对于人体生存的外环境而言,称其为**内环境(internal environment)**,包括组织液(细胞间液)、血浆(血液中除有形成分以外的部分)、淋巴液、上皮间转运液(如脑脊液、关节液等)、慢交换部分水(指存在于致密结缔组织、软骨、骨骼内的部分水,与机体其他部分水交换很慢)四部分,其中主要为细胞间液、血浆、淋巴液三个部分。细胞外液约占体重的 20%,即约占体液总量的 1/3;血浆约占细胞外液的 1/4。

细胞外液的各个部分之间是彼此分隔、相互独立的,但又通过多种方式相互沟通、相互联系、相互影响。因此,应将体液的各个部分看作是一个整体,即内环境是相互沟通的一个整体。

二、稳态

在临床工作中,经常通过检测血浆中某些物质的含量或浓度,以反映全身和身体某个组织、器官这些物质的含量或浓度。如果血浆中某种物质的含量或浓度升高或降低超过容许的范围,可以判定体内的这种物质异常增多或减少。体液将细胞分隔成一个个的个体或群体,细胞间的联络、物质交换大多需要经过体液完成。营养物质及氧需要经内环境进入细胞,而细胞代谢排出的物质(代谢产物、生物活性物质等)也要先进入细胞间液,再与周围的细胞或机体其他部位的细胞作用,或排出体外。由此可见,内环境既是细胞获得营养物质及氧的唯一媒介、细胞产物运出的唯一媒介,又是细胞间相互联系的重要媒介。从理论上讲,细胞的任何变化均可使内环境发生变化;而内环境的任何变化,也会影响到细胞的功能。内环境保持相对稳定对机体的健康至关重要,而将内环境保持相对稳定的状态称为**稳态(homeostasis)**。稳态指细胞外液中各种理化性质,如温度、渗透压、**酸碱度(pH value)**以及葡萄糖、钠离子、钾离子、钙离子、微量元素、蛋白质、酶、各种代谢产物的含量等保持相对稳定。但稳态不是指内环境完全保持不变，而是相对不变，即细胞外液中的各种理化性质可以在一定范围内变化或波动。例如：血清中的钠离子浓度正常值范围为 $135\sim145\mathrm{mmol/L}$、钾离子为 $3.5\sim5.5\mathrm{mmol/L}$、铁离子为 $7.34\sim23.6\mu\mathrm{mol/L}$、肌酐为 $44\sim132\mu\mathrm{mol/L}$，其含义为 95% 的正常人体内环境中钠离子、钾离子、铁离子、肌酐浓度在上述范围内波动（正常值的确定不是检测了所有正常人的该项指标，而是随机抽取部分正常人进行检测，因此一般的正常值只能代表 95% 的正常人，即 95% 正常人的该项指标在正常值范围内，还有 5% 正常人的该项指标在正常值以外，低或高于正常值，当然也有约 5% 患者的该项指标在正常值以内。由此也可看出，人与人之间有一定的差异）。稳态不仅依赖于内环境的稳定，还依赖于各器官、系统的稳定以及它们之间的相互作用或关系的稳定。

三、稳态的维持

内环境中的血浆是血液的组成成分，因其不停地在血管中流动并与细胞不断地进行物质交换，因此是内环境中最活跃的部分。在心脏收缩、舒张产生的压力推动下，血浆经过血管被送到全身的各组织、器官中，经过毛细血管与组织液进行物质交换，血浆中的营养物质（包括氧）进入细胞间液（全身的绝大多数细胞都浸浴其中），为细胞的功能提供所需；另外，细胞代谢产生的代谢物进入血浆，送到机体的其他组织或器官利用或进一步代谢，最终送入肾并排出体外。血浆还与淋巴液相沟通，共同构成全身的体液联络系统。

人体生活的外环境随时发生着变化，外环境的任何变化都会干扰内环境，但人体的内环境理化性质能保持相对稳定，即保持着稳态。这是因为人体内存在着神经调节、体液调节、自身调节、免疫调节等多种调节途径。通过这些调节，使人体的内环境相对独立于外环境，即内环境一般不会随着外环境的变化而变化，这是人体保持健康状态的重要保证。相反，一旦人体的内环境发生了较大的变化，即超出了正常值范围或可容许的变化范围，将导致人体发生疾病。

四、稳态的意义

稳态与健康和疾病密切相关，内环境的状态直接反映着人体的健康与疾病。在很多情况下，细胞功能的异常首先表现在内环境发生变化，而内环境的这种变化大多是细胞功能异常或疾病的早期改变。此时，细胞仅是发生了功能的异常改变（形态、结构的改变尚未发生），如果我们能够尽早地发现这些变化，就能够尽早地诊断和治疗疾病，也更容易使细胞恢复正常功能。如果细胞的形态、结构已经发生异常改变，要使其再恢复到正常是比较困难的。因此，关注内环境的变化对于人类的健康至关重要，通过对内环境的检测可及时发现疾病，并给予及早的治疗。所以我们要重视内环境的各种异常变化，在对疾病的治疗过程中，如果我们能够有办法将内环境恢复到正常水平或范围并保持这种状态，疾病也就治愈了。疾病的治愈大多也是以内环境恢复稳态为标准。目前，医学科技的发展水平，还不足以检测出内环境的全部异常变化，但这应该是医学科技发展的方向。

理解和掌握了内环境和稳态的概念，对于学习《生理学》是至关重要的，稳态依赖于机体各器官、系统功能的正常以及各调节系统的维持。内环境和稳态将生理学各个章节的内容有机地联系在一起，形成了一个有机的整体（图1-3）。

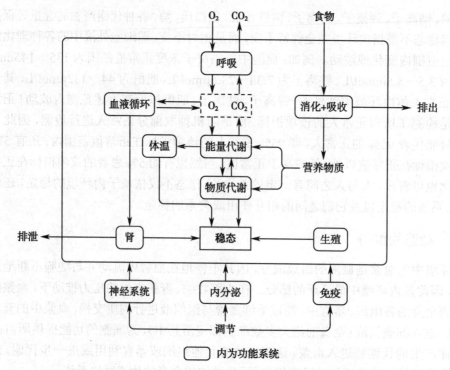

图 1-3 机体各功能系统与稳态的关系

五、中医学的稳态观

中医学中的气、血、津液理论与现代生理学的内环境稳态的理念相近。中医学中的气是指人体的一种基本功能，有推动、温煦、防御、固摄、气化的作用，相当于西医学的调控作用；血是在脉络中运行的液态物质，是构成人体和维持人体生命活动的基本物质，具有滋润、营养全身的作用，是神志活动的物质基础，血液供给充足，神志活动才正常；津液是机体一切正常水液的总称，包括各脏腑的内在液体，是构成人体和维持生命的基本物质。由此可见，中医学的气、血、津液与西医学的内环境基本相符。中医学认为，津液代谢失衡，如津液生成不足或消耗过多，或津液运行、输布、排泄障碍，会导致许多的病理状态而引发疾病。同样，血、气运行不畅会导致血瘀、癥瘕、痹证等。这些认识都与现代医学中"内环境失去稳态导致疾病发生"相吻合。

在对疾病发生的认识上，西医学重视导致疾病发生的原发部位，例如对肿瘤发病机制的认识，西医学认为肿瘤的发生机制主要是细胞核的基因发生突变；而中医学认为肿瘤是机体内瘀、毒、虚的集中反应。"瘀"言其标，有血行瘀阻和其他病理产物导致的瘀阻之别。血行瘀阻即血瘀，为血行迟涩，阻滞于脉内或溢于脉外而血聚腐败，或寒滞血凝而血坏；其他病理浊物致瘀，其中痰邪最为常见，痰邪乃气血失职而化生。痰邪阻碍气机，血不得生，若化其正，则脏腑病，津液败，而气血即成癥积。"虚"是言其本，乃五脏气血亏虚、功能减退。再如，西医学认为高血压的发生主要是因为遗传因素、肾因素、社会 - 心理应激因素、神经内分泌因素等导致血管外周阻力增大、心功能异常等所致；中医学认为高血压的病因、病机有四个方面：一是情志失调，尤其是怒和忧两种情绪对高血压的发病很重要。二是饮食不节,应禁食肥甘厚味,即应少食油腻、甜、咸的食物,少饮酒。三是过度劳或逸,认为过度劳累会耗伤元气使经脉失养,过度劳神会伤阴,阴虚则肝阳上亢;过度安逸则久卧伤气、久坐伤肉,致气血不畅,导致脾胃功能异常,痰湿内生;四是先天禀赋不足。

在对疾病的治疗中,西医学主张针对导致疾病的靶,包括靶组织、靶器官、靶细胞进行治疗,如肿瘤是针对肿瘤细胞或组织、炎症是针对产生炎症的局部、高血压是针对心血管系统等。而中医学治疗疾病的理念是强调调节全身阴阳气血以及脏腑之间的功能平衡,即认为疾病的产生不是身体某个器官、细胞的问题,而是因为气、血、津液阻滞等问题,即全身性整体状态出现问题在某一疾病点上暴发出来,治疗疾病时同样首先要针对这些全身性整体问题,在解决了全身性整体问题础上治疗具体疾病,疾病才会随之痊愈。

从稳态的观点出发,中医学的理念更加符合健康原则,因为调理全身而治病更有利于防止疾病的再次发生,甚至在治疗疾病的同时,也治疗了处于亚临床状态的异常。

(朱大诚　石瑞丽)

第四节　生命活动的调节与自动控制系统

人体在形态上是由细胞、组织、器官和系统按一定的形式联结起来的,在功能上细胞、组织、器官和系统是彼此联系、相互制约与协调的。所以,人体不仅是形态上的整体,也是功能上的整体。组成人体的细胞、组织、器官和系统的任何一部分,一旦脱离了这个有机整体,它的生理功能也将难以实现,当然,机体的整体功能也必将受到影响。

人体能成为一个有机整体,是因为具有较完备的调节和控制系统,能对各系统、器官、组织和细胞的各种生理功能进行有效的调节和控制。

一、生命活动的调节方式

当机体所处的内环境的成分和理化性质发生各种变化时,机体感受后,对各种功能活动做出相应的调整,使它们相互配合、保持内环境相对稳定,以适宜环境的改变,这种功能活动称为**调节**(regulation)。人体生命活动的调节方式主要有神经调节、体液调节、自身调节和免疫调节等。生理学主要介绍前三种调节方式,免疫调节往往在免疫学中介绍。这些调节方式相互配合、密切联系,但又有各自的特点。

(一)神经调节

神经调节(neuroregulation)是通过神经纤维的联系,对机体各细胞、组织、器官和系统的生理功能发挥调节作用,是机体的重要调节方式。神经调节的基本方式是通过反射来实现的。**反射**(reflex)是在中枢神经系统参与下,机体对内外环境变化的刺激做出有规律的适应意义的反应。反射活动的结构基础是**反射弧**(reflex arc),反射弧必须由五部分组成,即感受器、传入神经、神经中枢、传出神经和效应器。**感受器**(receptor)是接受某种刺激的特殊装置;**传入神经**(afferent nerve)将感受器发出的电信号传至神经中枢;**神经中枢**简称**中枢**(center),对传入的电信号进行综合分析处理,并发布信息;**传出神经**(efferent nerve)将中枢发布的信息传给效应器;**效应器**(effector)则是产生效应的器官。例如,当叩诊锤叩击股四头肌肌腱时,就刺激了股四头肌中的肌梭(感受器),使肌梭兴奋,通过股神经感觉支(传入神经纤维)将信息传至脊髓(反射中枢),中枢对传入的神经信息进行分析,然后通过股神经运动支（传出神经纤维）将兴奋传到股四头肌（效应器），引起股四头肌的收缩，完成膝跳反射。再如，人体在生理情况下动脉血压能保持相对稳定，是因为当动脉血压升高时，分布在主动脉弓和颈动脉窦的压力感受器感受到了血压升高的刺激，并将其转变为神经冲动，通过传入神经纤维（迷走神经、舌咽神经）传至延髓心血管中枢，经过心血管中枢的分析，经传出神经（心迷走神经、心交感神经和交感缩血管神经）改变心脏和血管的活动，使心脏的活动减弱、血管舒张，从而动脉血压下降至正常范围。这个反射称为压力感受性反射（详见第四章血液循环），这对于维持动脉血压的稳定起着重要作用。反射的完成依赖于反射弧结构的完整与功能的正常，反射弧中任何一部分被损伤或破坏，都会导致反射活动的消失。

根据反射形成条件的不同，人类和高等动物的反射可分为**非条件反射（unconditioned reflex）**和**条件反射（conditioned reflex）**两大类。非条件反射是与生俱来的、较为低级的神经活动，其反射弧较为固定，其刺激性质与反应之间的因果关系是由种族遗传因素所决定的。例如吸吮反射、角膜反射、减压反射、逃避反射等。条件反射是通过后天学习所获得的，是较高级的神经活动，因此它可以形成，也可以消退（详见第九章神经系统生理）。条件反射是建立在非条件反射基础之上的，是个体在生活过程中建立起来的，其刺激性质与反应之间的因果关系是不固定的，灵活可变的；反射弧是暂时性联系，数量无限，条件反射建立的数量越多，机体对环境的适应能力就越强。例如，运动员进入比赛环境中就会发生呼吸加深、加快的条件反射，这时虽然比赛尚未开始，但呼吸已加深、加快，为比赛准备提供足够的氧并排出二氧化碳；还有人们在谈论美味食品时，虽然没有食物的具体刺激，但也会引起唾液、胃液分泌等等。所以，条件反射属于具有适应性意义的调节。

神经调节的特点是反应迅速，定位精确，范围局限，持续时间短暂。

（二）体液调节

体液调节（humoral regulation）是指体内产生的某些特殊化学物质通过组织液或血液循环途径影响生理功能的一种调节方式。这类特殊化学物质主要由体内内分泌腺或散在内分泌细胞分泌，并且具有高效能生物活性，我们将其称为**激素（hormone）**。激素分泌后由血液运输至全身各处，作用于远隔的靶器官，这种调节方式称为全身性体液调节。例如，腺垂体分泌的生长激素，经过血液运输到骨骼和肌肉等器官，促进其生长发育；胰岛分泌的胰岛素经血液运至全身调节全身细胞的糖代谢，促进细胞对葡萄糖的摄取和利用，维持血糖浓度的相对稳定；下丘脑视上核和室旁核合成的血管升压素，先沿轴突运至神经垂体储存，然后释放入血，作用于肾小管上皮细胞和血管平滑肌细胞，而达到促进重吸收和收缩血管。而某些内分泌细胞分泌的激素直接扩散作用于邻近细胞、器官；此外，机体某些细胞分泌的组胺、激肽等生物活性物质以及组织代谢的产物如腺苷、CO_2、乳酸等，也可借细胞外液扩散至邻近细胞、组织和器官，使局部血管舒张、通透性增加等，这种调节方式称为局部性体液调节。与神经调节相比较，体液调节具有反应比较缓慢，作用比较持久，范围比较广泛等特点。

人体内绝大多数内分泌腺或内分泌细胞受神经支配，在这种情况下，体液调节便成为神经调节反射弧传出途径的延伸或补充，称为**神经 - 体液调节（neurohumoral regulation）**（图1-4）。如交感神经节前纤维支配肾上腺髓质，交感神经兴奋时，肾上腺髓质分泌肾上腺素和去甲肾上腺素，从而发挥激素的多种生理效应。这种调节具有两种调节的共同特点，使调节的效果更加合理、准确，使机体的协调与统一更加完善。

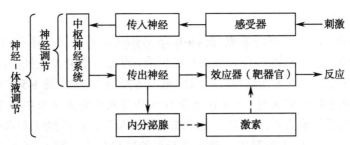

图 1-4 神经调节与体液调节关系示意图

实线箭头代表神经调节;虚线箭头代表体液调节

神经调节通过调节内分泌腺的活动,使体液调节成为反射弧传出通路的延伸部分

(三) 自身调节

自身调节(autoregulation)是指组织或器官不依赖于神经和体液调节,而是由其自身特性对内外环境变化产生适应性反应的过程。这种调节方式只存在于少数组织和器官。例如,骨骼肌或心肌的初长能对收缩力量起调节作用:当在一定限度内增大初长时,收缩力量会相应增加,而初长缩短时收缩力量就减小;在一定范围内,动脉血压降低,脑血管就舒张,血流阻力减小,使脑血流量不致过少;动脉血压升高,则脑血管收缩,血流阻力增加,使脑血流量不致过多,从而在一定范围机体能保证心、脑等重要器官血流量的相对稳定;肾动脉灌注压在 80~160mmHg 范围内变动时,肾血流量基本保持不变,从而保证肾泌尿活动在一定范围内不受动脉血压改变的影响。这些反应在去除神经支配和体液因素的影响以后仍然存在,说明这是由肌组织和血管自身的特性所决定的。

自身调节的调节范围和幅度虽然比较小,灵敏度也低,但对维持某些器官功能的稳定仍具有一定意义。

二、控制系统

人们通过运用数学和物理学的原理和方法,分析研究各种工程技术的控制和人体各种功能调节的一般规律的学科,称为**控制论**(cybernetics)。1948 年,美国著名数学家诺伯特·维纳(Norbert Wiener,1894—1964 年)将通信和控制系统与生物机体中的某些控制机制进行类比,概括出两类系统的共同规律,创立了控制论这一新兴学科。控制论发展初期是以研究共同规律为主,生物系统仅作为其中一个主要背景;20 世纪 50 年代末到 60 年代初,人们开始应用控制论的方法和观点解决生理和病理机制等具体问题,并取得了一定的成效,在神经系统信息处理的研究中也取得了重要进展;到 20 世纪 60 年代中期,维纳与他人合编《生物控制论进展》,汇集了控制论在生物医学中的许多不同领域的应用,从而确立了生物控制论。**生物控制论**(biocybernetics)就是应用控制论的思想和方法研究生物系统的调节、控制和信息处理规律的学科,是控制论的一个分支。

人体是一个极其复杂的有机体,体内广泛存在不同层次和不同形式的**控制系统**(control system)。甚至在一个细胞内也存在许多精细复杂的控制系统,能精确调控细胞内的各种功能活动。在生理学课程中主要讨论器官系统水平和整体水平的各种控制系统,如人体通过神经和体液因素对心血管系统功能活动的调控,可以使心脏的活动和动脉血压保持相对稳定。人体内的控制系统可分为非自动控制系统、反馈控制系统和前馈控制系统三类。

（一）非自动控制系统

非自动控制系统是一个**开环系统（open-loop system）**，而非闭合环路，其控制部分的活动不受受控部分的影响，也就是说刺激决定着反应，而反应不能改变控制部分的活动。所以其不起自动控制的作用，因而这种控制系统无自动控制的能力（图1-5）。例如，在应激反应中，当应激性刺激特别强大时，可能由于下丘脑神经元和垂体对血中糖皮质激素的敏感性减退，也即糖皮质激素血中浓度升高时不能反馈抑制下丘脑神经元和垂体的活动，使应激性刺激能导致促肾上腺皮质激素与糖皮质激素的持续分泌；这时，肾上腺皮质能不断地根据应激性刺激的强度做出相应的反应（详见第十章内分泌和生殖）。非自动控制系统的活动在生理学中较为少见。

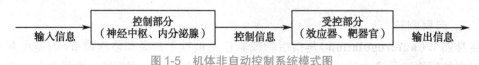

图 1-5　机体非自动控制系统模式图

（二）反馈控制系统

反馈控制系统是人体功能调节控制系统中最普遍的方式，反馈控制系统是一个**闭环系统（closed-loop system）**。在这个闭合系统中，控制部分发出控制信息，指示受控部分活动，而受控部分的输出变量可被一定的监测装置感受，监测装置再将受控部分的活动情况做出分析，并发出反馈信息。参考信息即输入信息和反馈信息比较后，得出偏差信息送回到控制部分，控制部分可以根据偏差信息来改变自己的活动，调整对受控部分的指令，因而能对受控部分的活动进行修正和调整，使受控部分的活动更精确、更完善，达到最佳效果（图1-6）。在这个控制系统中，受控部分的活动反过来影响控制部分的活动称为**反馈（feedback）**。根据受控部分对控制部分发生的作用效果不同，可将反馈分为负反馈和正反馈。

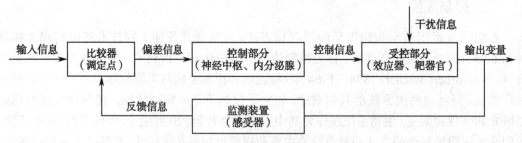

图 1-6　反馈控制系统模式图

1. 负反馈　是指受控部分发出的反馈信息，通过反馈联系抑制和减弱控制部分的活动，最终使受控部分的活动朝着与它原先活动相反的方向改变，这种调节方式称为**负反馈（negative feedback）**。负反馈控制系统平时处于稳定状态。如出现一个干扰信息作用于受控部分，则输出变量发生改变，导致该反馈控制系统受到扰乱；这时反馈信息与参考信息发生偏差，偏差信息作用于控制部分使控制信息发生改变，以对抗干扰信息的干扰作用，使输出变量尽可能恢复到扰乱前的水平（图1-6）。因此，正常情况下，负反馈调节存在一个**调定点（set point）**。调定点是指自动控制系统所设定的一个工作点，使受控部分的活动只能在这个设定的工作点附近的一个狭小范围内变动。如动脉血压调定点约为100mmHg；人体体温调定点在 37℃ 左右。例如，现在认为下丘脑内有决定体温水平的调定点的神经元，这些神经元发出参考信息使体温调节中枢发出控制信息来调节产热和散热过程，保持体温维持在 37℃ 左右。在人体进行剧烈运动时，产热突然增加而发出干扰信息，使输出变量，即体温随之升高，此时下丘脑内的温度敏感区（监测装置）就发出反馈信息与参考信息进行比较，由此产生偏差信息作用于体温调节中枢，从而改变控制信息来调整产热和散热过程，使升高的体温降回至 37℃ 左右；再如脑内的心血管中枢延髓通过交感神经和副交感神经控制心脏和血管的活动，使动脉血压保持在一定的水平，当某种原因使心脏的活动增强、血管收缩而导致动脉血压高于正常时，压力感受器主动脉弓、颈动脉窦将感受到的刺激信息立即通过传入神经（迷走神经和窦神经）反馈到延髓心血管中枢，随之心血管中枢的活动发生相应的改变，使心脏的活动减弱、血管舒张，动脉血压向正常水平恢复。这就是负反馈调节作用的结果。

　　人体内一些相对稳定的生理功能，通常都是在负反馈调节下而保持的。因此，在人体功能活动的调节过程中负反馈最常见，是一种维持机体稳态的重要控制系统。但是，负反馈调节只有在输出变量与原有的调节信息出现较大偏差后，反馈信息才会回输至控制部分，启动负反馈控制系统，所以，负反馈总是要滞后一段时间才能纠正偏差，有较大波动，发挥作用比较缓慢。

　　2. 正反馈　是指受控部分发出的反馈信息，通过反馈联系促进和加强控制部分的活动，最终使受控部分的活动朝着与它原先活动相同的方向改变，这种调节方式称为**正反馈**（**positive feedback**）。在体内，正反馈远不如负反馈常见。正反馈是使受控部分的活动处于不断的再生与加强状态，直至完成全部活动，它一般不需要干扰信息就可进入再生状态，但有时也可因出现干扰信息而引发再生。例如，如果出现一个干扰信息作用于受控部分，使输出变量发生改变，这时反馈信息导致偏差信息增大；增大的偏差信息作用于控制部分使其发出的控制信息增强，导致输出变量的改变进一步加大，由于输出变量加大，又返回来加大反馈信息，如此反复使反馈控制系统活动不断再生（图 1-6）。如排尿反射，当膀胱充盈时，控制部分（排尿中枢）兴奋而发动排尿，由于尿液刺激了尿道感受器，感受器不断发出反馈信息进一步加强排尿中枢的活动，使排尿反射不断加强，直至尿液排完为止。再如，分娩反射，在分娩过程中，子宫收缩导致胎儿头部下降并牵张子宫颈，子宫颈受牵张时可进一步加强子宫收缩，使胎儿头部继续下降并进一步牵张子宫颈，子宫颈牵张再加强子宫收缩，如此反复，直至整个胎儿娩出。另外，血液凝固、射精反射、细胞受到有效刺激产生兴奋时去极化过程中 Na^+ 内流等都属于正反馈。

（三）前馈控制系统

　　前馈控制系统（**feed-forward control system**）是指控制部分在反馈信息到达之前已受到前馈信息的影响，及时纠正其指令可能出现的偏差，这种控制形式称为**前馈**（**feed-forward**）。在前馈控制系统模式图（图 1-7）中，输出变量在发出反馈信息之前，监测装置检测到干扰信息后发出前馈信息作用于控制部分，调整控制信息以对抗干扰信息对受控部分的作用，从而使输出变量保持稳定。前馈在输出变量尚未出现偏差发动负反馈控制之前，对受控部分提前发出预见性的信息，弥补了负反馈调节过程中出现较大波动和调节效果滞后的不足。体内前馈控制的例子很多。例如在寒冷环境中，当体温降低到一定程度时，除通过负反馈调节使机体代谢活动加强，产热增加，散热减少使体温回升外，还有前馈控制系统的参与,人们可根据气温降低的有关信息,通过视、听等感觉器官传递到脑,脑就立即发出指令增加产热活动和减少机体散热。这些产热和散热活动并不需要等到寒冷刺激使体温降低以后进行,而是在体温降低之前就已经发生。条件反射活动也是一种前馈控制系统活动。例如,动物见到食物就引起消化液分泌,这种分泌比食物进入口中后引起的分泌来得快,而且富有预见性,更具有适应性意义。

从以上例子可以看出,前馈控制系统对受控部分活动调控比较快,使受控部分的活动保持稳定。但前馈控制引起的反应有时可能发生失误;如动物见到食物后引起消化液的分泌,但可能因为某种原因,最终它并没有吃到食物,则这种消化液的分泌就是一种失误。

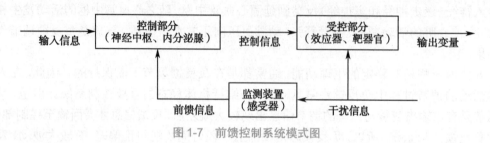

图 1-7　前馈控制系统模式图

（朱大诚　史　君）

主要参考文献

1. 朱大诚. 生理学 [M]. 2 版. 北京:清华大学出版社,2017.

2. 王志均,陈孟勤. 中国生理学史 [M]. 北京:北京医科大学、中国协和医科大学联合出版社,1993.

3. 赵铁建,朱大诚. 生理学 [M]. 11 版. 北京:中国中医药出版社,2021.

4. 张志雄,孙红梅. 正常人体学 [M]. 北京:人民卫生出版社,2012.

5. 李同宪,李月彩. 中西医融合观(续)——气血津液与内环境的融合 [M]. 西安:第四军医大学出版社, 2012.

6. LINGAPPA V R, FAREY K. Physiological medicine: a clinical approach to basic medical physiology[M]. New York: McGraw-Hill Companies, Inc, 2004.

7. 李国祥. 内环境的稳态与中医的阴阳平衡 [J]. 现代中西医结合杂志,2008,17(22):3432-3433.

8. 愈龙. 生命系统的稳态与三类平衡 [J]. 生物学教学,2013,38(1):2-4.

9. 张亚琴,孙玉霞. 整体观与人体内环境稳态的整体性调节 [J]. 陕西中医学院学报,2003,26(2):16-17.

第二章 细胞生理

细胞是构成人体的最基本的结构和功能单位。人体内所有的生理过程都是在细胞及其产物的物质基础上进行的。人体的每种细胞都分布于特定的部位,执行特定的功能。机体的各种功能活动都是体内各个细胞功能活动有机整合的结果。尽管生命现象在不同种属生物体或同一生物体的不同组织、器官或系统表现得千差万别,但在细胞和分子水平上,其基本生命过程及原理却有着很大程度的共性。

本章重点介绍与细胞膜功能有关的膜通道、细胞的跨膜信号转导两部分内容,并拓展介绍常用的生物电技术和氧化应激知识。

第一节 膜 通 道

细胞在新陈代谢过程中,不断有各种物质进出细胞。由于细胞膜的脂质结构,水及水溶性小分子物质,比如 Na^+、K^+、Ca^{2+}、Cl^- 和 H^+ 等,通过顺浓度梯度、电梯度和渗透压梯度跨越细胞膜时,需要借助一系列膜蛋白的介导来完成转运。通常将介导离子跨膜转运的通道称作离子通道,介导水分子跨膜转运的通道称作水通道。下面分别介绍这些膜通道。

一、钠通道

钠通道(sodium channel)是允许钠离子通过细胞膜的离子通道,其主要类型是**电压门控钠离子通道(voltage-gated sodium channel,Na_v)**,通道的开放和关闭受细胞膜两侧的电位差即膜电位的控制,主要生理功能是使可兴奋细胞产生和传导动作电位。另外,还有一些其他类型的钠通道,如负责钠离子重吸收的上皮钠通道,存在于肾脏的集合管、肠道、肺泡、汗腺等部位的上皮细胞;感受氢离子刺激的酸感受性离子通道,主要存在于神经系统和某些感受器细胞;以及存在于下丘脑神经元、星形胶质细胞、外周神经系统和平滑肌等处,能感受细胞外钠离子浓度而具有渗透压调节作用的 Na_x 等。这里主要介绍 Na_v。

(一)电压门控钠通道的分子结构

Na_v 由 α 和 β 两种亚基组成。α 亚基为基本的功能性亚基,可以形成钠离子的选择性孔道。α 亚基由一条约 2 000 个氨基酸组成的肽链跨膜镶嵌形成三级结构,肽链的氨基末端和羧基末端均位于细胞膜内侧,该亚基含有 4 个相似的同源性跨膜结构域(Ⅰ、Ⅱ、Ⅲ和Ⅳ),每个结构域均含有 6 个相互连接的跨膜 α 螺旋片段(S1~S6)。4 个 β 亚基为调节性亚基,主要调节通道的动力学和电压门控特性,对通道的定位、通道与细胞黏附分子、细胞外基质以及细胞骨架的相互作用也起重要作用。不同组织细胞上分布类型和数目不等的 β 亚基(图 2-1)。

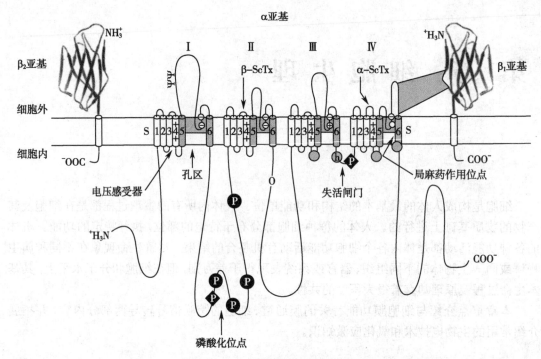

图 2-1 Na$_v$ 的跨膜分子结构示意图

图中 1、2、3、4、5、6 分别代表各亚基的 6 个 α 跨膜螺旋片段（S1～S6），曲线代表多肽链；ψ 代表糖基化位点；P 代表 PKA（●）和 PKC（◆）的磷酸化位点；阴影部分代表构成孔道的 S5-P-S6 片段；空白圆柱（O）代表组成河鲀毒素的结合位点和选择性滤器的氨基酸残基；++ 代表电压感受器 S4 携带的正电荷；h 代表失活颗粒；阴影圆柱（●）代表与失活颗粒结合的受体位点；α-ScTx、β-ScTx 分别代表 α- 蝎毒、β- 蝎毒

（二）Na$_v$ 的命名和分类

目前已知哺乳类动物 Na$_v$α 亚单位共包括 9 个成员。依据系统命名法，利用钠通道蛋白氨基酸序列的相似程度，用数字来定义该通道的亚家族或亚型，即目前沿用的 Na$_v$1.X 模式。

该标准化命名中，首先是通道可选择性的主要离子的简写，如钠通道为 Na；其右下角的标记是该通道的生理性调节因素；接下来的数字代表该通道的基因亚家族，如 Na$_v$ 第一亚家族为 Na$_v$1（迄今为止，Na$_v$ 只发现 1 个亚家族）；X 代表该通道亚家族中的不同成员，共 9 个成员，依据基因被确定的先后顺序分别为 Na$_v$1.1、Na$_v$1.2……Na$_v$1.9。

（三）Na$_v$ 的功能

Hodgkin 和 Katz 于 1949 年将记录电极插入枪乌贼巨轴突中，利用细胞内记录技术记录由细胞外电极刺激所引起的细胞内电位变化。将枪乌贼巨轴突浸于高浓度钠盐的海水中，可引起一定幅度的动作电位。当降低海水中钠离子浓度时，所记录的动作电位去极化的速度和幅度均相应减低，持续时间延长。此实验证实了可兴奋细胞动作电位的产生依赖于细胞外的钠离子。多数可兴奋细胞去极化产生动作电位所需的内向电流，即为 Na$_v$ 介导的钠电流。

（四）常用钠通道调节剂及作用机制

迄今为止，已确定了 6 个神经毒素受体位点和 1 个局部麻醉药、抗心律失常药及抗癫痫药物的受体位点，分别位于 α 亚基的不同的四个结构域上的不同的 6 个跨膜螺旋片段上，如 I S6 即为第 I 结构域的第 6 个跨膜片段。

1. 钠通道工具药

（1）钠通道阻滞剂：主要是指作用于钠通道神经毒素受体位点 1（ⅠS2～S6、ⅡS2～S6、ⅢS2～S6、ⅣS2～S6）上的神经毒素，包括**河鲀毒素（tetrodotoxin，TTX）、石房哈毒素（saxitoxin，STX）、和 μ- 芋螺毒素（μ-conotoxin，μ-CTX）**。它们是一类药理学工具药，在钠通道的研究中起重要作用。

（2）钠通道开放剂：促进钠通道激活的药物称为钠通道开放剂。**树蛙毒素（batrachotoxin，BTX）、木藜芦毒素（grayanotoxin，GTX）、藜芦定（veratridine）和乌头碱（aconitine）**等四种神经毒素作用于钠通道神经毒素受体位点 2（ⅠS6、ⅣS6），可以使钠通道不失活、钠电导减小以及增大 P_X/P_{Na}（其他离子相对于钠离子的通透性）。

另外，还有其他一些可作为钠通道工具药的神经毒素，如北非蝎 α- 毒素、北非蝎 β- 毒素、西加鱼毒素和 δ- 芋螺毒素等分别可以作用于 3、4、5、6 位点，从而改变钠通道的性状。

2. 局部麻醉药　局部麻醉药，如利多卡因和普鲁卡因，是一类局部应用于神经组织，能暂时、完全、可逆性地阻断神经冲动的产生和传导，使局部痛觉暂时消失的药物。他们作用于神经元的细胞膜，直接与 Na_v 相互作用，从而抑制钠离子内流，阻止动作电位的产生和传导。

3. 抗癫痫药　癫痫是一种反复发作的神经系统疾病，发作时常伴有脑部病灶神经元兴奋性过高而发生高频、同步和爆发式异常放电，并向周围扩散而导致大脑功能短暂失调的综合征。常用的抗癫痫药物如苯妥英钠和卡马西平，结合于钠通道的受体位点（ⅠS6、ⅢS6 和ⅣS6），阻止钠离子内流，抑制细胞膜的去极化，使动作电位不易产生，从而降低细胞膜的兴奋性，并减慢动作电位的传导速度。

4. Ⅰ类抗心律失常药　Vaughan Williams 分类法将抗心律失常药分为Ⅰ、Ⅱ、Ⅲ、Ⅳ类，其中Ⅰ类抗心律失常药是钠通道阻滞药，如奎尼丁、利多卡因、普罗帕酮等。该类药物作用于ⅢS6 和ⅣS6 位点，可以抑制心肌细胞钠内流，降低心肌细胞动作电位幅度，使传导速度减慢；同时使心肌细胞的阈值升高，使心肌细胞的动作电位的产生变得迟钝，故被称为膜稳定剂。

二、钾通道

钾通道（potassium channels）是选择性允许钾离子通过的离子通道，其亚型较多，包括电压门控钾通道、钙激活的钾通道、配体门控钾通道、内向整流钾通道、双孔区钾通道和非门控持续开放的钾通道等。这里主要介绍**电压门控钾通道（voltage-gated potassium channel，K_v）**。

（一）K_v 的分子结构

K_v 是由 40 个基因组成的大家族，分为 12 个亚家族（K_v1～K_v12）。每一个 K_v 由 4 个 α 亚基组成，每个 α 亚基的结构与 Na_v 的一个 α 结构域类似，含有 6 个跨膜的 α 螺旋（S1～S6）。S4 是一个带正电荷的跨膜段。在膜去极化时，它可在电场作用下发生旋转和移位，导致通道构型的改变，使通道激活，进而 K^+ 依浓度梯度出细胞（图 2-2）。

（二）K_v 的分类

根据功能不同可以将 K_v 分为以下几类：

1. A 型钾通道　又称为瞬时外向钾通道，包括 $K_v1.4$、$K_v3.3$、$K_v3.4$、$K_v4.2$、$K_v4.3$、$K_v4.4$。这些通道是形成心肌瞬时外向电流和神经元及平滑肌上的瞬时外向电流的基础。

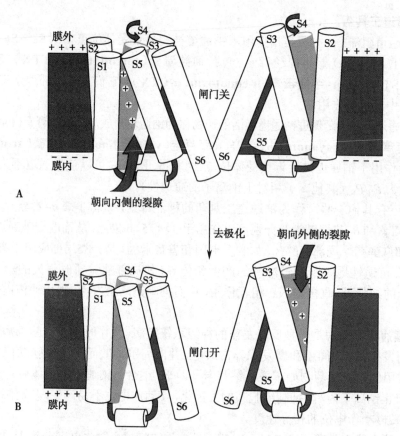

图 2-2 电压门控钾通道的激活机制示意图

K_v 由四个亚基组成（Ⅰ、Ⅱ、Ⅲ、Ⅳ），每个亚基包含 6 个跨膜片段（S1~S6），图中示意其中两个亚基。静息时带正电荷的 S4 的位置受膜内负电荷的影响，孔道关闭（A）；膜去极化时，膜内负电位减小，S4 发生旋转，孔道开放（B）

2. 延迟外向整流钾通道 其电流特点是在电压发生去极化后，其膜电导变化有一段明显的延迟，包括 $K_v1.1$~$K_v1.8$、$K_v2.1$~$K_v2.2$、$K_v3.1$~$K_v3.2$、$K_v7.1$、$K_v10.1$。这些通道主要在心脏和神经系统表达。

3. 介导 M 电流的外向整流钾通道 包括 $K_v7.1$~$K_v7.5$。由这 5 种亚基构成的 M 通道，介导 M 电流，是一种慢激活、非失活、慢去活的外向整流钾电流，因其被 M 受体激动剂调制而得名。

4. 超速激活的延迟整流钾通道 主要是 $K_v1.5$，其和 $K_v\beta1.2$ 亚基在心房共同组成具有外向整流、缓慢失活的动作电位平台期电流，是人心房复极过程中主要的延迟整流性钾电流。

（三）K_v 的生理功能及病理意义

1. K_v1 家族 K_v1 家族广泛分布于中枢神经系统。$K_v1.1$ 和 $K_v1.2$ 在中枢神经系统中可以维持细胞膜电位、调节细胞兴奋性；$K_v1.3$ 存在于人的 T 淋巴细胞，通过抑制 $K_v1.3$ 可以抑制 T 淋巴细胞增殖和 IL-2 分泌；$K_v1.4$ 表达于心脏和神经系统；$K_v1.5$ 在人的多种组织均有表达，是心房快速延迟钾电流的分子基础，在心房动作电位复极的早期起重要作用。

2. K_v2 家族 $K_v2.1$ 编码一个经典的延迟整流钾通道，参与神经元动作电位的复极过程。最近研究表明，$K_v2.1$ 参与调节神经细胞和胰岛 β 细胞的分泌过程，抑制 $K_v2.1$ 通道可以增加 β 细胞胰岛素的分泌，提示 $K_v2.1$ 通道可以作为Ⅱ型糖尿病的治疗靶点。

3. K_v3 家族 $K_v3.4$ 作为 α 亚单位与 β 亚单位 KCNE3 共同组成骨骼肌细胞和神经元的 A 型钾电流通道。KCNE3 的突变造成 $K_v3.4$ 的功能异常引起肌肉周期性麻痹。$K_v3.4$ 的表达升高还与 β 淀粉样蛋白引起的阿尔茨海默病的早期发病有关。钾离子由 $K_v3.4$ 通道大量外流可引起神经细胞的凋亡。

4. K_v4 家族 $K_v4.2$ 和 $K_v4.3$ 在脑组织和心脏组织中高表达，构成瞬时外向钾电流通道。在人的心脏 $K_v4.3$ 构成 I_{to} 通道，抑制心脏的 $K_v4.3$ 通道有可能对心律失常的治疗有意义。$K_v4.2$ 在脊髓背角神经元的疼痛适应过程中起重要作用，激活 $K_v4.2$ 有可能对炎性疼痛的治疗有意义。

5. K_v7 家族 $K_v7.1$ 主要表达于心脏，在心肌动作电位的复极过程中起重要作用。另外 $K_v7.1$ 还表达于内耳、肾脏、肺和胃肠道的上皮组织，主要受细胞内第二信使的调控，有助于肾近曲小管和肠道对钠离子的吸收，还参与胃酸的分泌和 cAMP 介导的空肠氯离子的分泌。$K_v7.2 \sim K_v7.5$ 主要表达于中枢神经系统和膀胱等处。

6. K_v10 家族 $K_v10.1$ 在脑组织中表达丰富，在骨骼肌细胞的发育过程中发挥重要作用，同时在约 70% 的肿瘤细胞系和人的肿瘤中均有升高，但机制尚不清楚。$K_v10.1$ 的阻断剂如**阿司咪唑（astemizole）**和**丙米嗪（imipramine）**对肿瘤的治疗有一定意义。

7. K_v11 家族 $K_v11.1$ 在心肌细胞动作电位复极后期起重要作用。$K_v11.1$ 的突变可引起**长 QT 间期综合征（long QT syndrome，LQTS）**。

三、钙通道

钙通道（calcium channel）是选择性允许钙离子通过的离子通道。钙通道的开放通常可以使钙离子由细胞外或者由细胞内的钙离子库流入细胞质导致细胞质钙离子浓度的升高。细胞的许多生理功能，如肌细胞的收缩、神经递质的释放、腺体的分泌、血液凝固的发生和基因的表达等方面，都需要钙离子的参与。根据钙通道开放机制的不同，钙通道可分为**电压门控钙通道（voltage-gated calcium channel，Ca_v）**和**配体门控钙通道（ligand-gated calcium channel）**。Ca_v 可以根据激活电压和电流特征的不同分为 L 型、T 型、N 型、P 型和 R 型。配体门控钙通道主要包括**受体操控钙通道（receptor-operated calcium channel）**、**钙库调控钙通道（store-operated calcium channel）**和**三磷酸肌醇受体（IP_3 receptor）**等。这里主要介绍电压门控钙通道。

（一）Ca_v 的分子结构和基因分类

Ca_v 主要存在于可兴奋细胞的细胞膜，当细胞去极化时 Ca_v 开放，细胞外钙离子内流，细胞内钙离子浓度升高从而触发或调节许多重要的生理过程。Ca_v 和 Na_v 及 K_v 同属于电压门控性离子通道超家族。Ca_v 是由多亚基构成的糖基化多肽复合体，包括 $α_1$、$α_2$、β、γ 和 δ 亚基。$α_1$ 亚基形成通道的孔，是通道的基本功能亚基（图 2-3），$α_2$、β、γ 和 δ 亚基是通道的附属亚基，对通道的功能起调节作用。$α_1$ 亚单位在膜上形成四个跨膜区（序列Ⅰ、序列Ⅱ、序列Ⅲ、序列Ⅳ），每个跨膜区由 6 个 α 螺旋肽段（S1~S6）及其间的连接肽链组成，都是疏水性的，S4 含 5~6 个带正电荷的精氨酸，对膜电位的变化极为敏感，是钙通道的电压敏感区。S5~S6 间的肽链有一部分折入膜内，形成电压门控的离子选择性滤孔称为孔道区（P 区），该区表现强烈的保守性,其邻近部位常是钙拮抗药的结合位点。可以根据 α₁ 亚基对 Ca_v 进行分类命名为 Ca_v1.1～Ca_v1.4、Ca_v2.1～Ca_v2.3、Ca_v3.1～Ca_v3.3。

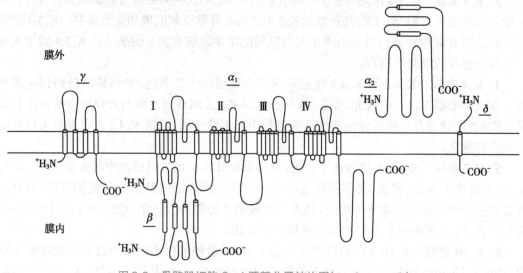

图 2-3 骨骼肌细胞 Ca_v1 亚基分子结构图(α₁、β、γ、α₂、δ)

(二)各类 Ca_v 的特征、分布和功能

1. L 型钙通道(L-type calcium channel) L 表示 long-lasting(长持续时间)和 large-conductance(大电导)。**L 型钙通道**的激活阈值较高,通道电导较大,失活速度较慢,开放时间较长,广泛存在于各种肌细胞和分泌细胞中,如心肌细胞和神经元的兴奋、兴奋 - 收缩耦联、兴奋 - 分泌耦联、腺体的分泌等,是细胞兴奋过程中外钙内流的主要途径。L 型钙通道家族包括 Ca_v1.1～Ca_v1.4 共 4 个成员。

2. T 型钙通道(T-type calcium channel) T 表示 transient(短暂的)和 tiny-conductance(小电导)。**T 型钙通道**的激活阈值较低,通道电导较小,失活速度较快,开放时间较短,存在于心肌起搏细胞和传导细胞,以及脑、背根神经节和肾上腺细胞中,参与窦房结和神经元的起搏活动和重复发放,调节细胞的生长和增殖,引起肾上腺激素的分泌。T 型钙通道家族包括 Ca_v3.1～Ca_v3.3 共 3 个成员。

3. P/Q 型钙通道(P/Q-typecalcium channel) P/Q 型钙通道,P 代表 Purkinjie 细胞,主要由 Ca_v2.1 编码,其激活的阈电位中等或较高,广泛分布于以小脑为主的神经系统;此外也分布于心脏、胰腺,其功能主要是引起神经递质在中枢神经和神经 - 肌肉接头处的释放和胰岛 β 细胞的兴奋 - 分泌耦联。

4. N 型钙通道 N 型钙通道(N-type calcium channel),N 代表 neuronal(神经元的),主要由 Ca_v2.2 编码,其激活阈电位较高,主要在中枢和外周神经元的突触前膜、胞体和树突上表达,介导神经递质的释放以及疼痛的感觉和传导。

5. R 型钙通道 R 型钙通道(R-type calcium channel),R 代表 cone snail/spider venom-resistant(耐芋螺 / 蜘蛛毒素),主要由 Ca_v2.3 编码,其激活阈电位中等,失活速度较快,主要在中枢突触前膜、胞体和树突上表达,介导神经递质的释放和 LTP,此外也分布于心房肌、肾脏和胰岛等组织。

（三）Ca$_v$的激动剂和抑制剂

1. 激动剂　钙通道激动剂是指可以直接或间接作用于 Ca$_v$，引起通道开放、促进钙离子内流的药物，主要作为科研工具药使用。此类药物可以促进神经递质的释放、激素的分泌和肌肉的收缩。包括二氢吡啶类 Ca$_v$ 激动剂、刺尾鱼毒素、去甲肾上腺素、G 蛋白耦联的受体激动剂等。

2. 阻滞剂　钙通道阻滞剂又称为钙拮抗剂，能选择性地抑制钙离子内流，降低细胞内钙离子浓度，大多具有重要的临床应用意义，用于心血管疾病的治疗。根据药物的化学结构，可分为二氢吡啶类（L 通道阻滞药）、苯烷胺类（L 通道阻滞药）、地尔硫卓类（L 通道阻滞药）、氟桂嗪类（非选择性钙通道阻滞药）、普尼拉明类（非选择性钙通道阻滞药）等。

四、水通道

水通道（aquaporin，AQP）是一种位于细胞膜上的蛋白质（内在膜蛋白），在细胞膜上组成"孔道"，可控制水在细胞的进出，又名水孔蛋白。2000 年美国翰霍普斯大学医学院的 Peter Agre 和他的同事首次公布了世界上第一张水通道蛋白的高清晰度的立体照片，证明了水通道的存在，其也因此获得 2003 年诺贝尔化学奖。

（一）水通道的分类、组织分布和功能

目前已知哺乳类动物体内的水通道蛋白有 13 种，即 AQP$_0$～AQP$_{12}$。根据 AQP 的通透特性可将水通道分为三大类：第一类只对水通透，包括 AQP$_0$～AQP$_2$、AQP$_4$～AQP$_6$ 和 AQP$_8$。第二类除转运水分子外还可以转运小分子物质，尤其是甘油，包括 AQP$_3$、AQP$_7$、AQP$_9$ 和 AQP$_{10}$。第三类为近期新发现的 AQP$_{11}$ 和 AQP$_{12}$（表 2-1）。

表 2-1　水通道的分类、组织分布和功能

水通道亚型	组织分布	通透性
AQP$_0$（晶状体纤维膜主体内在蛋白）	晶状体囊内纤维细胞膜	对水有通透性
AQP$_1$（原型水通道）	红细胞膜、肾脏近端小管和髓袢降支细段顶膜、胆管、肺泡、气管的微血管内皮、胸膜、脑脉络丛上皮细胞的微绒毛表面、眼睫状体、晶状体上皮等	对水有通透性
AQP$_2$（集合管水通道蛋白）	肾脏集合管上皮细胞顶膜和胞内小泡	对水有通透性
AQP$_3$（水 - 甘油通道蛋白）	红细胞、肾脏集合管、气管上皮、分泌腺、皮肤表皮	对水、尿素和甘油有通透性
AQP$_4$（汞不敏感型水通道蛋白）	肾脏集合管、中枢神经、气管和支气管上皮细胞、睫状体、虹膜和视网膜等	对水有通透性
AQP$_5$	胰腺、泪腺和唾液腺的外分泌腺上皮细胞、角膜上皮细胞、肺泡上皮细胞	对水和甘油有通透性
AQP$_6$	肾脏间质细胞的胞内囊泡	对水和阴离子有通透性
AQP$_7$	脂肪组织、肾脏、睾丸、心脏	对水和甘油有通透性
AQP$_8$	胰腺腺泡、肝脏、消化道、心脏和胎盘等	对水有通透性

续表

水通道亚型	组织分布	通透性
AQP_9	肝脏、脑、视网膜和甲状腺等	对水和甘油有通透性
AQP_{10}	十二指肠、空肠	对水、尿素和甘油有通透性
AQP_{11}	睾丸、肾脏近端小管、肝脏	对水有通透性
AQP_{12}	胰腺腺泡、细胞器	对水有通透性

（二）水通道的分子结构

水通道的三维结构类似，一般选择 AQP_1 的结构作为代表进行研究。AQP_1 在细胞膜中以四聚体的形式存在，每个单体（即一个 AQP_1 分子）含有 269 个氨基酸残基，由 6 个跨膜 α 螺旋构成基本骨架，即 $M_1 \sim M_6$，分为 $M_1 \sim M_3$ 的前半部分，和 $M_4 \sim M_6$ 的后半部分（图 2-4A）。在 M_2 和 M_3 之间的胞内环和 M_5 与 M_6 之间的胞外环上都有一个由门冬氨酸、脯氨酸和丙氨酸构成的 NPA 模体（NPA motif），模体中的氨基酸突变可显著改变通道对水的通透性（图 2-4B）。每个单体是一个独立的功能单元，中心存在一个通道管。

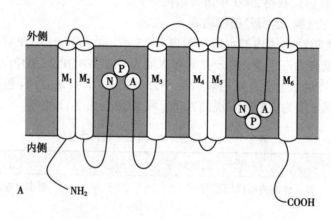

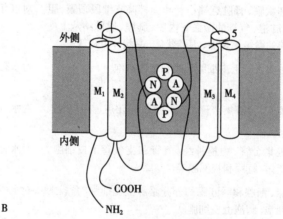

图 2-4 AQP_1 的分子结构

A. 显示一个 AQP_1 分子的 6 个跨膜 α 螺旋；B. 显示两个 NPA 模体形成水通道。圆圈内的字母是氨基酸的英文第一字符号，A：丙氨酸；N：门冬氨酸；P：脯氨酸

（三）水通道蛋白的调节

1. 短期调节

（1）磷酸化机制 - 环磷酸腺苷依赖的水通道蛋白的活性调节：在受到内环境变化的刺激时，腺苷酸环化酶被激活，cAMP 生成，进而激活 PKA、PKC，催化水通道蛋白上的丝氨酸磷酸化，从而增加对水的通透性。

（2）穿梭机制 - 水通道蛋白的重新分布：某些水通道蛋白在激素或其他因素的作用下，通过胞吞作用及 cAMP 诱导作用使水通道蛋白从胞内囊泡转移到质膜上，从而增加膜对水的通透性，这种机制称为穿梭机制。

2. 长期调节　长期调节是在激素、细胞因子、血管活性介质及病理因素等的作用下，通过在转录水平调节水通道蛋白 mRNA 和蛋白质的表达，改变膜上水通道蛋白的含量来调节膜对水的通透性。

3. 水通道的调节剂

（1）重金属化合物：汞化合物、硝酸银、磺胺嘧啶银、金氯酸等具有很强的水通道抑制作用。

（2）激素类：醛固酮可以调节肾脏水通道蛋白的表达，进而影响水的重吸收。糖皮质激素使腹膜毛细血管内皮细胞腔面膜和基底膜处及红白血病细胞株上的 AQP_1 表达上调。

（3）乙酰唑胺：乙酰唑胺是抗肿瘤药物，可以抑制 AQP_1 的表达，从而实现抗肿瘤转移的目的。

（四）水通道蛋白与疾病关系

机体很多系统的疾病可以由水通道蛋白异常所致。在泌尿系统，尿路梗阻后，尿浓缩功能下降与 AQP_2 表达下降有关。AQP_2 突变可以引起人遗传性肾性尿崩症。在消化系统，结肠损伤与 AQP_4、AQP_7、AQP_8 的表达下调有关。另外 AQP 在早期结肠癌的发生中起重要作用。在中枢神经系统，AQP_4 与脑出血性疾病、缺血性脑血管病、脑膜炎、脑肿瘤以及脑外伤导致的脑水肿关系密切。在呼吸系统，AQP_1 参与了哮喘急性炎症期的发病机制，AQP 参与了机械性肺损伤诱发的肺水肿的发生。另外，水通道蛋白也参与青光眼、泪腺疾病、结膜病、角膜病的病理过程。

五、氯通道

通常情况下，细胞外氯离子浓度高于细胞内，其平衡电位在不同的组织细胞有所不同。尽管氯通道参与许多生理功能的调节，但是我们对于氯通道的研究远远滞后于钠通道、钾通道和钙通道的研究。这里主要介绍**钙激活的氯通道**（calcium-activated chloride channel，**CACC**）和**电压依赖性氯通道**（voltage-dependent chloride channel，**ClC**）。

（一）钙激活的氯通道

CACC 广泛存在于诸多组织中，参与了多种生理活动，具有重要的生理功能。CACC 的通透性首先受到胞内钙离子浓度的影响，当胞内钙离子浓度升高时，诱发 CACC 开放，导致氯离子外流产生内向电流，细胞去极化，从而诱导电压依赖性钙通道的开放，导致细胞内钙离子浓度进一步升高，进而 CACC 进一步开放。

（二）电压依赖性氯通道

ClC 基因家族共有 9 个成员，ClC-0～ClC-8，广泛存在于从细菌到高等生物的质膜或者细胞的内膜系统,参与众多的生理活动。ClC-0 和 ClC-1 通道主要起稳定肌肉或者某些神经元细胞静息电位的功能,并参与动作电位后期膜电位复极化过程。ClC-2 和 ClC-3 通道介导渗透压敏感的氯离子流,从而调节细胞的体积。分布于细胞内膜系统的 ClC-5 通道主要参与特定细胞器的酸化过程。ClC 家族成员的基因突变可以诱发家族型遗传病,如 ClC-1 通道功能异常会导致肌强直症,ClC-5 突变会导致 Dent 病(一种遗传性肾小管病),ClC-7 通道异常会导致骨骼石化症,ClC-3 通道突变会引起海马和视网膜退化。

六、配体门控离子通道

配体门控离子通道有两种情况,一种是膜受体和膜通道均为重要的功能性膜蛋白,两者在胞膜上可以是分离的,也可以整合在一起,如 **G 蛋白耦联受体(G protein coupled receptor,GPCR)** 和配体结合而被激活后,可通过胞膜或(和)胞内信号转导途径调节或诱发特定的细胞功能,如生长发育、分泌、收缩等,故称为促代谢型受体。另一种情况是指兼具受体和通道于一身的膜通道,称为 **配体门控通道(ligand-gated ion channel,LGIC)**,故也称为离子通道 - 受体或促离子型受体(图 2-5)。本部分主要介绍后者。

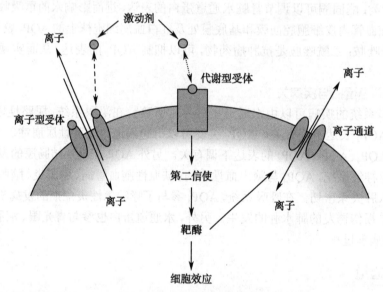

图 2-5　GPCR 和 LGIC 激活后分别通过不同的方式控制通道活动

(一)尼古丁型胆碱能受体通道

尼古丁型胆碱能受体(nicotinic cholinergic receptor,nAChR) 又名烟碱样胆碱能受体,存在于体内中枢神经系统和外周神经系统中某些神经元以及神经 - 肌肉接头处肌细胞的突触后膜,因可以被尼古丁激活开放而得名。nAChR 是分子量为 290KDa 的膜蛋白,由 5 个亚基对称环形排列,围绕成一个中央孔道。每个亚基含有 4 个跨膜片段。每个亚基的 N 端和 C 端均在细胞外侧,N 端含有 ACh 的结合位点。

(二)5- 羟色胺 3 受体通道

5- 羟色胺受体(5-hydroxyptamine receptor,5-HTR) 又称血清素受体,包括 5-HT$_{1\sim7}$R 7 个亚家族。5-HT$_3$R 存在于中枢及外周神经系统,参与体内不同生理功能的调节。5-HT$_3$R

激活引起的去极化如果发生在突触前膜，可以调制突触前多种递质的释放；如果发生在突触后膜，则可以介导快速兴奋性突触传递。在肠壁的迷走传入神经纤维和脑干呕吐中枢内，激活 5-HT_3R 可以引起恶心、呕吐反应。

（三）γ- 氨基丁酸 A 型受体通道

γ- 氨基丁酸受体（γ-aminobutyric acid receptor, GABAR）分为 GABA_AR 和 GABA_BR 两大类。前者属于 LGIC，后者属于 GPCR。GABA_AR 也由 5 个亚基围绕一中央孔道组成，是脊椎动物 CNS 内主要的抑制性神经递质受体，主要参与神经信息传递的负性调节，比如，通过突触前抑制发挥镇痛作用（图 2-6）。

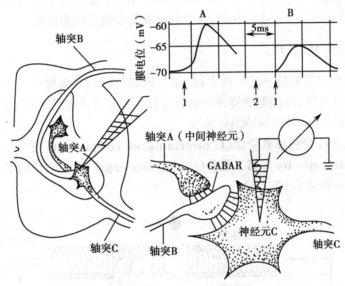

图 2-6　GABA 受体的突触前抑制作用

图中的 A 和 B 分别代表轴突 A 无冲动和有冲动传来时，在神经元 C 上膜电位的改变；1 和 2 分别代表轴突 B 和轴突 A 冲动到达的时刻

（四）离子型谷氨酸受体

离子型谷氨酸受体（ionotropic glutamate receptor, iGLuR）为异源性的二聚体、三聚体或四聚体，属于兴奋性神经递质谷氨酸的 LGIC 受体，主要位于神经元的突触部位。当突触前膜释放谷氨酸作用于突触后膜的 iGLuR 时，可使突触后神经元兴奋，有助于神经元之间的信息传递、突触可塑性调节以及学习记忆的形成。

（五）离子型 ATP（P2X）受体通道

离子型 ATP 受体（ionotropic ATP receptor, P2XR）属于嘌呤能受体的一种。嘌呤能受体分为 P1（腺苷, adenosine）受体和 P2（ATP）受体。P2 受体又分为 P2XR 和 P2YR 两种亚型。P2XR 是一类阳离子非选择性通透的 LGIC 家族，由三聚体组成，期间形成一中央孔道，可被胞外 ATP 激活而开通。P2XR 广泛分布于全身，参与心率、心肌收缩性和血管扩张性的调节，介导伤害性感受。

（高剑峰　张松江）

第二节 细胞的跨膜信号转导

机体功能调节主要是通过各种信号物质实现的，如激素、神经递质和细胞因子等，这些物质统称为**配体**（ligand）。**受体**（receptor）是位于细胞膜或细胞内的能与配体特异性结合并诱发生物效应的蛋白质。将细胞外的信息以信号形式传递到膜内并引发细胞发生相应功能改变的过程称为**跨膜信号转导**（transmembrane signal transduction）。典型的跨膜信号转导过程通常包括：①信号发放：细胞合成和分泌各种信号物质；②接受信号：靶细胞的特异受体接受信号并启动细胞内的信号转导；③信号转导：通过多个信号转导通路调节细胞代谢、功能及基因表达；④信号的中止：信号的去除及细胞反应的终止。

一、跨膜信号转导方式

根据受体结构和信号转导途径的不同，细胞跨膜信号转导大致分为三类，即 G 蛋白耦联受体介导的信号转导、酶联型受体介导的信号转导和离子通道受体介导的信号转导。

（一）G 蛋白耦联受体介导的信号转导

该途径是通过 **G 蛋白耦联受体**（G protein-linked receptor）、**G 蛋白**（G protein）、**G 蛋白效应器**（G protein effector）、**第二信使**（second messenger）和蛋白激酶等一系列信号分子之间的复杂活动来实现的（图 2-7）。

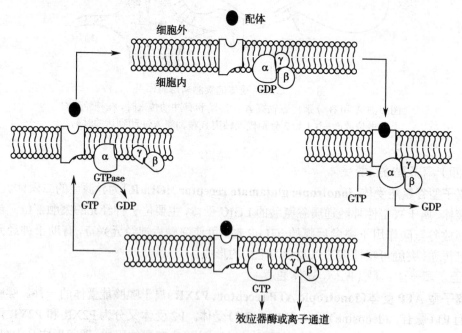

图 2-7 G 蛋白的激活与失活

1. 主要的信号分子

（1）G 蛋白耦联受体：也称**促代谢型受体**（metabotropic receptor），包括肾上腺素能 α 和 β 受体、ACh 受体、5- 羟色胺受体、嗅觉受体、视紫红质以及多数肽类激素的受体等，总数多达 1 000 种左右。这些受体在分子结构上属于同一个超家族,即每种受体都是由一条 7 次穿膜的肽链构成,因而也称之为 7 次跨膜受体。在这类受体的胞外侧和跨膜螺旋内部存在配体的结合部位,膜内侧有结合 G 蛋白的部位,与配体结合后会产生构象变化,进而结合并激活 G 蛋白,然后再影响某些酶的活性,改变第二信使的浓度,最终使细胞发生特定的功能变化。

(2) G 蛋白:由 α、β 和 γ 等 3 个亚单位组成,其中 α 亚单位具有结合并分解 GTP 功能,而 β 和 γ 亚单位则组成稳定、紧密的二聚体。当 α 亚单位结合 GDP 时,它与 β、γ 亚单位形成三聚体,处于失活状态,即失活型 G 蛋白。当配体与膜受体结合后,被激活的受体与 G 蛋白 α 亚单位结合,并使之变构,导致 α 亚单位与 GDP 分离,并与 GTP 结合,形成激活型 G 蛋白。α 亚单位与 GTP 结合后即与 β、γ 亚单位和激活的受体分离,形成 α 亚单位 -GTP 和 β、γ 亚单位两部分,两者均可激活相应的 G 蛋白效应器,通过第二信使实现信号转导。由于 α 亚单位具有 GTP 酶活性,可分解与之结合的 GTP 为 GDP,从而与 β、γ 亚单位重新结合,形成失活型 G 蛋白,由此终止信号转导。因 G 蛋白激活态与失活态之间的转换对信号转导具有重要影响,故称为分子开关作用。

(3) G 蛋白效应器:包括催化生成(或分解)第二信使的酶和某些离子通道。G 蛋白调控的效应器酶主要有**腺苷酸环化酶(adenylyl cyclase,AC)、磷脂酶 C(phospholipase C,PLC)、磷脂酶 A₂(phospholipase A₂,PLA₂)、鸟苷酸环化酶(guanylyl cyclase,GC)和磷酸二酯酶(phosphodiesterase,PDE)**等,这些成分都能通过生成(或分解)第二信使,实现细胞外信号向细胞内的转导。某些离子通道也可直接接受 G 蛋白或间接通过第二信使的调控。

(4) 第二信使:主要是指激素、神经递质和细胞因子等信号分子(第一信使)作用于细胞膜后所产生的细胞内信号分子,可把细胞外信号分子所携带的信息转入胞内。较重要的第二信使有**环 - 磷酸腺苷(cyclic adenosine monophosphate,cAMP)、三磷酸肌醇(inositol triphosphate,IP₃)、二酰甘油(diacylglycerol,DG)、环 - 磷酸鸟苷(cyclic guanosine mono-phosphate,cGMP)**和 Ca²⁺ 等。第二信使可作用于各种蛋白激酶和离子通道,产生以靶蛋白构象变化为基础的级联反应和细胞功能改变。

2. G 蛋白耦联受体信号转导的主要途径 已知有 100 多种配体可通过 G 蛋白耦联受体实现跨膜信号转导,包括生物胺类激素如肾上腺素、去甲肾上腺素、组胺、5- 羟色胺,肽类激素如缓激肽、黄体生成素、甲状旁腺激素,以及气味分子和光量子等。

(1) cAMP-PKA 途径:许多肽类激素和儿茶酚胺类物质与细胞膜 G 蛋白耦联受体结合后可迅速提高细胞内 cAMP 浓度,介导这一过程的 G 蛋白称为 Gs(stimulatory G protein)。激活型的 Gs 可激活腺苷酸环化酶,进而分解 ATP 为 cAMP。另有一些激素与细胞膜受体结合后,激活具有不同 α 亚单位结构的 G 蛋白,抑制 AC 活性,从而降低细胞内 cAMP 浓度,这一类 G 蛋白称为 Gi(inhibitory G protein)。作为第一个被发现且分布最广泛的第二信使物质,cAMP 主要激活**蛋白激酶 A(protein kinase A,PKA)**,使底物磷酸化,实现信号转导。此外,cAMP 也可不经蛋白激酶,直接结合并改变离子通道的活性。

(2) IP₃-Ca²⁺ 途径:有些 G 蛋白耦联受体与配体结合后,激活另一类称为 Gq 的 G 蛋白,由其 α 或 β、γ 亚单位激活 PLC。PLC 能够水解膜脂质中的**二磷酸磷脂酰肌醇(phosphatidy-linositol bisphosphate,PIP₂)**,生成 DG 和 IP₃ 两种第二信使物质。前者在膜内积聚后,可激活 Ca²⁺ 和膜磷脂依赖性**蛋白激酶 C(protein kinase C,PKC)**,PKC 可进一步使下游靶蛋白

33

磷酸化,产生生物学效应,如细胞增殖;后者可激活内质网或肌质网的 Ca^{2+} 释放通道,促进 Ca^{2+} 释放,提高胞内 Ca^{2+} 浓度,并激活 Ca^{2+} 依赖的酶,实现细胞内信号转导。

（二）酶联型受体介导的信号转导

酶联型受体只有 1 次跨膜,其配体结合位点位于细胞外侧,而胞质侧结构域则具有酶活性,或结合膜内侧其他酶分子,调控其功能以完成信号转导。较重要的受体类型有**酪氨酸激酶受体**（tyrosine kinase receptor，TKR）、**酪氨酸激酶结合型受体**（tyrosine kinase associated receptor）和**鸟苷酸环化酶受体**（guanylyl cyclase receptor）。

1. 酪氨酸激酶受体和酪氨酸激酶结合型受体 酪氨酸激酶受体的膜内侧部分为酪氨酸激酶,可在配体结合受体后活化,进而触发各种信号分子沿不同途径的信号转导。能与此受体结合的主要是各种生长因子和肽类激素,如表皮生长因子、血小板源性生长因子、成纤维细胞生长因子、肝细胞生长因子和胰岛素等。酪氨酸激酶结合型受体本身没有蛋白激酶活性,但配体与之结合可在膜内侧激活某种酪氨酸激酶,从而磷酸化下游靶蛋白,实现信号转导或诱发生物效应。这类受体的配体主要是由巨噬细胞和淋巴细胞产生的各种细胞因子和某些肽类激素,如干扰素、白细胞介素、生长激素、催乳素和促红细胞生成素等。上述两类受体介导的生物效应多与细胞代谢、生长、增殖、分化和存活有关。

2. 鸟苷酸环化酶受体 该受体只有一个跨膜 α 螺旋,配体结合其膜外侧结构后,可直接激活膜内侧的 GC,中间不需要 G 蛋白参与,这与 AC 激活不同。GC 被激活后可催化 GTP 生成 cGMP,再激活依赖 cGMP 的**蛋白激酶 G**（protein kinase G，PKG）,后者也是通过底物磷酸化的方式完成信号转导。心房钠尿肽就是通过这样的方式,刺激肾脏排出钠和水。**一氧化氮**（nitric oxide，NO）的受体是一种可溶性 GC,位于胞质内,结合 NO 后可提高 cGMP 浓度和 PKG 活性,舒张血管平滑肌。

（三）离子通道受体介导的信号转导

离子通道受体同时具有受体和离子通道两种功能,属于化学门控通道,因其激活可引起离子跨膜流动,也称**促离子型受体**（ionotropic receptor）。该受体由多个跨膜亚单位组成,呈"孔道"状排列。受体激活后,离子通道变构,通道开放,介导离子进出细胞。根据对离子的选择性,离子通道受体可分成阳离子通道受体和阴离子通道受体。N 型乙酰胆碱受体属于前者,位于神经肌肉接头处的骨骼肌终板膜上,与乙酰胆碱结合后,其构象发生改变而使通道开放,引起 Na^+ 内流,使终板膜发生终板电位,并最终将信号传播至整个肌细胞膜,进而引发肌细胞收缩。A 型 γ-氨基丁酸受体属于后者,主要位于神经元细胞膜上,由 5 个亚单位组成,与配体结合后可导致 Cl^- 通道开放,Cl^- 内流,形成抑制性突触后电位,从而对神经元产生抑制效应。电压门控通道和机械门控通道可分别接受电信号和机械信号刺激,通过开放或关闭相关通道,调控离子跨膜流动,介导跨膜信号转导,但通常不称为受体。

二、跨膜信号转导与临床

细胞跨膜信号转导是机体功能调控的重要途径,信息传递过程中的任一环节异常均可导致细胞应答错误,不能对外界刺激做出正确反应,甚至引发疾病。跨膜信号转导异常不仅可发生在某一环节,也可发生在整个信号转导途径,甚至是多个信号转导过程,出现网络调节失衡。

（一）受体异常

受体的数量、结构或功能等异常均可影响其所介导的生物效应。根据发病机制可分为以下三型：

1. 遗传性或原发性受体病　指受体基因突变引起的受体数量减少或结构异常所导致的疾病，如家族性高胆固醇血症、非胰岛素依赖性糖尿病、家族性先天性红细胞增多症等。

（1）家族性高胆固醇血症：患者肝细胞膜上低密度脂蛋白受体数量显著减少，或结合配体能力下降，或虽能结合配体但不能介导细胞内反应，导致肝脏摄取低密度脂蛋白的能力下降，从而引起高胆固醇血症。

（2）非胰岛素依赖性糖尿病：胰岛素受体是具有酪氨酸激酶活性的受体，其数量减少或功能障碍导致胰岛素所诱发的细胞内信号转导通路异常，造成糖代谢难以正常进行。

（3）家族性先天性红细胞增多症：这是由于基因突变导致促红细胞生成素受体的胞质区失去部分序列，导致该受体对促红细胞生长素的敏感性增加10倍，从而促进了促红细胞生成素的信号转导和红细胞生成。

2. 自身免疫性受体病　这是由于体内产生了针对受体的自身抗体。依据结果不同可分为刺激性抗体或阻断性抗体，前者引起细胞对配体的反应性增强，如重症肌无力；后者则相反，如自身免疫性甲状腺病。

（1）重症肌无力：患者体内出现抗乙酰胆碱受体的抗体，一方面干扰了乙酰胆碱与受体的结合，导致神经骨骼肌接头兴奋障碍，另一方面引起受体分解，使受体数量明显减少，降低肌肉收缩力。

（2）自身免疫性甲状腺病：这是由于体内出现了抗促甲状腺素的自身抗体。该抗体可分为两类：①刺激性抗体：抗体模拟促甲状腺素作用，结合其受体后激活G蛋白，促进甲状腺素的分泌和甲状腺腺体的生长，可引发弥漫性甲状腺肿；②阻断性抗体：竞争性结合促甲状腺素受体，消除或减弱了促甲状腺素的作用，抑制甲状腺素的分泌，造成甲状腺功能减退，出现慢性淋巴细胞性甲状腺炎和特发性黏液性水肿。

3. 继发性受体病　其原因是机体自身代谢紊乱所引起的受体异常，如肥胖降低胰岛素受体的功能，引发糖尿病；心力衰竭造成心肌细胞上 β 受体的数量减少，降低了心肌对儿茶酚胺的敏感性，加重心衰的发展。

（二）转导蛋白异常

信号转导过程复杂，环节众多，其中转导蛋白异常是较为常见的病变环节。

1. G 蛋白异常　主要有 α 亚单位基因突变导致的 G 蛋白功能紊乱、α 亚单位基因表达异常和细菌毒素引起的 α 亚单位翻译后修饰的改变等。

（1）α 亚单位结构活化：正常情况下，垂体的生长激素分泌细胞受到下丘脑调控，而基因突变会造成这些细胞中 G 蛋白的 α 亚单位 GTP 酶活性降低约 30 倍，引起 G 蛋白持续活化，继而提高 cAMP 水平，从而导致这些细胞脱离下丘脑的控制，引起生长激素过量分泌。

（2）G 蛋白基因表达异常：研究发现，在肥大性或扩张性心肌病模型中，Gs 的 α 亚基 mRNA 水平及 Gs 的生物活性均出现降低，而 Gi 的 α 亚基水平却增加。乙醇耐受时小脑及垂体前叶 Gs 表达水平降低，说明 G 蛋白参与了药物耐受。

（3）细菌毒素引起的 α 亚单位翻译后修饰的改变：霍乱毒素进入小肠上皮细胞后，能够直接作用于 Gs 的 α 亚单位，使其发生 ADP- 核糖化修饰，导致其固有的 GTP 酶活性丧失，不能恢复到 GDP 结合形式,造成 Gs 持续活化,提升 cAMP 含量,促进 Cl^- 与 HCO_3^- 不断进入肠腔,引起急性腹泻和脱水。百日咳毒素的修饰作用能够打破 Gs 与 Gi 的平衡,提高 cAMP 水平,刺激胰腺 β 细胞释放胰岛素,引起低血糖。

2. 蛋白激酶异常

(1)酪氨酸蛋白激酶:在 B 淋巴细胞内有一种 *btk* 基因编码的蛋白酪氨酸激酶 BTK,对 B 淋巴细胞的分化具有重要作用。当 *btk* 转录受阻或发生点突变时,BTK 减少或者异常,幼稚的 B 淋巴细胞不能分化为能够产生免疫球蛋白的浆细胞,从而引发一种人类 X 染色体连锁遗传性免疫缺陷病 -Bruton 综合征的发生。

(2)PKC:PKC 信号转导通路在炎症介质的释放中具有十分重要的作用,可密切调控淋巴细胞、肥大细胞、巨噬细胞等炎性细胞的功能。PKC 异常与哮喘、慢性阻塞性肺病、肺癌、肝癌、高血压和某些自身免疫性疾病有关。

3. 转录因子异常 转录因子可以结合多种基因的调控元件,通过调节靶基因的表达,使细胞产生效应。转录因子异常也会引起疾病,如信号传导及转录激活蛋白(signal transducer and activator of transcription,STAT)。STAT 是一类 DNA 结合蛋白,在细胞因子的信号转导中起着关键作用。哺乳动物细胞中存在 6 种 STAT 亚型,其中 STAT3 异常与许多疾病有关,如在脑棘膜瘤中 STAT3 发生活化;STAT3 促进心肌细胞增生,抑制细胞凋亡,导致心肌肥大。

(三)多个环节信号转导异常与疾病

正常情况下,细胞的生长与分化受到机体的精细调控,但细胞癌变时就会出现失控现象。绝大多数癌基因的表达产物都是受体酪氨酸蛋白激酶介导的信号转导途径中的某一成分,因此这些癌基因产物可从多个环节起作用,诱导肿瘤的发生。

1. 表达生长因子样物质 此类癌基因激活可诱导生长因子样物质,如 *sis* 癌基因的表达产物,其与血小板源性生长因子 β 链高度同源,具备同样的刺激细胞增殖的作用。

2. 表达生长因子受体类蛋白 此类似物可模拟生长因子受体的功能,并可能在没有生长因子存在的条件下持续激活,促进细胞增殖,如 *erb-B* 癌基因编码的表皮细胞生长因子受体类似物可引起人乳腺癌、肺癌、胰腺癌的发生。

3. 表达蛋白激酶类 某些癌基因产物具有 TPK 或丝 / 苏氨酸激酶活性,引起这些信号转导通路异常激活,促进细胞异常增殖和分化。

4. 表达信号转导分子类 最典型的就是 ras 癌基因编码的小分子量 G 蛋白 Ras。当 *ras* 癌基因发生突变时,变异的 RasGTP 酶活性降低或与 GDP 解离的速率增加,可导致 *ras* 持续活化,引起细胞增殖而发生肿瘤。

5. 表达核内蛋白类 *myc*、*fos*、*jun* 等癌基因的表达产物可作为转录因子与 DNA 结合,激活基因转录,促进肿瘤发生。

细胞跨膜信号转导障碍对疾病的发生发展具有多方面的影响,既可以作为疾病的直接原因,引发特异性症状、体征和疾病,又可以介导某些非特异性反应,使不同疾病呈现某种程度的共性表现。因此密切关注细胞跨膜信号转导在疾病中的作用,不仅可以揭示疾病的发生发展机制,还能够为防病治病提供新的方向。

(单德红)

第三节　生物电技术

一、生物电概述

活的细胞或组织不论在安静时还是活动时，都具有电的变化，称为**生物电现象**（**bioelec-tricity phenomenon**）。细胞的生物电现象是生物体极其普遍而又非常重要的生命活动特征，与生物体其他生命活动有着紧密的联系。从细胞水平上讲，生物电是指位于细胞膜两侧的电位差，通常也称作跨膜电位，简称**膜电位**（**membrane potential**）。细胞水平的生物电现象主要有三种表现形式，即安静状态下的静息电位和受刺激时产生的动作电位以及介于静息电位和动作电位之间的局部反应。

（一）静息电位

静息电位（**resting potential**）指细胞未受刺激时，存在于细胞膜内外两侧的电位差。在所有被研究过的动物细胞中，静息电位都表现为膜内较膜外为负。如规定膜外电位为 0，则膜内电位大都在 $-10\sim-100mV$ 之间。例如，枪乌贼的巨大神经轴突和蛙骨骼肌细胞的静息电位为 $-50\sim-70mV$，哺乳动物的肌肉和神经细胞为 $-70\sim-90mV$，人的红细胞为 $-10mV$ 等等。静息电位在大多数细胞是一种稳定的直流电位（一些有自律性的心肌细胞和胃肠平滑肌细胞例外），只要细胞未受到外来刺激而且保持正常的新陈代谢，静息电位就稳定在某一相对恒定的水平。

（二）动作电位

动作电位（**action potential**）是指可兴奋细胞在静息电位的基础上，接受一次有效刺激后所记录到的一次迅速的、短暂的、可扩布的电位变化过程。动作电位与静息电位有着本质区别，主要体现在：①动作电位仅发生于可兴奋细胞而不是所有细胞；②动作电位产生于接受刺激后而不是安静状态下；③动作电位是一次可扩布的电变化过程而不是一个具体的数值；④动作电位是各种可兴奋细胞发生兴奋时所具有的特征性表现，是细胞发生兴奋的标志；静息电位则是细胞接受刺激发生兴奋的基础。以骨骼肌或神经细胞为例，当细胞在安静状况下受到一次短促的阈刺激或阈上刺激时，膜内原来存在的负电位将迅速消失，并且进而变成正电位，即膜内电位在短时间内可由原来的 $-70\sim-90mV$ 变到 $+20\sim+40mV$ 的水平，由原来的内负外正变为内正外负，发生膜的去极化和反极化，构成了动作电位变化曲线的上升支。但是，由刺激所引起的这种膜内外电位的倒转只是暂时的，很快就出现膜内电位的下降，由正值的减小发展到膜内出现刺激前原有的负电位状态，完成复极，构成了动作电位曲线的下降支。由此可见，动作电位实际上是膜受刺激后在原有的静息电位基础上发生的一次膜两侧电位的快速而可逆的倒转和复原。

骨骼肌或神经细胞动作电位包括锋电位和后电位两部分。**锋电位**（**spike potential**）是动作电位的主要组成部分，包括动作电位波形的上升支和下降支的大部分，一般持续 $1\sim2$ 毫秒。**后电位**（**after potential**）是指动作电位的复极相恢复到静息电位水平前的一段缓慢而小的电位波动过程，包括**负后电位**（**negative after-potential**）和**正后电位**（**positive after-potential**）。前者的膜电位仍小于静息电位，后者是紧随其后的一段膜电位，大于静息电位，最后才恢复到受刺激前的静息电位水平。在神经和骨骼肌细胞，一般是先有一段持续

5~30毫秒的负后电位,再出现一段延续更长的正后电位。静息电位和动作电位的测量模式(图2-8)。

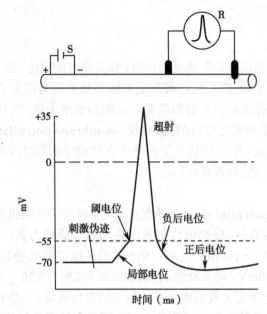

图2-8　单一神经细胞的静息电位和动作电位测量模式图
R表示记录仪器,S表示电刺激器

(三)局部反应

除了上述静息电位和动作电位以外,可兴奋细胞还有第三种生物电现象,就是局部反应。阈下刺激虽未能使膜电位去极化达到阈电位,但也能引起该段膜中所含Na^+通道的少量开放,只是开放的概率小,于是少量内流的Na^+和电刺激造成的去极化叠加起来,在受刺激的膜局部出现一个较小的膜的去极化反应,称为**局部反应(local response)**或**局部兴奋(local excitation)**。局部兴奋由于强度较弱,且很快被外流的K^+所抵消,因而不能达到阈电位水平而爆发动作电位。局部电位的幅度会随着阈下刺激的增大而增大,呈明显的等级性。发生在膜的某一点的局部兴奋,可以使邻近的膜也产生类似的去极化,但随距离加大而迅速减小以至消失。两个或两个以上的局部兴奋可以发生时间和空间的总和而相互叠加。总和现象在神经元的功能活动中十分重要和常见。

离子通道是生物电活动的基础,是神经、肌肉、腺体等许多组织细胞膜上的基本兴奋单元,他们能产生和传导电信号。离子通道的各种性质决定了包括大脑在内的神经、肌肉以及其他组织细胞的电活动,并可进一步影响和控制递质释放、腺体分泌、肌肉运动、细胞分裂和生殖等。

二、膜片钳技术

关于生物电现象的观察、记录和机制的研究历经了一个相当长的历史过程。于20世纪70年代中期,由德国科学家Erwen Neher和Bert Sakmann在传统的双电极电压钳技术的基础上首创了膜片钳技术,随后该技术经过逐渐完善成熟。自80年代起,此技术被广泛应用于细胞膜离子通道、其他膜蛋白以及细胞信号转导通路的研究。膜片钳技术是在电压钳基础上发展而来的,可以通过记录离子通道的离子电流来反映细胞膜上单一(或多个)离子通道的分子活动。他可以达到皮安(pA)的电流灵敏度、1μm 的空间分辨率和 10 微秒的时间分辨率。膜片钳技术的出现,堪称电生理技术上的一次大的飞跃。它使得直接记录单个通道的电活动成为现实,为分子水平了解离子通道的门控机制、动力学、通透性和选择性等提供了可靠的手段。1991 年 Erwen Neher 和 Bert Sakmann 因发明该技术荣获诺贝尔生理学或医学奖。

(一)膜片钳技术基本原理

膜片钳技术是用尖端直径 1～2μm 的玻璃微电极吸管与经蛋白酶处理干净的细胞膜接触,通过 20～30cmH_2O 的负压吸引造成电极尖端与细胞膜形成高阻封接(1～100GΩ),使电极尖端下的小块膜片与膜的其他部分在电学上绝缘,并在此基础上固定膜片电位,监测几个 $μm^2$ 膜片上 1～3 个离子通道活动的方法。由于膜片钳所检测的膜电流信号非常小(通常为 pA 级或 nA 级),故需要场效应运算放大器进行电路放大。其工作原理如图 2-9 所示。

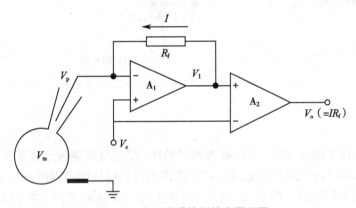

图 2-9 全细胞膜片钳技术原理图

A_1:1 级运算放大器;A_2:2 级运算放大器;R_f:反馈电阻;V_p:电极电位;V_c:命令电位;V_1:A1 输出端电位;V_0:A2 输出端电位;V_m:全细胞跨膜电位;I:流经反馈电阻的电流

(二)膜片钳技术记录的基本模式

膜片钳记录的模式是指玻璃微电极所吸附而被记录的细胞膜的形态和朝向。最基本的记录模式包括细胞贴附式、全细胞式、内面朝外式和外面朝外式 4 种。除了全细胞式外,其余 3 种均为单通道记录。

膜片钳技术记录模式如图 2-10 所示。当电极与细胞膜接触后,给以轻微的负压开始进行封接,封接电阻大于 1GΩ 即形成细胞贴附模式记录;若此时轻拉电极,使电极局部膜片与细胞体分离而不破坏 GΩ 封接,便可形成膜内面向外模式记录;若在细胞贴附式的基础上给以短暂脉冲负压或电刺激打破电极内细胞膜,便形成全细胞模式;若在形成细胞贴附式模式后不是将膜吸破而是将电极内液加入打孔剂,便可形成穿孔膜片钳模式。

根据不同的实验目的和要求,可以选择不同的记录方式。

1. 细胞贴附式 细胞贴附式记录所用的玻璃微电极端口只吸附记录一小片细胞膜,这一小片细胞膜只含有一个或几个离子通道。微电极内部充灌与细胞外液类似的电极液。微

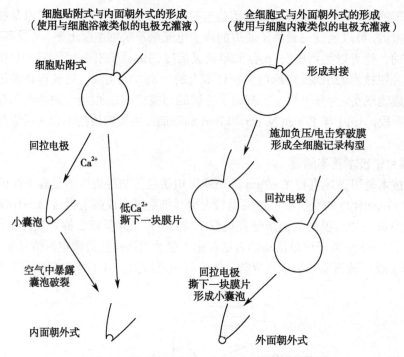

细胞贴附式与内面朝外式的形成
（使用与细胞浴液类似的电极充灌液）

全细胞式与外面朝外式的形成
（使用与细胞内液类似的电极充灌液）

细胞贴附式

形成封接

回拉电极

Ca²⁺

施加负压/电击穿破膜
形成全细胞记录构型

回拉电极

小囊泡

低Ca²⁺
撕下一块膜片

空气中暴露
囊泡破裂

回拉电极
撕下一块膜片
形成小囊泡

内面朝外式

外面朝外式

图 2-10　膜片钳记录的 4 种模式形成过程示意图

电极端口末端轻压于细胞膜后，对电极内施予负压，使之与细胞膜形成紧密封接。这样就可以记录吸附于端口内小膜片的通道活动。该模式可以保持细胞内部成分完好，通道所处的环境接近正常生理状态。但是，此模式下小膜片下方的大膜片静息电位无法监测，也无法控制和改变细胞内液的成分和浓度。此外，改变细胞外液，即微电极内部液体的成分和浓度也很不方便。

2. 全细胞式记录　在贴附式记录的基础上，用一定手段使玻璃微电极端口吸附的小膜片破裂，电极内液和细胞内液相同，即成为目前常用的全细胞式记录。此时记录的是除了被吸附的小膜片之外的整个细胞膜的电学参数。在常用的电压钳模式下，记录的是很多个通道共同介导的**宏电流**（macroscopic current）。此模式易于控制和改变细胞外液的浓度和成分，对细胞损伤小，记录到的电流大，对设备系统排干扰要求不高，但是此种记录方法改变细胞内成分比较困难。

3. 内面朝外记录　此记录方式是在贴附式记录的基础上，撕下紧密封接的这一小膜片，使小膜片内侧面浸浴在低钙盐溶液中，形成内面朝外的记录模式。此模式能通过改变浴液，研究信使物质及药物从胞质侧对通道活动的调节。但是，由于细胞内物质的丢失，容易导致受胞内调控的通道不能正常活动。

4. 外面朝外记录　在全细胞模式的基础上，将玻璃微电极末端周围的膜片扯断，附着于电极的细胞膜边缘相互融合，细胞膜的外侧依然朝向外面的浴液，即外面朝外式记录模式。此模式容易改变膜片外侧成分，可用于研究配体门控通道。同样此模式容易造成胞内物质的丧失，致使很多通道难以打开。

（三）膜片钳实验系统的基本组成

根据不同的研究目的，可以搭建不同的膜片钳实验系统，但是其基本组成均相同，包括膜片钳放大器和接口、显微镜、防震台和屏蔽罩等。膜片钳实验系统组成及连接如图 2-11 所示。

膜片钳放大器是系统的重要组成部分，是整个系统的核心，它以负反馈方式对微电极尖端的膜片进行电压钳制或电流钳制，从而记录通道电流改变或在全细胞模式下记录膜电位变化。

模数转换器是将膜片钳记录的模拟信号转化为数字信号进行存储和分析的装置，即接口，同时计算机也可把数据采集软件发出的指令电压等参数经接口输出至膜片钳放大器。

显微镜可以直接观测膜片钳放大器探头把持的微电极尖端与细胞膜形成高阻封接的过程。

性能良好的防震台可以保持显微镜和微操纵器等设备具有良好的机械稳定性，减少震动，保持微电极与细胞间的相对位置，同时保证膜片钳记录通道的 pA 级的微小电流。

为了防止周围环境杂散电场对膜片钳放大器探头电路的干扰，一般在防震台的周围安装铜丝网制成的屏蔽罩，使其充分接地。

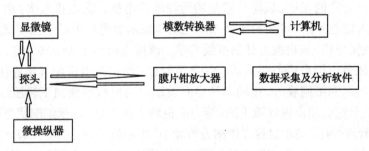

图 2-11　膜片钳实验系统基本组成

（四）膜片钳实验的基本方法

膜片钳技术实验过程包括：溶液配制、细胞标本的制备、微电极的制备、高阻封接的形成、离子通道电流的记录、数据采集和分析等几个步骤。

1. 溶液配制　配制的液体要保持两个平衡和一个洁净，即渗透压平衡和酸碱度平衡，所用液体在使用期必须经微孔滤膜过滤，以保持洁净。

2. 标本的制备　实验所需标本大多为具有生物活性的离体细胞，包括急性分离、原代和传代培养。不同组织或来源的细胞间连接牢固程度不同，采用的分离方法也不完全相同，大体包括冲洗、酶解或是机械分离以及清洗等步骤。

3. 微电极的制备　微电极是用拉制器将玻璃毛细管拉制而成。玻璃微电极的选材和拉制质量直接影响封接电阻及记录时的噪声的大小。主要包括选材、拉制、处理和充灌几个步骤。

4. 以全细胞模式为例简介膜片钳的记录过程（图 2-12）

（1）打开电源开关和实验软件。

（2）将盛有贴壁细胞的培养皿置于显微镜的载物台上，或将附着有培养细胞的载玻片置于浴槽内，将灌流速度调节好。

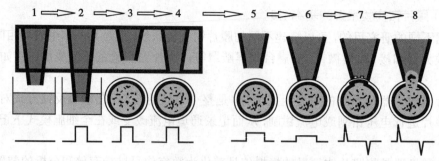

图 2-12 全细胞膜片钳记录过程示意图

（3）安装微电极：将充灌好标准电极内液的微电极装入电极**探头（holder）**。用微操纵器将电极移至液面上方，并移动微电极，直至在显微镜下看到电极的阴影，并将其移至视野中央。

（4）设定初始条件：记录模式设为"Whole Cell"，测试脉冲设为"Single"，测试脉冲宽度设为 5.0 毫秒，幅度设为 10mV。初始化系统，此时显示器窗口显示幅度为零的一条水平测试基线。

（5）高阻封接的形成：①施加正压：在电极入液之前，通过与电极尾端连接的输液管给电极内液施加一合适的正压，以防外液里的污物堵塞电极。②电极入水：由三维微操纵器控制微电极进入细胞外液，可观察电极入水电阻和显示器窗口中显示由测试脉冲产生的电流方波，补偿液接电位，使电流方波的基线归零。液接电位小于 35mV 为宜，否则需要考虑内外液的配制或者电极是否需要重镀。③高阻封接：控制微电极使其迅速接近目的细胞，当微电极刚刚接触到细胞膜时，电流基线会有波动。当电极继续向下轻压细胞膜时，电阻值逐渐升高，直至细胞膜出现轻微下凹，当电阻值增大约 2 倍时（视细胞状态而定），去除微电极内正压并轻施负压，显示器窗口中的方波减小，电阻值迅速上升达 GΩ 水平。待基线稳定后，设置钳制电位，补偿快电容 C-fast，显示器上测试波形的双峰消失，显示为一条直线，说明高阻封接成功。

（6）破膜：形成高阻封接后可稍稳定，再施加一定的负压，吸破细胞膜，测试波形再次出现双向峰，补偿慢电容 C-slow，双峰消失，表示全细胞模式形成，此时可进行电流记录。

（7）电流记录：选定设计好的刺激方案对细胞施加电流或电压刺激，记录全细胞跨膜总电流。

5. 数据采集与分析 数据采集和分析可采用相关软件完成。对通道特性的分析包括以下几个方面：

（1）电流本身的特性：通道激活条件（电位和时间）、电流的形状、内外流向、有无整流性、是否需要记录尾电流、通道对离子的选择性、电流的翻转电位、通道激活电位、静息电位、动作电位、I-V 曲线峰电流幅值及峰电流位置、I-V 曲线的形状等。

（2）动力学特征：对于全细胞模式，可以通过拟合稳态激活曲线、稳态失活曲线和稳态失活后恢复曲线，分析通道的激活动力学、失活动力学和恢复动力学等。对于单通道记录，分析开放时间、开放概率、关闭时间、开放与关闭类型（簇发样开放和闪动样短暂关闭）以及门控通道的开、关速率常数。

（3）物理因子或药物作用：分析作用的时间依赖性、浓度依赖性、剂量依赖性、电压依赖性、频率依赖性以及作用的可逆性等。

（五）膜片钳技术的扩展应用

1. 脑片膜片钳记录技术 脑片膜片钳技术是离体脑片技术和膜片钳技术完美的结合应用，广泛应用于神经科学、药理学、生理学等众多领域。离体脑组织在一定的温度、酸碱度和渗透压以及通氧状态下，能够存活并保持良好的生理状态。离体脑组织基本可以保持在体情况下的细胞形态，并保持了神经细胞之间及神经细胞与非神经细胞之间的固有联系，所以与急性分离或培养的神经元相比，离体脑片中的神经元更接近生理状态。

离体脑片的膜片钳记录除了用于神经元离子通道、离子泵和转运体的生物物理特征研究及药物对它们的作用外，还可用于兴奋性/抑制性突触后电位或兴奋性/抑制性突触后电流的研究，因此该技术有着广泛的用途。

2. 检测细胞的分泌活动 胞吐是神经递质的释放和内分泌细胞分泌活动的重要形式。胞吐的基本单位是囊泡。细胞的表面积因囊泡与细胞膜的融合而产生变化。因细胞膜电容和细胞膜的表面积成正比，故可通过监测细胞膜电容变化来观察细胞表面积的变化，从而研究细胞释放和分泌活动的动态过程。胞吞和胞吐一样会使细胞的表面积发生变化，所以膜电容监测技术同样可以检测细胞的胞吞过程。1982年Neher和Marty将膜片钳技术与阻抗分析相结合，建立了膜电容监测技术，以监测细胞的胞吞和胞吐过程。

膜电容的检测可分为时域法和频域法。时域法通常是在膜片钳的电压钳模式下，在保持电位的基础上施加方波检测电压，分析等效电路中的响应电流信号随时间的变化，进而计算出膜电容。频域法通常是使用正弦电压信号，分析等效电路中相应电流信号的幅度和相移随膜电容改变的变化情况，从而推算膜电容。

三、电生理技术的发展过程和应用

在公元前300多年，人类首次观察到电鳐带电现象，开始进行生物电的研究。17世纪60年代，人们首次观察到蛙的神经对肌肉的兴奋作用。19世纪60年代Bernstein用电流断续器在蛙的神经核和肌肉上首次记录到了动作电位。1921年，美国华盛顿大学的Herbert Gasser和Joseph Erlanger率先使用阴极射线示波器，观察并记录了蛙神经的动作电位，从此示波器被广泛应用于电生理的研究当中。1948年，美国芝加哥大学的Gilbert Nin Ling和其导师Ralf Gerarld首次拉制出0.5μm的玻璃微电极，可以对小细胞进行细胞内电位的记录，从而拉开了对单细胞电生理活动研究的序幕。1949年Hodgkin和Huxley成功用电压钳技术分析了膜兴奋过程中的跨膜电流离子成分。1976年德国的Nrwin Neher和Bert Sakmann膜片钳技术的问世，标志着电生理学研究深入到了单通道水平。

膜片钳技术是人们对生物电的研究向微观方向发展的结果，是对生物电机制研究的需要。它的应用使得人们对细胞离子通道的研究迅速发展起来，该技术通过对通道电流的分析，可以对通道电导及其动力学特性、信号转导、通道调节机制、药理学特性以及通道特性变化对细胞功能影响等方面展开研究，并成为细胞生物物理学、细胞生物学、神经细胞学等多学科共同研究的热点。

基础研究和大量临床应用表明，物理因子（包括弱激光、弱磁场、电场等）对生物组织有多方面的刺激作用，能对神经电生理活动过程发生重要影响。膜片钳技术为离子通道研究打开了一扇大门，同时为研究物理因子的生物刺激效应提供了条件，带来了新的希望。通过实验研究外界物理因子对生物活体细胞的作用，人们发现各种物理因子对细胞的各种生物学效应,探索其作用规律和机制,找到更为有效的刺激和诱导方式,以达到利用正效应避免负效应,服务于人类健康的目的。

除了膜片钳技术外,**心电图**(electrocardiogram,ECG)和**脑电图**(electroencephalogram,EEG)是最常见的众所周知的电生理学在临床上的应用。**肌电图**(electromyogram,EMG)、**视网膜电图**(electroretinogram,ERG)、测量眼活动的**眼震电图**(electronystagmogram)等既可应用于临床,也能够用于科研。另外神经干电活动记录、单细胞电活动记录等,这些都是电生理信号,可以由相关的实验仪器所检测。在临床和科研当中可以根据实际需要选择不同的电生理学技术。

(高剑峰 张松江)

第四节 氧 化 应 激

一、氧化应激的概念

氧化应激(oxidative stress)是指多种原因致使机体内的**反应性氧化物**(reactive oxygen species,ROS)及相关物质产生时的细胞内外状态。反应性氧化物简称活性氧,是指在生物体内与氧代谢有关的含氧自由基及其过氧化物的总称,包括超氧自由基($O_2^{-\cdot}$)、过氧化氢(H_2O_2)、羟自由基($\cdot OH$)等。氧化应激是**自由基**(free radical,FR)介导的 ROS 损伤的主要原因与表现。

自由基是指单独存在的、具有不配对价电子的离子、原子、分子基团。这些在最外层电子轨道上不配对的电子,是由于离子、原子或分子基团接受一个电子或失去一个电子,或共价键的均裂后生产的。如线粒体内分子 O_2 接受一个电子就形成超氧阴离子($O_2^{-\cdot}$),其衍生物包括 H_2O_2、$\cdot OH$ 等。ROS 包括所有的氧自由基,如 $O_2^{-\cdot}$、$\cdot OH$、氢过氧自由基($H_2O\cdot$)、烷氧基($RO\cdot$)、烷过氧基($ROO\cdot$)等,它们既是自由基也是 ROS。不过,ROS 并不一定都是自由基,因为有一些物质只是含 O_2 的活性较强的普通分子,不属于自由基,如过氧化氢(H_2O_2)、氢过氧化物(ROOH)、单线态氧($^1O_2$)、臭氧(O_3)等。同样,自由基中有不属于 ROS 的成分,如 $C\cdot$、$Cl\cdot$ 等。一氧化氮(NO)及其衍生物过氧化亚硝酸盐($ONOO\cdot$)具有高度氧化活性的自由基,也属于活性氧类,因这些氧化剂均含有氮,因此将以 NO 为中心的衍生物称为**活性氮**(reactive nitrogen species,RNS)。这个分子家族的成员包括氨、硝酸盐离子和氮氧化物。

(一)活性氧的来源

细胞内活性氧有多种来源。主要来源包括:①线粒体呼吸链"电子漏"生成的超氧阴离子;②黄嘌呤氧化酶等产生的 ROS;③免疫细胞等"呼吸爆发"产生的 ROS;④环氧化酶和脂氧化酶类作用下生成的 ROS。此外,细胞消耗和减少抗氧化剂,以及 H_2O_2 和铁离子混合催化(芬顿反应)等,也可引起 ROS 的产生。

1. 线粒体、内质网和胞质 线粒体是细胞生成 ROS 的主要场所。线粒体活性氧的产生主要来自线粒体呼吸链。电子在线粒体内膜呼吸链传递时会"回漏"至基质,基质中的 O_2 接受电子后即生成 $O_2^{-\cdot}$。有氧代谢旺盛时线粒体呼吸链"电子漏"增加,生成更多的超氧阴离子。正常情况下,线粒体内**超氧化物歧化酶**(superoxide dismutase,SOD)含量较高,所以

$O_2^{-\cdot}$ 浓度保持在较低而恒定的水平。另外,线粒体内膜上有**解耦联蛋白（uncoupling protein）**,也可影响线粒体内膜两侧电化学梯度,通过调节"电子漏",进而调控 ROS 的水平。

内质网的单加氧酶系统可引起 ROS 的生成。其中细胞色素 P450（Cyto P450）可接受烟酰胺腺嘌呤二核苷酸磷酸（NADPH）-Cyto P450 还原酶催化的由 NADPH 供给的电子,NADPH-Cyto P450 本身也能直接将电子传给氧产生 $O_2^{-\cdot}$。微粒体生成的 $O_2^{-\cdot}$ 也是 NADPH-Cyto P450 还原酶和 Cyto P450 引起的。ROS 与内质网功能活动密切相关,如蛋白质折叠和分泌等。

细胞质产生的 $O_2^{-\cdot}$ 约占整个细胞产量的 50%。胞质中 $O_2^{-\cdot}$ 的来源有两方面。一是黄嘌呤氧化酶氧化黄嘌呤、次黄嘌呤时,可产生 $O_2^{-\cdot}$;二是红细胞血红蛋白（Hb）的自氧化作用,即 Hb 与 O_2 结合形成 HbO_2,当 O_2 放出时,电子由 O_2 转回血红素时可形成高铁血红蛋白并释放 $O_2^{-\cdot}$。氧化应激实验研究中,经常采用黄嘌呤 - 黄嘌呤氧化酶制备细胞氧化应激损伤模型。

2. 过氧物酶体　过氧物酶体（peroxisome）含有产生 H_2O_2 的氧化酶和分解 H_2O_2 的过氧化氢酶,其主要作用是生产和清除 H_2O_2,几乎存在于所有的真核细胞。哺乳动物过氧物酶体含 50 种以上的酶,在 ROS 产生、脂类生物合成、脂肪酸 β 氧化等生物代谢活动中有重要作用。

氧化酶包括 D- 氨基酸氧化酶、L-2 羟酸氧化酶、D- 葡萄糖氧化酶等,它们属于黄素蛋白酶,通常以黄素单核苷酸（FMN）或黄素腺嘌呤二核苷酸（FAD）为辅基,可直接作用于底物而获得两个氢原子,并将氢交给 O_2 生成 H_2O_2。NO 合酶（NOS）也属于过氧物酶体,NO 是 NOS 生成的自由基。

过氧物酶体中还有**过氧化氢酶（catalase, CAT）**、谷胱甘肽过氧化物酶、超氧化物歧化酶等可以降解 ROS 和 ROS 的脂质过氧化产物。因此,氧化酶和 CAT 合在一起的作用可以认为是简单的呼吸链。这种呼吸链与线粒体不同,它不与 ATP 的磷酸化作用耦联。

3. NADPH 氧化酶　NADPH 氧化酶（NOX）是细胞膜结合的氧化酶。NADH 或 NADPH 作为电子供应体,通过跨膜蛋白细胞色素,从浆膜内面将电子传递给外面的 O_2 生产 $O_2^{-\cdot}$。$O_2^{-\cdot}$ 通过歧化作用生成 H_2O_2,后者催化氧化 Cl^- 生成高毒性的活性氧次氯酸。由于生成活性氧 $O_2^{-\cdot}$ 的同时伴随着 O_2 消耗的骤然增加,故将这一过程称为呼吸爆发。在炎症和免疫反应过程中,吞噬细胞呼吸爆发时可将高含量的 ROS 释放至细胞外环境中,具有杀灭微生物或肿瘤的作用。

除吞噬细胞外,其他非吞噬细胞如成纤维细胞、血管内皮细胞、血管平滑肌细胞等也有类似吞噬细胞的浆膜结合 NADPH 氧化酶,也能生成 ROS,可作为信号分子参与基因调控,是缺血 - 再灌、炎症、动脉粥样硬化主要的酶性 ROS 的来源。

4. 与花生四烯酸代谢相关的氧化酶　花生四烯酸（arachidonic acid, AA）又称二十四碳四烯酸,由磷脂酶 A2（PLA2）水解磷脂生成。AA 作为环加氧酶（COX）和脂加氧酶（LOX）的底物,经 COX 催化生成**前列腺素（prostaglandins, PGs）**和**血栓烷（thromboxanes, TXs）**;经 LOX 通路生成**白三烯（leukotrienes, LTs）**和二十四碳烯酸羟过氧化物（HETEs）。这些 AA 代谢物统称**类花生酸（eicosanoid）**。COX 和 LOX 在代谢 AA 生成花生酸的过程中同时生成 ROS,包括 $O_2^{-\cdot}$ 和 H_2O_2。

（二）活性氧的清除

机体存在两类抗氧化系统,一类是酶抗氧化系统,包括超氧化物歧化酶、过氧化氢酶、谷胱甘肽过氧化物酶（GSH-Px）等；另一类是非酶抗氧化系统，包括维生素 C、维生素 E、谷胱甘肽、褪黑素、α- 硫辛酸、类胡萝卜素、微量元素铜、锌、硒（Se）等。

二、氧化应激的机制

氧化应激可通过过氧化作用损伤细胞结构、生物分子，导致细胞损伤。其作用方式主要有以下四个方面。

（一）脂质过氧化作用

过氧化损伤是自由基介导损伤的主要形式。细胞膜上含有大量**多不饱和脂肪酸（polyunsaturated fatty acid, PUFA）**是最容易受到 ROS 攻击的生物分子。正常情况下 PUFA 呈液态，生物膜流动性好，具有很好的弹性。然而 PUFA 在 ROS 的作用下，在不饱和双键上发生过氧化作用，可使不饱和键成为饱和键。经过过氧化作用后，PUFA 可发生变质（又称酸败），生物膜流动性降低、黏度增加。例如，红细胞膜发生过氧化，细胞膜失去弹性和变形性，不能自由变形穿过微血管，使得红细胞易于破碎或导致微循环堵塞。另外，在这一过程中可形成许多中间产物，如脂氧自由基、脂过氧自由基、氢过氧化脂等，这些中间继发产物都属于 ROS。PUFA 的过氧化作用需要消耗大量的 O_2，且其终产物之一是**丙二醛（malondialdehyde, MDA）**，MDA 与蛋白质或核酸交联后可形成惰性的脂褐素。因此，O_2 的消耗和 MDA 的产生都能作为脂类过氧化程度的指标。

（二）核酸的氧化作用

核酸大分子携带有生物信息编码，控制生物体多种功能。ROS 能使 DNA 的双链和 / 或单链断裂，破坏核酸分子的构型，使 DNA 的碱基变成自由基，并形成稳定的氧化产物。这些变化都将使细胞的功能和遗传特性发生变化，甚至造成细胞的癌变或死亡。

由 ROS 引起核酸的氧化性损伤主要有六种形式：①双链或单链断裂；②姐妹染色体单体互换；③ DNA-RNA 或 DNA- 蛋白质交联；④损伤后的碱基可插入碱基序列中或可脱掉；⑤去甲基化；⑥基因突变。这些损伤可破坏 DNA，导致蛋白质合成障碍，进而导致细胞功能障碍。

（三）蛋白质与酶的氧化作用

蛋白质是构成生物体的重要组成部分，在人体的固体物质中，蛋白质约占总量的 45%。蛋白质是细胞结构的重要组成，蛋白酶对细胞的代谢提供了保证。因此，蛋白质与机体的代谢、生长、繁殖、感觉和运动等密切相关。

正常状态下，细胞每消耗 100 个氧分子，就会产生 1 分子氧化蛋白质。蛋白质自身或组成蛋白质的氨基酸都是 ROS 攻击的靶分子。蛋白质可在 ROS 作用下产生自由基，生成的自由基可沿着蛋白质上的氨基酸转移，诱发相关的氨酰基的自由基反应。

ROS 可使蛋白质的肽链断裂，其中一种是肽链水解，另一种是从 α- 碳原子处直接断裂。ROS 还可使蛋白质发生交联，使蛋白质发生分子内或分子间的交联。如半胱氨酸的巯基（—SH）被氧化生成二硫键（—S-S—），酪氨酸可氧化成二酪氨酸。另外，ROS 还可以破坏蛋白质的二级、三级和四级结构，导致细胞生物学功能发生显著变化。由于蛋白质受 ROS 攻击后会生产羰基衍生物，故羰基是判断蛋白质是否氧化的标志。

另外，有些蛋白质构成中含有微量的金属原子，如铁（Fe）、锰（Mn）、钴（Co）、铜（Cu）等，这些金属原子虽然含量很少，但却在蛋白质和酶活性中起重要作用。ROS 对这些金属原子的氧化作用，也是导致蛋白质和酶功能障碍的原因。

（四）糖的氧化作用

碳水化合物是机体的主要供能物质，也是机体组织细胞的重要成分。同多不饱和脂肪酸一样，碳水化合物也很容易受到自由基的攻击。有研究显示，糖尿病性白内障、毛细血管病等可能与单糖的自动氧化有关；单糖氧化时可产生多种 α- 羰醛类产物；纤维素、淀粉和单糖多聚体焦化时也可产生 α- 羰醛类产物。α- 羰醛类产物可与 DNA、RNA 及蛋白质发生交联，使酶失活，细胞膜变形性下降，导致细胞的衰老和死亡。关于碳水化合物的自由基反应及其生物学作用还有待于深入研究。

三、氧化应激与疾病

ROS 介导的氧化应激是疾病发生的重要环节。ROS 与细胞代谢障碍、凋亡、自噬等活动关系密切。ROS 的产生超过清除，氧化系统和抗氧化系统失衡，从而导致组织损伤。以下主要介绍氧化应激在机体衰老、糖尿病、脏器纤维化等疾病发生中的作用。

（一）氧化应激与衰老

1956 年英国学者 Harmna 首次提出自由基衰老学说。该学说认为自由基攻击生命大分子造成组织细胞损伤，是引起机体衰老的根本原因，也是诱发肿瘤等恶性疾病的重要起因。1990 年美国衰老研究权威 Sohal 教授指出了自由基衰老学说的种种缺陷，并首次提出了氧化应激的概念。在与衰老有关的氧化应激条件下，细胞氧化还原状态向氧化方向改变，氧化还原敏感的转录因子激活和基因表达调控障碍是炎症发生的主要原因。伴随年龄的增加，氧化应激进行性增加，氧化应激诱导核转录因子 NF-κB 激活，由此上调炎症细胞因子和促炎症酶，并引起细胞生物大分子的氧化损伤。

（二）氧化应激与糖尿病

糖尿病是以血浆中葡萄糖水平升高为主要特征的代谢性疾病。引起血糖升高的主要原因是胰岛素分泌缺陷或胰岛素作用缺陷。临床上将糖尿病分为 1 型糖尿病和 2 型糖尿病（T2DM），其中 T2DM 占糖尿病患者的 90% 以上。糖尿病可引起多种急、慢性并发症，致使心、脑、肾、神经、视网膜等多脏器损害。目前，糖尿病已成为与心脑血管病、肿瘤并列的危害人类健康的三大慢性疾病。糖尿病是当前发病率较高的慢性代谢性疾病，与氧化应激的关系日益受到重视。

胰岛素抵抗（insulin resistance，IR）是 T2DM 的主要病理生理特征，也是糖尿病及其并发症发病的基础和根本原因。引起胰岛素抵抗的因素很多，目前研究显示氧化应激、内质网应激、蛋白糖基化、脂源性细胞因子如**抵抗素（resistin）**、白介素 6（IL-6）、肿瘤坏死因子等均可损害胰岛素信号系统，导致抵抗的发生。上述影响因素中，氧化应激被认为是其中最为重要的因素。2004 年美国 Michael Brownlee 博士提出氧化应激是胰岛素抵抗的发病机制。同年，欧洲糖尿病研究学会也提出"共同土壤学说"，认为氧化应激是胰岛素抵抗、糖尿病和心血管疾病发生的共同土壤，有着共同的发生机制。多种酶体参与了 ROS 的形成，如线粒体呼吸链酶复合体（MRC）、NADPH 氧化酶（NOX）、黄嘌呤氧化酶、内皮型一氧化氮合酶及脂氧合酶等，其中线粒体是 ROS 最主要的来源。ROS 可通过激活氨基末端激酶（JNK）、蛋白激酶 C（PKC），使**胰岛素受体底物（insulin receptor substrate，IRS）**丝氨酸与苏氨酸残基磷酸化。此磷酸化不仅影响到 IRS 与胰岛素受体的相互作用，而且抑制了 IRS 正常的酪氨酸残基磷酸化，减弱了 IRS 激活其下游的磷酸化过程，从而妨碍胰岛素信号的正常传递。

（三）氧化应激与动脉粥样硬化

ROS 与炎症是导致动脉粥样硬化发生发展的主要因素，并且 ROS 被认为是动脉粥样硬化发生的始动因素。

动脉粥样硬化主要是血管性病变。在血管内皮细胞中，经线粒体氧化反应、NADPH 氧化酶、黄嘌呤氧化酶等介导，细胞产生大量 $O_2^{-\cdot}$、H_2O_2、$-OH$；同时经**髓过氧化物酶**（myeloperoxidase, MPO）作用生成氧次氯酸。过量的 ROS 生成是导致血管内皮细胞功能障碍的主要机制，与高胆固醇血症、高血压等疾病联系紧密。ROS 能直接损伤内皮细胞与平滑肌细胞，诱导低密度脂蛋白（LDL）成为氧化型 LDL（ox-LDL），刺激内皮细胞分泌多种炎性因子，诱导单核细胞黏附、迁移进入动脉内膜，转化成巨噬细胞。ox-LDL 还能诱导巨噬细胞表达清道夫受体，促进其摄取脂蛋白形成泡沫细胞。同时，ox-LDL 是 NADPH 氧化酶激活物，能增强其活性、促进 ROS 产生，也更有利于 LDL 氧化为 ox-LDL。另外，ox-LDL 能抑制 NO 产生及其生物学活性，使血管舒张功能异常。

（四）氧化应激与纤维化疾病

纤维化是组织、器官炎症损伤后常见的病理现象，可见于肝、肺、肾、心脑血管、骨髓等组织。纤维化严重影响组织、器官的功能。越来越多的证据表明，氧化应激参与纤维化的病理过程，如细胞增殖、胞外基质沉积等都与自由基介导的氧化应激有关。如肝纤维化形成过程中**肝星状细胞**（hepatic stellate cell, HSC）由静止状态转变为活化状态，四氯化碳、酒精、肝炎、铁过载等引起的肝纤维化，都存在氧化应激的作用。同样，自由基与肺纤维化的发生、发展有密切的关系。研究显示，肺纤维化形成早期，巨噬细胞等发生呼吸爆发，产生大量的自由基，在肺水肿液及呼出气中自由基代谢产物显著增加。

其他纤维化如肾、胰腺、心脑血管等纤维化形成过程中，氧化应激都有广泛的参与。

（五）氧化应激与炎症

ROS 与促炎因子常常在炎症部位同时存在。ROS 不仅是杀死病原微生物的效应分子，而且是炎症的引发剂。ROS 可上调促炎因子的基因表达，抗氧化剂和抗氧化酶则能抑制促炎因子的基因表达；同时，促炎细胞因子也能诱导 ROS 的产生。ROS 和促炎因子具有正反馈环路。

炎性小体（inflammasome）也称炎症小体，是 NOD 样受体（NLRs）被激活后形成的一组由多蛋白组成的分子平台，可诱导炎症因子的产生。炎症小体能够识别**病原相关分子模式**（pathogen-associated molecular pattern, PAMP）或者宿主来源的**危险信号分子模式**（damage-associated molecular pattern, DAMP），招募和激活促炎症蛋白酶胱冬肽酶 -1（caspase-1）。活化的 caspase-1 切割 IL-1β 和 IL-18 的前体，产生相应的成熟细胞因子并分泌到细胞外，参与到自分泌和旁分泌信号通路中，介导炎症反应，并广泛影响细胞代谢、信号转导等。炎性小体主要有 NLRP1 炎性小体、NLRP3 炎性小体、IPAF（NLRC4）炎性小体和**黑素瘤缺乏因子**（absent in melanoma 2, AIM2）炎性小体四种，NLRP3 炎症小体为当前研究最多的炎性小体。NLRP3 炎性小体由 NLRP3、**凋亡相关斑点样蛋白**（apoptosis-associated speck-like protein, ASC）和 caspase-1 所组成。NLRP3 炎性小体能被 PAMPs 和 DAMPs 激活。研究显示，线粒体是细胞响应危险信号刺激、做出反应的重要细胞器。线粒体不仅是细胞凋亡所必需的，而且也是炎症反应所必需的。线粒体通过 ROS-NLRP3 炎性小体途径，调控炎症因子的生成。

（邹　原）

主要参考文献

1. 姚泰. 生理学 [M]. 北京：人民卫生出版社，2008.

2. 赵铁建，朱大诚. 生理学 [M]. 11 版. 北京：中国中医药出版社，2021.

3. 关兵才，张海林，李之望. 细胞电生理学基本原理与膜片钳技术 [M]. 北京：科学出版社. 2013.

4. 靳世平. 水通道蛋白 [M]. 武汉：华中科技大学出版社，2013.

5. 王庭槐. 生理学 [M]. 9 版. 北京：人民卫生出版社，2018.

6. 朱大诚. 生理学 [M]. 2 版. 北京：清华大学出版社，2017.

7. 郑荣梁，黄中洋. 自由基生物学 [M]. 3 版. 北京：高等教育出版社，2007.

8. 海春旭，自由基医学 [M]. 西安：第四军医大学出版社，2006.

9. 陈瑗，周玫. 自由基 - 炎症与衰老性疾病 [M]. 北京：科学出版社，2007.

10. YU H, LEE H, HERRMANN A, et al. Revisiting STAT3 signaling in cancer: new and unexpected biological functions [J]. Nat Rev Cancer, 2014, 14（11）: 736-746.

11. DESIDERI E, CAVALLO A L, BACCARINI M. Alike but Different: RAF Paralogs and Their Signaling Outputs [J]. Cell, 2015, 161（5）: 967-970.

12. VENKATAKRISHNAN A J, DEUPI X, LEBON G, et al. Molecular signatures of G-protein-coupled receptors [J]. Nature, 2013, 494（7436）: 185-194.

13. JOSHI G, SINGH P K, NEGI A, et al. Growth factors mediated cell signalling in prostate cancer progression: Implications in discovery of anti-prostate cancer agents [J]. Chem Biol Interact，2015, 240: 120-133.

第三章 血 液

第一节 概 述

血液（blood）是一种由血浆和血细胞组成的红色流体组织，在心脏的推动下在心血管系统内循环流动。血液具有许多重要的生理功能，包括运输、缓冲、维持体温、参与生理止血以及防御等功能。如果供应机体任何器官的血流量不足或血液成分、性质发生特征性的变化，都可造成机体的组织损伤乃至危及生命。许多疾病可引起血液组成成分或性质发生特征性的变化，因此血液检验在医学诊断上有重要价值。

一、血液的组成

血液是由液体成分和细胞成分组成的。血液中的液体成分称为**血浆（plasma）**，细胞成分主要是由三种血细胞组成的。取一定量的血液经抗凝处理混匀后，置于比容管中，以 3 000r/min 的速度离心 30 分钟，使血细胞下沉压紧，进而分层。上层浅黄色半透明的液体为血浆，下层是深红色不透明的红细胞，中间较薄的一层是不透明的白细胞和血小板。血细胞在全血中所占的容积百分比，称为**血细胞比容（hematocrit）**。正常成年人的血细胞比容值是：男性为40%～50%，女性为37%～48%。

（一）血浆的化学成分

血浆主要是由水、小分子物质、蛋白质和 O_2、CO_2 等化学成分组成的。血浆中的水含量约占93%，水的比例对维持循环血量的相对稳定有重要意义。小分子物质占血浆湿重的2%左右，主要包括各种电解质和小分子有机化合物，如葡萄糖、氨基酸、尿酸、尿素和激素等。血浆中的电解质含量与组织液中的基本相近（表3-1）。这些小分子物质和水分都较容

表3-1 人体各部分体液中电解质的含量（mmol/L）

正离子	血浆	组织液	细胞内液	负离子	血浆	组织液	细胞内液
Na^+	142	145	12	Cl^-	104	117	4
K^+	4.3	4.4	139	HCO_3^-	24	24	12
Ca^{2+}	2.5	2.4	<0.001（游离）*	$HPO_4^{2-}/H_2PO_4^-$	2	2.3	29
Mg^{2+}	1.1	1.1	1.6（游离）*	蛋白质**	14	0.4	54
				其他	5.9	6.2	53.6
总计	149.9	152.9	152.6	总计	149.9	152.9	152.6

* 表示游离 Ca^{2+} 和 Mg^{2+} 浓度，是离子活性的一种量度。

** 蛋白质是以当量浓度（mEq/L）表示，而不是用摩尔浓度。

易通过毛细血管壁与组织液发生交换，使得血液中的电解质含量基本上代表了这些物质在组织液中的浓度，故而在临床上可通过对血液成分的检测辅助某些疾病的诊断。

（二）血浆蛋白

血浆蛋白（plasma protein）是血浆中所有蛋白质的总称。用盐析的方法可将血浆蛋白分为**白蛋白**（albumin）、**球蛋白**（globulin）和**纤维蛋白原**（fibrinogen）三种；用电泳的方法可将球蛋白再分为 α_1、α_2、β、γ 球蛋白等。α_1- 球蛋白可与糖结合形成糖蛋白；α_2- 球蛋白可与维生素 B_{12}、胆色素等物质结合形成结合蛋白质；β 球蛋白可与脂质结合形成脂蛋白；γ 球蛋白具有酶的活性，人体大部分免疫球蛋白是 γ- 球蛋白，参与机体的特异性免疫。

正常成人血浆蛋白总量为 $65\sim85g/L$，其中白蛋白为 $40\sim50g/L$，球蛋白为 $20\sim30g/L$，白蛋白与球蛋白浓度的比值（A/G）为 $1.5\sim2.5$。血浆蛋白主要由肝脏产生（γ- 球蛋白除外），肝脏疾患常引起白蛋白 / 球蛋白比值下降。

血浆蛋白的主要功能包括：①运输功能：蛋白质表面有许多结合位点，可以与脂溶性物质结合，便于脂溶性物质在血液中的运输；血浆蛋白还可以与血液中的小分子物质结合，以防止它们在尿中丢失。②酸碱缓冲功能：血浆白蛋白和它的钠盐能够组成缓冲对，与其他无机盐缓冲对共同缓冲血浆中可能发生的酸碱变化，从而维持血液的酸碱平衡。③营养功能：正常成年人的血浆中约含有 200g 血浆蛋白，起着营养储备的作用。某些体内细胞，如单核巨噬细胞，可将完整的血浆蛋白吞噬进入细胞，并将其分解为氨基酸，满足机体组织细胞合成新蛋白的需求。④维持血浆胶体渗透压：血浆蛋白可通过形成一定的血浆胶体渗透压调节血管内外的水平衡。⑤参与机体的免疫：血浆中的球蛋白包括 IgG、IgA、IgM、IgD、IgE 及补体 C 等，在机体的免疫活动中起重要作用。⑥参与生理性止血及抗凝血功能：血浆中的凝血因子、生理性抗凝物质及促进纤维蛋白溶解的物质绝大多数都是血浆蛋白。

二、血液的理化特性

（一）血液的密度

正常人全血的**密度**（density）是 $1.050\sim1.060$，其大小与血液中的红细胞数量正相关；血浆的密度约为 $1.025\sim1.030$，其大小与血浆中的血浆蛋白含量正相关。

（二）血液的黏度

液体的**黏滞度**（viscosity）是由液体内部分子间的摩擦力形成的。通常测定其与水相比的相对黏度，血液的相对黏度为 $4\sim5$，血浆的相对黏度为 $1.6\sim2.4$。血液在流速很快时（如在动脉内）其黏度不随切率而改变（类似理想液体）；但当血流速度低于一定限度时，则黏度与切率呈反变关系。这主要是因为血流缓慢时，红细胞可发生叠连或聚集成某种形式的团粒，使血液的黏度大大增加。如疾病引起微循环的血流速度显著减慢时，可使血流阻力增大，从而影响血液的正常运行。

（三）血浆 pH 值

正常人的血浆为弱碱性，其 pH 值为 $7.35\sim7.45$。血浆的 pH 值主要取决于血浆中的主要缓冲对，即 $NaHCO_3/H_2CO_3$ 的比值。通常情况下，该比值为 $20:1$。此外，血浆中还有蛋白质钠盐 / 蛋白质、Na_2HPO_4/NaH_2PO_4 缓冲对；红细胞内也有血红蛋白钾盐 / 血红蛋白、氧合血红蛋白钾盐 / 氧合血红蛋白、K_2HPO_4/KH_2PO_4、$KHCO_3/H_2CO_3$ 等缓冲对。这些缓冲对构成体内的**缓冲系统**（buffer system），从而维持血浆的正常 pH 值。

三、血量

血量是指人体内血液的总量,是血浆量和血细胞量的总和;除红细胞外,其他血细胞数量很少,常可忽略不计。血浆量和红细胞量均可按稀释原理分别测定。如由静脉注射一定量不易滤出血管的大分子染料(通常用 T_{1824})或 ^{131}I 标记的血浆蛋白,在体内循环一段时间使血浆混匀后,再抽血测定 T_{1824} 或 ^{131}I 被稀释的倍数,即可计算出血浆量。同样,由静脉注射一定数量 ^{51}Cr 或 ^{32}P 标记的红细胞,待与体内的红细胞混匀后,抽血以测定标记的红细胞稀释的倍数,即可计算出红细胞总量。由于血浆蛋白能够逸出血管,使标记的蛋白从血流中"流失"较快,影响测定结果,因此一般先测量红细胞总量,再按红细胞在血液中所占容积的百分比来推算血液总量。正常成年人的血液总量占体重的7%~8%,或相当于每千克体重70~80ml,体重60kg的人,全血量为4.2~4.8L。

安静时,绝大多数的血液在心血管中流动,称为循环血量;少量血液在肝、脾、肺、下肢静脉等部位滞留,流动相对缓慢,称为储存血量。在机体遭遇情绪激动、剧烈运动或大失血等紧急情况时,储存血量可以转化为循环血量。

血量的相对稳定是维持机体正常活动的必要条件。拥有足够的血液量才能维持心血管系统的充盈度,从而维持正常的血压水平。当机体失血时,对机体的影响与失血的速度和数量有直接关系。慢性失血对机体的影响在短期内不能表现出来,但是急性失血时,失血的数量则直接对机体的生理功能造成影响。如一次性失血不超过全血量的10%,可通过心血管反射及体液调节引起心脏活动的加强、血管收缩,使储血库的血液释放进入循环系统,迅速补充循环血量,因而对生命活动无明显影响。同时,血浆中丢失的水和电解质,在1~2小时内可由组织液渗透得到补充;丢失的血浆蛋白,可通过肝脏加速合成,在24~48小时得到补充;红细胞的丢失则可使骨髓生成红细胞加快,从而在一个月左右完全恢复正常。但是,如果一次急性失血过多,失血量达到或者超过总血量的20%,上述各种调节机制将不足以使机体功能得到代偿,会导致血压下降,从而引起一系列的生理功能障碍。如急性失血量达总血量的30%或更多,则可以危及生命。

(王冰梅)

第二节 体 液

一、体液的组成及分布

构成人体的基本单位是细胞,在细胞内和细胞外存在着大量的液体,构成机体的液体总称为体液,约占体重的60%,它包括细胞内液和细胞外液。体液的2/3(约占体重的40%)存在于细胞内,称为细胞内液;1/3(约占体重的20%)存在于细胞外,称为细胞外液。在细胞外液中,约1/4(约占体重的5%)分布于心血管系统之中,即血浆;其余3/4(约占体重的15%)分布于组织间隙之中,称为组织液;除此之外,尚有一少部分存在于体腔内的液体,如脑脊液、淋巴液、房水、关节腔内的滑液等。

一般来说,细胞内液是细胞内各种生物化学反应进行的场所,细胞外液则是细胞直接生活的液体环境。如果大气是整个人体的外环境,细胞外液就是细胞生活的具体环境,故称为**内环境(internal environment)**。在细胞外液中，由于血浆能在心血管系统中不断循环流动，则成为了沟通体内外环境及进行物质交换的重要媒介。

细胞内液与细胞外液的组成成分有很大不同，在一些疾病情况下，常可引起内环境理化性质的较大变化，如高热、酸中毒、缺氧等，均能引起机体细胞功能的严重紊乱。在离体器官灌流的动物实验中，所用灌流液的离子组成、含氧量、酸碱度、温度与渗透压等，必须与这些动物的血浆十分相近（表 3-1），才能使离体器官在一段时间内保持接近于正常功能的活动状态。这表明，内环境理化性质的相对稳定，对于维持个体活动和体内所有细胞的正常功能都是非常必要的。

在机体正常活动过程中，干扰内环境理化性质的因素是不断出现的。机体细胞与细胞外液的物质交换，经常改变内环境的理化性质；一些外环境因素的剧烈变化也倾向于直接或间接改变内环境的理化性质。与此同时，机体在神经和体液调节之下，通过消化系统补充营养物质，呼吸系统不断进行氧和二氧化碳的交换，泌尿系统排出代谢产物、调整水与各种无机盐及小分子物质的排泄量，皮肤也不断散失代谢所产生的热量从而使内环境的理化性质只能作较小幅度的波动，内环境的理化性质维持相对稳定的状态称为**稳态(homeostasis)**。

（一）体液的分布

人体内体液的含量和分布受年龄、性别、脂肪多少等因素的影响，因而存在个体差异。不同年龄、性别体内各部分体液的含量见表 3-2。婴幼儿的生理特性决定其具有体液总量大、细胞外液比例高、体内外体液的交换率高、对水代谢的调节与代偿能力较弱等特点。老年人体液总量减少，以细胞内液减少为主。不同的组织含水量亦不相同，其中肌肉组织含水量高（75%～80%），脂肪组织含水量低（仅 10%～30%），故肥胖者体液占体重的比例较低。因此，婴幼儿、老年人或肥胖者若丧失体液，极易发生脱水。

表 3-2　正常人体液的分布和容量(占体重的百分比，%)

	成年男性	成年女性	老年人	儿童	婴幼儿	新生儿
体液总量	60	55	52	65	70	80
细胞内液	40	35	27	40	40	35
细胞外液	20	20	25	25	30	45
血浆	5	5	5	5	5	5

（二）体液中电解质的含量、分布及特点

体液中的电解质一般以离子形式存在，主要有 Na^+、K^+、Ca^{2+}、Mg^{2+}、Cl^-、HCO_3^-、HPO_4^{2-}、SO_4^{2-}、有机酸根和蛋白质阴离子等。各种体液中电解质的含量见表 3-1。

机体各组织或细胞中体液电解质的组成和含量有以下特点：①所有部位的体液，其阴离子和阳离子所带的电荷总数相等，即体液保持电中性。②细胞内、外液电解质含量有显著差异。细胞外液的阳离子以 Na^+ 为主，阴离子以 Cl^- 和 HCO_3^- 为主；细胞内液的阳离子以 K^+ 为主，阴离子以 HPO_4^{2-} 和蛋白质为主。③细胞内、外液的电解质总量不等，细胞内液比细胞外液高。但由于细胞内液中阴离子以蛋白质和二价离子为主，其产生的渗透压相对一价离子为小，因此细胞内、外液的渗透压基本相等。④血浆和组织间液的电解质组成与含量非常接近，但蛋白质含量却有较大差别。血浆蛋白质含量为 60～80g/L，组织间液蛋白质含量则极低，仅为 0.5～3.5g/L。这种差别是由毛细血管壁的通透性决定的，对维持血容量的相对稳定、保证血液与组织液之间水分的正常交换具有重要生理意义。

（三）静水压和渗透压

体液中的水分在不同部位之间的移动取决于两种压力：静水压和渗透压。

1. 静水压　静水压是指液体静置时所产生的压强，生理学上的静水压就是机体某部位积聚的液体对其周围组织产生的压强。

2. 渗透压　正常血浆渗透压范围为 280～310mmol/L，其中，虽然由血浆蛋白产生的血浆胶体渗透压仅占血浆总渗透压的约 1/200，但对血管内外液体平衡及血容量维持恒定具有重要意义（关于渗透压的叙述详见血浆渗透压）。

（四）体液的交换

1. 血浆与组织液间的体液交换　血浆与组织液之间由毛细血管壁隔开，除血浆蛋白外，水、小分子有机物和无机物均可自由通过毛细血管壁进行物质交换。影响血浆与组织液间液体交换的因素主要有：①毛细血管血压；②组织液胶体渗透压；③血浆胶体渗透压；④组织液静水压。前两者促使体液进入组织间隙（有利于血浆超滤液滤过使组织液生成），称为滤过力量；后两者促使体液进入毛细血管内（有利于重吸收使组织液回流进入毛细血管静脉端）称为重吸收力量。滤过力量与重吸收力量之差，称为有效滤过压。

任何原因导致有效滤过压过高致组织液生成过多且超过淋巴回流量，或淋巴回流受阻，均可引起血液与组织液之间体液交换失平衡。这是局部和全身性水肿发生的基本机制。

2. 细胞内外体液的交换　细胞膜对小分子物质能完全通透，包括水和葡萄糖、氨基酸、尿素、尿酸、肌酐、O_2、CO_2 等均可自由通过；对其他物质，包括 Na^+、K^+、Mg^{2+} 和 Ca^{2+} 等离子，则需要选择性地通过某种转运方式在细胞内外进行交换。例如，细胞膜上的"钠钾泵"可以在消耗 ATP 条件下，把 3 个 Na^+ 泵出细胞外，同时把 2 个 K^+ 泵入细胞内，以维持细胞内外 Na^+、K^+ 的浓度差。细胞内外水的交换动力主要是晶体渗透压在细胞内外形成的渗透压差。细胞外液 Na^+ 含量高、细胞内液 K^+ 含量高，从而对细胞内外的渗透压平衡起重要作用。血浆 Na^+ 浓度过高或过低，可明显影响细胞外晶体渗透压，从而影响细胞内外水的流动方向。如细胞膜功能发生异常，使 Na^+ 在细胞内潴留，可引起细胞与细胞器肿胀和细胞损伤。

二、血浆渗透压

（一）血浆渗透压的组成

用半透膜隔开两个不同浓度的溶液时，则水分子从低浓度一侧向高浓度一侧的溶液中渗透，这种现象称为溶液的渗透现象。这种渗透力就是**渗透压**（osmotic pressure）。渗透压指的是溶液中溶质颗粒通过半透膜的一种吸引水分子通过的力量，其大小取决于溶质颗粒数目的多少，而与溶质的分子量、颗粒大小及溶质的种类等特性无关。血浆是由多种溶质组成的混合溶液，血浆渗透压约为 300mmol/L（770kPa），由血浆晶体渗透压和血浆胶体渗透压两部分形成。血浆的渗透压主要是由溶解于其中的血浆中晶体物质尤其是电解质形成，称为**血浆晶体渗透压**（crystal osmotic pressure），主要来自 Na^+ 和 Cl^-。**血浆胶体渗透压**（plasma colloid osmotic pressure）是由血浆中的蛋白质分子构成的。由于血浆中的晶体溶质数目远远大于胶体溶质数目，所以血浆总渗透压约相当于血浆晶体渗透压。血浆中虽含有较多的蛋白质，但蛋白质分子量大，分子数目少，所产生的渗透压小。组织液中因蛋白质含量很少，而使其胶体渗透压远低于血浆的胶体渗透压。在血浆蛋白中，白蛋白的分子量小，但其分子数量较多，故血浆胶体渗透压主要是由白蛋白构成的。

（二）血浆渗透压的作用

由于 Na^+ 和 Cl^- 等晶体物质不能自由通过细胞膜，但可以自由通过有孔的毛细血管壁，因此，晶体渗透压仅影响细胞膜两侧水分子的转移，从而对保持细胞内外水平衡极为重要，并可保持血细胞的正常形态；而血浆蛋白等大分子物质一般不能通过毛细血管壁，所以胶体渗透压虽然较小，但在血浆和组织液中有较大的差别，从而决定血管内外的水平衡。

（三）等渗溶液

临床及生理实验中经常应用的溶液大多与血浆渗透压相等，如：0.9% NaCl 溶液、5% 葡萄糖溶液。这些与血浆渗透压相等的溶液为等渗溶液；高于或低于血浆渗透压的溶液，则称为高渗或低渗溶液。此外，在生理学实验中还经常应用一种与血浆成分相似、渗透压相等的电解质溶液，称为生理盐溶液。不同种属的动物及不同的组织常需要不同的生理盐溶液。

三、体液异常

（一）钠的异常

1. 人体钠的含量和分布　正常人体含钠量为 58mmol/kg，成人以体重 60kg 计，人体钠总含量为 60～80g。其中，钠总量的 45% 存在于细胞外液，10% 存在于细胞内液，45% 储存于骨骼中。血钠浓度的正常值为 135～145mmol/L。

机体所需的钠主要是通过口服摄入食盐来补充的，每日膳食提供氯化钠 5～15g，正常人每天摄入食盐以不超过 10g 为宜，有高血压的以不超过 6g 为宜。肠道吸收食物和消化液中的 NaCl 每天约 44g，钠主要由肾脏排出，日排出量一般为 5～8g，随粪便排出不足 10mg。肾脏对钠的排出特点是"多吃多排，少吃少排，不吃不排"。除此之外，机体也可以从汗液、泪液等途径排出一定的钠。汗液是低渗溶液，含钠量 10～70mmol/L。大量出汗或严重腹泻时，若盐的补充不足，可导致体钠的大量丢失而导致低钠血症。

2. 钠的生理功能　Na^+ 是细胞外液中最主要的电解质，对维持细胞外液的渗透压及容量具有重要作用；可影响细胞内外体液的分布；参与酸碱平衡的维持；维持神经肌肉的兴奋性，参与动作电位的形成。

3. 钠代谢紊乱　包括低钠血症和高钠血症。

（1）**低钠血症**：**低钠血症（hyponatremia）**是指血清钠浓度低于 135mmol/L。如果血清钠浓度 <120mmol/L，且发展很快，则可威胁病人生命。低钠血症包括低渗性低钠血症、等渗性低钠血症和高渗性低钠血症。

按细胞外液量的变化不同将低渗性低钠血症分成以下三类：①低容量性低钠血症：特点是失钠多于失水，细胞外液量降低，即低渗性脱水；②等容量性低钠血症：主要见于 ADH 分泌异常增多综合征（SIADH）或**渗透调定点重设（reset osmostat）**；③高容量性低钠血症：某些引起机体有效循环血量减少、机体水钠潴留的疾病，如充血性心力衰竭、肝硬化腹水、肾病综合征等，是高容量性低钠血症发生的主要原因。

等渗性低钠血症又称慢性低钠血症，由于此类患者血浆渗透压基本正常，所以无需对这种低钠血症进行治疗。

高渗性低钠血症是由于血浆中增加了钠以外的不通透溶质如葡萄糖、甘露醇等物质，主要见于糖尿病高血糖、静脉输注渗透性利尿剂（如甘露醇）等。

（2）高钠血症：**高钠血症（hypernatremia）**是指血清钠浓度高于 145mmol/L。高钠血症包括低容量性高钠血症和高容量性高钠血症。

低容量性高钠血症又称高渗性脱水，是由于水分丢失过多，失水多于失钠所致，见于各种原因所致的高渗性失水，是引起高钠血症的主要原因。高容量性高钠血症在临床上较少罕见，其特点是血容量和血钠均增高，包括原发性醛固酮增多症，不同原因的皮质醇增多症，摄入钠过多，输入含钠药物过多，脑外伤、脑血管意外、垂体肿瘤等脑部病变所致的钠潴留等。

（二）钾的异常

1. 人体钾的含量和分布　正常成人含钾量为 31～57mmol/kg，总钾量 140～150g。主要分布于细胞内，细胞外液钾仅占体钾的 2%；体钾的 70% 分布于肌肉，10% 分布于皮肤，其余在红细胞、脑和内脏组织中存在。血 K^+ 正常值为 3.5～5.5mmol/L；细胞内液钾占 98%，浓度约为 150mmol/L，细胞内、外液钾浓度相差达 30 倍以上。细胞内钾可以与细胞内的大分子有机物如糖原和蛋白质结合，其余的钾则以游离形成存在。

机体的钾主要由食物中摄取，人体每天可从肉类和蔬菜获得钾 2～4g，主要由小肠吸收。钾的排泄主要通过肾脏，每天经尿液排出总排钾量的 90%，其余 10% 随粪便排出，随汗液排出钾极少。肾脏排钾的原则是"多吃多排，少吃少排，不吃也排"。

细胞内、外液的钾平衡主要依靠两种机制实现，其中最重要的是通过细胞膜上钠泵的作用，使细胞内 K^+ 维持高浓度。另一机制是细胞内外的 K^+-H^+ 的交换。

2. 钾的生理功能　K^+ 是细胞内含量最多的阳离子，可参与多项生理活动。①K^+ 可参与细胞的新陈代谢：细胞内有些酶如磷酸化酶、丙酮酸激酶等必须 K^+ 参与才有活性。②维持细胞渗透压及影响酸碱平衡：细胞内游离 K^+ 是维持细胞正常渗透压的基础；在细胞外液 H^+ 浓度发生变动时，K^+ 可通过细胞膜与 H^+ 进行交换，故钾能参与酸碱平衡的调节；相反，细胞外液 K^+ 浓度的变化也能影响细胞内液 H^+ 的浓度，引起酸碱平衡方面的变动。③参与维持神经 - 肌肉应激性和心脏的正常功能：K^+ 的生理功能之一是保持细胞膜的静息电位，参与动作电位的形成，对维持神经 - 肌肉应激性和心脏的正常功能具有重要作用。

3. 钾代谢紊乱　包括低钾血症和高钾血症。

（1）低钾血症：**低钾血症（hypokalemia）**是指血清钾浓度低于 3.5mmol/L。血清钾浓度降低，除了由体内钾分布异常引起外，往往还伴有体钾总量的减少。低钾血症的发生主要是由于钾摄入不足、钾丢失过多和体内钾分布异常（钾进入细胞内过多）等因素引起。①钾摄入不足：肉类、水果和许多蔬菜中含有丰富的钾，因此正常饮食不会发生低钾血症。在某些疾病情况下，如食管癌、胃幽门梗阻患者，由于不能进食或禁食，静脉输液时又未注意补钾，可引起血钾降低。②失钾过多：钾可以通过消化道、尿液或汗液丢失。其中，严重呕吐、腹泻、肠瘘或作胃肠减压时，由于大量消化液丢失，可因大量失钾而引起低钾；排钾性利尿剂的应用、急性肾衰竭多尿期、醛固酮及其他类固醇激素分泌的增多、大量使用某些抗生素（庆大霉素、羧苄青霉素等）、低镁血症等是临床上最常见和最重要的失钾原因。③钾向细胞内转移：代谢性碱中毒、胰岛素的使用均可因钾进入细胞可引起低钾血症。

（2）高钾血症：**高钾血症（hyperkalemia）**是指血清钾浓度大于 5.5mmol/L。高钾血症的发生主要是由于钾摄入过多、肾排钾减少和细胞钾释放进入细胞外等因素引起。①钾摄入过多：仅见于把 KCl 误当成其他药物作静脉注射而发生的医疗事故、或 KCl 静脉滴注过快、浓度过高，或对肾功能不全患者补含钾溶液等情况。②肾排钾减少：这是引起体内钾潴留和高钾血症的主要原因，见于急慢性肾功能不全的少尿期、醛固酮分泌减少、长期使用潴钾利尿剂等情况。③细胞内钾释出至细胞外：可见于酸中毒、大量溶血或组织损伤、坏死、严重组织缺氧、肌肉过度运动等情况。

（三）水异常

1. 低渗性脱水 低渗性脱水（hypotonic dehydration）的特征是钠和水同时丢失，但失钠多于失水，血清钠浓度<135mmol/L，血浆渗透压<280mmol/L。

（1）发生机制：各种原因引起的体液丧失，在治疗上只补水（如只予以饮水或输入葡萄糖液）而未注意补钠，易造成失钠比失水更多，是导致低渗性脱水的基本原因与机制。

（2）对机体的影响：低渗性脱水时使细胞外液明显减少和渗透压降低。由于细胞内液渗透压相对较高，水由细胞外向细胞内转移，使细胞外液更加减少，细胞内液增多，因而发生细胞水肿倾向；由于血液浓缩，血浆蛋白浓度增加，细胞间液被重吸收进入血管内的量增多，虽有补充血容量的作用，但是使细胞间液的减少更加明显，患者有明显的脱水体征。

2. 高渗性脱水 高渗性脱水（hypertonic dehydration）的特征是钠和水同时丢失，失水多于失钠，血清钠浓度>145mmol/L，血浆渗透压>310mmol/L。

（1）发生机制：机体失水或丢失低渗体液（消化液或汗液）却由于各种原因不能及时补充丢失的水是引起高渗性脱水的主要原因，从而导致血浆渗透压升高。

（2）对机体的影响：高渗性脱水可引起患者出现口渴求饮（渴感障碍者除外）；尿少而密度高（尿崩症病人除外）；细胞内液渗透压可能低于细胞外液，使细胞内水分向细胞外转移，体液丢失以细胞内液更明显。

3. 等渗性脱水 等渗性脱水（isotonic dehydration）的特征是水和钠以等比例丢失，或失液后经机体调节血浆渗透压仍在正常范围，血清钠浓度为135～145mmol/L，血浆渗透压为280～310mmol/L。

（1）发生机制：等渗性脱水的常见病因是呕吐、腹泻，大量丢失接近等渗的消化液；大量胸、腹水形成；大面积烧伤和严重创伤使血浆丢失等。

（2）对机体的影响：等渗性脱水常兼有低渗性及高渗性脱水的临床表现。大量丢失等渗性体液引起细胞外液和血容量减少、尿量减少；体温升高、机体出现明显脱水外貌。患者因不感蒸发、呼吸等途径不断丢失水分，故存在向高渗性脱水转变的倾向；如果等渗性脱水在处理上只补水而不注意补钠，可使之转变为低渗性脱水。故此，单纯性等渗性脱水在临床上较少见。

4. 水中毒 当水的摄入过多，超过机体的调节能力和肾脏的排水能力时，使大量水分在体内潴留，导致体液量明显增多，并出现包括稀释性低钠血症在内的一系列病理生理改变，被称为**水中毒**（water intoxication）。

（1）发生机制：水中毒可见于下列情况：①摄入或输入过多不含电解质的液体；②急慢性肾功能不全，特别是急性肾衰竭少尿期或慢性肾衰竭晚期对水的摄入未加控制者；③ADH分泌或使用过多：ADH过多使肾远曲小管和集合管重吸收水增强，肾排水能力降低，若一旦摄入水稍多，就会引起明显的水中毒症状；④某些特殊病理状态：如心力衰竭、肝性腹水等可引起有效循环血量减少，使肾小球滤过率下降、肾排水减少，这时如果增加水负荷，也易引起水中毒；⑤低渗性脱水：由于细胞内液增多，如大量补充不含电解质的液体，则可能在增加细胞外液的基础上导致更大量的水进入细胞内，从而引起水中毒的发生。

根据水中毒发生的快慢，可分为急性水中毒和慢性水中毒。通常发生在急、慢性肾衰竭患者上，其肾小球滤过率显著减少致排水功能大大降低，这种患者水负荷稍有所增加，就可能很快发生严重的水中毒，称为急性水中毒。

（2）对机体的影响：①细胞外液容量增加，血液稀释。②细胞内水肿：由于水中毒时，细胞外液量明显增多且处于低渗状态，促使大量水分进入细胞内。③中枢神经系统症状：细胞内外液容量的增加对中枢神经系统产生严重后果；可引起颅内压增高、脑脊液压力增加，有头痛、恶心、呕吐、记忆力减退、淡漠、神志混乱、失语、昏睡、昏迷、惊厥等症状；严重者可突发脑疝导致心跳、呼吸骤停，从而危及患者的生命。此外，水中毒还能因循环血量增加使心血管系统负荷增大而引起肺水肿或心力衰竭。

（王冰梅）

第三节 血液凝固

血液凝固（blood coagulation）是指血液由流动的液体状态变成不能流动的凝胶状态的过程。其实质就是血浆中的可溶性纤维蛋白原转变成不溶性的纤维蛋白，把血细胞和血液中的其他成分网罗在内，形成血凝块。血液凝固是一系列复杂的酶促反应过程，需要多种凝血因子参与。

一、凝血、抗凝及纤维蛋白溶解

（一）凝血因子

血浆与组织中直接参与血液凝固的物质，统称为凝血因子。其中包括 12 种按国际命名法用罗马数字编号的因子（表 3-3），此外还有前激肽释放酶、高分子激肽原等。

表 3-3 按照国际命名法编号的凝血因子

凝血因子编号	名称	生成部位	功能	参与凝血途径
I	纤维蛋白原	肝细胞	凝块结构	共同
II	凝血酶原	肝细胞	酶原	共同
III	组织因子	内皮、巨核细胞等	细胞辅因子	外源
IV	钙离子		辅因子	共同
V	前加速因子	肝细胞、巨核细胞	血浆辅因子	共同
VII	前转化素	肝细胞	酶原	外源
VIII	抗血友病甲因子	肝细胞	血浆辅因子	内源
IX	抗血友病乙因子	肝细胞	酶原	内源
X	Stuart 因子	肝细胞	酶原	共同
XI	抗血友病丙因子	肝细胞	酶原	内源
XII	Hageman 因子	肝细胞	酶原	内源
XIII	纤维蛋白稳定因子	肝细胞、单核细胞、血小板	酰胺基转移	共同
PK	前激肽释放酶	肝细胞	酶原	内源
HK	高分子量激肽原	肝细胞、内皮细胞	血浆辅因子	内源

凝血因子中，除因子Ⅳ是 Ca^{2+} 外，其余的凝血因子均为蛋白质；因子Ⅱ、Ⅶ、Ⅸ、Ⅹ、Ⅺ、Ⅻ和前激肽释放酶都属于丝氨酸蛋白酶，对特定的肽链进行有限水解。但正常情况下，这些蛋白酶是以无活性的酶原形式存在，必须通过其他酶的有限水解而暴露或形成活性中心后，才具有酶的活性，这一过程称为凝血因子的激活。在被激活的凝血因子右下角标以一个"a"表示其"活化型"。除因子Ⅲ外，其他凝血因子均存在血浆中，且多数在肝脏合成，其中因子Ⅱ、Ⅶ、Ⅸ、Ⅹ的合成需要维生素 K 参与，故它们又称为依赖维生素 K 的凝血因子。当肝脏病变或维生素 K 缺乏时，可因凝血因子合成障碍引起凝血功能障碍。

（二）凝血的过程

血液凝固是由系列凝血因子按一定顺序相继激活而生成**凝血酶（thrombin）**，最终使**纤维蛋白原（fibrinogen）**转变为**纤维蛋白（fibrin）**的"瀑布"样连锁反应过程。凝血过程可大致分成三个阶段：①凝血酶原激活复合物的形成；②凝血酶的激活；③纤维蛋白的生成。

第一阶段，凝血酶原激活物的形成，依其形成途径，分为内源性凝血系统和外源性凝血系统。两条途径的主要区别在于启动方式和参与的凝血因子有所不同。但两条途径中的某些凝血因子可以相互激活，故两者间相互密切联系，并不各自完全独立。

（1）内源性凝血系统：若凝血过程是由于血管内膜损伤，因子Ⅻ被激活所启动，参与凝血的因子全部在血浆中者，称内源性凝血。凝血步骤：①内源性凝血从因子Ⅻ的激活开始。当血管内膜损伤，因子Ⅻ与内膜下组织，特别是胶原纤维接触时，便被激活为因子Ⅻa。②由于形成的因子Ⅻa可激活前激肽释放酶使之成为激肽释放酶，激肽释放酶反过来又能激活因子Ⅻ，这一正反馈作用可使因子Ⅻa大量生成。③因子Ⅻa生成后，转而催化因子Ⅺ变为因子Ⅺa。形成的因子Ⅺa在因子Ⅳ参与下，激活因子Ⅸ生成因子Ⅸa。④在因子Ⅳ和 PF_3 共同存在的条件下，因子Ⅸa与血浆中的因子Ⅷ结合，形成"因子Ⅷ复合物"。此复合物能激活因子Ⅹ，使之成为因子Ⅹa。⑤ PF_3 可能是血小板膜上的磷脂，其作用主要是提供一个磷脂吸附表面，因子Ⅸa和因子Ⅹ分别通过因子Ⅳ同时连接于此磷脂表面上。这样，因子Ⅸa即可使因子Ⅹ发生有限水解而激活为因子Ⅹa。⑥因子Ⅷ本身不是蛋白酶，不能激活因子Ⅹ，但它能使该反应过程加速几百倍，因此，因子Ⅷ是一种十分重要的辅助因子，缺乏时将会发生血友病，此时血凝过程缓慢，甚至微小创伤也会引起出血不止。⑦因子Ⅹa是凝血酶原激活物的重要成分，它在因子Ⅳ和 PF_3 共同存在的条件下，与因子Ⅴ结合，形成另一复合物，此复合物即为凝血酶原激活物。因子Ⅴ也是辅助因子，虽不能趋化凝血酶原变为凝血酶，但可使因子Ⅹa的作用增快几十倍。

在动脉粥样硬化及脉管炎等病理情况下，血管内膜损伤，血浆中的因子Ⅻ接触到损伤血管暴露的胶原纤维而被激活，在血小板释放的血小板因子和 Ca^{2+} 参与下，相继激活某些凝血因子（Ⅺ、Ⅸ、Ⅷ、Ⅹ、Ⅴ），共同形成凝血酶原激活物。

（2）外源性凝血系统：如凝血是由于组织损伤释放因子Ⅲ启动才形成凝血酶原激活物者，称外源性凝血，又称组织系统凝血。凝血步骤：①由组织损伤释放因子Ⅲ而开始。因子Ⅲ和因子Ⅶ组成复合物，在 Ca^{2+} 存在的条件下，激活因子Ⅹ成为因子Ⅹa。②因子Ⅲ是一种磷脂蛋白质，广泛存在于血管外组织中，尤以脑、肺和胎盘组织特别丰富。 Ca^{2+} 的作用是将因子Ⅶ和因子Ⅹ都结合在因子Ⅲ所提供的磷脂上，以便因子Ⅶ催化因子Ⅹ，使其激活为因子Ⅹa。③因子Ⅹa形成后，外源性凝血与内源性凝血的过程即一致。

一般而言，外源性凝血过程较简单，速度较快；内源性凝血过程较复杂，速度较慢。但实际上,外源性凝血与内源性凝血过程密切联系,同时存在于机体的凝血过程中。

第二阶段,在 Ca^{2+} 参与下,凝血酶原激活物催化凝血酶原(因子Ⅱ)转化为具有活性的凝血酶(Ⅱa)。凝血酶原酶复合物中的因子Va为辅因子,可使因子Xa激活凝血酶原的速度提高 10 000 倍。

第三阶段,在凝血酶、Ca^{2+} 和因子ⅩⅢ的催化下,血浆中可溶性的纤维蛋白原转变为不溶性的纤维蛋白。凝血酶是一种多功能凝血因子,其主要作用是使纤维蛋白原(四聚体)从 N 端脱下四段小肽,即两个 A 肽和两个 B 肽,转变为纤维蛋白单体。凝血酶也能激活因子ⅩⅢ,生成因子ⅩⅢa。因子ⅩⅢa 在 Ca^{2+} 的作用下使纤维蛋白单体相互聚合,形成不溶于水的交联纤维蛋白多聚体凝块。此外,凝血酶还可激活因子Ⅴ、因子Ⅷ、因子Ⅺ,成为凝血过程中的正反馈机制;凝血酶又可使血小板活化,从而为因子X酶复合物和凝血酶原酶复合物的形成提供带负电荷的磷脂表面,可大大加速凝血过程,在未激活的血小板,带负电荷的磷脂(如磷脂酰丝氨酸等)存在于膜的内表面。当血小板活化后,带负电荷的磷脂翻转到外表面,促进因子X酶复合物和凝血酶原酶复合物的形成。纤维蛋白呈细丝状,纵横交错,网罗大量血细胞,形成凝胶状的血凝块,从血液流出体外起,至出现细丝状的纤维蛋白所需的时间,称凝血时,正常为 2～8 分钟(玻片法)。

将静脉血放入玻璃试管中,自采血开始到血液凝固所需的时间称为**凝血时间(clotting time,CT)**,主要反映自因子Ⅻ被异物表面(玻璃)激活至纤维蛋白形成所需的时间,正常人为 4～12 分钟。血液凝固后 1～2 小时,因血凝块中的血小板激活,使血凝块回缩,释出淡黄色的液体,称为**血清(serum)**。由于在凝血过程中一些凝血因子被消耗,故血清与血浆的区别在于前者缺乏纤维蛋白原和因子Ⅱ、Ⅴ、Ⅷ、Ⅻ等凝血因子,但也增添了少量凝血过程中由血小板释放的物质。

(三)抗凝及凝血过程的调节

正常人在日常活动中常有轻微的血管损伤发生,体内也常有低水平的凝血系统的激活,但循环血液并不凝固。即使当组织损伤而发生生理性止血时,止血栓也只局限于病变部位,这表明体内的生理性凝血过程在时间和空间上受到严格的控制。这是一个多因素综合作用的结果,其中血管内皮细胞在防止血液凝固反应的蔓延中起重要作用。体内的抗凝血机制可分为细胞抗凝和体液抗凝两方面。

1. 细胞抗凝

(1)血管内皮的抗凝作用:血管内皮细胞在防止血管内局部血栓形成方面起重要作用。它能够形成和释放纤溶酶原激活物,激活纤溶酶原使其转变为纤溶酶而溶解血栓,并能产生前列环素(PGI_2)抑制血小板聚集,扩张血管。正常的血管内皮作为一个屏障,可防止凝血因子、血小板与内皮下的成分接触,从而避免凝血系统的激活和血小板的活化。血管内皮还具有抗凝血和抗血小板的功能,血管内皮细胞能合成硫酸乙酰肝素蛋白多糖,使之覆盖于内皮细胞表面,血液中的**抗凝血酶(antithrombin)**(过去曾称为抗凝血酶Ⅲ)与之结合后,可灭活凝血酶、因子Xa 等多种活化的凝血因子。内皮细胞能合成并在膜上表达**凝血酶调节蛋白(thrombomodulin,TM)**,通过蛋白质 C 系统可灭活因子Va、因子Ⅷa。此外由于这些物质带负电荷,可抑制血小板在局部的聚集。内皮细胞还能合成、分泌**组织因子途径抑制物(tissue factor pathway inhibitor,TFPI)**和抗凝血酶等抗凝物质。血管内皮细胞可以合成前列环素,使血管扩张,抑制血小板聚集。还可产生**内皮松弛因子(endothelium** derived relaxing factor, EDRF），即 NO, NO 具有强烈的血管扩张作用和抑制血小板聚集的作用。通过上述过程，内皮细胞可灭活自凝血部位扩散而来的活化凝血因子，阻止血栓延伸到完整内皮细胞部位。此外，血管内皮细胞还能合成、分泌**组织型纤溶酶原激活物（tissue plasminogen activator, t-PA）**，后者可激活纤维蛋白溶解酶原为纤维蛋白溶解酶，通过降解已形成的纤维蛋白，保证血管的通畅。

血管内皮细胞的抗血栓形成作用，可因许多因素的影响而减弱。例如，在血小板激活时，血小板产生的生物活性物质，能引起血管损害。在临床上，血管狭窄引起血流障碍，吸烟、运动负荷等情况下可发生血小板的激活，导致血管损害，尤其在前列环素（PGI_2）减少时，这种影响更为显著。

（2）单核-吞噬细胞系统和肝细胞吞噬作用：体内单核-吞噬细胞系统和肝细胞对进入血流的促凝物质和被激活的凝血（抗凝血）因子进行吞噬、清除或摄取、灭活，使它们失去活性。进入血液循环的组织凝血活酶、免疫复合物、内毒素、红细胞溶解产物（膜磷脂）、血液凝血活酶、纤维蛋白原的降解产物都可被单核巨噬细胞系统所清除。有些可溶性的、已被激活的凝血因子，如因子 IXa、Xa、VIIa 可被肝脏所摄取，可能通过肝细胞的有关抑制物被灭活。

2. 体液抗凝　体液抗凝是指通过一些体液物质起抗凝血的作用，主要有丝氨酸蛋白酶抑制物、蛋白质 C 系统、组织因子途径抑制物等生理性抗凝物质，在一些疾病情况下，血浆中还可出现病理性抗凝物质，如肝素、因子 VIII、因子 IX 抑制物等，若其量明显增多时可导致出血倾向。

（1）丝氨酸蛋白酶抑制物：血浆中含有多种丝氨酸蛋白酶抑制物，主要有抗凝血酶、肝素辅因子 II、C_1 抑制物、α_1 抗胰蛋白酶、α_2-抗纤溶酶和 α_2-巨球蛋白等。其中抗凝血酶最重要，其次是肝素辅因子 II。

抗凝血酶由肝和血管内皮细胞产生，能与内源性途径产生的蛋白酶（如凝血酶和凝血因子 IXa、因子 Xa、因子 XIa、因子 XIIa 等）分子活性中心的丝氨酸残基结合而抑制其活性。在缺乏肝素的情况下，抗凝血酶的直接抗凝作用慢而弱，但它与肝素结合后，其抗凝作用可增强 2 000 倍。但在正常情况下，循环血浆中几乎无肝素存在，抗凝血酶主要通过与内皮细胞表面的硫酸乙酰肝素结合而增强血管内皮的抗凝功能。

（2）蛋白质 C 系统：蛋白质 C 系统主要包括**蛋白质 C（protein C, PC）**、凝血酶调节蛋白、蛋白质 S 和蛋白质 C 的抑制物。

凝血酶除了经抗凝血酶失活以外，也可通过结合凝血酶调节蛋白而被抑制。凝血酶调节蛋白是在内皮上发现的一种凝血酶受体，一旦凝血酶与凝血酶调节蛋白结合，凝血酶的活性位点即发生构象变化，从一种促凝血的酶转变成蛋白 C 的有力激活物。激活的蛋白 C 通过蛋白水解作用降解和灭活因子 Va 和 VIIIa，减弱凝血酶的生成，从而作为一种抗凝剂发挥作用。蛋白质 C 由肝合成，其合成需要维生素 K 的参与。蛋白质 C 以酶原的形式存在于血浆中，当凝血酶离开损伤部位而与正常血管内皮细胞上的凝血酶调节蛋白结合后，可激活蛋白质 C，后者可水解灭活因子 VIIIa 和因子 Va，抑制因子 X 和凝血酶原的激活，从而有助于避免凝血过程向周围正常血管部位扩展。此外，活化的蛋白质 C 还有促进纤维蛋白溶解的作用。血浆中的蛋白质 S 是活化蛋白质 C 的辅因子，可使对因子 VIIIa 和因子 Va 的灭活作用大大增强。

（3）组织因子途径抑制物：组织因子途径抑制物（TFPI）是一种糖蛋白，其摩尔质量为34 000，主要由血管内皮细胞产生，是外源性凝血途径的特异性抑制物。

目前认为，TFPI 是体内主要的生理性抗凝物质。TFPI 虽能与因子Ⅹa 和因子Ⅶa- 组织因子复合物结合而抑制其活性，但它只有结合因子Ⅹa 后才能结合因子Ⅶa- 组织因子复合物。因此，TFPI 并不阻断组织因子对外源性凝血途径的启动，待生成一定数量的因子Ⅹa 后才负反馈地抑制外源性凝血途径。TFPI 可与内皮细胞表面的硫酸乙酰肝素结合，注射肝素可引起与内皮细胞结合的 TFPI 释放，血浆 TFPI 水平可升高几倍。

循环中的大多数 TFPI 与脂蛋白结合。在血小板的 α 颗粒中和内皮细胞的表面也发现有 TFPI。治疗剂量的肝素或低分子肝素可使与内皮结合的 TFPI 释放。然而不能确定所释放的 TFPI 是否在这些药物的抗栓特性中发挥作用。

（4）肝素：**肝素（heparin）**是一种酸性黏多糖，主要由肥大细胞和嗜碱性粒细胞产生，在富含肥大细胞的肺、肝、肠黏膜等组织中含量丰富，生理情况下血浆中几乎不含肝素。肝素通过内源和外源系统起到强大的抗凝作用，肝素分子中的特殊结构五糖与抗凝血酶特异性结合，改变抗凝血酶构象，使其失活从而发挥抗凝作用。在缺乏抗凝血酶的条件下，肝素的抗凝作用很弱。此外，肝素还可刺激血管内皮细胞释放 TFPI，故肝素在体内的抗凝作用强于体外。肝素临床上广泛用于治疗和防止血栓性疾病，低分子肝素（相对摩尔质量小于7 000）副作用小，适于临床应用。

3. 促凝与抗凝 临床上可采取多种方法来防止血液凝固或促进血液凝固，如外科手术时用温热生理盐水纱布等进行压迫止血。主要是通过纱布作为异物激活因子Ⅻ和血小板；用适当加温促进各种凝血酶的反应来加速凝血，用降温或增加异物接触面的光滑来延缓凝血。因为凝血过程中多处需钙离子的参与，选用枸橼酸钠、草酸钾等作为体外抗凝剂，它们的阴离子能与血浆中的钙离子结合形成难解离的可溶性络合物，使血中钙离子浓度迅速减少而产生抗凝血作用。维生素 K 拮抗剂（如华法林）可抑制因子Ⅱ、Ⅶ、Ⅸ、Ⅹ等维生素 K 依赖性凝血因子的合成，因而在体内也具有抗凝作用。

（四）纤维蛋白溶解

正常情况下，组织损伤后所形成的止血栓在完成止血使命后将逐步液化溶解，从而保证血管的畅通。止血栓的溶解主要依赖于纤维蛋白溶解系统，简称纤溶系统。纤溶系统活动亢进，可因止血栓的提前溶解而有重新出血的倾向；纤溶系统活动低下，则不利于血管的再通。

纤维蛋白被分解液化的过程称为**纤维蛋白溶解（fibrinolysis）**，简称纤溶。纤溶系统包括四种成分：①纤维蛋白溶解酶原，简称纤溶酶原；②纤维蛋白溶解酶，简称纤溶酶；③纤溶酶原激活物；④纤溶抑制物。

纤溶的基本过程可分为两个阶段，即纤溶酶原的激活与纤维蛋白（或纤维蛋白原）的降解（图 3-1）。

1. 纤溶酶原的激活 正常情况下，血浆中纤溶酶原无活性。只有在激活物的作用下，它才能转变成具有催化活性的纤溶酶。纤溶酶原的激活物存在于血液、各种组织和组织液中，也可由微生物产生。主要有以下三类：

（1）血管激活物：血管激活物在小血管的内皮细胞中合成后，释放入血。如血管内出现血凝块，它可使血管内皮细胞释放大量这种激活物，并被吸附于血纤维蛋白凝块上面。肌肉运动、静脉阻塞、儿茶酚胺与组织胺等也可使血管内皮细胞合成与释放这种激活物增加。

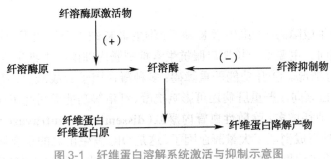

图 3-1　纤维蛋白溶解系统激活与抑制示意图

+:促进　−:抑制

（2）组织激活物：组织激活物存在于很多种组织细胞中，以子宫、甲状腺和淋巴结等组织中含量最高，肺和卵巢次之。正常时，组织激活物存在于细胞内，当组织受损时释放入血，促使纤溶酶原变为纤溶酶。如临床病人，实施某些器官手术后，常易发生渗血现象。如妇女的月经血也不凝固，都与这些组织内含有丰富的组织激活物有关。又如肾脏及泌尿道上皮细胞释放的尿激酶具有防止纤维蛋白栓塞，保持管腔通畅的生理作用。

（3）血浆激活物：又称为依赖于因子Ⅻ的激活物，如前激肽释放酶，它能被血浆中的Ⅻa激活而形成激肽释放酶，进而激活纤溶酶原。这类激活物能使凝血与纤溶互相配合并保持平衡。

2. 纤维蛋白的降解　纤溶酶是一种活性很强的蛋白水解酶，可作用于纤维蛋白和纤维蛋白原分子肽链，将其分解为可溶性的小分子多肽。

3. 纤溶抑制物　纤溶抑制物存在于血浆和组织中，血液中存在的主要是抗纤溶酶，它是一种α球蛋白，能抑制纤溶酶的活性。

二、凝血系统功能异常

凝血系统功能正常是机体凝血与抗凝血平衡的基础之一。维持凝血的关键是被激活的凝血系统所产生高浓度的凝血酶，在产生凝血酶的同时也激活了抗凝系统和纤溶系统，以维持新的凝血与抗凝平衡。当机体凝血功能异常时，必然会导致凝血与抗凝平衡紊乱，其临床上可表现为出血或血栓形成倾向。

（一）与出血倾向有关的凝血因子异常

在启动和维持凝血过程中的各种凝血因子的数量不足，及某些凝血因子结构的异常可导致机体的凝血功能障碍，而产生出血倾向。

1. 遗传性血浆凝血因子缺乏　凝血因子遗传性缺乏主要见于血友病和血管性假性血友病。

血友病是一组由遗传性凝血酶原激活物生成障碍引起的疾病。患者由于因子Ⅷ、Ⅸ、Ⅺ缺乏，使凝血酶原激活物形成障碍，导致凝血功能障碍，产生出血倾向。

血管性假血友病因子（von willebrand factor，vWF）遗传性缺乏时，可引起血管性假血友病。vWF 发生质和量的异常，可导致血小板的黏附、聚集障碍和因子Ⅷ促凝活性的降低，引起出血倾向。

2. 获得性血浆凝血因子减少　获得性血浆凝血因子减少所致出血倾向为临床所常见，

主要有以下原因:

(1)凝血因子生成障碍:①维生素 K 缺乏:维生素 K 缺乏会导致因子Ⅱ、Ⅶ、Ⅸ、Ⅹ生成减少,引起出血倾向。主要见于长期口服抗生素抑制肠内细菌产生维生素 K 和服用维生素 K 拮抗剂香豆素等情况。②肝功能严重障碍:多种凝血因子合成减少,使血中凝血因子浓度降低,可导致出血倾向。严重肝病还可影响抗凝、纤溶等功能而引起出血倾向。

(2)凝血因子消耗增多:**弥散性血管内凝血(disseminated intravascular coagulation, DIC)** 时大量微血栓形成消耗了大量凝血因子,这是 DIC 发生出血的重要原因之一。

既往将 DIC 的启动机制重点放在"内源性凝血途径"上,近年的研究则认为"外源性凝血途径"主导了凝血系统的激活,而"内源性凝血途径"可能更多地在 DIC 的进展及纤溶激活中发挥作用。人体的各组织、器官(如内皮细胞、白细胞、肺、脑、胎盘等)内广泛存在着组织因子(TF),即凝血因子Ⅲ,当各种病因致组织、血管损伤及白细胞激活后释放大量组织因子入血,凝血因子Ⅲ通过激活Ⅶ因子而启动了外源性凝血途径。研究表明,DIC 的凝血活化主要是由外源性凝血途径介导的,而接触系统不起主要作用。虽然 TF 和外源性凝血途径在 DIC 的启动中起了重要角色,但凝血酶的持续产生和弥散尚需依赖于其他因素的作用:内源性凝血途径的激活使凝血酶得以持续生成,继而导致了内生性抗凝因子(如抗凝血酶Ⅲ、蛋白质 C、蛋白质 S、TFPI)的大量消耗,带负电荷的磷脂表面的暴露增加亦推动了凝血过程的发展。

(二)与血栓形成倾向有关的凝血因子异常

血栓形成的机制非常复杂,其发生机制和影响因素,迄今仍不十分清楚。一般认为凝血因子、抗凝因子、纤溶因子以及血小板膜受体的各种基因的改变与血栓形成倾向相关,血栓形成不是受基因单一因素影响,基因-环境的相互作用在血栓发生机制中最重要。获得性血浆凝血因子的增多可提高血栓发生的危险,一些病理性因素可使血浆凝血因子增多。如肥胖、糖尿病、高血压、高血脂、吸烟等情况下,可使纤维蛋白原浓度增高,目前已经发现纤维蛋白原量的增加与心肌梗死、缺血性心脏病等关系密切。血栓的形成还和环境因素有关,例如:分娩、激素摄入、外科手术、节食、吸烟以及糖尿病、高血压、高血脂、高胱氨酸血症、血管壁的局部变化等均与血栓形成密切有关。

(朱庆文)

第四节 造血干细胞及与血细胞相关的疾病

一、造血干细胞

(一)干细胞的定义

人体由 400 万亿～600 万亿个细胞组成,可分为 230 多种,但从功能上只能分为两大类:一类是功能细胞,另一类是干细胞。**干细胞(stem cell, SC)** 是一类特殊的细胞,干细胞的"干"是英文单词"stem"的意译,原意为"起源""茎干",表明其在生命的生长发育过程中起着"主干"作用。一般情况下,干细胞是指具有自我更新能力且具有多向分化潜能的一类细胞。或者更为明确地说,干细胞是指具有无限或长期的自我更新能力,至少可以产生一种与亲本完全相同的且可以进行单身或多向分化从而形成子代细胞的原始细胞。

干细胞的生物学特性决定了其应用的广泛性。一方面，干细胞可以在体外培养环境中无限增殖，目前已经建立了一套成熟规范的干细胞体外培养体系；另一方面，干细胞具有多分化潜能，给予适当的诱导条件，可使其定向分化为各种特定细胞，用以修复机体退化或损伤的细胞及组织，给再生医学带来了巨大的希望。

目前，造血干细胞是研究得最清楚、应用最成熟的成体干细胞，它位于骨髓和脐带血中，近30年来，骨髓造血干细胞移植日益广泛地应用于临床，已成为目前公认的治疗骨髓造血功能衰竭、遗传性造血功能障碍、白血病和其他血液系统恶性肿瘤的有效方法。

（二）骨髓造血干细胞的起源

造血干细胞（hematopoietic stem cell, HSC）是一种组织特异性干细胞，数量极少，只占单个核细胞的1/100 000～1/25 000。HSC的胚胎起源一直是干细胞领域的研究热点之一，以前的研究表明，造血干细胞来源于胚胎干细胞的成血-血管内皮细胞，在胚胎发育过程中，经由卵黄囊、胎肝、胸腺、脾，最后到骨髓。

目前认为，骨髓HSC是指存在于骨髓中的一小群具有无限或较长期的自我更新能力，并具有多向分化潜能、最终可生成各种血细胞（包括红细胞、白细胞、血小板）的原始造血细胞。体内的HSC在拥有高度自我更新能力的同时，也具有多向分化能力，且在两者之间保持着动态平衡，因此HSC在体内的数量是稳定的。

（三）骨髓造血干细胞的生物学特征

1. 具有高度增殖能力 骨髓HSC可通过不对称有丝分裂形成两个子代细胞。其中一个用于维持HSC池的大小，即骨髓HSC的自我更新。另一个则可能由于基因表达模式发生功能性改变，而使细胞特征出现变化，在体内不断增殖发育，产生髓系、红细胞系和淋巴细胞系，并逐步分化为各类成熟血细胞。

2. 克隆能力 HSC的克隆能力是指单个细胞具有创造更多相同细胞的能力。该能力可使细胞在克隆过程中保持相同的特性，这一特性是其具有建系能力的关键。

3. 分化潜能 HSC中存在不同分化等级的细胞群体，如髓性HSC可分化为红细胞系、粒细胞系、单核细胞系、巨核细胞系等细胞系的**造血祖细胞**（hematopoietic progenitor cell, HPC）；淋巴系HSC可分化为各种淋巴细胞。正常造血细胞在体内的大量造血主要发生在祖细胞阶段，祖细胞不是造血细胞分化的重要阶段，各系定向分化发生在晚期祖细胞阶段。造血细胞分化后其数量逐步放大，细胞逐渐成熟，经由HPC到形态可辨认的各种前体细胞，HSC最终至少可以分化为12个系列的成熟的血细胞及其他系列的细胞，如：红细胞、粒细胞、单核巨噬细胞、嗜酸性粒细胞、嗜碱性粒细胞、肥大细胞、巨核细胞和血小板、NK细胞、T细胞、B细胞等血细胞和骨髓中的成骨细胞和成纤维细胞。

4. 造血干细胞的表面标志 干细胞转录图谱发现，许多种类的干细胞都有相同的因子富集，具有多个共同的分子生物学特征：表达维持端粒和控制端粒酶活性的因子、通过DNA甲基化酶和组蛋白乙酰化酶及Groucho家族蛋白的翻译来达到调控基因表型的目的、通过RNA解旋酶调节特异性的转录后机制等。

目前已经发现的造血干细胞的表面标志主要包括：

（1）原癌基因（C-Kit）：C-Kit即CD_{117}，是一种信号转导分子，能编码表达一种穿膜酪氨酸激酶受体分子，是**干细胞因子**（stem cell factor, SCF）的受体，其高频率表达对造血干细胞的分化具有十分重要的作用。

（2）CD$_{34}$：CD$_{34}$抗原即利用CD$_{34}$单克隆抗体检测出的抗原分子，是一种高度糖基化跨膜蛋白。从人骨髓细胞中分离纯化出的CD$_{34}^+$细胞群与造血因子共同体外培养，可获得含各类血细胞的混合集落。故此，CD$_{34}$抗原可视为骨髓造血干细胞的一个重要标志。

（3）Lin$^-$细胞：Lin（无谱系特异性标记）细胞是早期造血干细胞，结合免疫磁珠分离法，可以除去造血组织中T细胞、B细胞、单核细胞、NK细胞、巨核细胞、巨噬细胞、红系、粒系等谱系细胞，筛选出Lin$^-$细胞。

（4）血管内皮生长因子受体：**血管内皮生长因子受体（kinase insert domain-containing receptor，KDR）**，在新生儿造血组织中有0.1%～0.5% CD$_{34}^+$细胞表达KDR$^+$，在不加入任何生长因子的情况下，长期培养存活下来的细胞中有95%为KDR$^+$，因此KDR是定义HSC的阳性标志物，可将干/祖细胞区别开来：HSC细胞表面标志限定在CD$_{34}^+$KDR$^+$，而造血祖细胞表面标志为CD$_{34}^+$KDR$^-$。

（四）造血干细胞与血细胞生成的调控

正常造血细胞的大量造血活动主要发生在祖细胞阶段，祖细胞是由HSC分化而来的分化方向确定的干细胞，也称定向干细胞。它们在不同的集落刺激因子作用下，分别分化为形态可辨认的各种血细胞。研究认为，当干细胞开始第一步分化时，就出现了早期祖细胞，并逐渐增加对称性有丝分裂，其自我维持能力随之减弱。祖细胞在细胞周期中从G1→S→G2→M→G1不停地循环往复，边增殖边分化。髓系祖细胞早期到晚期是逐步由多向分化潜能经过双向到单向分化。

1. HSC向红细胞分化 HSC在刺激因子的作用下，首先分化为早期红系祖细胞和晚期红系祖细胞，然后进一步分化为形态上可识别的原红细胞、早幼红细胞、中幼红细胞和晚幼细胞等，后者脱去胞核成为网织红细胞，最终成为成熟红细胞。从HSC到循环血流中的红细胞，生成时间约为1周。骨髓中储存有大量的网织红细胞，在骨髓中停留1～2天，后释放入血，成为成熟的红细胞。

2. HSC向粒细胞分化 中性粒细胞、嗜酸性粒细胞和嗜碱性粒细胞虽有各自的HPC，但其发生过程基本相同。HSC在刺激因子的作用下，生成粒-单系祖细胞（CFU-GM），然后再进一步分化为粒细胞系各阶段细胞。CFU-GM是二能祖细胞，可分化为粒细胞或单核细胞。CFU-GM在集落刺激因子的作用下，进一步分裂分化，依次为原粒细胞、早幼粒细胞、中幼粒细胞、晚幼粒细胞，进而分化为成熟的杆状核和分叶核粒细胞。

3. HSC向单核细胞分化 单核细胞和中性粒细胞有着共同的造血祖细胞（CFU-GM），HSC增殖分化后，经原单核细胞和幼单核细胞，形成单核细胞。后者离开血液，发育成为巨噬细胞。

4. HSC向淋巴细胞分化 一部分淋巴性HSC经血流进入胸腺皮质，分化为T淋巴细胞；一部分在骨髓内发育为B淋巴细胞和NK细胞；浆细胞由B淋巴细胞转化而来。

5. HSC向血小板分化 原巨核细胞经幼巨核细胞，发育为巨核细胞，巨核细胞的胞质脱落成为血小板。巨核-血小板系源于骨髓的HSC，增殖分化后，形成巨核细胞系祖细胞，进一步分化为形态学上可识别的原巨核细胞、幼巨核细胞和巨核细胞，最终形成血小板。血小板在生长发育过程中还需要白细胞介素-3（IL-3）、白细胞介素-6（IL-6）、干细胞因子（SCF）、粒-巨噬细胞集落刺激因子（GM-CSF）、巨核细胞集落刺激因子（Meg-CSF）和血小板生成素（thrombopoietin，TPO）等的调控。

6. HSC 向 NK 细胞分化　自然杀伤细胞（natural killer cell），即 NK 细胞，起源于骨髓，由 CD_{34}^+ HSC 分化发育而来，并依赖于骨髓的微环境，但其发育的具体过程和确切机制尚未阐明。

（五）造血干细胞移植

造血干细胞是发现最早、研究最多和最先用于疾病治疗的成体干细胞。造血干细胞移植是从 20 世纪 60 年代开始逐渐发展起来的一种医疗技术，由于最初是通过抽取供体骨髓而获得造血干细胞，所以又称骨髓移植。近年来，随着研究的深入，已可通过药物将骨髓中的造血干细胞"动员"到外周血中，通过血细胞分离机分取造血干细胞，称为"外周血干细胞移植"。除此以外，由于脐带里有大量丰富的造血干细胞，尚可进行"脐带血造血干细胞移植"。

造血干细胞移植技术使众多血液病患者得到救治，将急性白血病患者的长期生存率提高到 50%～70%。为发展此项技术做出了重要贡献的美国医学家托马斯因而获得了 1990 年度的诺贝尔医学奖。1976 年托马斯报道 100 例晚期白血病病人经 HLA 相合同胞的骨髓移植后，13 例奇迹般长期生存。从此全世界应用造血干细胞移植技术治疗白血病、再生障碍性贫血、先天性免疫缺陷病及急性放射损伤等方面取得巨大成功，开创临床治疗白血病及血液系统疾病的新纪元。在中国，骨髓移植奠基人陆道培教授于 1964 年在亚洲首先成功开展了异体（同基因）骨髓移植，又于 1981 年首先在国内持久植活异基因骨髓移植。目前异基因干细胞移植数占我国的干细胞移植病例半数以上，长期存活率已达 75% 以上，居国际先进水平。

除此之外，造血干细胞还可以作为基因治疗的靶细胞，还可以参与诸如地中海贫血、镰刀细胞性贫血、联合免疫缺陷病等遗传性疾病的治疗，并取得了令人瞩目的进展，同时也为其他类型的成体干细胞的研究和应用奠定了坚实的基础。

展望未来，干细胞的研究发展将会给更多的疾病带来更为有效的治疗，成为继药物治疗、手术治疗之后的又一场医疗革命，从而更有效地为人类服务。

二、与血细胞相关的疾病

血液系统疾病（diseases of blood system），是指各种原因（如感染、化学性、物理性、超敏反应性、肿瘤、代谢性、失血性、遗传性，以及原因不明）导致某一种血细胞的过多、过少或形态学改变而出现的相应疾病。血液系统是组成机体的重要系统之一，主要功能是保证各种血细胞，即红细胞、白细胞、血小板在体内的正常运行，履行其生理功能，以保障机体的健康。因此，健康人外周血中各种血细胞的质量经常保持在一定范围。

机体的内外环境经常不断地变化，外周血液中不同血细胞的数量及功能之所以能够长期维持在正常范围内，是机体内部对血细胞的生产与破坏速度均有较完善的调控机制的结果。但是这些调控机制有一定的限度，若某种致病因素特别强大，超出了机体的调控能力，就会导致某一种血细胞的过多或过少，出现相应的疾病。

（一）红细胞疾病

1. 红细胞的数量和形态　红细胞（erythrocyte 或 red blood cell, RBC）是血液中数量最多的血细胞。正常红细胞呈双凹圆盘形，无细胞核，直径 7～8μm，边缘最厚处约 2.5μm，中央最薄处约 1.0μm。红细胞保持双凹圆盘形需要消耗能量，但可大大增加红细胞的表面积/体积之比,有利于红细胞的可塑变形,从而便于红细胞通过小于其直径的血管和血窦。

我国成年男性的红细胞正常数量是 $(4.5 \sim 5.5) \times 10^{12}/L$,平均 $5.0 \times 10^{12}/L$,Hb 浓度约为 $120 \sim 160g/L$;我国成年女性是 $(3.8 \sim 4.6) \times 10^{12}/L$,Hb 浓度约为 $110 \sim 150g/L$;新生儿是 $6.0 \times 10^{12}/L$,Hb 浓度可达为 200g/L 以上。

2. 红细胞疾病 主要包括红细胞增多与贫血两大类,分别指血液循环中红细胞过多与过少。从红细胞的功能上考虑,红细胞增多的定义,采用"血细胞压积过高(>53%)"较为合理,因其临床表现并非氧运输方面的障碍,而是血液浓缩及血黏滞性过高,两者均为血细胞压积过高的结果;另一方面,贫血的特点是血红蛋白浓度过低(<100g/L),其临床表现取决于血液氧运输能力的降低。

从全身红细胞总量来考虑红细胞增多与贫血均可分为相对与绝对两种,前者由于血浆总容量的改变,而后者由于红细胞总量的改变。相对红细胞增多或相对贫血并非血液系统疾病,但从鉴别诊断方面考虑,应包括在内。

绝对红细胞增多可进一步分为原发性与继发性两类,后者常见于高原病与肺心病,系机体的代偿反应。

贫血按其发生的直接原因与发病机制,可分为三类,即红细胞生成减少,主要包括再生障碍性贫血(由于多能或定向干细胞增生障碍)与营养缺乏性贫血(如缺铁性贫血、巨幼细胞性贫血等);红细胞破坏过多,包括红细胞遗传性缺陷或获得性溶血因素所致溶血性贫血;急性或慢性失血。根据实验室对贫血患者平均红细胞体积(正常值为 $82 \sim 92 \mu m^3$)与平均红细胞血红蛋白浓度(正常值为 32%~36%)测定结果所做的形态学分类,将贫血分为大细胞性、低色素、小细胞性与正色素、正细胞性三类。

(二)粒细胞与单核细胞疾病

白细胞(leukocyte 或 white blood cell,WBC)是一类无色有核的血细胞。正常成人白细胞数量为 $(4.0 \sim 10.0) \times 10^9/L$。生理条件下,血液中的白细胞数目变异范围很大,表现为以下几个方面:①新生儿可高达 $25 \times 10^9/L$,但 1 周后即降至 $14 \times 10^9/L$,此时中性粒细胞的绝对数与成人相似;但淋巴细胞数却较高,以后缓慢下降,在 12 岁左右达到成人水平;②有昼夜波动,下午的白细胞数量比清晨时高;③进食、疼痛、情绪激动可致白细胞数量增多;剧烈运动时可增高到 $35 \times 10^9/L$,休息数小时后可恢复至正常水平;④女性在妊娠末期白细胞增多,其波动范围在 $(12 \sim 17) \times 10^9/L$ 之间,分娩时可增加到 $34 \times 10^9/L$,分娩后 2~5 天恢复至原先水平。分娩期的白细胞增多,可能是肌肉收缩、出血与组织损伤的联合结果。

病理情况下,中性粒细胞的增减最常见。急性感染、中毒、急性失血、急性溶血、恶性疾病(包括白血病)等均可导致程度不等的外周血中性粒细胞的增多。另一方面,某些感染(如伤寒、副伤寒、流行性感冒、新型冠状病毒肺炎、麻疹、斑疹伤寒、疟疾、黑热病、回归热、粟粒性结核、败血症等)、理化因子与药物、某些造血系统疾病(如再生障碍性贫血)、过敏性休克等,均可导致程度不同的中性粒细胞减少。

类白血病反应系机体受某一种刺激所发生的类似白血病的血象反应,在血液中出现幼稚白细胞或其总数过分增多颇似白血病,而并非白血病。待该刺激消除后,不须特殊治疗,即可自然恢复,预后良好。类白血病反应常见于感染,如肺炎、脑膜炎、百日咳、传染性单核细胞增多症、结核病等;中毒、妊娠高血压综合征、严重烧伤等;并发骨转移的炎性疾病等。

嗜酸细胞增多见于黏液性水肿、溃疡性结肠炎、慢性鼻窦炎、天花、水痘、注射异种蛋白之后、慢性粒细胞白血病、真性红细胞增多、脾切除后等。

嗜碱性粒细胞减少见于甲状腺功能亢进、排卵期、妊娠与紧张状态。

(三)淋巴细胞(含浆细胞)疾病

新生儿的外周淋巴细胞约占白细胞总数的 17%，出生后逐渐增加，至出生后 2 周时可达 45%，1 岁时达 65%，后逐渐减少，2 岁左右达到成人水平(20%～50%)。

淋巴细胞增多见于急性传染病，如百日咳、传染性单核细胞增多症等；慢性传染病，如波状热、结核病等；血液系统疾病，如淋巴细胞白血病等。

淋巴细胞减少见于严重的全血细胞减少与充血性心力衰竭。服用肾上腺皮质激素后，亦可出现暂时的淋巴细胞减少。

浆细胞由 B 细胞发育而成，为分泌免疫球蛋白(Ig)的功能细胞，一般不见于外周血液中。外周血液中有少数浆细胞可见于风疹、麻疹、水痘、血清病、慢性感染与多发性骨髓瘤。在多发性骨髓瘤，外周血液中偶可出现大量浆细胞，成为浆细胞白血病。

在淋巴细胞与浆细胞疾病中，白血病(包括急性淋巴细胞型、慢性淋巴细胞型、急性幼淋巴细胞型、毛细胞型等)与恶性淋巴瘤(包括霍奇金氏病、非霍奇金氏淋巴瘤、蕈样肉芽肿等)占主要位置；其次为浆细胞与异常免疫球蛋白病，如多发性骨髓瘤、重链病、巨球蛋白血症等。再次为传染性单核细胞或淋巴细胞增多症。

(四)血小板减少与出血性疾病

正常的**血小板(platelet 或 thrombocyte)**无核，呈两面微凸的圆盘形，其平均直径为 2～4μm。血小板是由骨髓中的巨核细胞胞质裂解脱落下来的胞质碎片。正常成人血小板的数量为($100～300$)$\times 10^9$/L。正常人血小板数量有 6%～10% 的变化，通常午后较清晨时多；冬季较春季时多；静脉血较毛细血管多；剧烈运动后、妊娠中、晚期增多。血小板有维护血管壁完整性的功能，当血小板的数量减少到 50×10^9/L 以下时，可出现血小板减少性紫癜；血小板的数量大于 $1\,000 \times 10^9$/L 时，则可有血栓形成。

正常止血过程是机体维持健康与生命的重要生理功能，包括血小板、血管与凝固系统中诸因子三个环节的功能完整。这些环节中任何一种或一种以上发生障碍时，就会出现自发性出血或创伤后出血时间的延长，影响机体的健康及生命。

血小板减少的原因，是其生成减少或消耗增多。血小板生成减少见于原发性或继发性(由于电离辐射或化学药物)再生障碍性贫血与血小板的无效生成，如巨幼细胞性贫血等。血小板消耗增多见于自家或同种抗体的免疫过程，如特发性血小板减少性紫癜、胎儿与母体的血型不符、超敏反应等，弥散性血管内凝血、栓塞性血小板减少性紫癜等非免疫过程。

因血管异常而导致的出血性疾病见于自身免疫状态，如过敏性紫癜、暴发性紫癜等；细菌、病毒等感染，如猩红热、天花、斑疹伤寒、疟疾等；结构畸形，如遗传性出血性毛细血管扩张、坏血病、老年性紫癜等。

因血液凝固障碍所致出血性疾病分为遗传性与获得性两类。遗传性血凝障碍常见于性连锁隐性遗传，如血友病，其次为常染色体隐性或显性遗传，如第Ⅴ、Ⅶ、Ⅹ、Ⅻ等凝血因子的缺乏，血纤维蛋白原异常等。获得性血凝障碍最多见于维生素 K 依赖性凝血因子缺乏，如新生儿出血病、肝病等；血凝抑制剂的出现，如全身性红斑狼疮等；血凝因子的加速破坏，如弥散性血管内凝血等。

(王冰梅)

主要参考文献

1. 王庭槐. 生理学 [M]. 9 版. 北京：人民卫生出版社，2018.

2. 邓家栋，杨崇礼，杨天楹，等. 邓家栋临床血液学 [M]. 上海：上海科学技术出版社，2020.

3. 王庭槐. 生理学 [M]. 3 版. 北京：人民卫生出版社，2015.

4. 王建枝，钱睿哲. 病理生理学 [M]. 9 版. 北京：人民卫生出版社，2018.

5. 黄玉芳，刘春英. 病理学 [M]. 4 版. 北京：中国中医药出版社，2016.

6. 赵铁建，朱大诚. 生理学 [M]. 11 版. 北京：中国中医药出版社，2021.

7. 鲁友明，胡志安. 生理学 [M]. 北京：科学出版社，2022.

8. 肖献忠. 病理生理学 [M]. 4 版. 北京：高等教育出版社，2018.

9. 赵铁建. 中西医结合生理学 [M]. 北京：科学出版社，2013.

10. 张志雄，周乐全. 生理学 [M]. 3 版. 上海：上海科学技术出版社，2017.

11. 唐晓伟，唐省三. 人体解剖与生理 [M]. 2 版. 北京：中国医药科技出版社，2013

12. 王鸿利. 实验诊断学 [M]. 北京：人民卫生出版社，2001.

13. 林松波，陈韵蕉，郑悦，等. 血栓·抗凝·溶栓 [M]. 福州：福建科学技术出版社，1999.

14. 赵俊. 中华麻醉学 [M]. 2 版. 北京：科学出版社，2013.

15. 刘伟，柴家科. 弥漫性血管内凝血研究现状 [J]. 中华损伤与修复杂志，2011，6（3）：447-453.

16. 王兆钺. 弥散性血管内凝血发病机制和治疗研究的进展 [J]. 临床血液学杂志，2001，14（6）：273-274.

17. TOH CH, DENNIS M. Disseminated intravascular coagulation: old disease, new hope[J]. BMJ, 2003, 327(7421): 974-977.

18. 史旭波，胡大一. 血栓形成与凝血机制及调节 [J]. 临床荟萃，2007，14（22）：989-991.

19. 葛均波，徐永健，王辰. 内科学 [M]. 9 版. 北京：人民卫生出版社，2018.

20. 万学红，卢雪峰. 诊断学 [M]. 9 版. 北京：人民卫生出版社，2018.

21. 崔红娟. 干细胞生物学 [M]. 重庆：西南师范大学出版社，2014.

22. 王延华，潘兴华，李力燕. 干细胞理论与技术 [M]. 3 版. 北京：科学出版社，2013.

23. 金坤林. 干细胞临床应用：基础、伦理和原则 [M]. 北京：科学出版社，2011.

24. 王亚平. 造血干细胞生物学及其研究方法 [M]. 北京：科学出版社，2007.

第四章 血 液 循 环

循环系统(circulatory system)是人体内执行运输功能的封闭、连续的管道系统,包括起主要作用的**心血管系统**(**cardiovascular system**)和起辅助作用的**淋巴系统**(**lymphatic system**)。心血管系统由心脏和血管组成,心脏是推动血液流动的动力器官,血管是具有舒缩功能的血流管道。在心脏的驱动下,血液在心血管系统中循环流动,称为**血液循环**(**blood circulation**),是机体最重要的生命活动之一。心血管系统的主要功能是执行物质运输:运输营养物质和O_2到全身,供细胞新陈代谢使用;运送代谢产物到排泄器官;运输各种激素和生物活性物质至靶细胞,实现体液调节;输送热量到全身各处以保持体温;血液防御功能的实现和内环境稳态的维持也依赖血液循环。此外心血管还具有重要的内分泌功能,可分泌多种生物活性物质,参与机体功能的调节。淋巴系统不仅能协助静脉进行体液回流,还通过产生淋巴细胞,过滤淋巴和产生抗体等,参与机体的免疫反应和防御功能。

第一节 心脏泵血功能及评价

心肌的活动表现在力学变化和电学变化两个方面。前者与心脏的泵血功能有关,后者与心脏内兴奋的产生与传播有关。

一、心脏的泵血功能

心脏的主要功能是泵血,它通过不停地节律性地收缩和舒张来实现对血液的驱动作用。心脏收缩时将血液射入动脉,并通过动脉系统将血液分配至全身各组织器官;心脏舒张时则通过静脉系统使血液回流至心脏,为下一次射血做准备。

心肌细胞的收缩也是由动作电位触发的,通过兴奋 - 收缩耦联引起心肌的收缩。由于心肌细胞之间有低电阻的闰盘结构存在,兴奋传播迅速,使得所有细胞几乎同时兴奋和收缩(同步收缩),因此,可将心肌视为功能合胞体。在心房和心室之间存在纤维环和结缔组织将两者隔开,兴奋无法直接由心房肌细胞传至心室肌细胞,因此房室成为兴奋由心房传向心室的唯一通道,因其传导速度缓慢而称为**房 - 室延搁**(**atrio-ventricular delay**),上述解剖结构和生理特性的特点,决定了心肌一旦兴奋,心房和心室这两个功能合胞体的所有心肌细胞将先后发生同步收缩,这种同步收缩保证了心脏各部分之间的协同工作和发挥有效的泵血功能。

在心脏的泵血功能中,心室起主要作用。现以左心室为例,分析心脏的泵血过程与机制(图4-1)。

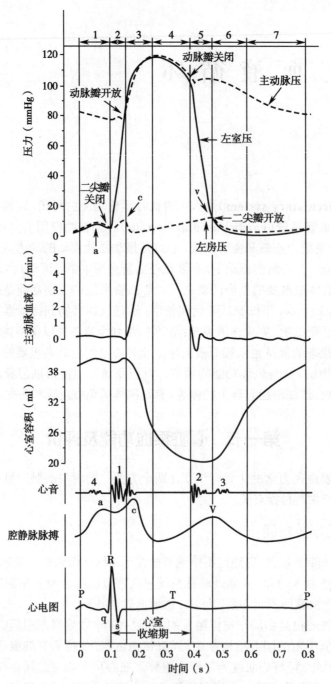

图 4-1 心脏泵血过程中左心室压力、容积和瓣膜等变化

图上方：1. 心房收缩期；2. 等容收缩期；3. 快速射血期；4. 减慢射血期；
5. 等容舒张期；6. 快速充盈期；7. 减慢充盈期

心房收缩结束转入舒张期后，心室开始收缩。心室收缩期可分为等容收缩期和射血期，射血期又可分为快速射血期和减慢射血期。心室开始收缩后，室内压急速升高，很快超过房内压，血液顺压力差由心室流向心房而推动房室瓣使之关闭。此时室内压仍低于动脉压，动脉瓣仍处于关闭状态,心室暂时成为一个等容的密闭腔。此期称为等容收缩期,心室容积不变,心室肌作强烈的等长收缩,室内压急剧升高。当心室收缩使室内压继续升高超过动脉压时,动脉瓣开放,等容收缩期结束,进入射血期。如果心室肌收缩力下降使得室内压上升速率减慢,或者动脉压升高,势必使等容收缩期延长、射血期缩短,影响心脏泵血功能。射血的早期,心室肌的收缩使室内压上升至峰值,由心室射入动脉的血液量最多、流速快,称为快速射血期,此期的射血量约占总射血量的2/3;之后,由于心室内血液减少,心室收缩强度减弱,射血的速度亦逐渐减慢,称为减慢射血期。在快速射血期的中期或稍后,乃至整个减慢射血期,室内压已略低于动脉压,但此时心室内的血液仍可因动能的惯性,逆压力梯度继续流入主动脉。

心室舒张期可分为等容舒张期和心室充盈期,心室充盈期又可分为快速充盈期、减慢充盈期和心房收缩期三个时期。射血期结束后,心室开始舒张,室内压下降,动脉内血液顺压力差向心室反流时推动动脉瓣使之关闭,此时室内压仍高于房内压,房室瓣也处于关闭状态,心室再次成为封闭的腔,容积不变,称为等容舒张期,此期内室内压急剧下降。随着心室舒张,室内压进一步下降至低于房内压时,心房内的血液冲开房室瓣进入心室,心室充盈期开始。充盈初期,进入心室的血液量大(约占总充盈量的2/3)、速度快,心室容积急剧增大,称为快速充盈期。此期心房也处于舒张状态,血液快速流动是由于心室肌的快速舒张使室内压明显降低,甚至成为负压,心室对心房和大静脉内的血液产生"抽吸"作用;随着心室内血液充盈量的增加,房、室间的压力梯度逐渐减小,血流速度减慢,进入减慢充盈期;在心室舒张的最后0.1s,心房开始收缩,使心室进一步充盈,此期对心室的充盈量约占总充盈量的10%～30%。

总之,心室肌的收缩和舒张引起的心室内压力变化是导致心房与心室之间、心室与动脉之间产生压力梯度的根本原因;而压力梯度是推动血液在心房、心室以及动脉之间流动的主要动力。心脏瓣膜的结构特点和启闭活动控制着血液只能单向流动,即从心房流向心室,再从心室流向动脉;同时,瓣膜的正常启闭也保证了心室收缩与舒张过程中室内压的迅速变化。

二、心脏泵血功能的评价

在临床实践和科学研究中,常常需要对心脏的泵血功能进行评价。下面重点介绍评价心脏泵血功能的常用方法与指标。心功能评价的方法通常分为有创和无创两大类,有创性检查主要是心导管术;无创性检查方法很多,目前应用最广泛的是超声心动图。

(一)心导管术

应用心导管技术,将导管从周围血管插入,送至心腔及各处大血管进行压力和容积信息的收集,以评价心功能,称为**心导管术(cardiac catheterization)**。导管可从大静脉经腔静脉送入右心室,也可从颈动脉经主动脉送入左心室。心导管检查是评价心室功能的"金标准"。随着无创性心功能评价方法的发展,目前心导管术临床使用较少,在科学研究中仍广泛采用。

科学研究中,常常利用右颈总动脉从主动脉弓右侧顶端发出并与升主动脉形成一直线的特征,将心导管插入左心室测量室内压,经计算机处理后,可得到心动周期中血流动力学和心肌力学的多项参数,通过对这些参数的综合分析,可以评判左心室泵血功能。下面以**左心室内压**（left ventricular pressure，LVP）测定为例，介绍其方法与评价心功能的常用指标。

1. 左心室内压的测定方法 动物行右颈总动脉插管，之后将导管沿动脉腔内向心脏方向缓缓推进，同时密切观察血压曲线的波动。一般情况下，当导管尖端进入主动脉后，动脉血压波形增大，导管上的搏动感明显增强；当导管尖端进入主动脉瓣入口时，有明显的抵触、抖动感；当突然产生一个突空感时，表示导管进入左心室，此时可发现压力曲线有明显变化（图4-2），即曲线幅度明显增大，舒张压突然降到0mmHg以下，此时观察到的即为LVP曲线。

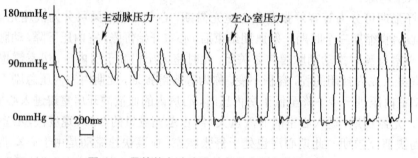

图4-2 导管从主动脉进入左心室压力波形变化

2. LVP测定的常用指标 血流动力学和心肌力学指标是研究生理、病理或药物作用下心血管功能的较常用的指标。

（1）血流动力学指标：传统的血流动力学把心脏视为泵血器官，研究它的压力、容积和流量的变化规律。这些指标受前、后负荷影响明显，仅能从一定程度上评价心肌的舒缩功能。

①左心室收缩压：**左心室收缩压**（left ventricular systolic pressure，LVSP）常用LVP曲线的最高值（峰值），为快速射血期末的心室内压。当前后负荷升高或心肌收缩力加强时，LVSP增大。

②左心室舒张压：**左心室舒张压**（left ventricular diastolic pressure，LVDP）为LVP的最低值，即快速充盈期末的心室内压。

③左心室舒张末期压力：**左心室舒张末期压力**（left ventricular end-diastolic pressure，**LVEDP**）为左心室舒张末期、收缩期开始时的室内压，反映左心室的前负荷，在LVP曲线缓升至急剧上升的转折点处读取（图4-3）。

（2）心肌力学指标：心肌力学将心脏视为肌肉器官，研究心肌机械活动过程中的张力、长度和缩短/延长速度等力学特征，并用这三个力学参数的相互关系来表达心肌收缩性能。在此基础上，提出一系列直接反映收缩性能的指标，以测量心肌纤维收缩成分（CE）的缩短速度为基础，将心肌的负荷状态与收缩性能的改变区分开，因而成为评定心肌功能的有效手段，广泛应用于心脏学科的基础理论与临床研究中。

①室内压最大上升和下降速率（±dp/dt$_{max}$）：通过对LVP曲线作一阶微分可得到心室内压变化率（dp/dt）曲线（图4-3）。±dp/dt$_{max}$分别为曲线的最高点和最低点，表示左心室内压变化的最大速率（单位为mmHg/s），在一定程度上能反映心肌收缩与舒张的性能。老年和心衰等生理病理状态下，±dp/dt$_{max}$降低，提示心室收缩与舒张功能降低。

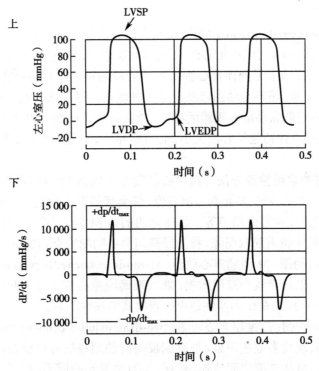

图 4-3 小鼠左心室压与室内压变化率同步记录曲线
上：左心室压；下：室内压变化率（dp/dt）

$+dp/dt_{max}$ 是等容收缩期左心室内压上升最大速率。等容收缩期可视为等长收缩期，心肌纤维收缩成分的缩短牵拉弹性成分产生张力以对抗后负荷，而不表现出外部的缩短，故在此期通过测量心肌张力（或心腔内压力）变化的程度和速度，可以反映心肌纤维收缩成分的缩短程度和速度。由于等容收缩期内前、后负荷固定，测定左心室的功能较易，因此 $+dp/dt_{max}$ 是评价心肌收缩性能的常用指标。$+dp/dt_{max}$ 对各种变力性干预十分敏感，但一定程度上受心率及前后负荷的影响并与其呈正相关。当心率、前后负荷不变时，$+dp/dt_{max}$ 上升表示心肌收缩性能增强。

$-dp/dt_{max}$ 是等容舒张期左心室内压下降最大速率，也可用 dp/dt_{min} 来表示。$-dp/dt_{max}$ 是心肌舒张参数，反映心肌舒张时收缩成分延长的最大速度，是反映心脏舒张功能最敏感的指标，也是评价心室舒张功能最常用的指标之一。

②$t-dp/dt_{max}$：指左心室开始收缩至发生 dp/dt_{max} 的间隔时间，是 dp/dt 曲线升支的起点至峰顶的间期。当心肌收缩力加强、心率加快，以及外周阻力下降时，该值减小。应用正性变力药物，在 $+dp/dt_{max}$ 增高的同时，$t-dp/dt_{max}$ 缩短，反映心肌收缩性增强；反之，使用负性变力药物时，$+dp/dt_{max}$ 降低，$t-dp/dt_{max}$ 延长。

③心肌纤维收缩成分缩短速度（V_{CE}）和收缩指数（CI）：V_{CE} 可根据室内压的微分及其对应的瞬时室内压求得，即 $V_{CE}=dp/dt /P$。CI 是左室 $+dp/dt_{max}$ 时的 V_{CE}，即将 $+dp/dt_{max}$ 除以同一瞬间的等容收缩压。此外，缩短速度最大值 V_{max} 是零负荷下的心肌纤维最大缩短速度（理论值）。由于用 V_{CE} 类指标可排除 LVEDP 和大动脉血压的影响，有人认为用它们评价心肌收缩能力比单纯 $+dp/dt_{max}$ 更为合适，但 V_{CE} 类指标对变力性干预的敏感性低于 $+dp/dt_{max}$。

（二）超声心动图

超声心动图（echocardiography）是应用超声波回声探查心脏和大血管，以获取有关信息的一组无创性检查方法。自 20 世纪 50 年代问世以来，发展迅猛，由于其出色的时空分辨率和可用性，已成为临床上无创评价心脏泵血功能最为常用和最为重要的方法，在科学研究中也广泛采用。目前，超声心动图已发展成一种既可实时观察心脏与大血管的形态结构与搏动，了解心脏收缩舒张功能和瓣膜活动，又能实时显示心血管内血流状态的检查方法。对心脏进行的常规超声评估包括心腔大小、心室壁厚度、室壁运动、瓣膜功能、血流和心内血流动力学等。

1. 超声心动图的常用检查方法 超声心动图方法包括 M 型超声心动图、二维超声心动图、多普勒超声心动图、彩色多普勒血流显像、经食管超声心动图、负荷超声心动图、三维超声心动图、超声造影、血管内超声等。临床常用的是 M 型、二维、多普勒三种模式，一般通过将超声探头放置于胸前获取图像，称为经胸超声心动图检查（TTE）。

（1）M 型超声心动图：**M 型超声心动图（M-mode echocardiography）**是超声心动图最早的形式，仅通过一束超声波来获取数据，能够准确测量心脏壁厚度和确定瓣膜运动的时相。目前很少单独应用，而是作为其他超声检查模式的辅助工具。

（2）二维超声心动图：**二维超声心动图（two-dimensional echocardiography）**又称切面超声心动图，由探头发放多道超声束，被组织反射回的超声信号经整合后在监视器上显示出心脏的 2D 图像。可从二维空间清晰、直观、实时地显示心脏不同方位的平面结构、毗邻关系与动态变化，是心脏超声的核心检查手段，也是各种类型超声心动图发展的基础，如超声造影、经食管超声等均要建立在二维超声心动图像的基础上。目前二维超声广泛应用于测定心腔大小（心房和心室）、大血管的口径、瓣膜的瓣口面积和瓣环大小、左心室容积和射血分数等。

（3）多普勒超声心动图：能够显示血流的方向、速度和性质，异常血流束的途径，配合二维超声心动图判断结构异常的部位及走行，确定异常分流时相，并且计算心输出量和跨瓣膜口的压力阶差。

2. 超声心动图的心功能检查指标 超声心动图可以测定在不同心动周期或心动周期不同时相内心腔内径变化，计算心腔的容量改变，结合其他生理参数推算心脏的收缩和舒张功能；可以测量通过某一断面的血流速度，推算心脏射血量；还可通过测量时间间接反映心脏功能。超声心动图评价心功能的常用指标包括：

（1）评价左心室收缩功能的指标：主要指心室收缩期的射血能力，通常用心输出量和射血分数等指标评价。①左心室压力与容量指标，主要有**左心室舒张末期内径（left ventricular end-diastolic dimension，LVEDD）、左心室收缩末期内径（left ventricular end-systolic dimension，LVESD）、左心室舒张末容积（left ventricular end-diastolic volume，LVEDV）、左心室收缩末容积（left ventricular end-systolic volume，LVESV）**，这些指标测量方便，左室压力和 / 或容量的变化可以反映左心室的收缩功能，为临床评价左室收缩功能最常用的方法。②左心室每搏输出量和心输出量，**左心室每搏输出量（left ventricular stroke volume，LVSV）**指左室每次收缩的射血量，LVSV = LVEDV − LVESV；**心输出量（cardiac output，CO）**指每分钟左室的射血量，CO = SV × HR（SV：每搏输出量；HR：心率）。③**左心室射血分数（left ventricular ejection fraction，LVEF）**，是临床上评价左心室收缩功能的首选指标。射血分数指每搏输出量占心室舒张末期容积的百分比,可通过公式:LVEF = SV/LVEDV × 100% 计算得到。射血分数的正常值为55%～65%,射血分数降低表示心肌收缩力降低,心功能不良。EF < 50% 为左室收缩功能轻度降低,30%～40% 为中度降低,< 30% 为重度降低。

④**左心室短轴缩短分数(left ventricular shortening fraction, LVFS)**,通过公式:LVFS = (LVEDD − LVESD)/LVEDD × 100% 计算得到,其临床意义与射血分数相同。正常左室短轴缩短率应高于28%。⑤其他指标:室间隔收缩期增厚率(IVS ΔT%),左心室后壁收缩期增厚率(LVPW ΔT%),每搏指数(SI),心脏指数(CI),左心室重量(LVM),左心室重量指数(LVMI),左心室收缩时间间期(STI),射血期心室容积的变化速率(dV/dt)和心室直径的变化速率(dD/dt)等。其中 STI 是用时间反映心室功能的指标,为左心室射血前期 / 射血期比值(STI = PEP/ET),是传统的心功能测定指标,左室收缩性能降低时比值增大。过去 STI 主要用心机械图测定,即用同步描记的颈动脉搏动图、心音图和心电图测量,现可用超声心动图测定。

(2)评价左心室舒张功能的指标:主要指心室舒张期扩张能力,一般用心室顺应性等指标评价,多采用多普勒超声测量。①二尖瓣血流频谱(MVF)E 峰与 A 峰之比(E/A),E 为舒张早期血流速度峰值,A 为舒张晚期血流速度峰值,两者的比值 E/A 可迅速将左心室舒张功能分类,故临床广泛应用于评价左室舒张功能。但 E/A 比值并不能全面反映心肌松弛性和顺应性两方面的情况,且易受年龄、心率、左室前后负荷及心肌收缩力等诸多因素的影响,用于评价左室舒张功能衰竭的敏感性较低,只适用于评价早期左室舒张功能不全。②肺静脉血流频谱(PVF)的心室收缩波峰值流速(S 波)、心室舒张波峰值流速(D 波)、心房收缩波峰值流速(AR 波)及 AR 波持续时间(ARd)也可用以反映左室的舒张功能,D/S、AR、ARd 及 ARd-Ad(Ad 为二尖瓣血流 A 波持续时间)可反映左室充盈压。在左室舒张功能衰竭中、晚期,相对来说 PVF 可以弥补 MVF 速度指标评价舒张功能的不足,两者结合可鉴别 MVF 的假性正常。③左心房容积 - 时间曲线(VTC),由于左心房容量增加与左心房射血分数下降均提示左心室舒张功能减退,因此,左心房容积 - 时间曲线能较好地反映左心室充盈压的改变,可以为临床提供更多更详尽的心室做功参数。④二尖瓣环运动速度,是一个相对不依赖于前负荷的评价舒张功能的参数,克服了 E/A 比值及肺静脉血流频谱评价左室舒张功能的不足,得到临床的广泛认可。近年来的研究显示,用脉冲多普勒测量二尖瓣舒张早期血流峰值速度与组织多普勒成像技术测量二尖瓣环舒张早期运动峰值速度之比(E/e')是反映左心室舒张末压较好的指标。左室舒张功能衰竭时,E/e' 比值稳定上升,不受年龄、心率、LVEF 等诸多因素的影响,成为当今最广泛应用于评价左室舒张功能的方法。⑤ Tei 指数(心肌功能指数),是近年来出现的一个定量综合评价心脏收缩和舒张整体功能的指标,它不受心脏几何形态、心率、二维图像质量及角度的影响,具有较好的可靠性和重复性,能简单、准确、敏感地评价左心室整体功能。Tei 指数 =(ICT + IRT)/ET,其中 ICT 为等容收缩时间,IRT 为等容舒张时间,ET 为射血时间。心脏收缩功能障碍时 ICT 延长、ET 缩短,舒张功能不全时 IRT 延长、ET 缩短,均可引起 Tei 指数的增加,因此,Tei 指数能够全面地反映心脏整体功能。研究显示,正常人的 Tei 指数参考范围为 0.36～0.39。

(3)对右心室功能的评价:由于右心室特殊的形态和功能,右心功能测定方法远不如左心功能测定方法成熟,但近年来,随着右心室功能逐渐被临床重视,其诊断方法也有了很大的进展,超声心动图是评估右心功能的主要手段。目前公认的右心功能指标主要有:三尖瓣环收缩期位移（TAPSE），肺动脉收缩压（PASP），三尖瓣血流频谱 E/A 值，心肌收缩峰速度及舒张峰速度，等容收缩心肌加速度（IVA），Tei 指数等。

（三）其他医学影像学检查技术

医学影像检查不仅能显示心脏的外部轮廓和腔内解剖结构，而且能观察心脏的运动和准确地评价心脏的功能，同时还能测量心脏和大血管的血流，对心脏功能的评价和病理诊断具有非常重要的意义。

1. X 线检查 心脏 X 线检查分为普通检查和心血管造影两大类，前者又可分为透视和摄影两种。普通 X 线检查通过分析心脏边缘和轮廓来判断心脏及各房室有无增大及其增大程度，观察心脏和大血管的搏动情况（幅度和节律）来判断心脏的功能。X 线心血管造影是将造影剂经动脉或静脉引入心腔和 / 或大血管，通过 X 线摄影显示心脏大血管的解剖结构，并判断心脏血液循环功能。近年来，随着许多医学影像学新技术（包括超声心动图、计算机断层扫描、放射性核素显像、磁共振成像等）相继问世，X 线心脏检查的临床应用大为减少，但由于其价格低廉、简便易行、能同时观察胸部其他器官和结构、显示肺循环敏感准确等优点，目前临床仍将其作为心脏的常规影像学检查方法之一。

2. 磁共振成像 磁共振成像（magnetic resonance imaging, MRI）技术可以观察心血管形态和测定心功能，并可根据需要进行磁共振血管成像（MRA）、心肌灌注以及心肌活性扫描，对各种心血管疾病如心肌病变、各种大血管疾病、心包疾病、先天性心脏病、心脏肿瘤、心脏瓣膜病等有重要的诊断价值。由心电图（ECG）门控的动态 MRI 显像技术通过在心动周期的不同时期内显像，用来评价心脏瓣膜和心室功能。MRI 的优点是：①属于无创伤、无射线辐射损伤技术，对人体无损害；②在所有医学影像学成像方法中，软组织对比度最高；③具有任意方向直接切层的能力，可全面显示心脏大血管的结构；④参数多，包含信息量大；⑤具有较高的空间分辨率。

3. 计算机断层扫描 常规计算机断层扫描（CT）的空间分辨力和时间分辨力低，不能克服心脏搏动的伪影，无法满足心脏成像的要求。电子束 CT（EBCT）和多排螺旋 CT（MSCT）在临床可用于心脏检查。EBCT 可以采用多种扫描模式，用于观察心脏大血管形态，显示心脏和大血管壁、房室间隔和瓣膜运动；对左心室容量和射血分数进行评估，计算心功能，分析血流动力学改变；进行冠状动脉的钙化评分，判断冠心病的危险程度。MSCT 具备 EBCT 在心血管应用的全部功能，并且图像质量高、检查时间短、费用较低，故有很好的发展前景。

4. 心脏放射性核素显像 心脏放射性核素显像是核医学的一个重要分支，通过联合应用放射性追踪剂和 γ 摄像探测器，可以评价心功能，检测心肌血流灌注和代谢的变化、心脏神经受体表达的改变，定位及定量分析心肌缺血和梗死等。其中，负荷试验心肌灌注显像是诊断冠心病最可靠的无创性检查方法，心肌代谢的正电子断层显像（PET）是评估心肌活力的"金标准"。

三、心脏泵血功能不全

由于各种病因使心脏的舒缩功能发生障碍，心输血量绝对或相对减少，以致不能满足组织代谢需求的病理生理过程称为**心功能不全（cardiac insufficiency）**。心功能不全包括从完全代偿直至失代偿的全过程；而当心功能进入失代偿阶段，则称为**心力衰竭（heart failure）**，心力衰竭通常伴有明显的肺循环或（和）体循环静脉系统被动性淤血，故也被称为

充血性心力衰竭（congestive heart failure）。

（一）心脏泵血功能不全的原因

影响心肌收缩力的因素包括前负荷、后负荷和心肌收缩能力。心脏泵血功能不全指心脏排血量不能满足机体代谢的需求，其原因可以是心肌收缩能力降低、负荷过重或心室充盈障碍导致心输出量降低，或者组织代谢需求增加。

1. 心肌收缩能力降低 心肌收缩能力指心肌在收缩过程中与其生化反应和生物物理过程有关的一种内在特性，不依赖于前、后负荷，通常用 +dp/dt$_{max}$ 衡量。自主神经、儿茶酚胺、电解质（如 Ca^{2+}、K^+）、药物等可通过改变心肌收缩能力来调节心肌收缩的强度和速度。当心肌梗死、心肌炎、心肌病或各种原因导致心肌缺血、缺氧、代谢障碍时，可造成心肌损伤，引起收缩能力降低。

2. 心脏负荷过重 心室的前负荷或后负荷过重，会诱发心肌适应性代偿，但长期的代偿最终会导致心肌舒缩功能的降低。①前负荷，即心室舒张末期的容积或压力，也称为容量负荷。根据 Frank-Starling 定律，在生理范围内，舒张末期容积越大，心肌初长度越长，收缩力越大，故心输出量随前负荷增加而增加。但在心内瓣膜关闭不全、左 - 右心分流或各种原因使回心血量异常增多等情形下，长期的容量负荷过度引起心肌代偿性改建，最终影响泵血功能；②后负荷，为动脉血压，又称为压力负荷。后负荷始终为心室射血的阻力，高血压、肺动脉高压、动脉瓣狭窄等都会造成心脏射血阻力增大。

3. 心室充盈障碍 指静脉回心血量无明显减少，因心脏本身的病变引起的心脏充盈障碍。心室舒张功能好，有利于心室的充盈，在一定范围内，心室舒张期充盈好，初长度大，心缩力量就大，心输出量就多；反之，如心室充盈不足，心输出量就减少。心室舒张功能障碍的常见原因包括：①心肌舒张迟缓，心肌舒张早期是一个主动的耗能过程，胞质内 Ca^{2+} 的清除和肌球 - 肌动蛋白复合体的迅速解离是关键步骤，各种原因导致心肌细胞内 ATP 缺乏和 Ca^{2+} 超载都会引起舒张功能障碍；②心室壁僵硬度增加、顺应性减退，如心肌肥厚、心肌纤维化或限制型心肌病等可引起心肌顺应性减退，扩张能力下降；③房室瓣狭窄，引起心室充盈机械性受阻；④心包疾病，如缩窄性心包炎、心脏压塞等，由于外力作用导致心室充盈受限；⑤心律失常或心肌局部缺血等引起心肌电活动或机械活动不协调，导致舒张功能异常。这些患者可表现为有心力衰竭的症状，但左心室射血分数正常。

4. 代谢需求异常增加 严重贫血、甲状腺功能亢进、体循环动 - 静脉瘘等病理情况下，组织细胞对氧的需求增加，会出现心输出量的相对不足。

由于心脏病变进行性发展的结局就是心力衰竭，凡是能够直接或间接加重心脏损伤的因素都可能成为心力衰竭的诱因，如感染、心律失常、用药不当等。

（二）代偿机制

心脏泵血功能不全时，机体的代偿机制被激活，以恢复血流动力学的平衡，保持足够的血压以维持重要器官的血液灌注。但这些代偿机制既有一定的限度，又有对机体不利的一面。目前认为，这些代偿机制包括神经 - 体液调节机制激活、心内代偿和心外代偿。

1. 神经 - 体液调节机制激活 神经 - 体液调节机制激活是心功能减退时适应性代偿的基本机制，但其失衡又会促进心功能不全的发展。参与神经 - 体液调节的生物活性物质很多，包括交感 - 肾上腺髓质系统、肾素 - 血管紧张素 - 醛固酮系统、血管升压素、心房钠尿肽、内皮素等。

（1）交感 - 肾上腺髓质系统激活：心输出量减少可通过压力感受性反射激活交感 - 肾上腺髓质系统。短期内，交感神经的兴奋可以发挥对心脏的正性肌力作用，增加心输出量；小动脉张力增加使外周阻力增高，有利于维持血压；由于 α 受体的分布差异，使血液在器官中的分配改变，保证重要器官的血液供应。但是，长时间的交感 - 肾上腺髓质系统兴奋会对机体产生不利影响，如心脏肾上腺素受体及其信号转导系统下调、压力感受器减敏、去甲肾上腺素对心肌的损伤作用、外周阻力增高使后负荷进一步加重等。

（2）肾素 - 血管紧张素 - 醛固酮系统激活：心功能不全的早期即有肾素释放增加和肾素 - 血管紧张素 - 醛固酮系统激活，发挥缩血管、促水钠潴留、促交感神经末梢释放去甲肾上腺素（NE）、促组织生长并激活多种生物活性物质生成等效应，对改善心功能有一定代偿意义。但这些代偿机制也有明显的副作用，如过度的血管收缩增加左心室后负荷，过度的水钠潴留引起的血容量增加可进一步增加心室前负荷，血管紧张素Ⅱ与醛固酮可促进心肌的肥大、增殖和纤维化等。

（3）其他体液因素：许多心衰患者血液中血管升压素、心房钠尿肽、内皮素、炎症细胞因子等含量都明显增多，调控着心功能的代偿及其向失代偿状态的转变。如细胞因子参与细胞间信息传递，调控组织代谢与生长，促进心肌改建，是维持心功能代偿状态的重要局部调控活性分子；但若它们持续过度表达，则会损伤心脏的收缩功能，促进心肌纤维化和心肌细胞坏死，推动心功能障碍的进行性发展。

由于神经 - 体液调节机制长期激活弊大于利，目前很多心衰的药物治疗都是针对抑制神经 - 体液代偿机制而设计的，如临床采用 β 受体阻断剂、血管紧张素转换酶抑制剂（ACEI）可改善心衰患者的心功能和预后。

2. 心内代偿 心功能减退时，心脏本身会发生功能性和结构性的代偿。

（1）功能性代偿：包括心率加快、异长自身调节和等长自身调节等。①心率加快。心输出量是每搏输出量与心率的乘积，在一定范围内，心率加快可提高心输出量；但心率过快，心肌耗氧量增加，心舒期缩短，会加重心肌缺血，同时心室充盈时间缩短，使心输出量降低。②异长自身调节，指增加前负荷（容量负荷）可增强心肌收缩力，代偿性增加搏出量，有利于将心室内过多的血液及时泵出；但是，慢性心衰时，心脏长期处于容量负荷过重的状态，心功能曲线变得很平坦，前负荷增加时搏出量增加较少，反而由于左心室压力逆传至左心房、肺静脉和毛细血管，导致肺充血水肿。③等长自身调节，指心肌收缩性可受神经 - 体液调节而增强。在心功能损害的急性期，心肌收缩性增强对于维持心输出量和血流动力学稳态十分必要；当慢性心衰时，由于心脏肾上腺素受体的下调与减敏，儿茶酚胺的正性变力作用显著减弱。

（2）结构性代偿：指心肌出现明显的形态结构变化，如心室肥厚和重构。前 / 后负荷过重导致的心室壁张力持续升高、神经 - 体液因素的改变都会刺激心肌细胞的肥大和细胞外介质的沉积。室壁的增厚作为一种代偿机制有利于维持心肌收缩力，对抗升高的室壁张力；但同时也存在不利影响，过度肥厚的心肌可发生不同程度的缺血、缺氧、能量代谢障碍和心肌舒缩能力减弱，使心功能由代偿转变为失代偿。

3. 心外代偿 包括：①增加血容量，一定范围内血容量增加可提高静脉回心血量和心输出量，但长期过度的血容量增加可加重心脏的容量负荷，反而加重心力衰竭；②全身血流重新分布，既防止血压下降，又保证了重要器官的血液供应，但外周器官长期供血不足会导致功能减退,外周小血管长期收缩也会导致心脏压力负荷增大;③红细胞增多,以提高血液携氧能力,改善机体缺氧,但红细胞过多可增大血液黏度,加重心脏后负荷;④组织利用氧的能力增加,心功能越差时动静脉氧差也越大,说明组织从单位血流中摄取的氧增多,与此同时,细胞线粒体中呼吸链酶的活性增强,且线粒体的数量也增多,所以组织利用氧的能力也增强。

(包怡敏)

第二节 心肌生物电

心肌通过节律性收缩和舒张实现泵血功能,而心肌细胞的动作电位是触发心肌细胞收缩的始动因素。因此,掌握心肌电生理的规律,对于理解心脏的生理学、药理学、某些心脏疾病的发病机制与治疗方法(如某些心律失常的发生与抗心律失常药物的选择)等均有重要意义。

心肌细胞的生物电现象比神经纤维和骨骼肌细胞的生物电要复杂得多,各类心肌细胞的跨膜电位的波形、幅度、持续时间及其形成机制也不尽相同(图4-4)。通常根据心肌组织学和电生理学的特点,把心肌细胞分为**工作细胞(working cell)**和**自律细胞(autorhythmic cell)**两类。前者包括心房肌和心室肌,这类细胞具有稳定的静息电位,细胞内含有丰富的肌原纤维,主要执行收缩功能。后者主要包括窦房结、房室结(结区细胞例外)、房室束(也称希氏束)和浦肯野纤维,它们组成心内特殊传导系统,这类细胞没有稳定的静息电位,能够自动产生节律性兴奋,细胞内基本不含有肌原纤维,故无收缩能力,主要功能是产生和传播兴奋,引起心房肌和心室肌的兴奋收缩。根据动作电位0期去极化的快慢和产生机制,

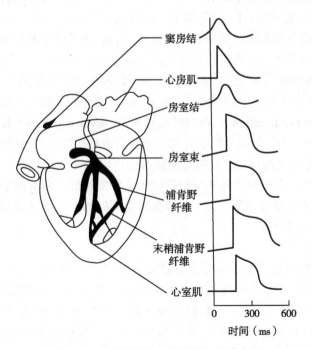

图4-4 心脏各部分心肌细胞的跨膜电位

又可将心肌细胞分为**快反应细胞**(fast response cell)和**慢反应细胞**(slow response cell)。快反应细胞包括心房肌、心室肌和浦肯野纤维,其动作电位去极化速度快、幅度大;慢反应细胞包括窦房结和房室结细胞,其 0 期去极化速度慢、幅度小。

心肌细胞的生物电变化主要是由于细胞膜上的各离子通道相继开放、各离子流相继活动所造成,离子交换电流、背景电流和泵电流等也起到一定的作用。在心肌细胞电生理学中,通常把膜电流分为内向离子电流和外向离子电流两类。内向离子电流指带有正电荷的离子内流或带负电荷的离子外流,主要包括**钠电流**(sodium current,I_{Na})、**钙电流**(calcium current,I_{Ca})、**钠 - 钙交换电流**(Na^+-Ca^{2+} exchange current,I_{Na-Ca})、**起搏电流**(I_f)、**钠内向背景电流**(Na^+ inward background current,$I_{Na·b}$)和**钙内向背景电流**(Ca^{2+} inward background current,$I_{Ca·b}$)等,作用是使膜电位趋向于正(去极);外向离子电流是指正离子外流或负离子内流,主要有**钾电流**(potassium current,I_K)、**泵电流**(pump current,I_{pump})、**氯电流**(chloride current,I_{Cl})等,作用是使膜电位趋向于负(复极或超极)。

一、工作细胞的生物电

工作细胞包括心房肌细胞和心室肌细胞,两者的静息电位和动作电位及其形成机制基本相同,以下着重介绍心室肌细胞的跨膜电位及其形成机制。

(一)静息电位

人和哺乳类动物的心室肌细胞静息电位稳定,约为 −90mV。静息电位的形成机制与神经纤维和骨骼肌细胞相同,即在静息状态下,细胞膜对 K^+ 的通透性较高,细胞内 K^+ 的浓度又远高于细胞外,因此,K^+ 顺浓度梯度向膜外扩散(K^+ 外流)形成的 K^+ 平衡电位(E_K)是工作细胞静息电位的主要离子基础。

静息状态时心室肌细胞膜上的 K^+ 外流是通过一种**内向整流钾通道**(inward rectifier K^+ channel,I_{K1} 通道)来完成的。I_{K1} 通道属于非门控离子通道,不受电压和化学信号的控制,但其开放程度受膜电位的影响。在静息电位水平时,I_{K1} 通道处于开放状态,K^+ 外流形成细胞膜内负外正的极化状态;当膜超极化时,促进 K^+ 内流的电场力大于促进 K^+ 外流的浓度势能,K^+ 则内流;而当膜去极化时,I_{K1} 通道的通透性降低,K^+ 外流减少,有利于动作电位 0 期去极的形成,也有利于平台期的形成。这种对 K^+ 的通透性因膜的去极化而降低的现象称为**内向整流**(inward rectification)。**内向整流钾电流**(inward rectifier K^+ current,I_{K1})主要存在于快反应细胞中,并且在心室肌中的电流密度高于心房肌和浦肯野纤维。

此外,钠内向背景电流($I_{Na·b}$)引起的少量 Na^+ 内流可部分抵消 K^+ 外流形成的电位差,故也可影响静息电位。背景电流是离子根据电化学梯度经细胞膜上微小的缝隙(渗透通道)少量而持续弥散形成的渗漏电流。$I_{Na·b}$ 是细胞外液中的 Na^+ 经渗透通道持续内流而形成的一种微弱而稳定的内向电流。

(二)动作电位

心室肌细胞动作电位的特点是升支与降支不对称,复极过程复杂,持续时间长达数百毫秒。通常将心室肌细胞动作电位的全过程分为0、1、2、3、4五个时期(图4-5)。

1. 0期(快速去极期) 心室肌细胞受到刺激产生兴奋时,膜电位迅速从静息状态的 −90mV 上升到 +30mV 左右,形成动作电位的上升支。0 期去极化幅度大(约 120mV),时间短(仅 1~2 毫秒),速度快(最大去极速率 V_{max} 为 200~400V/s)。

0 期去极化主要是由于膜上快 Na⁺ 通道开放，产生 Na⁺ 内向电流（I_{Na}）所致。开始时在外来刺激作用下，少量 Na⁺ 通道开放，引起少量 Na⁺ 内流；当膜电位去极化至阈电位水平（约 −70mV）时，Na⁺ 通道大量开放，Na⁺ 顺浓度差和电位差大量快速内流，膜电位很快达到 Na⁺ 平衡电位。I_{Na} 通道是一种激活快、开放快、失活快的电压依赖性通道。当 I_{Na} 通道激活使膜去极化达到阈电位时，即产生再生性循环，引起更多的 I_{Na} 通道开放和更大的 I_{Na}，使膜在约 1 毫秒内迅速去极化到 Na⁺ 平衡电位。而在膜电位去极化至一定程度时（约 0mV），I_{Na} 通道就开始失活而关闭，最后使 I_{Na} 停止。快 I_{Na} 通道在心肌细胞膜上密度大，可被河鲀毒（TTX）选择性阻断，但由于其通道蛋白与神经细胞、骨骼肌细胞的 I_{Na} 通道分属不同的亚型，因此，心肌细胞的 I_{Na} 通道对 TTX 的敏感性仅为神经与骨骼肌细胞的 I_{Na} 通道的 1/100～1/1 000。临床上，I_{Na} 往往与许多致死性心律失常的发生和抗心律失常药物的作用密切相关。当 I_{Na} 受抑制时，0 期去极化速率变慢，上升支幅度降低，导致兴奋传导变慢；严重时，I_{Na} 完全被阻断，快反应动作电位变成慢反应动作电位。临床的 I 类抗心律失常药都具有抑制 I_{Na} 的作用，产生膜稳定的效应。

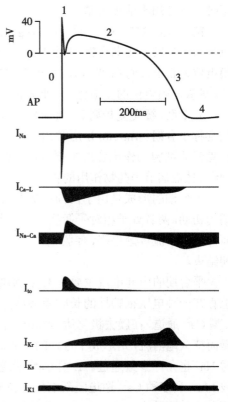

图 4-5　心室肌细胞动作电位及其离子流示意图
基线以下的离子流为内向电流，基线以上的离子流为外向电流，I_{Kr} 和 I_{Ks} 是 I_K 的两种成分

T 型钙电流（T-type calcium current，I_{Ca-T}）是 0 期去极化的另一个离子流，参与 0 期末段的形成。I_{Ca-T} 的激活电位与 I_{Na} 相似，也是一种快速的内向电流。由于该离子流较弱，在促进心室肌 0 期去极化过程中所起的作用不大。

2. 1 期（快速复极化初期）　当心室肌细胞动作电位 0 期达峰值后，膜电位由 +30mV 迅速下降至 0mV 左右，形成 1 期，历时约 10 毫秒。0 期与 1 期膜电位变化速度很快，构成尖峰状波形，故常将这两部分合称为锋电位。

瞬时外向电流（transient outward current，I_{to}）是引起心室肌细胞 1 期快速复极的主要离子流，主要由 K⁺ 负载，K⁺ 外流从而使膜内电位迅速向负值转化，快速复极至 0mV 左右。I_{to} 通道在膜电位去极至 −30mV 时被迅速激活并失活，可被 K⁺ 通道的阻断剂四乙铵（TEA）和 4- 氨基吡啶（4-Ap）所阻断。I_{to} 存在明显的种属差异，如鼠类心肌细胞上 I_{to} 很强而豚鼠心室肌细胞没有明显的 I_{to} 存在，因此，不同动物的心室肌动作电位 1 期可有不同表现。

氯电流（I_{Cl}）是另一个在 1 期中活动的离子流，Cl⁻ 内流引起的外向电流参与了 1 期的复极化过程。实际上，I_{Cl} 是 I_{to} 的一种成分，占总 I_{to} 的 10%～20%。I_{Cl} 是一种钙依赖性氯离子流（I_{Cl-Ca}），由于 0 期去极末，少量 Ca²⁺ 内流使细胞内 Ca²⁺ 浓度升高而激活。在正常情况下，

I_{Cl} 的强度小，对 1 期仅有微弱而短暂的作用；但在激动剂儿茶酚胺的作用下（或交感神经兴奋时），其作用不能被忽略。

钠 - 钙交换体（**Na$^+$-Ca^{2+} exchanger，NCX**）的转运是双向性的。在复极化期或静息膜电位下，NCX 发生正向交换，3 个 Na$^+$ 入胞而 1 个 Ca^{2+} 出胞，产生内向电流；在去极化致细胞膜电位为正电位时（1 期），NCX 可发生短暂的反向转运，Ca^{2+} 内流而 Na$^+$ 外流，产生外向电流，既参与膜电位的复极化，又使细胞内 Ca^{2+} 浓度升高。

3．2 期（缓慢复极期） 此期复极过程缓慢，膜电位基本停滞在 0mV 左右而形成平台，故常称**平台期（plateau）**，历时约 100～150 毫秒。平台期是心肌细胞动作电位区别于神经和骨骼肌细胞动作电位的主要特征，是心室肌动作电位持续时间长的主要原因，也常作为神经、体液调节与药物作用的靶点。

平台期的形成是由于内向电流与外向电流同时存在，参与的离子流较多且复杂。在 2 期的初期，两者处于相对平衡状态，使膜电位稳定在 0mV 左右；随后，内向离子流逐渐减弱而外向离子流逐渐增强，使膜电位缓慢地向复极化方向转化，形成平台期的晚期，并导致 2 期结束。

平台期的内向电流主要是 **L 型钙电流（L-type calcium current，I_{Ca-L}）**。心室肌细胞膜上存在一种电压依赖性的**长时程持续开放的钙通道（long-1asting ca1cium channel）**，简称 L 型 Ca^{2+} 通道，在膜去极化达 -40mV 时被激活，开放缓慢，开放后持续时间长，引起 Ca^{2+} 缓慢而持久地内流，是形成平台期的主要原因。它的专一选择性较差，主要对 Ca^{2+} 有通透性，对 Na$^+$ 也允许少量通过。L 型 Ca^{2+} 通道由于激活慢、失活慢、复活也慢，故称慢钙通道，可被 Mn^{2+} 和多种 Ca^{2+} 通道阻断剂如维拉帕米等所阻断，从而改变动作电位的时程、不应期长短和心肌收缩力。另一个内向电流是慢失活 I_{Na}，它的失活过程很慢，对心肌细胞的动作电位、甚至静息电位都有一定的作用，对 TTX 同样敏感，该电流较弱，虽然总的来说作用不太大，但当它受到激动时或失活受到阻碍时，其作用可明显增强，导致动作电位难以复极，延长动作电位时程，甚至出现第二平台期。此外，Na$^+$-Ca^{2+} 交换电流（I_{Na-Ca}）对平台期的形成也起一定作用。在哺乳动物心室肌细胞的平台期，I_{Na-Ca} 主要是将细胞内 Ca^{2+} 排出，呈内向电流。

平台期的外向电流主要是由 K$^+$ 负载的。心室肌细胞膜上存在多种钾通道，与平台期 K$^+$ 外流有关的通道主要有 I_{K1} 和 I_K 通道。I_{K1} 通道的内向整流特性使它在 0 期去极过程中关闭，并造成平台期中 K$^+$ 的通透性较低，阻碍了 K$^+$ 的外流，使膜电位的复极化时间延长，这是造成平台期较长的一个原因。I_K 通道在 +20mV 时被激活，-40～-50mV 时去激活，其激活、去激活都很慢，可持续数百毫秒，故其电流被称为**延迟整流钾电流（delayed rectifier potassium current，I_K）**。尽管 I_K 通道在 0 期去极末开始激活，但通透性增加缓慢，从而使平台期 K$^+$ 的外流逐渐增加，心室肌细胞膜逐渐复极化。此外，钠泵活动引起的泵电流（I_{pump}）也是保持持续活动的外向电流，但其活动不太强，对动作电位的影响较小。

4．3 期（快速复极末期） 此期复极化速度加快，膜电位由平台期 0mV 左右较快地恢复到 -90mV，完成复极化过程，历时约 100～150 毫秒。2 期与 3 期之间无明显界限。从 0 期去极化开始到 3 期复极化完成的时间称为**动作电位时程（action potential duration，APD）**，心室肌细胞为 200～300 毫秒。

3 期主要是由于 Ca^{2+} 通道失活，I_{Ca-L} 完全停止；而 K$^+$ 外流进一步增强所致。3 期的 K$^+$ 外流中最重要的是随时间而逐渐增强的 I_K，造成复极化的加速。I_K 的活动是复极所必需的限速过程，若将 I_K 阻断 3 期复极将不再出现。I_{K1} 对 3 期复极也有明显作用，当膜内电位转为负电位时，由于内向整流作用减弱，I_{K1} 通道开放增多，故 K^+ 外流使膜电位更负，而膜电位越负，膜对 K^+ 通透性就越大，使 K^+ 外流不断增强，这一再生性的正反馈过程导致膜的复极更加速。此外，I_{Na-Ca}、钠泵的泵电流也都参与了 3 期复极化过程。以上各外向电流的总和作用，最终使动作电位的复极完成。

5. 4 期（静息期） 4 期是 3 期复极完毕后的一段时期，此时膜电位虽已恢复到静息水平，但细胞内外离子分布尚未恢复，动作电位过程中有少量 Na^+ 和 Ca^{2+} 进入细胞，少量 K^+ 流出细胞。在 4 期内，Na^+-K^+ 泵的活动增强，排出 Na^+、摄回 K^+；同时，Na^+-Ca^{2+} 交换体的活动也增强，在顺 Na^+ 浓度梯度转运入 3 个 Na^+ 的同时，将 1 个 Ca^{2+} 逆浓度梯度转运出细胞，Na^+ 再由钠泵泵出；此外，有少量 Ca^{2+} 可直接由钙泵主动排出细胞。心室肌细胞动作电位的 4 期膜电位保持稳定，通过主动转运恢复细胞内外各离子的正常浓度梯度，保持心肌细胞的正常兴奋性。

心房肌细胞的跨膜电位形态及其形成机制基本与心室肌细胞相同。由于心房肌细胞膜上的 I_{K1} 通道密度稍低于心室肌，静息电位受 Na^+ 内漏的影响较大，因此静息电位数值较心室肌为低，约 $-80mV$。心房肌复极化较快，平台期不明显，故动作电位时程较短，仅 150～200 毫秒。与心室肌不同的是，心房肌细胞膜中存在**乙酰胆碱敏感的钾通道（acetylcholine-sensitive potassium channel，I_{K-ACh} channel）**，可在 ACh 作用下大量激活开放，使膜对 K^+ 的通透性增加，K^+ 外流增强而出现超极化，导致心房肌动作电位时程明显缩短。此外，心房肌细胞的 I_{to} 通道较发达，较大的 I_{to} 可持续到 2 期，使平台期不明显，2 期与 3 期的区分也不明显。

二、自律细胞的生物电

自律细胞的动作电位在 3 期复极末达到的最大值称为**最大复极电位（maximum repolarization potential）**，也称为**最大舒张电位（maximum diastolic potential）**，之后，4 期膜电位并不稳定于这一水平，而是立即开始自动去极化，当去极达到阈电位时，便爆发新的动作电位，如此周而复始，于是兴奋就不断产生。因此，4 期自动去极化是自律性的基础，又称之为**起搏电位（pacemaker potential）**。4 期自动去极化具有随时间而递增的特点，机制总的来说是由于发生了进行性的净内向离子流。不同类型的自律细胞，动作电位的特征和产生机制也不完全相同。

（一）浦肯野纤维

浦肯野纤维动作电位的形态与心室肌细胞动作电位相似，也分去极化 0 期与复极化 1、2、3、4 期五个时相，0～3 期的产生机制与心室肌细胞基本相同。但与心室肌细胞不同的是，浦肯野纤维的 0 期去极化速率更快，可达 200～800V/s；1 期更明显，在 1 期与 2 期之间可形成一个较明显的切迹；3 期末达到的最大复极电位负值更大，这是因为其膜中的 I_{K1} 通道密度较高，膜对 K^+ 的通透性较大所致；最显著的不同之处是，其 4 期产生自动去极化，所以属快反应自律细胞。

浦肯野纤维 4 期自动去极的形成机制，目前认为包括外向电流的减弱和内向电流的增强两个方面。外向电流减弱是指在动作电位 3 期复极至 $-50mV$ 左右时，I_K 通道开始关闭，K^+ 外流（I_K）进行性衰减；同时，出现随时间而逐渐增强的内向电流——**超极化激活的内向**

离子电流(hyperpolarization-activated inward ion current, I_h; 又称为 **funny current, I_f**)。I_f 是一种电压和时间依赖性离子流，主要为 Na^+ 内流。I_f 通道在 3 期复极至 $-60mV$ 左右时开始激活，激活程度随膜内负电位的加大和时间的推移而增强，至 $-100mV$ 左右时完全激活，在膜去极化达 $-50mV$ 左右时关闭。I_f 通道这种"自我"启动，"自我"发展又"自我"关闭的活动特点是浦肯野纤维能够产生节律性兴奋的关键原因。但是由于 I_f 通道在浦肯野纤维膜中的密度过低，激活开放的速度较慢，故浦肯野纤维 4 期自动去极化的速度很慢。I_f 通道虽然允许 Na^+ 通过，但与 0 期去极的快钠通道完全不同，I_f 通道因复极化而激活，因超极化而充分激活，不能被 TTX 所阻断，但可被铯(Cs^{2+})选择性阻断。

(二) 窦房结 P 细胞

窦房结内的自律细胞是 **P 细胞**(pacemaker cell)。P 细胞的动作电位形状明显不同于浦肯野纤维，具有以下特征：①最大复极电位($-70mV$)和阈电位($-40mV$)较小；②0 期去极化速度慢(约 $10V/s$)，幅度低(约 $70mV$)，时程长(约 7 毫秒)；③无明显的复极 1 期和 2 期；④4 期自动去极化速度快(约 $0.1V/s$)，明显快于浦肯野纤维。通常将其动作电位分为 0、3、4 三个时期(图 4-6)，形成机制是：

1. 0 期 0 期去极化由慢钙通道开放，Ca^{2+} 内流(I_{Ca-L})引起。窦房结 P 细胞膜中 I_{K1} 通道较为缺乏，因此最大复极电位仅为 $-70mV$。当自动去极化到阈电位(约 $-40mV$)时，L 型 Ca^{2+} 通道激活，Ca^{2+} 内流，导致 0 期去极化。由于 L 型 Ca^{2+} 通道激活和失活缓慢，故 P 细胞 0 期去极慢、持续时间长。

2. 3 期 3 期复极化主要由 K^+ 外流(I_K)所致。此期由于 Ca^{2+} 通道逐渐失活，Ca^{2+} 内流逐渐减少；而 I_K 通道激活，K^+ 外流增加，导致 3 期复极到最大复极电位水平。

3. 4 期 窦房结 P 细胞 4 期自动去极化的机制较复杂，有多种离子活动参与，一般认为存在一种外向离子流的减少与两种内向离子流的增加，形成净内向离子流所导致：①I_K 通道的时间依赖性逐渐失活，K^+ 外流进行性衰减。I_K 在动作电位复极到 $-50mV$ 左右时开始逐渐减小，其减小的速率与 4 期自动去极化的速率同步，提示它是窦房结细胞主要的**起搏电流**(pacemaker current)之一；②进行性增强的内向离子流 I_f，但这在 P 细胞 4 期自动去极中所起作用较小，因为 P 细胞的最大复极电位仅为 $-70mV$，未达到 I_f 的最大激活电位，故形成的电流强度较小，对 P 细胞 4 期自动去极化所起的作用远不如 I_K 的衰减。外向 I_K 的衰减与内向 I_f 两者对 4 期自动去极化的作用之比为 $6:1$，如应用 Cs^{2+} 完全阻断 I_f，对窦房结的自律活动影响有限，只减慢 $10\% \sim 20\%$；③ T 型 Ca^{2+} 通道短时开放引起的内向 Ca^{2+} 电流(I_{Ca-T})，T(transient)型 Ca^{2+} 通道在 4 期自动去极化后期、膜电位达到 $-50mV$ 时被激活，引起少量 Ca^{2+} 内流，加速自动去极化的进程。三种离子流都参与 P 细胞的 4 期自动去极化过程(图 4-6)，其中 I_K 进行性衰减是最重要的离子基础，I_{Ca-T} 在自动去极的后 1/3 期起重要作用。凡是影响这三种离子流的因素都能影响窦房结 P 细胞的 4 期自动去极化速率，从而调控窦房结的自律性。实验证实，肾上腺素能神经兴奋可增加窦房结细胞 4 期自动去极的速率，对 4 期的三个离子流 I_{Ca-T}、I_f 和 I_K 均有增强作用。内向电流 I_f 和 I_{Ca-T} 的增强可加速 4 期自动去极，外向电流 I_K 的增强可加速 3 期复极，缩短 APD，缩短冲动发放的周期，从而产生正性变时效应。此外，钠内向背景电流(I_{Na-b})和钙内向背景电流(I_{Ca-b})等也参与了窦房结 P 细胞 4 期自动去极的形成，多种离子流的参与，使 4 期自动去极速度快、自律性高，同时也增加了起搏的保险系数。

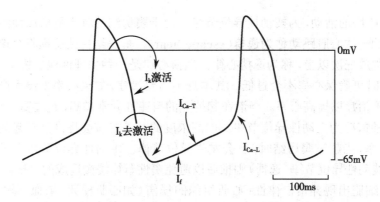

图 4-6　窦房结 P 细胞的动作电位及其离子基础

三、心律失常

心律失常（arrhythmia）是心脏生物电活动异常的表现，即心脏冲动的节律、频率、起源部位、传导速度与激动次序等发生异常。心律失常不仅严重危害心脏自身的生理功能，而且由于心脏的收缩功能受损、影响血流动力学，从而严重损伤全身各组织器官的供血。严重的心律失常，如室颤，可导致猝死。

（一）心律失常的发生机制

根据电生理学的机制，心律失常可分为冲动形成异常、冲动传导异常，或两者兼有。此外还存在通道蛋白异常的分子机制、细胞内代谢过程改变的生化机制以及神经机制等。

1. 冲动形成异常　窦房结或其他心肌组织（包括特殊传导系统和工作细胞）表现出**异常自律性（abnormal automatic activity）**，或者出现**触发活动（triggered activity）**都会导致心律失常。

（1）异常自律性：包括窦房结自律性的改变、潜在起搏点自律性的提高、非自律细胞出现异常自律性等情况。

①窦房结自律性的改变：窦房结是心脏的正常起搏点。各种影响窦房结 P 细胞 4 期自动去极化速度、最大复极电位和阈电位水平的因素都可以影响窦房结的自律性，使其过高、过低或不规则，分别产生窦性心动过速、窦性心动过缓、窦性心律不齐和病态窦房结综合征等。如心肌缺血或洋地黄中毒时，Na^+-K^+泵功能不全，使细胞内失 K^+，最大复极电位变小，同时 4 期 K^+ 外流减少，自律性增高，可出现各种期前收缩和阵发性心动过速等。窦性心律不齐是一种最常见的生理性心律不规则现象，它反映了窦房结电变化的不同释放速率。吸气时，赫 - 伯反射受到刺激，抑制迷走神经中枢，后者在正常情况下抑制窦房结的释放速率，结果引起交感神经的活性相对增加，导致一过性心动过速发生。生理条件下的肌肉活动、饮酒、情绪波动，病理条件下的发热、甲亢、贫血、心衰、药物等可引起窦性心动过速；生理条件下运动员、老年人、睡眠状态时，病理条件下如颅内压增高、高血钾、甲状腺功能减退症、低温等可出现窦性心动过缓。

②潜在起搏点自律性的提高：特殊传导通路中的潜在起搏点成为心脏的起搏点，引起的心律失常称为异位性心律失常，可分为被动性异位节律和主动性异位节律两种类型。当窦房结自律性降低或丧失时，对潜在起搏点的超速驱动抑制作用减弱或解除，潜在起搏点

发出激动控制心脏的活动,为被动性异位节律。由于窦房结的频率降低而使潜在起搏点发生激动,引起的一次心脏跳动称为**逸搏(escape beat)**。窦房结持续受损将会造成连续的逸搏,逸搏连续发放三次以上,称为逸搏心律。逸搏心律是一种生理性保护机制,在窦房结的兴奋发放受损时可确保心率不会过低。其本身不需要治疗,如果心率太慢而产生症状或低血压者,需给予治疗以提高心率。当潜在起搏点的自律性异常增高,超过窦房结,则成为异位起搏点,这种情况为主动性异位节律。如高浓度的儿茶酚胺会提高潜在起搏点的 4 期自动去极化的速率,当超过窦房结时,就会发生异位节律。主动性异位节律先于正常的窦性节律出现,而被动性异位节律(逸搏)则推后以避免窦性节律缓慢造成的停搏。

③非自律细胞出现异常自律性:心肌组织的损伤(如心肌梗死、缺血、缺氧、洋地黄类药物中毒等),将会导致激动形成的病理性改变,此时非自律细胞可获得自律性并自动去极化,当其自动去极速率超过窦房结时,将暂时取代起搏细胞,成为不正常异位心律的起搏点。损伤如何使普通的心肌细胞自动去极的原因尚不十分清楚,但心肌细胞受到损伤时,由于能量缺乏、代谢障碍、Na^+-K^+ 泵活性降低,使膜内外的 K^+ 浓度梯度减小,膜电位发生不完全极化(静息电位负值变小)。当膜电位降低到 $<-60mV$,非自律细胞会产生逐渐的 4 期去极化,可能与膜上的快钠通道失活、慢通道(主要是 Ca^{2+} 通道)激活有关。

(2)触发活动:触发活动是指某些情况下,动作电位能够触发异常去极,引起额外的心脏搏动或快速性心律失常。其发生是由于一次正常动作电位之后,膜电位自发出现一次继发性振荡性去极活动,当这种振荡电位使膜去极化达到一定程度时,可形成"触发活动"而引起一次新的异位激动;如该异位激动也形成一次后去极化,则可再次触发一次异位激动,从而引起一连串的快速动作电位,形成触发性心动过速。由于它总是在一次正常的去极化后发生,故又称为**后除极(after-depolarization)**。根据后除极发生的时间分为**早期后除极(early after-depolarization,EAD)**和**延迟后除极(delayed after depolarization,DAD)**(图 4-7),都是由于离子通道活动异常而发生的。目前认为,在冲动形成异常的心律失常中,触发活动比异位自律性和正常自律性改变更为重要。

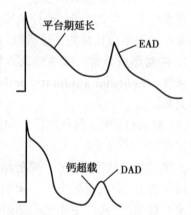

图 4-7 心肌细胞的早期后除极和延迟后除极
EAD:早期后除极;DAD:延迟后除极

EAD 是指在动作电位的复极期发生膜电位振荡性去极化,可分为 2 期 EAD(发生在复极平台期)和 3 期 EAD(发生在复极 3 期)。EAD 打断了正常的复极过程,使膜电位向正电位方向移动。当某些药物治疗或先天性长 Q-T 间期综合征时,APD 过于延长,较易发生 EAD。凡是能够延迟 APD 的因素,即外向电流的抑制及 / 或内向电流的增强,均可导致 EAD 的发生。引起 EAD 的离子流取决于触发活动时的膜电位。2 期 EAD 的发生主要由于 Ca^{2+} 的内流(I_{Ca-L})增加和 I_{K1} 减少;3 期时 I_{Na} 部分恢复,也可参与去极化电流。

DAD 发生在动作电位完全复极后,最常见于细胞内 Ca^{2+} 超载时,如洋地黄中毒、儿茶酚胺浓度升高等。通常认为,由于细胞内 Ca^{2+} 浓度增高,产生一种**瞬时内向电流(transient inward current,I_{ti})**。I_{ti} 很可能并非单一的离子流,包括由钙激活的非特异性内向阳离子通道电流、生电性钠 - 钙交换电流（I_{Na-Ca}）、钙依赖性氯离子流（I_{Cl-Ca}）等。

2. 冲动传导异常 冲动传导障碍是心律失常最重要的原因，传导阻滞主要引起心率减慢（心动过缓），但如伴发折返，则可产生快速心律失常（心动过速）。

（1）传导阻滞：传导阻滞包括传导减慢和传导中断，心脏内各处均可发生，心房和心室间的传导阻滞（房室阻滞）尤为常见。传导阻滞可以是暂时性的也可以是持久性的，可以是单向的也可以是双向的。传导阻滞产生的原理如下：①动作电位 0 期去极速度和幅度减小。0 期去极的速度越快、幅度越大，兴奋的传导速度就越快。如在前一次动作电位 3 期尚未完全复极时又开始新的兴奋，由于起始的膜电位负值较小，0 期去极的速度和幅度均小，传导速度减慢；或发生衰减性传导，在激动传导过程中，前方组织因病理情况而膜电位不断减小，尤其是快反应电位转变为慢反应电位后，0 期去极的速度和局部电流的产生会不断减弱，甚至停止，则传导速度越来越慢，甚至中断。②不应期异常。心肌在兴奋的不同时期接受刺激产生的反应不同，传导兴奋的能力也不同。组织在有效不应期内不能传导兴奋，在相对不应期内发生递减传导，传导速度减慢，因此，如果激动到达的部位处于各种不应期状态，则会产生不同程度的传导阻滞。不应期病理性延长可导致不同程度的传导阻滞，缩短则易发生心动过速。通常激动的传导遇到处于不应期的心肌，这种情况称为功能性传导阻滞。③不均匀传导。兴奋传导部位细胞兴奋的发生若不同步，则引起邻近组织兴奋和传导的效率降低，可使兴奋的传导减慢或终止而形成传导阻滞。房室结细胞粗细不均匀且分布较散，故易发生不均匀传导。④心肌损伤。心肌受损伤可导致静息电位降低，传导能力减弱；甚至心肌组织发生纤维化或瘢痕形成而丧失传导能力，引起持久性的传导阻滞。

（2）兴奋折返：**折返（reentry）**是指一次冲动下传后，又可沿着另一环行通路折回而再次兴奋原已兴奋过的心肌，是导致各种快速型心律失常的重要原因之一。表现为自我维持的电循环通路，导致局部心肌组织反复兴奋。单个折返可以引起一次早搏，连续折返可以引起心动过速或扑动，多个微型折返可以引起心房肌或心室肌颤动。折返可发生在心房、心室、房室传导通路等处。

折返分为解剖性折返和功能性折返两类。当心脏内两点间存在不止一条传导通路，且这些通路具有不同的电生理特征时容易发生解剖性折返；而功能性折返在无明显解剖环路时也可产生。现以常见的"浦肯野纤维 - 心室肌环路"的兴奋折返为例说明折返的形成过程（图 4-8）。正常情况下，窦房结下传的冲动经浦肯野纤维 a、b 两条分支同时到达心室肌，同时消失在邻近心肌的不应期内，冲动不能继续传导而消失（图 4-8A）。但在病理情况下，浦肯野纤维分支可能发生单向传导阻滞，如 a 支发生病变，冲动传导到浦肯野纤维分别向 a、b 二支传导时，只能沿 b 支下传到心室肌，心室肌细胞发生激动后，该冲动可逆行经 b 支传到 a 支，如果 a 支逆向传导的速度不衰减，则冲动通过该区后，由于其他区域正处于不应期而不能传出（图 4-8B）；但如果 a 支的病变导致逆向传导速度减慢，当冲动经 a 支折回到达 b 支时，b 支的不应期已结束，便再次产生兴奋，形成折返激动（图 4-8C）。由上可知，心肌组织如符合以下三个条件就有可能产生折返：①存在解剖学环路；②环路中有一处存在单向阻滞；③折返环内的传导速度减慢。在某些情况下，折返发生在解剖上固定的环路或路径内，例如，预激综合征的发生是由于存在房室连接附加旁路，在心房、房室结和心室间形成折返所致。

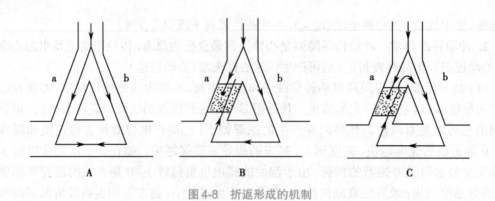

图 4-8 折返形成的机制

有些类型的折返不需要一个稳定和固定的折返路径。在未分支的浦肯野纤维束上可发生**反折性折返（reflected reentry）**。有研究认为，反折性折返是通过电紧张电流流经传导抑制区纤维束远侧端产生电紧张电位，该电位使膜去极达到阈电位，引起该侧正常细胞产生动作电位；该动作电位又可通过电紧张的影响，反过来影响纤维近端，使近端第二次发生激动。只有兴奋从近端至远端产生激动的时间，与激动通过电紧张性影响反过来引起近端再次发生激动的时间两者之和大于近端细胞的不应期，才可能引起反折性折返。**螺旋波折返（sprial wave reentry）**是近年来提出的又一种功能性折返。它是发生在电生理异源性的心肌之间的折返，表现为折返激动波螺旋通过心肌组织，持续地改变其方向。这个"螺旋波"是一个去极化波遇到广泛的功能性阻滞区域后开始的，这个阻滞区域可以是在前一个兴奋后的不应期，由于心肌缺血造成的或某种抗心律失常药物的影响，造成了在这个区域内激动不对称地受到阻滞，而这个波的其余部分都在这个阻滞区域周围正常传导前行。当这个区域复极再次激动的时候，这个前向的波反向激动并仍旧以螺旋形式通过去极化的路径。不同于折返的固定路径，螺旋波的中心可以游走于心肌并可形成两个或更多的折返波。此外，不同心室肌细胞的电不均一性，局部病变时某分支纤维有效不应期（ERP）缩短或传导减慢，或当邻近心肌纤维 ERP 不均一时，都可能形成折返。

3. 其他机制 心肌细胞的正常电活动是膜上一系列离子通道有序、规律的活动来实现的。当某种通道的表达或功能异常时，通道之间的平衡被打破，将出现心律失常。如遗传性**Q-T 间期延长综合征（long Q-T syndrome，LQTS）**是第一个被确定由基因缺陷引起的心肌复极异常的疾病，基因突变导致 I_{Ks} 与 I_{Kr} 减小、I_{Na} 通道失活障碍，引起 Na^+ 内流增加或 K^+ 外流减少，使心肌复极减慢，表现为 Q-T 间期延长并发生恶性心律失常性晕厥与猝死。另有几种先天性心律失常的分子机制也已确定与基因缺陷有关，如以室颤伴持续性ST 段抬高为主要特征的 Brugada 综合征、至少一种类型的家族型房颤等。心力衰竭时，心肌细胞膜上的钾电流 I_{to} 和 I_{K1} 选择性下调，或许多药物如Ⅲ类抗心律失常药可选择性阻断 I_{Kr} 通道，都可导致获得性 LQTS。心肌缺血、梗死时常常发生室性心动过速、室颤等，可能与细胞内生化代谢过程的改变有关，如 K^+ 丢失、Ca^{2+} 超载、脂质代谢产物堆积、自由基生成等。

（二）心律失常的治疗

当心律失常导致了严重的低血压和心搏停止时，就必须立即终止以恢复正常有效的心脏泵血功能。这种终止性的治疗包括针对心动过缓的起搏治疗，针对心动过速的心脏电复律/除颤、射频消融治疗，药物治疗等。

1. 药物治疗 药物治疗是最基本的心律失常的治疗方法，应根据心律失常的原因选择适当的抗心律失常药物。

对于缓慢性心律失常，如确需治疗，可用抗胆碱能药物、β_1 受体激动剂两类药物暂时提高心率。抗胆碱能药物（如阿托品）能够阻断迷走神经的作用，β_1 受体激动剂（如异丙肾上腺素）具有模拟内源性儿茶酚胺的作用，两种途径都能够产生提高心率、加快房室结传导速度的效应。

快速性心律失常的发生机制主要是异常自律性、触发活动和折返环路，针对原因，抗心律失常药物的基本作用机制如下：①降低自律性。β 受体阻断药能够降低自律细胞 4 期自动去极的速率，钠通道/钙通道阻滞药分别提高快反应/慢反应细胞的阈电位水平，腺苷和乙酰胆碱能激活乙酰胆碱依赖性的钾通道（I_{K-ACh} 通道）、促进 K^+ 外流、使细胞膜超极化，钾通道阻滞药可以延长 APD，以上方式都可以降低自律性；②消除触发活动。缩短 APD 可减少 EAD 的发生，钙通道阻滞药可纠正细胞内钙超载、减少 DAD 的发生。③阻断折返。钙通道阻滞药和 β 受体阻断药可以降低房室结的传导速度，使兴奋在折返环路中传导较慢的一支传导更慢而消除房室结折返；钠通道阻滞药和钾通道阻滞药可延长快反应细胞的 ERP，钙通道阻滞药可延长慢反应细胞的 ERP，使得折返环上的兴奋传播终止。

应该注意的是，抗心律失常药有潜在加重或引起某种节律紊乱的作用。尽管它们主要抑制去极化细胞的异常自律性和异常传导，对心脏处于极化状态的正常细胞影响小，但当剂量增加时，这些药物也抑制正常组织的传导，导致药源性心律失常。当存在酸中毒、高血钾、心肌缺血或心动过速时，即使治疗浓度的抗心律失常药，也可能诱发心律失常。例如，延长 APD 的药物可以引起 EAD，大多数治疗心动过速的药物都可能加重心动过缓，而且，所有的抗心律失常药物都有潜在的非心脏的毒副作用。

2. 起搏器 针对严重缓慢性心律失常，可以置入起搏器，由起搏器向心脏发放有规律的电脉冲，使心脏按需要的频率兴奋，从而控制心脏的节律，以起到长期稳定的治疗效果。

3. 通过反射活动提高迷走神经张力 许多心动过速是由房室结参与的，而房室结对迷走神经的调节很敏感。某些情况下，采用压迫眼球、按摩颈动脉窦、捏鼻用力呼气和屏气等方法，能通过反射性兴奋迷走神经来减慢传导，终止折返性心动过速。

4. 电复律和除颤 指通过足够能量的电击使大多数可兴奋的心脏组织去极化，中断折返环，建立电均一性，并且使窦房结重新起搏。此法可以在体外进行，也可以置入体内（置入性转复除颤器 ICD），持续地监测心脏的活动，一旦心率超过了预先设定的范围并且持续一定的时间，ICD 就会给予适当的干预，如电击。对于顽固性心动过速或紧急情况下，可采用电复律/除颤治疗。电复律也是心脏复苏时重要的抢救措施。

5. 射频消融 当心动过速是源于解剖学的折返环路时，可以在 X 光血管造影机的检测下，电生理检查确定异常结构的位置，然后通过导管将射频电流释放在该处，通过热效能使异常结构丧失功能，以达到永久性治疗快速心律失常的目的。

（包怡敏）

第三节 血管平滑肌收缩功能

一、血管平滑肌细胞的收缩结构

血管平滑肌呈梭形,无横纹,直径 3~5μm,长度 100~500μm。平滑肌的肌膜向下凹陷形成数量众多的小凹,以增加肌膜的表面积,其上存在许多受体、通道,在平滑肌细胞信号转导过程中起重要作用。胞质内充满肌丝、中间丝、致密体和致密斑,它们构成平滑肌细胞的收缩系统和细胞骨架系统。致密体和致密斑都为电子致密小体,前者位于细胞质内,是细肌丝的附着点;后者位于肌膜的内表面,是细肌丝和中间丝的共同附着点(图 4-9A)。平滑肌细胞的**肌质网(sarcoplasmic reticulum,SR)**不发达,呈小管状,在 SR 膜上存在两种钙释放通道,即对**三磷酸肌醇(inositol triphosphate,IP₃)**敏感的 IP₃ 受体和对 Ca²⁺ 敏感的 ryanodine 受体(RyR)。与横纹肌一样,平滑肌也含有粗细肌丝,若干粗肌丝和细肌丝聚集形成肌丝单位(又称收缩单位),肌丝单位大致与平滑肌长轴平行,但有一定的倾斜度。粗肌丝表面横桥排列成行,相邻两行横桥滑动方向相反,因此当肌纤维收缩时,不但细肌丝沿粗肌丝全长滑动,而且相邻的细肌丝滑动方向是相对的(图 4-9B)。

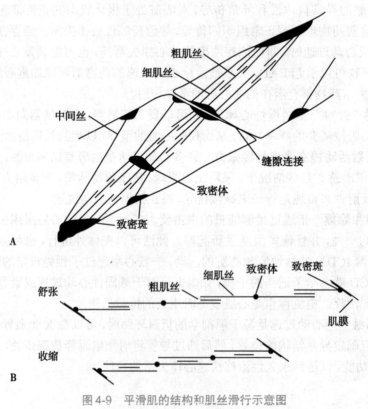

图 4-9 平滑肌的结构和肌丝滑行示意图

A:平滑肌结构示意图;B:平滑肌肌丝滑行示意图

心肌细胞和血管平滑肌细胞都含有粗细肌丝，且都含有肌质网，但两者也存在明显的结构差异，主要表现在以下几方面：①两者粗细肌丝比例不同，平滑肌为 1:12～1:30，心肌为 1:6；②两者横桥摆动方向不同，心肌细胞相邻两行横桥的摆动方向相同，而平滑肌则相反，因此心肌细胞的收缩力与收缩速度强于血管平滑肌细胞；③平滑肌中没有肌小节，因而亦无横纹；④平滑肌细肌丝肌钙蛋白不含**肌钙蛋白 C（troponin C，TnC）**，其作用被钙调蛋白（CaM）取代；⑤平滑肌没有横管，取而代之的是小凹；⑥平滑肌肌质网不如心肌发达。

二、血管平滑肌细胞内钙调控机制

由于钙在细胞收缩过程中起决定性作用，因此无论血管平滑肌细胞的外部调控机制如何复杂，最后都归结于各种因素对于细胞内钙离子浓度的调控。

（一）血管平滑肌细胞内钙升高机制

血管平滑肌细胞主要通过两种方式使细胞内钙升高。当平滑肌细胞膜受胞外刺激产生动作电位传至小凹的膜上时，Ca^{2+} 便通过电压门控钙通道（L 型钙通道为主）进入细胞，使细胞内钙升高；当缩血管物质（如 α 受体激动剂）作用于 G 蛋白耦联受体时，后者激活磷脂酶 C 而产生第二信使 IP_3，IP_3 作用于肌质网 IP_3 受体，使肌质网内储存 Ca^{2+} 释放，升高细胞内 Ca^{2+} 浓度。

平滑肌细胞内钙释放主要依赖于肌质网。肌质网钙释放通道包括 IP_3 受体和 RyR，前者发挥主要作用。肌质网 IP_3 受体本身即为钙通道，血管受体激动剂作用下可使 IP_3 受体释放钙离子。这些钙离子一方面可以直接升高胞内 Ca^{2+} 浓度，另一方面还可作用于邻近的 RyR，引发更大的钙释放。

血管平滑肌大多属于**紧张型平滑肌（tonic smooth muscle）**。在没有收缩因子的情况下，肌质网 RyR 通道对于总体钙浓度影响不大，起主要作用的是经 L 型钙通道流入的钙离子。一氧化氮（NO）可通过环磷酸鸟苷（cGMP）和蛋白激酶 G（PKG）直接调节 L 型钙通道，以发挥其生理作用。而对于**位相型平滑肌（phasic smooth muscle）**如膀胱平滑肌，RyR 通道可以为总体钙浓度提供 70% 的钙离子，另外 30% 来自钙内流。

肌质网上一簇邻近的 RyR 所产生的局部钙释放即为**钙火花（calcium spark）**。血管平滑肌细胞内肌质网的中央和外周都分布有 RyR，外周 RyR 通道的分布与 L 型钙通道位置非常接近。进入细胞的钙离子引起多个外周 RyR 通道开放而产生钙火花，使细胞内局部钙浓度可达 1μmol/L，激活细胞膜上钙敏感的钾通道（BK_{Ca}），使其产生**自发瞬间外向钾电流（spontaneous transient outward currents，STOC）**，BK_{Ca} 的 $β_1$ 亚单位在此过程中起重要作用。STOC 的激活使细胞膜超极化，抑制 L 型钙通道，使胞外钙内流减少，平滑肌细胞舒张。虽然在钙火花时，细胞内局部钙浓度可达数微摩尔，但这对细胞内总体钙浓度几乎没有影响，钙火花的主要作用是通过抑制 L 型钙通道，减少钙内流，为平滑肌收缩提供负反馈机制。L 型钙通道、RyR 通道和 BK_{Ca} 三者相互作用形成一个抑制性功能单位，对于细胞内钙浓度调控发挥重要作用。

除神经递质和缩血管物质外，机械牵张作用也可使血管平滑肌细胞内钙浓度升高。在单个分离的血管平滑肌细胞中，沿长轴的牵拉可以激活一种内向的非选择性离子流，包括钾、钠、钙三种离子，三者的通过率依次减小。这种非选择性离子流的作用可能是通过使细胞膜去极化，引起 L 型钙通道的开放，进而使血管发生牵张性收缩。

（二）血管平滑肌细胞内钙降低机制

胞质内 Ca^{2+} 浓度的下降是通过肌质网钙泵将 Ca^{2+} 回收到肌质网，以及肌膜的 Na^+-Ca^{2+} 交换体和钙泵把 Ca^{2+} 转运至胞外完成的。与横纹肌相比，这一过程相对缓慢，这也是平滑肌舒张缓慢的一个原因。

三、血管平滑肌细胞的收缩机制

（一）血管平滑肌细胞的兴奋 - 收缩耦联

血管平滑肌细胞的兴奋 - 收缩耦联与骨骼肌和心肌不同，可分为电 - 机械耦联和药物 - 机械耦联两种机制。

1. 电 - 机械耦联 平滑肌细胞在化学信号或牵张刺激作用下产生的动作电位传导至小凹的膜上时，能激活电压门控钙通道，胞外 Ca^{2+} 内流，直接升高胞内的 Ca^{2+} 浓度；进入胞内的 Ca^{2+} 还可以类似心肌**钙触发钙释放**（calcium-induced Ca^{2+} release，CICR）的机制通过与肌质网膜上的 RyR 结合，引起肌质网的 Ca^{2+} 释放到胞质中。

2. 药物 - 机械耦联 平滑肌细胞还可在不产生动作电位（甚至没有任何膜电位改变）的情况下接受化学信号而诱发胞内 Ca^{2+} 浓度升高。该耦联可能存在三种途径：①IP_3 诱导的肌质网 Ca^{2+} 释放；②通过化学门控离子通道的 Ca^{2+} 内流；③通过对收缩调节装置上的 Ca^{2+} 敏感性的调节。其中磷脂酰肌醇的瀑布式反应是主要的生理途径，因为体内更多的化学信号包括兴奋性神经递质、激素或药物等，经细胞膜上 G 蛋白耦联受体 - 磷脂酶 C 途径，将**二磷酸磷脂酰肌醇**（phosphatidylinositol bisphosphate，PIP_2）水解为 IP_3 和二酰甘油（DG），IP_3 进而作用于肌质网 IP_3 受体，使 Ca^{2+} 从肌质网中释放引起血管平滑肌收缩。去甲肾上腺素引起血管平滑肌收缩，就是通过此途径实现的。

（二）血管平滑肌细胞收缩的分子机制

在血管平滑肌，当胞质中游离 Ca^{2+} 浓度增加时，Ca^{2+} 首先与钙调蛋白（CaM）结合，Ca^{2+} 与 CaM 的复合物进一步结合并激活胞质内的**肌球蛋白轻链激酶**（myosin light chain kinase，**MLCK**），活化的 MLCK 可使横桥中一对 20kD 的**肌球蛋白轻链**（myosin light chain，MLC）磷酸化，形成磷酸肌球蛋白，并激活其上的 Mg^{2+}-ATP 酶使之分解 ATP 产生能量，进而使横桥滑动，平滑肌收缩。平滑肌粗肌丝的横桥是受磷酸化调节的，MLC 的磷酸化使横桥 ATP 酶活性提高，并引发肌丝滑行和肌肉收缩。胞内 Ca^{2+} 浓度降低后，MLCK 失活，磷酸化的 MLC 在胞质内**肌球蛋白轻链磷酸酶**（myosin light chain phosphatase，MLCP）的作用下脱磷酸，导致肌肉舒张。MLCP 与 MLCK 在收缩过程中作用相反，两者活性的动态平衡决定了平滑肌的收缩幅度。NO 舒张血管的机制为直接激活平滑肌细胞的**可溶性鸟苷酸环化酶**（soluble guanylyl cyclase，sGC）使 cGMP 产生增多，继而使肌球蛋白轻链脱磷酸，导致平滑肌舒张。

平滑肌的横桥运动周期（即横桥与肌动蛋白结合与解离一次所需的时间）显著长于骨骼肌，这一差别使平滑肌的收缩速度显著慢于骨骼肌，但与此同时也大大减少能量的消耗。因此尽管平滑肌 ATP 等高能化合物的含量仅为骨骼肌的 1/10～1/20，但仍能经常保持一定的收缩，以维持血管的基础张力；且在血管收缩物质的作用下，能发生长时间的收缩而不疲劳。

（燕 子）

第四节　心血管的内分泌功能

心血管系统包括心脏和血管两大部分。心血管系统不仅完成血液循环，还具有强大的内分泌功能，可以产生和分泌多种生物活性物质，参与内环境稳态的维持和自身防御作用。

心脏分泌的生物活性物质以心房钠尿肽家族最为重要。血管的内分泌功能主要来自血管内皮细胞，内皮细胞可以合成和分泌多种收缩因子和舒张因子，维持血管的张力。

一、钠尿肽家族

钠尿肽家族参与调节机体水盐代谢、血压稳定、心血管功能稳态、肾脏功能等，主要包括心房钠尿肽、脑钠肽、C-型钠尿肽、D-型钠尿肽、心室钠尿肽、人工合成的血管钠肽等成员。

（一）心房钠尿肽

心房钠尿肽（atrial natriuretic peptide，ANP），即心钠素，也称为心房利钠多肽，主要由心房肌细胞产生。1955 年 Kisch 最先应用电子显微镜观察到豚鼠心房肌细胞内含有一种特殊的分泌颗粒，称为致密体。1964 年 Palade 进一步研究发现这些分泌颗粒与内分泌细胞内的激素储存囊泡非常相似，提出了心脏可能具有内分泌功能的假说。1984 年，加拿大、美国和日本科学家分别从大鼠和人的心房组织中分离、纯化了这种物质，称为心房钠尿肽。

1. ANP 的生物化学特征　人心房钠尿肽（human atrial natriuretic peptide，hANP）有 α、β 和 γ 三种分子形式，其相对分子质量分别为 3 000、6 000 和 13 000。α-hANP 是 ANP 中最基本的形式，由 28 个氨基酸残基组成，第 7 和 23 位的两个半胱氨酸形成一个二硫键使其分子呈环状结构。α-hANP 的活性取决于三个因素：①由二硫键构成的环状结构；②第 12 位的甲硫氨酸残基；③ C 末端的 5 个氨基酸残基。其中任何一种结构成分的改变均可使其活性减弱或丧失。β-hANP 由 56 个氨基酸残基组成，由两条相互平行、C 端和 N 端相互倒置的 α-hANP 组成，两条肽链之间由 2 个二硫键连接。心房和血浆中，β-hANP 的含量和生物活性均约为 α-hANP 的 1/4，但作用较 α-hANP 持久，可能通过分解 α-hANP 发挥作用。γ-hANP 由 126 个氨基酸残基组成，其 C 末端的 28 个残基为 α-hANP，是 α-hANP 的直接前体（即 proANP）。γ-hANP 仅具有微弱的生物学活性，其活性约为 α-hANP 的 1/5～1/10。人体组织内的 ANP 可能有三种存在形式，即：γ-ANP、β-ANP 和 α、β、γ-ANP 混合形式存在。年龄不同，其存在形式亦可能不同。未成年者，主要以 γ-ANP 为主，随着年龄的增长，β-ANP 类型可逐渐增高。

N-心房钠尿肽（N-ANP）是指 γ-ANP 去除掉 α-ANP 后的 N 端片段，它与 α-ANP 同时释放入血，舒张血管而无利钠利尿的作用。

2. ANP 在体内的分布　心房钠尿肽主要存在于心肌细胞内，以心房含量最多，约为心室的 100 倍；右心房含量高于左心房，约为左心房的 2 倍；近心外膜肌细胞内的含量高于近心内膜肌细胞的含量。ANP 也广泛分布在脑内，以下丘脑和隔区最多，主要密集于第三脑室前腹侧区，还分布于大脑皮质、中脑、延髓、海马和脊髓骶部等部位。肺的大静脉壁肌细胞和一些上皮细胞也能合成 ANP，但含量很少，约仅为心房含量的 1%。血浆中心房钠尿肽主要来自心房，沿血液流动方向由动脉到静脉含量逐渐降低。一般成人血浆 ANP 含量为

50～150pg/ml，年龄越小，浓度越高。人血浆中 α-hANP 占 80%，β-hANP 占 20%，大鼠血浆中主要为 α-rANP。

3. ANP 的受体 心房钠尿肽通过膜受体发挥作用，**钠尿肽受体（natriuretic peptide receptors，NPRs）**广泛分布于心血管、肾、肺、肾上腺、神经系统、胎盘和免疫器官等，其中以肾上腺皮质最为密集。NPRs 主要有三种类型：NPR-A、NPR-B 和 NPR-C。NPR-A、NPR-B 与颗粒型鸟苷酸环化酶耦联，通过 cGMP 进一步激活 cGMP 依赖蛋白激酶（PKG）发挥生理效应；NPR-C 由两个亚单位组成，不与鸟苷酸环化酶耦联，亦不能通过 cGMP 作为第二信使发挥作用，钠尿肽与之结合后引起受体介导的细胞内吞作用降解钠尿肽，参与其代谢，被称为"清除受体"。近年研究表明 NPR-C 也可与 Giα 蛋白耦联，抑制细胞膜上腺苷酸环化酶的活性，降低 cAMP 含量，发挥信号转导作用。ANP 受体与 ANP 结合后，与 ANP 结合的受体发生胞吞被溶酶体降解，对受体的生成具有降调作用。不同的钠尿肽在体内的分布及其与受体的亲和力均不同，ANP、BNP 主要与 NPR-A 和 NPR-C 结合，CNP 主要与 NPR-B、NPR-C 结合，生理循环浓度的 ANP、BNP 很可能不通过 NPR-B 发挥作用。

4. ANP 的生物学效应 心房钠尿肽作用较广泛，主要发挥利钠利尿、扩血管降压、心肌保护等作用。

（1）对泌尿系统的影响：心房钠尿肽是目前已知的最强大的利钠利尿剂，按同摩尔比较，ANP 的作用约为呋塞米的 500～1 000 倍，且利尿作用发生迅速，静脉注射后 1～2 分钟即起反应，5～10 分钟反应达高峰，持续 1～2 小时。人静脉注射 50mg ANP，尿量增加 3～4 倍，尿钠排出增加 2～3 倍，尿钙、镁、磷的排泄量也增加，但尿钾变化很小。ANP 前体肽的利尿作用时间更长。ANP 利钠利尿的作用机制主要为增加肾小球的滤过率，增加肾髓质尤其是肾乳头的血流量，改变球管平衡和抑制近曲小管和集合管对钠的重吸收。此外，ANP 还可抑制肾素、抗利尿激素、醛固酮的合成、释放并对抗其作用而间接发挥利钠利尿效应。ANP 是一种选择性的肾血管舒张剂，对入球小动脉的舒张作用强于对出球小动脉的作用，可提高肾小球滤过压，促进原尿的生成。

（2）对心血管系统的作用：心房钠尿肽对心血管系统的作用主要包括扩血管、降低心输血量、心肌保护作用等。①扩血管作用：ANP 对动脉、静脉均有舒张作用，对动脉的舒张作用强于对静脉的舒张作用，ANP 对大动脉如主动脉、颈动脉等的舒张作用较强，而对小动脉的舒张作用较弱；可对抗去甲肾上腺素、血管紧张素的缩血管效应，亦不受 α、β 胆碱能受体阻断剂和前列腺素合成抑制剂的影响，对高钾等膜去极化引起的血管收缩及正常紧张性的血管收缩，其舒张作用较弱。ANP 对冠状动脉的舒张的作用是非内皮依赖性的，与 NO 无关，对去内皮血管的舒张作用更强。正常状态时，ANP 主要扩张心外膜大动脉，使其阻力降低；心肌缺血时，ANP 使大、小冠状动脉阻力均显著降低，从而增加冠脉血流量。ANP 与其相应受体结合后激活鸟苷酸环化酶，促进细胞内 cGMP 含量增高，进而激活 PKG，PKG 通过增强钙泵活性促进 Ca^{2+} 外流，阻断 Ca^{2+} 通道，抑制 Ca^{2+} 内流，同时直接和间接（通过抑制磷酸肌醇系统）抑制肌浆网释放 Ca^{2+} 而使细胞内游离 Ca^{2+} 浓度降低从而发挥其生物学效应。有学者甚至认为心房钠尿肽是天然的内源性 Ca^{2+} 通道阻断剂。②降低心输出量：ANP 引起毛细血管通透性增强，使得血管内水、电解质向血管外转移，回心血量减少，每搏输出量和心输出量降低。由于 ANP 具有利钠利尿、减少循环血量和扩张血管、降低外周阻力的作用，因此可降低血压。③心肌保护作用：临床研究观察到静脉输注 ANP 可显著降低首次发生心肌梗死患者 AngⅡ和醛固酮的血浆浓度，降低心肌梗死局部的心脏交感神经活性，改善患者左心室射血分数值，使心肌梗死扩展及心肌梗死后心室病理性重构的程度显著减小。ANP 可抑制缺血心肌细胞的凋亡而产生直接的心肌保护作用。ANP 还能抑制心肌细胞增生、肥大以及超氧化物的产生，抑制 TNF-α 及 IL-1β 等炎症因子的释放，同时阻断活化的中性粒细胞内超氧化物、溶酶体及基质金属蛋白酶 -9 的释放等。ANP 可能通过 NO/PKC 依赖的信号途径激活线粒体 ATP 敏感性钾离子通道发挥心肌保护作用。在培养的心肌细胞中，ANP 通过 ANP-cGMP-PKG 和 PI3K/Akt 途径抑制线粒体渗透性转换孔道的开放对抗心肌缺血 / 再灌注损伤，发挥心肌发挥保护作用。

（3）调节细胞生长：ANP 可抑制多种细胞增殖，是一种新的细胞增殖负调控因子。ANP 可抑制肾小球系膜细胞、心肌成纤维细胞、血管平滑肌细胞、内皮细胞等多种来源细胞的生长和增殖，阻止细胞外基质的分泌；同时 ANP 可对抗内皮素、去甲肾上腺素、血管紧张素等多种细胞生长的正调控因子的促增殖作用。

（4）其他作用：ANP 还具有松弛气道平滑肌、促进脂肪组织分解和促进脂肪动员、参与免疫调节、改变巨噬细胞的功能等作用。

值得重视的是，一直以来 ANP 被认为是美国纽约心脏病学会（NYHA）慢性心衰分级的有效工具，但是由于其半衰期过短（2～5 分钟）而无法应用于临床。**心房钠尿肽前体中段（MR-pro-atrial natriuretic peptide，MR-proANP）**比 ANP 稳定性强，能独立预测心衰患者的预后，并有助于慢性稳定性心衰的危险分层。

5. ANP 释放的调节 ANP 的分泌受物理因素、体液因素和神经因素的影响。高盐摄入，细胞外液渗透压升高，血容量增强，心房肌牵张，心率和血压增高及低氧血症均可刺激 ANP 的释放，其中容量负荷和心房跨壁压的改变是最主要的因素。血管紧张素、抗利尿激素和肾上腺皮质激素等也可以促进 ANP 的释放，其作用并不一定依赖其本身的升压或扩容效应，而可能是直接作用。

（二）脑钠肽

1. 脑钠肽的分布 脑钠肽（brain natriuretic peptide，BNP），又称 **B- 型利钠肽（B-type natriuretic peptide）**、脑利钠肽，是继 ANP 后利钠肽家族的又一重要成员，1988 年由日本学者 Sudoh 等从猪脑分离出来。BNP 广泛分布于中枢神经系统、心脏、肺等组织中，心脏中 BNP 主要由心室分泌，以左心室含量最高，心房中也存在 BNP，但数量较少，含量不足心室的 1/100。人脑钠肽（hBNP）由 35 个氨基酸组成，结构与 ANP 相似，但有 9 个氨基酸残基与 ANP 不同，很可能是 ANP 基因的另一种表达产物。

2. 脑钠肽的生物学效应及生理意义 BNP 具有促进排钠、排尿、舒张血管、降低血压等作用。BNP 与分布于血管平滑肌和脑组织内的受体结合后引起胞内 cGMP 含量增加从而发挥生物学效应。BNP 利尿利钠强度与 ANP 相近，BNP 通过抑制肾内髓集合管对钠的摄取，抑制近球小管对钠的转运，对抗肾素 - 血管紧张素 - 醛固酮系统（RAAS）的缩血管作用，抑制肾素及醛固酮的分泌等发挥利钠利尿作用。BNP 还可增加肾小球滤过面积，提高肾小球滤过率，间接地起利尿排钠作用。BNP 可直接作用于血管平滑肌细胞产生舒张血管效应，同时 BNP 作用于下丘脑，可抑制血管紧张素及血管升压素对下丘脑的作用，抑制由血管紧张素Ⅱ介导的血管收缩反应，间接地降低血压，亦可作用于肾组织，抑制肾素分泌而间接降低血压。BNP 抑制成纤维细胞的增殖，参与心室重构。BNP 抑制血管平滑肌细胞的增殖和血管内皮表达因子及纤溶酶原激活物抑制物-1 的表达，预防血栓的发生。BNP 还可通过调节多巴胺、乙酰胆碱、肾上腺素的活动参与机体的学习、记忆及情绪活动调节等。

血浆 BNP 水平与心力衰竭等级呈正相关，是最能准确反映心脏功能和预后的血清标志物之一，于 2000 年被美国食品和药物委员会正式批准为临床诊断心力衰竭的血清标志物，欧洲慢性心力衰竭与治疗指南将 BNP 浓度监测作为心力衰竭的诊断常规。同时 BNP 对于预测心肌缺血/再灌注后心室重构和预后也具有重要的指导性意义。无活性的 N-末端片段 BNP（NT-proBNP）半衰期更长，是心血管疾病更强的生物标志物。BNP 和 NT-proBNP 还被用于慢性肾脏疾病患者伴有左心室肥厚和冠心病的生物标志物，也用于帮助诊断肾功能不全。近年来，国内外人工合成的 BNP（rhBNP）作为治疗心衰的新药已问世并应用于临床，取得了较为满意的治疗效果。rhBNP 可以降低肺毛细血管楔压，增加心输出量及尿量，改善心衰症状。有研究认为 BNP 对改善失代偿性充血性心力衰竭患者的血流动力学功能和一些全身状况较硝酸制剂更有效。同时认为 BNP 在治疗失代偿性充血性心力衰竭患者时，其副作用比其他血管扩张剂、利尿剂、强心剂更小。BNP 在心血管疾病方面的应用越来越引起重视。

（三）C-型钠尿肽

C 型钠尿肽（c-type natriuretic peptide，CNP）是首先从猪脑中分离出来的钠尿肽家族的另一新成员，在结构上与 ANP 和 BNP 具有较高的同源性，人 C 型钠尿肽（hCNP）含有一个由 17 个氨基酸残基和二硫键组成的环状结构（图 4-10）。CNP 广泛分布于人、大鼠、鲨鱼、猪的中枢神经系统、肾上腺髓质、胃肠道、肾、肺、心血管系统和生殖器官等，血管内皮细胞是 CNP 分泌的主要部位。CNP 主要通过 cGMP 引起血管平滑肌舒张，无明显的利钠利尿作用。CNP 亦抑制平滑肌细胞增殖、迁移和内膜增厚，参与血管损伤、高血压、血管钙化等病理改变。

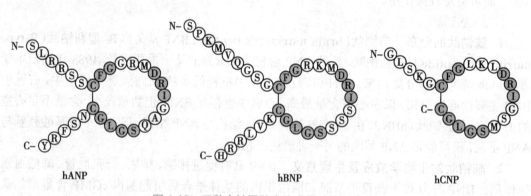

图 4-10 三种人钠尿肽家族成员结构示意图

（四）心室钠尿肽

目前只在鱼类（鳗鱼、虹鳟鱼）的心室中观察到心室钠尿肽的存在，与 ANP、BNP 有很高的同源性。成熟的心室钠尿肽也具有由 17 个氨基酸残基通过二硫键形成的环状结构，但环的羧基端延伸的"尾巴"较长。对鳗鱼、大鼠、犬的在体实验研究中观察到，心室钠尿肽对肾及血管活性比其他钠尿肽强，对心脏后负荷的变化更敏感。

（五）树眼镜蛇钠尿肽

树眼镜蛇钠尿肽（DNP）是从 Dendroaspis angusticeps 蛇毒液中分离提纯的一种 38 肽，生物效应和钠尿肽家族成员类似。在猪的血浆及心脏中也存在 DNP，并具有利钠利尿活性；在人血浆、心房中也检测到 DNP，充血性心力衰竭时血浆 DNP 水平升高。DNP 对主动脉条的舒张作用与 ANP 相似。DNP 有可能是钠尿肽家族的又一成员，是一种参与心血管及肾脏功能调节的生理性调控因子，并且参与某些疾病的病理过程。

（六）血管钠肽

魏启明等于 1993 年人工合成了具有新的生物活性的钠尿肽成员—**血管钠肽**（vasonatrin peptide，VNP），对推动钠尿肽家族生理作用和临床应用研究具有重要的意义。VNP 是 CNP 和 ANP 的嵌合体，是在 CNP 的羧基端加上 ANP 羧基端的 5 个氨基酸残基形成的 27 肽，在生物活性上兼具 CNP 扩张静脉和 ANP 利钠利尿的双重作用特点，其利钠利尿作用较强，但弱于 ANP；动脉舒张作用强于 ANP 和 CNP，静脉舒张活性大于 CNP，VNP 的血管舒张效应不依赖血管内皮细胞的存在。VNP 对正常和低氧大鼠肺动脉的舒张作用强于腹主动脉和腔静脉，对肺动脉高压有潜在的治疗价值。VNP 能减轻慢性低氧引起的肺动脉高压及右心室肥厚，抑制血浆内皮素、血管紧张素 II 的升高。VNP 对心肌细胞、心肌成纤维细胞和肺动脉平滑肌细胞均有显著的负调控作用，并且抑制心肌成纤维细胞胶原的合成，对慢性低氧性心室肥厚、肺动脉高压发生、发展过程中心室和血管重构有潜在的防治价值。由于 VNP 是人工合成，在体内缺乏特异性降解酶，其代谢可能较其他天然钠尿肽慢，因此在慢性心力衰竭、高血压等疾病的治疗中更具有潜在的临床应用价值。

另外，肾远端肾小管和集合管分泌的**肾钠尿肽**（renal natriuretic peptide，RNP）也属于钠尿肽家族，对肾具有显著的利钠作用，还是血管活性肽之一，具有舒张血管的作用，对肺支气管的平滑肌也有舒张作用。

二、局部的肾素-血管紧张素系统

心脏局部的肾素-血管紧张素系统的发现是心脏内分泌研究的又一重大进展。除了经典的**肾素-血管紧张素系统**（renin angiotensin system，RAS）参与维持动脉血压、水、电解质平衡及心血管功能稳态外（见本章第五节动脉血压的调节），心脏、血管、脑、脂肪、骨髓、胰腺、生殖器官等也有血管紧张素原和肾素基因的表达，提示局部组织也存在 RAS。

20 世纪 80 年代，Dzau 等学者相继发现在小鼠、大鼠、猴等多种动物心肌内存在肾素 mRNA 和血管紧张素原 mRNA，其基因表达水平以右心房最高，提示心肌细胞具有自身合成肾素和血管紧张素的能力。同时在心肌组织内直接检测出了**血管紧张素转换酶**（angiotensin converting enzyme，ACE）。此外，在人及多种动物心肌细胞内存在两种血管紧张素受体，即 1 型受体（AT$_1$R）和 2 型受体（AT$_2$R），它们在心脏局部形成一个独立的肾素-血管紧张素系统（RAS），以旁分泌、自分泌和胞内分泌的方式发挥作用。局部 RAS 的主要作用包括：①正性肌力作用：Ang II 直接作用于心肌 AT$_1$R，产生正性肌力作用，增强心肌收缩力；同时可促进心交感神经末梢儿茶酚胺的释放，间接增强心肌收缩力。②调节冠状动脉阻力。局部产生的 AngII 可直接作用于冠状动脉或通过易化交感神经末梢递质释放引起冠脉收缩，同时可刺激血管内皮细胞释放 PGI$_2$ 等舒张冠脉。心脏局部 RAS 还参与心肌肥大、心肌凋亡等。

AngII 的旁路系统也被发现。1991 年以来，Ferrario 发现心肌高表达 Ang（1-7），2000 年以来，Donoghue 等在心脏、肾脏等发现一种与 ACE 同系的酶——血管紧张素转换酶 -2（ACE2）。ACE2 水解 Ang I，产生了 Ang(1-9)，同时 ACE2 可直接水解 Ang II 生成 Ang(1-7)。Ang(1-9) 在心脏、肾脏高表达，在 ACE 的酶解下生成 Ang(1-7)。Ang II 的旁路系统中，ACE2 抵消 Ang II 的效应，可抑制 Ang II 诱发的心肌肥厚和纤维化。Ang(1-7) 作用于 Mas 受体发挥生理作用，可抑制细胞增殖和细胞外基质积聚发挥抗心肌纤维化和抗心肌肥大的作用，同时抑制胶原的合成，改善心肌重构。Ang(1-9) 无生物活性，但却消耗了 Ang I，减少了 Ang II 的生成，起到保护心脏的作用。

除了肾上腺皮质球状带合成和分泌**醛固酮（aldosterone，ADS）**外，血管、心脏、肾脏等局部组织也可合成和分泌 ADS。人的心肌、血管平滑肌、内皮和成纤维细胞中都存在醛固酮合酶和醛固酮受体。ADS 的作用机制主要有两种：一是非基因途径，作用于细胞膜上的 Na^+ 通道，调节 Na^+ 的重吸收；二是基因途径，ADS 与局部组织细胞上的盐皮质受体结合，形成激素 - 受体复合物，通过核膜进入细胞核，直接作用于 DNA 调控元件，调节特异性 mRNA 转录并合成多种醛固酮诱导蛋白，进而影响心血管系统、泌尿系统和自主神经系统等，参与组织修复，调节水、电解质和血容量的稳定。

血管内皮细胞也有独立的 RAS，参与局部血流和血管紧张性的调节，促进平滑肌的生长和代谢。

三、血管舒张因子

（一）一氧化氮

1980 年，美国药理学家 Furchgott 在离体实验中观察到，将乙酰胆碱作用于内皮完整的血管，可引起血管舒张；若去除血管内皮，乙酰胆碱则产生缩血管效应，这是由于血管内皮细胞可生成并释放一种重要的舒血管物质，当时被命名为**内皮源性舒张因子（endothelium-derived relaxing factor，EDRF）**，后来证实这种因子的本质是**一氧化氮（nitric oxide，NO）**，由 L- 精氨酸在一氧化氮合酶作用下合成。NO 具有广泛的生物学效应，在机体稳态维持和自身防病机制中起着重要的调节作用。1998 年，Furchgott 和另外两位也在该领域做出贡献的美国药理学家 Ignarro 和 Murad 共同获得 1998 年诺贝尔生理学或医学奖。NO 是多功能的生物活性物质，是强烈的内源性血管舒张剂，松弛血管平滑肌，扩张血管和调节局部血流量，参与血管自稳态的维持。NO 从内皮细胞分泌出来后弥散至血管平滑肌细胞，激活细胞内鸟苷酸环化酶，使细胞内环磷酸鸟苷（cGMP）增多，cGMP 激活 cGMP 依赖的蛋白激酶（PKG），引起蛋白质磷酸化。活化的 PKG 进一步使得钙通道和相应受体磷酸化，钙通道失活、关闭，导致平滑肌松弛，血管舒张。心内膜释放的 NO 可抑制心肌收缩力发挥负性变时、变力的作用。冠状动脉内皮细胞释放的 NO 参与冠脉血流量的调节。NO 还可以透过细胞膜进入血管腔，发挥抑制白细胞附壁、聚集的作用。血管腔内的 NO 进入血小板抑制血小板聚集、附壁，维持动脉畅通，防止血栓形成。NO 既可以促进凋亡，也可以抑制凋亡，取决于细胞类型、胞质内 NO 浓度、NO 的消耗等。

许多机械性和化学性刺激都可引起 NO 的生成和释放。血流对血管内皮产生的切应力可引起 NO 释放；P 物质、5- 羟色胺、ATP、乙酰胆碱等均可通过激动相应受体促进 NO 的生成和释放；有些缩血管物质，如去甲肾上腺素、血管升压素、Ang II 等也可引起内皮释放 NO，释放的 NO 可反过来减弱这些缩血管物质对血管平滑肌的直接收缩效应。

（二）内皮细胞超极化因子

1988 年，Taylor 等报道了在血管内皮存在一种不同于 NO 的通过引起血管平滑肌细胞膜电位超极化而舒张血管的物质，称为血管**内皮细胞超极化因子（endothelium-derived hyperpolarizing factor，EDHF）**。其作用机制是通过 Ca^{2+} 的作用，引起平滑肌细胞膜的钙依赖性 K^+ 通道开放，致使 K^+ 外流而引起平滑肌超极化。至今对 EDHF 本质的认识尚不充分。

（三）前列环素

前列环素也称**前列腺素 I_2（prostaglandin I_2，PGI_2）**，是血管内皮细胞膜上磷脂中的花生四烯酸的代谢产物，由其前体前列腺素 H_2（PGH_2）在前列环素合成酶的作用下生成。其受体位于血管平滑肌和血小板上。血管内的搏动性血流对内皮产生的切应力、低氧以及一些刺激 NO 产生的化学因素可使内皮释放 PGI_2，引起血管舒张。另外，PGI_2 在抑制血小板聚集、平滑肌细胞增殖等方面也有协同作用。PGI_2 还参与局部炎症反应。

四、血管收缩因子

（一）内皮素

内皮素（endothelin，ET）是 1988 年 Yanagisawa 从猪主动脉内皮细胞释放物中分离纯化出的由 21 个氨基酸组成的活性多肽，ET 在心血管系统含量尤其丰富，血管内皮细胞、心肌细胞和平滑肌细胞等均可合成和释放 ET。ET 主要有 ET_1、ET_2 和 ET_3 三种亚型，其中以 ET_1 最为重要。相应的 ET 受体（endothelin receptor，ETR）广泛分布于心血管系统，为 G 蛋白耦联受体，有 ET_AR、ET_BR 和 ET_CR 三种。生理情况下，血管内血流对内皮产生的切应力可使内皮细胞合成和释放 ET。ET 具有强大的血管收缩作用，促进血管平滑肌细胞增殖与迁移，促进细胞外基质合成与血管纤维化。对心脏而言，内皮素收缩冠状动脉，促进心肌细胞的增殖／肥大，促进成纤维细胞增殖与胶原合成，并影响心血管细胞凋亡、分化、表型转变、再塑等多种过程。ET 还有直接的致心律失常效应、致炎症作用，能刺激细胞因子和趋化因子的释放等作用。ET 能通过调节其他神经体液因子继发引起心血管效应，包括刺激 Ang Ⅱ、NE 的生成、加强胆碱能神经活动、促进 ANP 的生成等。

（二）环加氧酶依赖性血管内皮收缩因子

血管内皮细胞生成的多种环加氧酶代谢产物具有收缩血管的作用，包括① TXA_2：血流或血管内皮中的花生四烯酸经环氧化酶代谢途径生成前列腺素 H_2，在血小板内代谢生成 TXA_2，发挥收缩血管、促进血小板聚集、促进平滑肌细胞增殖的作用；②超氧阴离子，环加氧酶激活可使超氧阴离子生成增加，从而诱导动脉收缩或舒张，具体作用有待进一步探讨；③其他内皮依赖性缩血管物质、牵拉、压力刺激、外源性花生四烯酸等均可介导内皮依赖性血管收缩，但机制尚不清楚。

五、内源性洋地黄素

1991 年，Hamlyn 研究小组运用高效液相色谱法及生物免疫学技术证明体内存在一种与外源性洋地黄素结构类似的物质，命名为**内源性洋地黄样物质（endogenous digitalis-like substance，EDLS）**。EDLS 广泛分布于脑、心脏、肝、肺、肾、肾上腺、肌肉等组织中。EDLS 包括内源性强心苷和内源性蟾蜍二烯内酯两类，前者以内源性毒毛花苷和内源性地高辛为代表，后者包括内源性海蟾蜍毒素等。内源性洋地黄素可以抑制 Na^+，K^+-ATP 酶的活性，特异性地与洋地黄受体结合,增加心肌收缩力;同时与抗地高辛抗体有交叉反应。内源性洋地黄素具有强心、利尿和缩血管作用,与心力衰竭及高血压的发病有着密切的关系。目前研究证据提示,内源性洋地黄素可通过调节水钠代谢、刺激血管平滑肌细胞收缩及增殖、影响血管壁的张力等多种途径参与高血压的发生。心力衰竭时,血容量增加、交感神经系统活化等导致内源性洋地黄素生成增多,加重容量负荷、导致心肌细胞肥大、重构及凋亡,加速心力衰竭的进展。

六、降钙素基因相关肽

降钙素基因相关肽(calcitonin gene-related peptide,CGRP)是人类利用分子生物学技术发现的第一种生物活性多肽,由 37 个氨基酸组成,主要分布于神经系统,也广泛分布于心血管系统和肺组织内,中枢神经和脊髓中含量较高,血管中 CGRP 的含量明显高于心脏。在心脏局部副交感神经节,心内膜和心外膜上也有 CGRP。其受体广泛分布于心肌和血管壁。CGRP 直接舒张血管平滑肌,是体内最强的扩血管物质之一,直接舒张阻力血管、改善血流、舒张肾动脉、增加肾小球滤过率、促进钠盐排泄,还能对抗血管平滑肌细胞增殖,同时也可舒张冠状动脉,作用缓慢而持久。CGRP 对心肌具有正性变力、变时的作用,可使心率加快,心肌收缩力增强,心输出量增加。CGRP 还能促进内皮细胞的增生,有利于血管内膜的修复,维持内皮的完整性,促进新生血管的形成,并可加速血管内皮活化,预防动脉粥样硬化的发生。

七、尾加压素Ⅱ

尾加压素Ⅱ(urotensin Ⅱ,UⅡ)主要分布于脑、脊髓及心血管系统,其受体主要存在于心脏和动脉血管中,是迄今发现的最强的血管收缩物质,比内皮素的作用强 8~10 倍。UⅡ与其受体结合后具有明显的促细胞肥大和增殖的作用、调节神经肌肉接头功能及明显的血管收缩效应,其缩血管作用主要对象是动脉血管,但也能通过 NO 和前列腺素的途径引起离体灌流心脏的冠状动脉扩张,在调节心血管的功能及冠心病、心脏衰竭的发病和心肌重塑过程中起一定的作用。小剂量 UⅡ可引起血流阻力轻度降低,心输出量轻度增加;而大剂量 UⅡ则引起心输出量明显减少。

八、肾上腺髓质素

肾上腺髓质素(adrenomedulin,ADM)最初是从人肾上腺嗜铬细胞瘤中提取的,是一种由 52 个氨基酸残基组成的活性肽,后来发现它广泛分布在许多组织器官中,肾上腺、肺、肾脏、心室、心房等组织中均含有 ADM,血管内皮细胞和平滑肌细胞均可合成和分泌 ADM。在心脏、肺、肝、脾、骨骼肌等组织中均分布肾上腺髓质素的特异性受体;血管内皮细胞、平滑肌细胞、成纤维细胞等表面上也都有肾上腺髓质素受体的分布。肾上腺髓质素发挥舒张血管、降低外周阻力、降低血压等作用,并发挥利钠、利尿效应,调节水盐平衡的作用。

九、其他

(一)抗心律失常肽

抗心律失常肽(antiarrhythmic peptide,AAP)主要分布于心房,主要参与抗心律失常、抗血栓的形成。

（二）神经肽酪氨酸

神经肽酪氨酸（neuropeptide Y，NPY）主要分布于中枢及外周神经系统，心血管系统亦有丰富的 NPY 神经纤维，其中以心脏含 NPY 最多，尤其是房室结和右心房；血管上 NPY 主要分布于动脉。NPY 具有强烈的收缩血管的效应，且不依赖于内皮。

（三）血管活性肠肽

血管活性肠肽（vasoactive intestinal peptide，VIP）主要存在于中枢神经系统和胃肠道内，作为一种神经递质，亦广泛存在于心血管系统，其中以心房含量最高，在血管上主要以毛细血管床和肺小血管含量丰富，主要发挥正性肌力和扩张血管的作用。

（四）一氧化碳

在人类和哺乳动物，几乎所有器官、组织细胞都能合成和释放内源性**一氧化碳（carbon monoxide，CO）**。血管平滑肌细胞和内皮细胞是内源性 CO 生成和释放的主要场所。CO 具有舒张血管的作用，同时能抑制平滑肌细胞增殖和血小板的聚集，还具有抗氧化应激、抗炎症、抗细胞凋亡等作用。

（五）调节平滑肌细胞生长的因子

血管内皮细胞能合成、分泌促进平滑肌细胞增殖的活性物质，包括血小板衍生生长因子、转化生长因子、成纤维细胞生长因子等。同时，血管内皮细胞还能分泌一些能够抑制平滑肌细胞增殖的生物活性物质，包括 PG_{I2}、肝素类蛋白聚糖等。

血管内皮细胞还能合成白细胞介素，影响血细胞与内皮细胞的黏附性，发挥舒张血管、降低血压，抑制平滑肌细胞增殖等作用。内皮细胞释放抗凝因子、促进纤溶因子、抑制血小板聚集的因子等，保持血液流动状态，防止血栓的形成。内皮细胞分泌的细胞黏附分子还可调节造血细胞的增殖、分化。

心血管系统内分泌功能观念的提出，不仅丰富了内分泌学的内容和范围，而且为心血管基础研究、临床疾病的治疗与预防揭开了新的一页。

（高 琴）

第五节　动脉血压的调节与高血压

动脉血压（arterial blood pressure）是心脏和血管相互作用的综合结果。安静状态下，我国健康成人的收缩压为 90～140mmHg（12.0～18.7kPa），舒张压为 60～90mmHg（8.0～12.0kPa），脉压为 30～40mmHg（4.0～5.3kPa），平均动脉压则在 100mmHg（13.3kPa）左右。我国健康青年人的动脉血压比成年人低 10～20mmHg。动脉血压的高低在一定程度上反映了心血管活动的情况。在生理情况下，动脉血压的相对恒定依赖于体内的神经、体液和自身调节，使心血管功能能够适应机体活动的改变。神经和体液因素对心脏的调节作用主要是通过改变心肌的收缩能力和心率，从而增加或减少心输出量进而影响动脉血压；对血管的调节则主要通过改变血管平滑肌的舒缩状态，使阻力血管和容量血管的口径发生变化，进而调节外周阻力和回心血量来改变动脉血压。这些调节作用不仅能使动脉血压维持相对稳定，而且能对各组织器官的血流量进行重新分配，从而保证在不同情况下各组织器官对血流量的需要，以维持新陈代谢和机体的正常功能。

一、动脉血压的神经调节

（一）心脏和血管的神经支配

1. 心脏的神经支配 心脏活动受心交感神经（ cardiac sympathetic nerve ）和心迷走神经（ cardiac vagus nerve ）的紧张性调节，心交感神经兴奋可加强心脏活动，心迷走神经兴奋则抑制心脏活动。

（1）心交感神经及其作用：心交感神经的节前神经元胞体位于脊髓第 1～5 胸段的**中间外侧柱**（ intermediolateral column，IML ），其轴突末梢释放**乙酰胆碱**（ acetylcholine，ACh ），作用于节后神经元膜上的 N_1 型胆碱能受体。心交感节后神经元胞体位于星状神经节和颈交感神经节内，其轴突组成心上神经、心中神经、心下神经和心脏神经丛，支配心脏的各个部分，包括窦房结、房室结、房室束、心房肌和心室肌。两侧心交感神经对心脏的支配存在差异。右侧心交感神经主要支配窦房结，兴奋时以引起心率加快的效应为主；左侧心交感神经主要支配房室结和心室肌，兴奋时则以加强心肌收缩能力的效应为主。

心交感神经节后纤维末梢释放**去甲肾上腺素**（ norepinephrine，NE ），可引起心率加快，房室传导加快，心房肌和心室肌收缩力加强，即产生**正性变时作用**（ positive chronotropic action ）、**正性变传导作用**（ positive dromotropic action ）和**正性变力作用**（ positive inotropic action ）。这些作用主要是由于去甲肾上腺素激活了心肌细胞膜上的 β_1 肾上腺素能受体（简称 β_1 受体）引起的。激活的 β_1 受体通过 G 蛋白 -AC-cAMP 途径激活蛋白激酶 A（PKA），PKA 可使心肌细胞的许多功能蛋白磷酸化，并改变它们的功能活动。

去甲肾上腺素的正性变时作用机制与窦房结 P 细胞 4 期 I_f 电流增强和 T 型钙电流增加有关。这些离子流的变化引起 4 期自动去极化速度加快，自律性提高，心率加快。正性变传导作用机制与心肌慢反应细胞 L 型钙电流的增强有关。Ca^{2+} 内流增加，使 0 期去极化的速度和幅度增大，因而房室传导速度加快。正性变力作用机制则主要由心肌细胞内的 Ca^{2+} 浓度升高引起。去甲肾上腺素可激活心肌细胞膜上的 L 型钙通道，使平台期 Ca^{2+} 内流增加，内流的 Ca^{2+} 激活**连接肌质网**（ junctional sarcoplasmic reticulum，JSR ）上的 ryanodine 受体（RyR），JSR 释放 Ca^{2+} 使胞质中的 Ca^{2+} 浓度进一步升高。此外，去甲肾上腺素能降低 Ca^{2+} 与肌钙蛋白的亲和力，促使 Ca^{2+} 与肌钙蛋白解离，并能促使 JSR 对 Ca^{2+} 的回收和心肌细胞膜的 Na^+-Ca^{2+} 交换，加快心肌舒张时胞质中 Ca^{2+} 的清除，因而加速心肌舒张，有利于心室充盈。

（2）心迷走神经及其作用：支配心脏的副交感节前纤维行走于迷走神经干中，其神经元胞体位于延髓的迷走神经背核和疑核。心迷走神经纤维和心交感神经一起组成心脏神经丛，并与交感纤维伴行进入心脏，其轴突末梢释放乙酰胆碱，作用于心内神经节内的节后神经元膜上的 N_1 型胆碱能受体。节后纤维支配窦房结、心房肌、房室结、房室束及其分支；心室肌也有少量迷走神经纤维支配，但其纤维末梢的数量远较心房肌中为少。两侧心迷走神经对心脏的支配也有差异，但不如两侧心交感神经支配的差异显著。右侧心迷走神经对窦房结的支配占优势，兴奋时主要引起心率减慢；而左侧迷走神经则对房室结的支配占优势，兴奋时主要降低房室传导速度。

心迷走神经节后纤维末梢释放乙酰胆碱，其作用于心肌细胞膜上的 M 型胆碱能受体（简称 M 受体）后可引起心率减慢，房室传导减慢，心房肌收缩能力减弱，即产生**负性变时**

作用（negative chronotropic action）、**负性变传导作用**（negative dromotropic action）和**负性变力作用**（negative inotropic action）。心迷走神经的负性变力作用主要表现在心房肌，对心室肌作用不大。这些负性作用的产生主要是由于乙酰胆碱激活 M 受体后，通过 G 蛋白 -AC 途径使细胞内 cAMP 水平降低，PKA 活性降低，因而表现出与 β_1 受体激活后相反的效应。负性变时作用与窦房结 P 细胞动作电位 4 期的钙电流和 I_f 电流被抑制有关；此外，M 受体被激活后，还可通过 G 蛋白直接激活乙酰胆碱依赖性钾通道（I_{K-ACh} 通道），引起 K^+ 外流增加，使最大复极电位负值增大而远离阈电位水平，进一步降低了窦房结 P 细胞的自律性。负性变传导作用与房室结细胞 0 期 Ca^{2+} 内流减弱，0 期去极化速度和幅度降低有关。心房肌的负性变力作用主要是由于心肌细胞 L 型钙通道被抑制，肌质网和细胞外进入心肌细胞胞质的 Ca^{2+} 减少，因而收缩力减弱。此外，复极化时 K^+ 外流加速，使动作电位复极加快，平台期缩短，导致 Ca^{2+} 内流进一步减少。

（3）支配心脏的肽能神经元：免疫细胞化学方法证明，心脏中存在多种肽能神经纤维，如神经肽 Y、血管活性肠肽、降钙素基因相关肽和阿片肽等。目前对于分布在心脏的肽能神经元的生理功能尚不完全清楚，它们可能参与对心肌和冠状血管活动的调节。例如，血管活性肠肽对心肌有正性变力作用和舒张冠状血管的作用，降钙素基因相关肽则有加快心率的作用等。这些肽类递质可与其他递质，如单胺类或乙酰胆碱共存于同一神经元内，并共同释放。

（4）心交感紧张和心迷走紧张：神经或肌肉等组织维持一定程度的持续活动，称为**紧张**（tonus）。心交感神经和心迷走神经平时都有一定程度的冲动发放，分别称为**心交感紧张**（cardiac sympathetic tone）和**心迷走紧张**（cardiac vagal tone），两者可交互抑制。窦房结作为心脏的起搏点，其自律性约每分钟 100 次，但正常人安静状态下的心率约每分钟 70 次，这是因为安静时心迷走紧张对心脏的作用要比心交感紧张更占优势。如果应用 M 受体拮抗剂阿托品阻断心迷走紧张，此时心交感紧张失去了心迷走紧张的对抗作用，心率可上升到每分钟 150～180 次；如果应用倍他乐克等 β_1 受体拮抗剂阻断心交感紧张，则心率可下降至每分钟 50 次左右。

2. 血管的神经支配　除真毛细血管外，其他所有血管的血管壁都有平滑肌分布，这些血管平滑肌受自主神经纤维支配，其中大多数血管平滑肌仅受交感缩血管神经纤维支配，其舒缩活动受所支配的神经纤维活动调节。而毛细血管前括约肌上神经分布很少，其舒缩活动主要受局部代谢产物的影响。支配血管平滑肌的神经纤维统称为**血管运动神经纤维**（vasomotor nerve fiber），可分为**缩血管神经纤维**（vasoconstrictor nerve fiber）和**舒血管神经纤维**（vasodilator never fiber）两大类。

（1）缩血管神经纤维：缩血管神经纤维都是交感神经纤维，故一般称为**交感缩血管神经纤维**（sympathetic vasoconstrictor nerve fiber）。它的节前神经元位于脊髓胸、腰段的中间外侧柱内，其末梢释放乙酰胆碱；节后神经元位于椎旁和椎前神经节内，其末梢释放去甲肾上腺素。血管平滑肌细胞上有 α 和 β_2 两类肾上腺素能受体，去甲肾上腺素与 α 受体结合后，可使血管平滑肌收缩；而与 β_2 受体结合后，则使血管平滑肌舒张。但是，去甲肾上腺素与 β_2 受体结合的能力较弱，因此，缩血管神经纤维兴奋时主要引起缩血管效应。

体内几乎所有血管都接受交感缩血管神经纤维的支配，但在不同部位的血管中，缩血管神经纤维分布的密度不同。在皮肤的血管中，缩血管纤维分布最密，在骨骼肌和内脏血管中的分布次之,而在冠状血管和脑血管中的分布最少。在同一器官,动脉中的缩血管纤维密度高于静脉,其中以微动脉中的密度最高,而毛细血管前括约肌中密度最低。

人体内大多数血管仅受交感缩血管神经纤维的单一神经支配。在安静状态下,交感缩血管纤维持续发放每秒1～3次的低频冲动,称为**交感缩血管紧张(sympathetic vasoconstrictor tone)**,这种紧张性活动可使血管平滑肌保持一定程度的收缩状态。当交感缩血管紧张增强时,血管平滑肌收缩进一步加强;而当交感缩血管紧张降低时,血管平滑肌的收缩程度减弱或使血管舒张。在不同的生理状况下,交感缩血管神经纤维的放电频率在每秒1次至每秒8～10次的范围内变动。这一变动范围足以使血管口径在很大范围内发生变化,从而调节不同器官的血流阻力和血流量。当支配某一器官的交感缩血管纤维兴奋时,可引起该器官的血流阻力增高,血流量减少;同时,由于交感缩血管纤维在微动脉的分布密度大于微静脉,故该器官毛细血管前、后阻力的比值增大,使毛细血管血压降低,组织液的生成减少而重吸收增多,从而使血容量增加;此外,交感缩血管纤维兴奋也能使容量血管收缩,促进静脉回流。

(2)舒血管神经纤维:体内有一部分血管除接受缩血管神经纤维的支配外,还接受舒血管神经纤维的支配。舒血管神经纤维主要有以下几种:

1)交感舒血管神经纤维:狗和猫的骨骼肌血管除受交感缩血管神经纤维支配外,还受**交感舒血管神经纤维(sympathetic vasodilator never fiber)**支配。交感舒血管神经纤维末梢释放乙酰胆碱,阿托品可阻断其效应。交感舒血管神经纤维在平时没有紧张性活动,只有在动物处于情绪激动状态和发生防御反应时才发放冲动,使骨骼肌血管舒张,血流量增多。人体内也存在交感舒血管神经纤维。

2)副交感舒血管神经纤维:少数器官如脑膜、唾液腺、胃肠外分泌腺和外生殖器等,其血管平滑肌除接受交感缩血管神经纤维的支配外,还接受**副交感舒血管神经纤维(parasympathetic vasodilator nerve fiber)**的支配。例如,面神经中有支配软脑膜血管的副交感纤维,迷走神经中有支配肝脏血管的副交感纤维,盆神经中有支配盆腔器官和外生殖器血管的副交感纤维等。副交感舒血管神经纤维末梢释放乙酰胆碱,后者与血管平滑肌的M受体结合,引起血管舒张。副交感舒血管神经纤维的活动只对少数器官组织的局部血流起调节作用,对循环系统的总外周阻力影响很小。

3)脊髓背根舒血管神经纤维:皮肤伤害性感觉传入纤维在外周末梢处可发出分支。当皮肤受到伤害性刺激时,感觉冲动一方面沿传入纤维向中枢传导,另一方面可在末梢分支处沿其他分支到达受刺激部位邻近的微动脉,使微动脉舒张,局部皮肤出现红晕。这种仅通过轴突外周部位完成的反应,称为**轴突反射(axon reflex)**。这类神经纤维也称背根舒血管神经纤维,其所含递质可能是P物质、组胺、ATP或降钙素基因相关肽等。

4)血管活性肠肽神经元:有些自主神经元内含血管活性肠肽,并与乙酰胆碱共存,如支配汗腺的交感神经元和支配颌下腺的副交感神经元等。这些神经元兴奋时,其末梢一方面释放乙酰胆碱,引起腺细胞分泌;另一方面释放血管活性肠肽,引起舒血管效应,使局部组织血流增加。

（二）动脉血压的调节中枢

神经系统对心血管活动的调节是通过各种神经反射来实现的。在生理学中将与控制心血管活动有关的神经元集中的部位称为**心血管中枢(cardiovascular center)**。控制心血管活动的神经元并非集中在中枢神经系统的某个部位，而是分布在中枢神经系统从脊髓到大脑皮质的各个水平。它们各具不同的功能，又互相密切联系，使整个心血管系统的活动协调一致，并与整个机体的活动相适应。

1. 脊髓心血管神经元 在脊髓胸、腰段灰质中间外侧柱有支配心脏和血管的交感节前神经元。在脊髓骶段还有支配血管的副交感节前神经元。正常情况下，这些神经元的活动完全受高位心血管中枢的控制，在完成各种心血管反射中，脊髓心血管神经元仅起最后传出通路的作用。若离断脊髓和脑干之间的联系，并在脊休克过去之后，血压可恢复到一定水平，但易出现波动，当由平卧位转为直立位时出现头晕，说明脊髓交感节前神经元能维持一定的血管张力，也能完成一些原始的心血管反射，但不能进行精细的调节。

2. 延髓心血管中枢 目前一般认为，最基本的心血管中枢位于延髓。这一概念的获得，主要是根据横切动物脑干与局部毁损所得的实验结果。1873 年 Dittmar 和 Owsjanikow 采用逐步横切动物脑干的方法，观察到在延髓水平以上横断脑干后，动物的血压并无明显的变化，而当横断水平下移至**延髓闩部（obex）**时，血压降低至 40mmHg 左右。这些结果说明，心血管正常的紧张性活动不是起源于脊髓，而是起源于延髓，因为只要保留延髓及其以下中枢部分的完整，即可维持心血管正常的紧张性活动，并能完成一定的心血管反射。在完整动物，选择性破坏延髓背侧或延髓腹内侧部分，对血压影响也不明显，说明延髓腹外侧区可能是调控心血管活动的关键部位。

（1）延髓头端腹外侧区和延髓尾端腹外侧区：延髓腹外侧区分为**延髓头端腹外侧区（rostral ventrolateral medulla，RVLM）**和**延髓尾端腹外侧区（caudal ventrolateral medulla，CVLM）**。前者兴奋时引起交感神经活动加强和血压升高，而后者兴奋时抑制交感神经活动，并降低血压。

RVLM 包括巨细胞旁外侧核和外侧网状核。RVLM 的下行纤维直接投射到脊髓中间外侧柱，控制中间外侧柱内交感节前神经元的活动。在 RVLM 区微量注射谷氨酸，选择性兴奋 RVLM 的神经元胞体，可引起交感神经活动增强和血压升高的效应；而局部损毁该区域或用药物抑制 RVLM 神经元的活动，则引起交感神经抑制和血压降低的效应。这些观察提示 RVLM 的神经元具有紧张性的兴奋中间外侧柱交感节前神经元的作用，但 RVLM 到脊髓中间外侧柱的下行通路所释放的递质仍不清楚。

RVLM 与其他调控心血管活动的核团和脑区有密切的联系。下丘脑室旁核是调控和整合心血管活动的重要核团，有下行纤维直接到达 RVLM，调控 RVLM 心血管神经元活动。RVLM 接受来自 CVLM 的纤维联系，CVLM 神经元兴奋时可抑制 RVLM 心血管神经元的活动。RVLM 能整合由孤束核等核团接替的来自压力感受器、化学感受器、心肺感受器和内脏及躯体传入神经的信息，也能整合来自下丘脑和中脑防御反应区的信息。RVLM 心血管神经元活动受多种神经递质和调质的调节，对来自外周的信息和其他部位心血管神经元的传入信息进行复杂的整合，最终通过其下行通路控制脊髓中间外侧柱的交感节前神经元活动，进而引起心血管活动的变化。因此，RVLM 是产生和维持心交感神经和交感缩血管神经纤维紧张性活动的关键部位。

CVLM 的神经元并不直接投射到脊髓中间外侧柱的交感节前神经元，而是通过抑制 RVLM 的神经元活动而实现其对心血管的调节，因此局部双侧完全性地破坏 RVLM 能取消刺激 CVLM 引起的低血压反应。在压力感受性反射的中枢部分，来自压力感受器的传入冲动经孤束核到达 CVLM,再由 CVLM 抑制 RVLM 的心血管神经元活动,然后由 RVLM 经下行纤维改变脊髓中间外侧柱交感节前神经元的活动。

(2)迷走神经背核和疑核:心迷走神经节前神经元的胞体主要位于延髓的**迷走神经背核(dorsal motor nucleus of vagus)**和**疑核(nucleus ambiguus)**,因此被认为是心迷走中枢的主要部位,并与其他心血管神经元和核团发生密切联系。压力感受器的传入冲动经孤束核接替后,兴奋心迷走神经;化学感受器的传入冲动以及迷走神经中无髓鞘传入纤维的传入冲动也具有兴奋心迷走神经作用。这些传入冲动,尤其是压力感受器的传入冲动,在心迷走神经的紧张性形成中起重要作用。

(3)孤束核:**孤束核(nucleus of the tractus solitarius,NTS)**位于延髓背侧,接受来自颈动脉窦和主动脉弓压力感受器、颈动脉体和主动脉体化学感受器、心肺感受器、骨骼肌感受器和肾等内脏感受器的传入,以及来自不同脑区,包括端脑、下丘脑、小脑、脑干其他区域和脊髓等处与心血管调节有关的核团的纤维投射。NTS 也发出纤维投射到其他心血管神经核团,如迷走神经背核、疑核、延髓腹外侧区、脑桥臂旁核和下丘脑室旁核等区域,因此孤束核成为重要的心血管活动整合中枢,尤其是对各种心血管活动的传入信号进行整合。孤束核神经元兴奋时,迷走神经活动加强,而交感神经活动受到抑制。

(4)后缘区和中缝隐核:**后缘区(area postrema,AP)**位于延髓背侧、第四脑室底闩水平、孤束连接核的背侧。AP 与相邻的 NTS、下丘脑室旁核和视上核之间均有双向纤维联系。此外,AP 是室周器官之一,能监视循环血中血管紧张素Ⅱ的浓度,且含丰富的血管紧张素Ⅱ和血管升压素受体。静脉注射血管紧张素Ⅱ可引起压力感受性反射重调定,使血压升高;毁损 AP 后该效应消失。

中缝隐核(raphe obscurus nucleus)是位于延髓腹侧中线两侧的狭长核团,从脑桥尾端,一直向下延伸到延髓尾端。中缝隐核对防御反应时增强的心血管活动有抑制作用,不仅可通过抑制 RVLM 神经元而抑制交感神经活动,还可通过其下行通路直接抑制脊髓中间外侧柱的交感节前神经元活动。

3. 脑桥和中脑 脑桥**臂旁核(parabrachial nucleus,PBN)**是围绕小脑上脚(结合臂)的灰质核团,与脊髓、延髓孤束核和网状结构、下丘脑和大脑皮质有复杂的纤维联系,其活动可受压力感受器传入冲动的影响。用高频电刺激猫的臂旁核,可引起血压升高效应。

中脑导水管周围灰质(periaqueductal gray,PAG)的背侧区在防御警觉反应中起重要作用,而腹侧区与下丘脑的弓状核和延髓的中缝隐核共同构成对抗防御反应的交感抑制系统。

4. 下丘脑 下丘脑是一个非常重要的整合部位,在体温调节、摄食、水平衡以及发怒、恐惧等情绪反应的整合中,都起着重要的作用。这些反应都包含有相应的心血管活动的变化。在动物实验中可观察到,电刺激下丘脑的一些区域,可引起躯体肌肉以及心血管、呼吸和其他内脏活动的复杂变化。这些变化往往是通过精细整合的,在生理功能上往往是相互协调的。

下丘脑的**室旁核(paraventricular nucleus,PVN)**在心血管活动的整合中起重要作用。PVN 接受很多重要的调节心血管活动的核团和脑区的传入纤维,例如下丘脑的穹窿下器、脑桥臂旁核、延髓腹外侧区、延髓孤束核、迷走神经背核和脊髓均有纤维到达 PVN;来自压力感受器、化学感受器和心肺感受器等的传入信号都可影响 PVN 神经元活动。PVN 不仅发出下行纤维直接到达脊髓中间外侧柱,控制交感节前神经元活动,还有下行纤维到达

RVLM，影响 RVLM 的心血管神经元活动，转而控制交感神经的活动。PVN 还发出传出纤维到达孤束核，参与孤束核对各种传入信号的整合。

PVN 内的神经元分为大细胞性神经元和小细胞性神经元。PVN 的大细胞性神经元合成血管升压素和缩宫素，经轴突运送并储存于神经垂体。PVN 的小细胞性神经元投射到脊髓中间外侧柱交感节前神经元，调控交感神经的活动。

下丘脑前部参与对压力感受性反射、肾神经活动和水盐平衡的调节，在心血管活动调节中主要起抑制交感神经的作用。下丘脑的后部和外侧部发出下行纤维投射到脊髓中间外侧柱和延髓，主要起增强交感神经活动的作用。与情绪活动有关的防御反应区主要位于近中线的下丘脑腹内侧区。电刺激下丘脑的防御反应区，可立即引起动物的警觉状态，骨骼肌肌紧张加强，表现为攻击或逃跑等防御性行为改变，同时出现一系列心血管活动的改变，主要是心率加快，心肌收缩力加强，心输出量增加，皮肤和内脏血管收缩，骨骼肌血管舒张，血压稍有升高。这些心血管反应显然是与当时机体所处的状态相协调的，主要是使骨骼肌有充足的血液供应，以适应防御、搏斗或逃跑等行为的需要。

5. 小脑 小脑的某些部位也涉及心血管活动的调节。例如，刺激小脑顶核可引起血压升高，心率加快。顶核的这种效应可能与姿势和体位改变时伴随的心血管活动改变有关。

6. 大脑 大脑的一些部位，特别是边缘系统中的某些结构，如颞极、额叶的眶面、扣带回的前部、杏仁核、隔和海马等，能影响下丘脑和脑干等处心血管神经元的活动，并与机体的各种行为改变和情绪变化相协调。大脑皮质运动区兴奋时，除引起相应的骨骼肌收缩外，还能引起该骨骼肌的血管舒张。

（三）调节动脉血压的反射

中枢对动脉血压的调节是通过反射来实现的。在各种心血管反射中，颈动脉窦和主动脉弓压力感受性反射通常被认为是调节血压最重要的反射。

1. 颈动脉窦、主动脉弓压力感受性反射 颈动脉窦、主动脉弓**压力感受性反射（baroreceptor reflex）**也称窦弓反射，是指颈动脉窦、主动脉弓压力感受器受到牵张刺激后所引起的心血管活动的变化。当动脉血压突然升高时，反射性地引起心率减慢，血压降低，称为**降压反射（depressor reflex）**或减压反射。反之，当血压降低时，反射性地引起心率加快及血压回升，称为减压反射减弱。

（1）颈动脉窦、主动脉弓压力感受器：在整个心血管系统，包括心房、心室、动脉和静脉的壁内存在许多传入神经末梢。当管壁被动扩张时，这些神经末梢能感受机械牵张刺激而引起心血管反射。位于循环高压力部分（动脉）管壁内的神经末梢起监视动脉侧压的作用，故称为**动脉压力感受器（arterial baroreceptor）**或**高压力感受器（high pressure receptor）**。其中最重要的是颈动脉窦和主动脉弓压力感受器。

压力感受器的主要特点有：①颈动脉窦和主动脉弓压力感受器的适宜刺激是血管壁的被动扩张，而非血压本身，且颈动脉窦比主动脉弓更敏感。当动脉血压升高时，动脉管壁被牵张的程度就增大，压力感受器发放的神经冲动也就增多，因而它们实质上是一种牵张感受器。②动脉血压在一定范围内（60～180mmHg）时，颈动脉窦压力感受器的传入冲动频率与动脉管壁被动扩张的程度成正比。③在同一血压水平，颈动脉窦和主动脉弓压力感受器对脉动性压力刺激比持续性压力刺激更为敏感。由图 4-11 可见，在一个心动周期内，随着动脉血压的波动，窦神经的传入冲动频率也发生相应的变化。

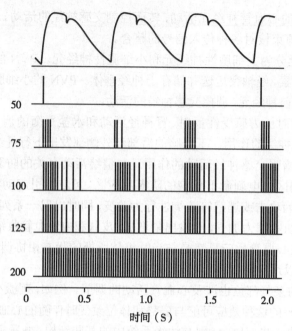

图 4-11　动脉血压对窦神经放电的影响

图中最上方为主动脉血压波，左侧的数字为动脉血压（mmHg）

（2）传入神经和中枢联系：颈动脉窦压力感受器的传入神经纤维组成**颈动脉窦神经**（cartiod sinus nerve），窦神经加入舌咽神经，进入延髓，和孤束核的神经元发生突触联系。主动脉弓压力感受器的传入神经纤维主动脉神经行走于迷走神经干内，然后进入延髓，到达孤束核。兔的主动脉弓压力感受器传入纤维自成一束，与迷走神经伴行，称为**减压神经**（aortic nerve）。

压力感受器的传入神经冲动到达孤束核后，可通过延髓内的神经通路使延髓头端腹外侧部的血管运动神经元和心交感神经元抑制，使交感缩血管紧张和心交感紧张降低；孤束核神经元还与延髓内其他神经核团以及脑干其他部位如脑桥、下丘脑等的一些神经核团发生联系，其效应也是使交感神经的紧张性活动减弱。另外，压力感受器的传入冲动到达孤束核后还与迷走神经背核和疑核发生联系，使心迷走紧张增强。

（3）反射效应：动脉血压升高时，压力感受器传入冲动增多，通过有关的心血管中枢整合作用，使心迷走紧张加强，心交感紧张和交感缩血管紧张降低，其效应为心率减慢，心输出量减少，外周血管阻力降低，故动脉血压回降。反之，当动脉血压降低时，压力感受器传入冲动减少，使迷走紧张降低，交感紧张加强，于是心率加快，心输出量增加，外周血管阻力增高，血压回升。

在动物实验中可将一侧颈动脉窦从血管系统中游离出来，但保留其窦神经与中枢的联系，同时切断对侧窦神经和双侧主动脉神经，通过对游离窦的灌注，人为地由低到高改变游离窦内的灌注压，可观察到体循环动脉压在一定范围内随窦内压的升高而降低，根据窦内压和动脉血压变化的对应关系，可绘制出压力感受性反射功能曲线（图 4-12）。由图可见，压力感受性反射功能曲线的中间部分较陡，向两端渐趋平坦。这说明当窦内压在正常平均动脉压水平（约 100mmHg）上下发生变动时，压力感受性反射最为敏感，纠正偏离正常水平的血压的能力最强，动脉血压偏离正常平均动脉压水平愈远，压力感受性反射纠正异常血压的能力愈低。平均动脉压与窦内压相等时的压力值，为压力感受性反射的闭环工作点，表示颈动脉窦内压与体循环平均压在这个水平上通过感受性反射达到平衡，一般把这一血压水平作为压力性反射的**调定点（set point）**。能引起平均动脉压发生反射性下降的最小窦内压数值称为**阈压（thresho pressure）**。

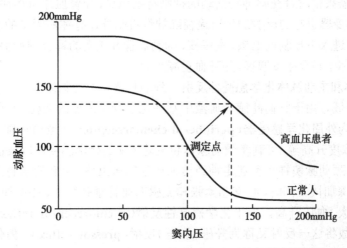

图 4-12　正常人和高血压患者的压力感受性反射功能曲线

（4）压力感受性反射的生理意义：压力感受性反射是典型的负反馈调节，且具有双向调节能力；压力感受性反射在心输出量、外周血管阻力、血量等发生突然改变的情况下，对动脉血压进行快速调节的过程中起重要的作用。压力感受性反射主要对急骤变化的血压起缓冲作用，尤其在动脉血压降低时的缓冲作用更为重要，因此在生理学中将动脉压力感受器的传入神经称为**缓冲神经（buffer nerve）**。相反，压力感受性反射对缓慢发生的血压变化不敏感。其生理意义是缓冲动脉血压的突然变化，使之不至于发生大幅度的波动，以维持动脉血压的相对稳定，但压力感受性反射在慢性高血压患者的血压调节中不起关键作用。

压力感受性反射可发生重调定。慢性高血压患者或实验性高血压动物的动脉血压持续升高，其压力感受性反射功能曲线可发生向右移位，这种现象称为压力感受性反射的**重调定（resetting）**，表示其工作范围发生了改变，使压力感受性反射在高于正常的血压水平仍能对血压变化进行调节，故动脉血压可维持在较高水平。压力感受性反射重调定的机制较为复杂，有反射中枢功能状态变化的因素，也有压力感受器敏感性的问题。老年人因血管壁硬化，可扩张性减小而影响压力感受器的敏感性，重调定的意义可能是使压力感受性反射在保持血压水平较高时的动脉血压相对稳定方面发挥作用。

2. 心肺感受器引起的心血管反射　在心房、心室和肺循环大血管壁内存在许多感受器，总称为**心肺感受器（cardiopulmonary receptor）**。和颈动脉窦、主动脉弓压力感受器相比较，心肺感受器位于循环系统压力较低的部分，故又称**低压力感受器（low pressure receptor）**。其传入神经纤维行走于迷走神经干内。引起心肺感受器兴奋的适宜刺激有两类：一类是对血管壁的机械牵张。当心房、心室或肺循环大血管中压力升高或血容量增多而使心脏或血管壁受到牵张时，这些机械或压力感受器就发生兴奋。在生理情况下，心房壁的牵张主要由血容量增多而引起,因此心房壁的牵张感受器也称**容量感受器**(volume receptor)。容量感受器主要功能是调节循环血量和体液恒定。另一类心肺感受器的适宜刺激是一些化学物质,如前列腺素、缓激肽等。有些药物如藜芦碱等也能刺激心肺感受器。

大多数心肺感受器受刺激时引起的反射效应是心交感和交感缩血管紧张降低,心迷走紧张加强,导致心率减慢,心输出量减少,外周血管阻力降低,故血压下降。在多种实验动物中,心肺感受器兴奋时肾交感神经活动的抑制特别明显,使肾血流量增加,肾排水和排钠量增多。心肺感受器引起的反射的传出途径除神经机制外还有体液因素的参与。心肺感受器的传入冲动可进入下丘脑视上核、室旁核,抑制血管升压素的释放,使远曲小管和集合管对水的重吸收减少,导致尿量增多,循环血量减少。

3. 颈动脉体和主动脉体化学感受性反射 颈动脉体和主动脉体分别位于颈总动脉分叉处和主动脉弓区域。由于它们能感受血液中某些化学物质浓度的变化,且分布于中枢神经系统之外,故称为**外周化学感受器**(peripheral chemoreceptor)。当动脉血中 O_2 分压降低、CO_2 分压或 H^+ 浓度升高等,可刺激颈动脉体和主动脉体的**化学感受器**(chemoreceptor),其感觉信号分别由颈动脉窦神经和迷走神经传入至延髓孤束核,然后使延髓内呼吸运动神经元兴奋,呼吸加深加快。同时,心交感紧张和交感缩血管紧张增加,心率加快,心输出量增加,外周阻力增大,血压升高。由于**化学感受性反射**(chemoreceptor reflex)对动脉血压也具有调节作用,故将这一反射又称为**升压(加压)反射**(pressor reflex)。但化学感受性反射的效应主要是使呼吸加深加快。

化学感受性反射在通常情况下对血压调节不起作用,只有在低氧、窒息、失血、动脉血压过低和酸中毒等情况下才产生呼吸加强,外周阻力增加,血压升高,血液重新分配等升压作用,其目的是保证心、脑等重要器官的血液供应。

4. 躯体感受器引起的心血管反射 刺激躯体传入神经时可引起各种心血管反射。反射的效应取决于感受器的性质、刺激的强度和频率等因素。用中等强度的低频电脉冲刺激骨骼肌传入神经,常可引起降血压效应;而用高强度高频率电刺激皮肤传入神经,则常引起升血压效应。在平时,肌肉活动、皮肤冷、热刺激以及各种伤害性刺激都能引起心血管反射。

5. 其他内脏感受器引起的心血管反射 扩张肺、胃、肠、膀胱等空腔器官,挤压睾丸等,常可引起心率减慢和外周血管舒张等效应。这些内脏感受器的传入神经纤维行走于迷走神经或交感神经内。

6. 脑缺血反应 当脑血流量减少时,心血管中枢的神经元可发生反应,引起交感缩血管紧张显著加强,外周血管高度收缩,动脉血压升高,以改善脑血液供应,称为**脑缺血反应**(cerebral ischemic response)。其机制可能是脑血流量减少时,脑内 CO_2 及其他酸性代谢产物聚集,直接刺激脑干中的缩血管神经元所致。这种反应主要在某些紧急情况下起一定的调节作用。

(四)心血管反射的中枢整合形式

中枢神经系统可对各种信息进行整合,使机体作为一个整体对内、外环境的变化做出反应,以适应复杂的环境变化和机体处于不同功能状态时的需要。在不同生理状态下,中枢神经系统对心血管活动的调节有不同的**整合形式**(integration pattern),表现为支配不同器官的交感神经和副交感神经活动发生不同方式和程度的反应,而且有其特定的组合形式,使各组织、器官之间的血流分配能适应机体当时功能活动的需要。例如,当动物的安全受到威胁而处于警觉、戒备状态时，可出现一系列复杂的行为和心血管反应，称为防御反应。猫的防御反应表现为瞳孔扩大、竖毛、耳郭平展、弓背、伸爪、呼吸加深、怒叫，最后发展为搏斗或逃跑；伴随防御反应的心血管整合形式，最特征性的是骨骼肌血管舒张，同时心率加快，心输出量增加，内脏和皮肤血管收缩，血压轻度升高。人在情绪激动时也可发生类似的心血管反应整合形式。肌肉运动时心血管活动的整合形式与防御反应相似，但血管舒张仅发生于进行运动的肌肉，不进行运动的肌肉的血管则发生收缩。睡眠时心脏和血管的活动恰与防御反应时相反，即心率减慢，心输出量稍减少、内脏血管舒张，骨骼肌血管收缩，血压微降。

二、动脉血压的体液调节

血液和组织液中的某些生物活性物质经内分泌或旁分泌对心肌和血管平滑肌的活动进行调节的过程称为动脉血压的体液调节。与神经调节不同，多数体液调节因子的效应潜伏期长，作用广泛，效应持续时间长，对血压的长期稳定有重要意义。参与动脉血压调节的体液因素包括：肾素 - 血管紧张素系统、肾上腺素与去甲肾上腺素、内皮依赖性舒张因子、内皮素、激肽释放酶 - 激肽系统、血管升压素、阿片肽、心钠素、组胺、P 物质等。它们由不同的组织产生，通过不同的机制对心血管发挥作用。

（一）肾素 - 血管紧张素系统

肾素 - 血管紧张素系统（renin-angiotensin system，RAS）是人体内重要的体液调节系统。RAS 既存在于循环系统中，也存在于血管壁、心脏、中枢、肾脏和肾上腺等组织中，共同参与对靶器官的调节。在正常情况下，它对心血管系统的正常发育、心血管功能稳态、电解质和体液平衡的维持，以及血压的调节均有重要作用。

1. 肾素 - 血管紧张素系统的构成　经典的 RAS 是指由肾脏近球细胞分泌的肾素在血液中将肝脏合成的**血管紧张素原**（angiotensinogen）水解产生一个十肽（1-10），即**血管紧张素 I**（angiotensin I，Ang I），之后 Ang I 在肺循环经**血管紧张素转换酶**（angiotensin-converting enzyme，ACE）的作用下，其 C- 末端水解切去 2 个氨基酸残基，产生一个八肽（1-8），为**血管紧张素 II**（angiotensin II，Ang II），Ang II 被血浆和组织中的氨基肽酶和中性内肽酶（NEP）酶解，在 N- 末端切去一个氨基酸残基，生成七肽（2-8）的**血管紧张素 III**（angiotensin III，Ang III），N- 末端再失去一个氨基酸残基而生成六肽（3-8）的**血管紧张素 IV**（angiotensin IV，Ang IV）。近年来又有一些新的 RAS 成员被陆续发现，如 2000 年发现一种新型的 ACE，并将其称为**血管紧张素转换酶 2**（angiotensin-converting enzyme2，ACE2）。在 ACE2 的作用下，Ang I 的 C- 末端失去一个氨基酸残基而生成九肽（1-9）的血管紧张素 1-9（Ang1-9），Ang II 的 C- 末端失去一个氨基酸残基而形成七肽（1-7）的血管紧张素 1-7（Ang1-7）。Ang1-9 也可在 ACE 作用下，在 C 末端失去两个氨基酸残基而形成 Ang1-7。此外，Ang II 还可在氨基肽酶和 NEP 的作用下，进一步酶解成 Ang III 和 Ang IV（图 4-13）。

对体内多数组织而言，血管紧张素必须与细胞膜表面高度特异的受体结合才能发挥其生理作用。目前已知的**血管紧张素受体**（angiotensin receptor）简称 AT 受体，有四种亚型，分别为 AT_1、AT_2、AT_3 和 AT_4 受体。其中 AT_1 和 AT_2 均为 7 次跨膜的 G 蛋白耦联受体。AT_1 受体分布于人体的血管、心、肝、脑、肺、肾和肾上腺皮质等部位。AT_2 受体存在于多种组织，以肾上腺髓质、子宫、卵巢及脑居多。

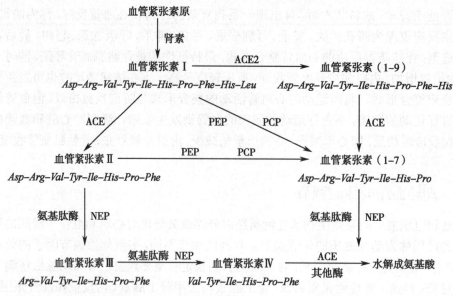

图 4-13 肾素 - 血管紧张素系统成员及其转换过程示意图
ACE：血管紧张素转换酶，ACE2：血管紧张素转换酶 2
NEP：中性内肽酶；PCP：脯氨酰羧肽酶；PEP：脯氨酰肽链内切酶

2. 生物学作用

（1）Ang Ⅱ 的生物学效应：Ang Ⅱ 是已知最强的缩血管活性物质之一。在循环系统中，Ang Ⅱ 的生理作用几乎都是通过激动 AT_1 受体产生的。主要作用有：①Ang Ⅱ 可直接促进全身微动脉收缩，使血压升高，也可促进静脉收缩，使回心血量增多。②Ang Ⅱ 可作用于交感缩血管纤维末梢上的突触前 Ang Ⅱ 受体，使交感神经末梢释放递质增多。③Ang Ⅱ 还可作用于中枢神经系统内的一些神经元，使中枢对压力感受性反射的敏感性降低，交感缩血管中枢紧张加强；并促进神经垂体释放血管升压素和缩宫素；增强促肾上腺皮质激素释放激素（CRH）。因此，Ang Ⅱ 可通过中枢和外周机制，使外周血管阻力增大，血压升高。④Ang Ⅱ 可强烈刺激肾上腺皮质球状带细胞合成和释放醛固酮，后者可促进肾小管对 Na^+ 的重吸收，使细胞外液量增加。⑤Ang Ⅱ 还可引起或增强渴感，导致饮水行为。

研究证实除全身性的 RAS 外，在心血管等器官组织中还存在相对独立的局部 RAS，它们通过旁分泌和 / 或自分泌方式直接调节心血管活动。心脏内局部 RAS 对心脏的主要作用包括：正性变力作用、致心肌肥大、调节冠状动脉阻力和抑制心肌细胞增长。血管内局部 RAS 的主要作用包括：舒缩血管、影响血管的结构和凝血系统功能。

（2）其他成员的生物学效应：对体内多数组织而言，Ang Ⅰ 不具有生理活性。Ang Ⅲ 可作用于 AT_1 受体，产生与 Ang Ⅱ 相似的生物效应，但其缩血管效应仅为 Ang Ⅱ 的 10%～20%，而刺激肾上腺皮质合成和释放醛固酮的作用则较强。Ang Ⅳ 作用于 AT_4 受体，产生与经典 Ang Ⅱ 不同的甚或相反的生理作用。Ang Ⅳ 能抑制左心室的收缩功能，加速左心室的舒张；它在促使收缩血管的同时，能刺激血管壁产生前列腺素类物质或一氧化氮，对血管收缩作用进行调节；Ang Ⅳ 还能调节肾血流量及水盐平衡。

（二）肾上腺素和去甲肾上腺素

肾上腺素（epinephrine，E）和**去甲肾上腺素（norepinephrine，NE）**都属于儿茶酚胺类物质。循环血液中的肾上腺素和去甲肾上腺素主要来自肾上腺髓质。肾上腺素能神经末梢释放的去甲肾上腺素也有一小部分进入血液循环。由肾上腺髓质分泌的髓质激素中，肾上腺素约占80%，而去甲肾上腺素仅约20%。

血液中的肾上腺素和去甲肾上腺素因与受体的结合能力不同，因此对心血管的作用也不同。肾上腺素能受体有9种亚型，依次为：α_1A、α_1B、α_1D、α_2A、α_2B、α_2C、β_1、β_2、β_3。肾上腺素可与α和β两类受体结合。在心脏，肾上腺素与β_1受体结合后，可产生正性变时和变力作用，使心输出量增加，故临床上将肾上腺素作为强心药。在血管，肾上腺素的作用取决于血管平滑肌上α和β_2受体的分布情况。在皮肤、肾、胃肠、血管平滑肌上α受体在数量上占优势，肾上腺素能使这些器官的血管收缩。在骨骼肌和肝的血管上β_2受体占优势，小剂量的肾上腺素常以兴奋β_2受体的效应为主，引起血管舒张，而大剂量时则因α受体也兴奋，故引起血管收缩。去甲肾上腺素主要与α受体结合，也可与心肌的β_1受体结合，但与血管平滑肌上β_2受体结合的能力较弱。静脉注射去甲肾上腺素可使全身血管广泛收缩，动脉血压升高；而血压升高又可使压力感受性反射活动加强，由于压力感受性反射对心脏的效应超过去甲肾上腺素对心脏的直接效应，故引起心率减慢。因此临床上将去甲肾上腺素作为升压药。

（三）血管内皮生成的血管活性物质

血管内皮是衬在心脏和血管腔面的一层单层细胞组织，表面积达 1 000m² 以上。内皮细胞可生成并释放多种血管活性物质，依据其对血管平滑肌的效应，可分为缩血管活性物质和舒血管活性物质两大类，这些物质主要通过旁分泌和 / 或自分泌的方式引起血管平滑肌收缩或舒张。

1. 血管内皮生成的舒血管物质   血管内皮生成和释放的舒血管物质主要有**一氧化氮（nitric oxide，NO）**、**前列环素（prostacyclin）**和**内皮超极化因子（endothelium-derived hyperpolarizing factor，EDHF）**。

在离体实验中观察到，将乙酰胆碱作用于内皮完整的血管，可引起血管舒张；若去除血管内皮，乙酰胆碱则产生缩血管效应。这是由于血管内皮细胞可生成并释放一种重要的舒血管物质，该物质早年被命名为**内皮舒张因子（endothelium-derived relaxing factor，EDRF）**，现在认为 EDRF 就是 NO，其前体是 L- 精氨酸，在一氧化氮合酶（NOS）的作用下生成。NO 可激活血管平滑肌内的可溶性鸟苷酸环化酶（sGC），升高 cGMP 浓度，降低游离 Ca^{2+} 浓度，使血管舒张。NO 可抑制血小板黏附，有助于防止血栓形成；NO 还可抑制平滑肌细胞的增殖，对维持血管的正常结构与功能具有重要意义。许多机械性和化学性刺激都可引起 NO 的生成释放。

前列环素也称**前列腺素 I_2（prostaglandin I_2，PGI_2）**，详见本章第四节心血管的内分泌功能。

除 NO 和 PGI_2 外，内皮细胞还能产生一种引起血管舒张的因子，因为它是通过使血管平滑肌细胞超极化而引起血管舒张，故被命名为内皮超极化因子（EDHF）。目前尚未确定 EDHF 是哪种物质，普遍认为可能包括环氧化花生四烯酸、过氧化氢和 C 型钠尿肽等。EDHF 通过促进 Ca^{2+} 依赖的 K^+ 通道开放，引起血管平滑肌细胞膜超极化，从而使血管舒张。

2. 血管内皮生成的缩血管物质　血管内皮细胞也可生成多种缩血管物质，称为**内皮缩血管因子**（endothelium-derived vasoconstrictor factor，EDCF），包括内皮素、血栓烷 A_2、超氧阴离子等。牵张等物理刺激，低氧及乙酰胆碱、花生四烯酸、ADP、5- 羟色胺等化学因素均能刺激 EDCF 的产生。

内皮素（endothelin，ET）是内皮细胞合成和释放的由 21 个氨基酸残基构成的多肽，具有强烈而持久的缩血管效应和促进细胞增殖与肥大的效应，并参与心血管细胞的凋亡、分化、表型转化等多种病理过程。ET 主要有 ET_1、ET_2 和 ET_3 三种亚型，相应的 **ET 受体**（endothelin receptor，ETR）有 ET_AR、ET_BR 和 ET_CR 三种。ET_1 是目前已知的最强的血管收缩物质之一，其效应是去甲肾上腺素的 100 倍。ET_1 对体内各脏器血管几乎都有收缩作用，对动脉、阻力性小血管和心、脑、肾等重要器官血管的作用强于对静脉、容量性血管和四肢皮肤血管的作用。给动物注射 ET_1 可引起持续时间较长的升血压效应，可能参与血压的长期调节。但在升血压之前常先出现一个短暂的降血压过程。有人解释内皮素也可引起 EDRF 的释放，故有一短暂的降血压反应。此外，**转化生长因子 -β**（transforming growth factor-β，TGF-β）、**白细胞介素 1**（interleukin-1，IL-1）、**肿瘤坏死因子**（tumor necrosis factor，TNF）、AngⅡ、缓激肽、儿茶酚胺、凝血酶等也可刺激 ET 释放；而 NO、ANP、PGE_2、PGI_2 则抑制 ET 释放。ET 是通过与**内皮素受体**（endothlin receptors，ETRs）结合而实现生理作用的。内皮素受体属于 G 蛋白耦联受体家族。ET 与 **ETRs** 结合后导致磷脂酶 C 激活，使三磷酸肌醇和二酰甘油生成。后者使受体门控 Ca^{2+} 通道开放，Ca^{2+} 进入胞质，继而内质网（SR）和细胞膜表面的电压门控 Ca^{2+} 通道均开放，胞质内 Ca^{2+} 增多。

血栓烷 A_2 与 PGI_2 具有共同的前体，血流或血管内皮中的花生四烯酸经环加氧酶代谢途径生成 PGH_2，在血小板内代谢生成血栓烷 A_2。与 PGI_2 作用相反，血栓烷 A_2 有收缩血管和促进血小板聚集的作用，正常状态下两者处于相互对抗的平衡状态。

此外，环加氧酶激活可使超氧阴离子的生成增加，进而诱导动脉收缩或舒张，其具体作用有待进一步研究。

（四）激肽释放酶 - 激肽系统

激肽释放酶（kallikrein）是体内的一类蛋白酶，可使血浆和组织中的蛋白质底物**激肽原**（kininogen）分解为**激肽**（kinin）。激肽具有较强的舒张血管、增加毛细血管通透性等作用，可参与对血压和局部组织血流的调节。

激肽释放酶可分为两大类，一类存在于血浆中，称为血浆激肽释放酶；另一类存在于肾、唾液腺、胰腺等器官组织内，称为腺体激肽释放酶或组织激肽释放酶。激肽原可分为高分子量激肽原和低分子量激肽原。在血浆中，血浆激肽释放酶作用于高分子量激肽原，使之水解，产生一种九肽，即**缓激肽**（bradykinin）。在组织中，组织激肽释放酶作用于血浆中的低分子量激肽原，产生一种十肽，称为赖氨酰缓激肽，也称**胰激肽**（kallidin）或血管舒张素。后者在氨基肽酶的作用下失去赖氨酸，成为缓激肽。缓激肽在激肽酶的作用下水解失活。

激肽作用于激肽受体发挥作用，现已发现激肽受体分为 B_1 和 B_2 两种亚型，一般情况下，激肽的生物学活性主要由 B_2 受体所介导。B_1 受体可能介导激肽的致痛作用；B_2 受体存在于许多组织中，以肾中的密度最高，并与组胺（H_2）受体有高度的同源性。激肽的作用与组胺相似，可使血管平滑肌舒张和毛细血管通透性增高；但对其他的平滑肌则引起收缩。在人体和动物实验中已证实，缓激肽和血管舒张素是已知的最强烈的舒血管物质。在一些腺体器官中生成的激肽,可使器官局部的血管舒张,血流量增加。循环血液中的缓激肽和血管舒张素等激肽也参与对动脉血压的调节,可使血管舒张,血压降低。

激肽可被激肽酶Ⅰ去除 C- 末端的一个氨基酸残基,或激肽酶Ⅱ去除 C- 末端的二个氨基酸残基而代谢为无活性的片段。激肽系统与 RAS 系统功能密切相关。激肽酶Ⅱ与 ACE 是同一种酶,它们既可降解激肽为无活性的片段,又能使 Ang Ⅰ水解生成 Ang Ⅱ。血浆激肽释放酶在离体条件下可将肾素原转变为肾素。

(五)多肽类

1. 钠尿肽类 钠尿肽(natriuretic peptide,NP)是一组参与维持机体水盐平衡、血压稳定、心血管及肾脏等器官功能稳态的多肽。其成员有**心房钠尿肽(atrial natriuretic peptide,ANP)、脑钠尿肽(brain natriuretic peptide,BNP)**和**C 型钠尿肽(C type natriuretic peptide,CNP)**。其中最重要的是 ANP,主要由心房肌细胞合成,其受体是细胞膜上的一种鸟苷酸环化酶。

ANP 的主要生物学效应有:①降低血压。ANP 可使血管舒张,外周阻力降低;也可使搏出量减少,心率减慢,故心输出量减少。②利钠、利尿和调节循环血量。ANP 作用于肾脏可增加肾小球滤过率,也可抑制肾小管重吸收,使肾排水和排 Na^+ 增多;它还能抑制肾近球细胞释放肾素,抑制肾上腺球状带细胞释放醛固酮;在脑内,ANP 可抑制血管升压素的释放。这些作用都可导致体内细胞外液量减少,循环血量减少。③调节细胞增殖。ANP 可抑制血管内皮细胞、平滑肌细胞、心肌成纤维细胞和肾小球细胞等多种细胞的增殖,是一种细胞增殖的负调控因子;④ ANP 还具有对抗 RAS、内皮素和交感系统等缩血管作用。

2. 血管升压素 血管升压素(vasopressin,VP)是在下丘脑视上核和室旁核的一些神经元内合成,合成后沿这些神经元的轴突所组成的下丘脑 - 垂体束进入神经垂体储存,当机体活动需要时释放入血。血管升压素的合成和释放过程也称神经分泌。

血管升压素在肾远曲小管和集合管可促进水的重吸收,故又称**抗利尿激素(antidiuretic hormone,ADH)**。血管升压素作用于血管平滑肌的相应受体后,可引起血管平滑肌收缩,是已知最强的缩血管物质之一。但在完整机体内,血液中血管升压素浓度升高时首先出现抗利尿效应;仅在其浓度明显高于正常时,才引起血压升高。这是因为血管升压素能提高压力感受性反射的敏感性,故能缓冲升血压效应。血管升压素在一般情况下并不经常对血压起调节作用,仅在禁水、失水、失血等情况下,血浆渗透压的升高刺激下丘脑的渗透压感受器而促进 VP 释放,血容量的减少也通过刺激心房等处的容量感受器而促进 VP 释放,VP 主要通过对体内细胞外液量的调节实现对动脉血压的调节。当动脉血压在较长时间内(数小时、数月或更长)发生变化时,主要依赖于肾调节体内的细胞外液量来维持动脉血压相对稳定,这种调节机制被称为肾 - 体液控制系统,而肾脏的调节作用主要是通过 VP 和 RAS 系统等体液因素实现的。

3. 肾上腺髓质素 肾上腺髓质素(adrenomedulin,ADM)在心脏可产生正性肌力作用,并通过增加冠脉血流,抑制炎症反应及氧自由基的形成,提高钙泵活性和加强兴奋 - 收缩耦联等多种途径,发挥对心脏的保护作用。

4. 降钙素基因相关肽 降钙素基因相关肽(calcitonin gene-related peptide,CGRP)是人类利用分子生物学技术发现的第一种生物活性多肽。它是由 37 个氨基酸残基组成的神经肽,由感觉神经末梢释放,其受体广泛分布于心肌和血管壁。CGRP 是目前发现的最强的舒血管物质,比硝酸甘油、硝普钠强 240 倍;并对心肌具有正性变时和变力作用;CGRP 还可促进内皮细胞的生长和内皮细胞向受损血管壁的迁移,促进新生血管生成。

5. 尾加压素Ⅱ 尾加压素Ⅱ(urotensinⅡ,UⅡ)详见本章第四节心血管的内分泌功能。

（六）前列腺素

前列腺素（prostaglandin,PG）是一族二十碳不饱和脂肪酸,分子中有个环戊烷,其前体是花生四烯酸或其他二十碳不饱和脂肪酸。全身各部位的组织细胞几乎都含有生成前列腺素的前体及酶,因此都能产生前列腺素,其中以精囊腺合成能力最强。前列腺素按其分子结构的差别可分为多种类型,参与多种生理活动,包括血压调节、水盐代谢等。各种前列腺素对血管平滑肌的作用是不同的,例如前列腺素 E_2(PGE$_2$)、PGI$_2$ 具有强烈的舒血管作用,前列腺素 $F_{2\alpha}$(PEF$_{2\alpha}$)则使静脉收缩。

（七）气体信号分子

1. 一氧化碳 在人类几乎所有器官、组织的细胞都能合成和释放内源性**一氧化碳（carbon monoxide,CO）**。体内的血红素经血红素加氧酶代谢,生成内源性 CO、胆色素和铁离子。CO 是一种小的气体分子,能快速自由地通过各种生物膜,以旁分泌和 / 或自分泌的方式作用于邻近细胞,产生生物学效应。CO 具有舒张血管的作用,其机制包括:① CO 激活可溶性鸟苷酸环化酶(sGC),增高细胞内 cGMP 水平,使平滑肌松弛,血管舒张;②刺激钾通道开放,促进细胞内的 K^+ 外流,引起膜的超极化而产生抑制效应;③抑制细胞色素 P_{450} 依赖的单加氧酶系统。

2. 硫化氢 硫化氢(hydrogen sulfide,H$_2$S)是带有臭鸡蛋味的气体。1989 年,在大鼠和人尸检的脑组织中发现了内源性 H$_2$S。H$_2$S 在哺乳动物体内是以 L- 半胱氨酸为底物经酶催化产生。以脑组织生成最多,其次为血管、心、肝和肾。生理浓度的 H$_2$S 可能具有舒张血管、维持正常血压稳态的作用;对心肌组织具有负性肌力作用和降低中心静脉压的作用。H$_2$S 的作用可能由 ATP 依赖的钾通道所介导,引起钾外流增加和细胞膜的超极化,从而使血管舒张。

（八）脂肪细胞因子

近年来的研究发现,脂肪组织能分泌多种细胞因子或激素,如与炎症相关的肿瘤坏死因子 -α、白细胞介素 -6、细胞趋化因子如单核细胞趋化蛋白、生长因子如血管内皮生长因子,以及脂肪组织特异的脂肪细胞因子如瘦素、脂联素等,参与调控机体的能量代谢及多种心血管活动。

1. 瘦素 瘦素(leptin)是从肥胖和糖耐量异常的小鼠中克隆的基因,主要是由白色脂肪组织分泌的蛋白质类激素,是肥胖基因的编码产物。瘦素的受体广泛分布于下丘脑、神经、心、肾、肺、肝、脂肪组织及胰岛细胞等组织,分为长受体和短受体两大类,前者是瘦素发挥作用的主要受体。瘦素最主要、最基本的作用是调节脂肪代谢,降低机体内脂肪的沉积。同时,瘦素与高血压的关系密切。研究表明,瘦素可剂量依赖性地升高血压,其作用靶点包括下丘脑、肾素 - 血管紧张素系统和肾交感神经,并通过降低 NO 水平和增加肾小管对钠的重吸收、促使血管平滑肌肥大、甚至改变红细胞的生化和物理属性,使血压升高。

2. 脂联素 脂联素(adiponectin)是从分化的小鼠脂肪细胞中分离的一种蛋白,因其在脂肪细胞中高表达,故被命名为脂联素。脂联素是脂肪组织分泌最多的脂因子,在血浆中含量丰富,正常人血浆浓度为 2~30μg/ml,在能量代谢、胰岛素抵抗和动脉粥样硬化形成等生理及病理过程中发挥重要的调节作用。血浆中脂联素水平的降低与高血压、冠状动脉硬化性心脏病、肥胖及 2 型糖尿病等的发病密切相关。脂联素可通过激活心肌细胞**丝裂原活化蛋白激酶（mitogen-activated protein kinase，MAPK）**通路抑制病理性心肌肥大和缺血后心肌损伤，抑制血管平滑肌细胞增殖，从而延缓动脉粥样硬化及再狭窄过程。脂联素还能改善内皮功能，促进血管新生。因此，脂联素被认为是心血管系统的一种重要的保护因子。

（九）生长因子

有些生长因子能影响心血管活动，如**胰岛素样生长因子（insulin-like growth factor-1，IGF-1）**可促使心肌生长、肥大和增强心肌收缩力，也能刺激血管舒张和血管平滑肌细胞增殖。**血管内皮生长因子（vascular endothelial growth，VEGF）**能促进血管内皮增生和血管生成，并能使血管扩张和增加毛细血管的通透性。**成纤维细胞生长因子（fibroblast growth factor，FGF）**能刺激血管内皮细胞增殖、促进新生血管生成、促进血管平滑肌细胞增生、促进 NO 产生并调节内皮依赖性血管舒张反应，同时对肾素 - 血管紧张素系统也有较强的激活作用。

有些全身性的激素也能影响心血管的活动。生长激素对维持心脏的正常结构和功能具有重要作用。少量生长激素可使心肌收缩力加强，心输出量增加；长期生长激素分泌过量则可导致心肌向心性肥厚，舒张功能障碍。反之，生长激素分泌不足可引起心血管结构与功能不良。

此外，肾上腺皮质激素能增强心肌收缩力，胰岛素对心脏有直接的正性变力作用，胰高血糖素对心脏有与儿茶酚胺相似的正性变力与变时作用，甲状腺素能增强心室肌的收缩和舒张功能、加快心率、增加心输出量和心脏做功量等。

三、动脉血压的短、长期调节

（一）动脉血压的短期调节

动脉血压的**短期调节（short-term regulation）**是指对短时间内发生的血压变化起即刻调节作用，主要是神经调节，包括各种心血管反射通过调节心肌收缩力和血管外周阻力使动脉血压恢复正常并保持相对稳定。在诸多的调节心血管活动的反射中，颈动脉窦和主动脉弓压力感受性反射能灵敏地检测血压波动，及时做出相应的反应，对正常情况下血压的波动起重要的和经常性缓冲作用，以维持动脉血压的相对稳定。从颈动脉窦反射功能曲线中可见，压力感受性反射的工作范围为 60～180mmHg，其调定点为 100mmHg，该水平恰为压力感受器的最敏感期，在此范围以外，敏感性降低，甚至作用达到饱和，传入神经冲动不再随血压升降而发生反应，其生理意义在于缓冲血压的急剧变化，故又称缓冲反射。

化学感受性反射在通常情况下不起作用，其生理意义是在缺氧、窒息、酸中毒和脑部血液循环不足并危及生命时才使外周阻力增加，血液重新分配，以确保心、脑重要器官的血液供应，维持其正常功能。

安静时，心肺感受器不断发出冲动，对心血管中枢紧张性有抑制作用，使血压和肾素水平不致过高。还有一些调节心血管活动的反射在应急时发挥作用。

可见，体内的各种调节血压的反射都有一定的工作范围，压力感受性反射工作血压范围为 60～180mmHg，化学感受性反射调节激活的血压范围小于 80mmHg，而通常激活中枢神经系统反射的血压低于 50mmHg 才发生。上述三种调节机制的工作范围构成了体内维持动脉血压稳定的分级控制机制，即颈动脉窦和主动脉弓反射维持正常状态的血压稳定；当血压低于 80mmHg 时，压力感受性反射活动降低而化学感受性反射开始活跃；血压继续降低到 50mmHg 以下则启动脑缺血反应进行调节，所以在中等量以下失血的血压回升的过程中，神经反射性调节发挥重要作用。

神经调节的特点是快速、灵敏，但效果不能持久和广泛。这些反射活动一旦出现，参与心血管的调节，仅在几秒、几分钟或一小时内将血压调节至正常水平，因此将心血管的神经调节视为动脉血压的短期调节。

（二）动脉血压的长期调节

当血压在较长时间内（数小时、数天、数月或更长）发生变化时，单纯依靠神经调节常不足以将血压调节到正常水平。动脉血压的**长期调节**（long-term regulation）主要是通过肾脏调节细胞外液量来实现的，此机制称为**肾 - 体液控制系统**（renal-body fluid system）。当体内细胞外液量增多时，循环血量增多，循环血量和血管系统容量之间的相对关系发生改变，使动脉血压升高；而循环血量增多和动脉血压升高，又能直接导致肾排水和排钠增加，将过多的体液排出体外，从而使血压恢复到正常水平。当体内细胞外液量或循环血量减少，血压下降时，则发生相反的调节。

肾 - 体液控制系统调节血压的效能取决于一定的血压变化能引起多大程度的肾排水排钠量的变化。实验证明，血压只要发生很小的变化，就可导致肾排尿量的明显变化。血压从正常水平（100mmHg）升高 10mmHg，肾排尿量可增加数倍，使细胞外液量减少，动脉血压下降。反之，动脉血压降低时，肾排尿量明显减少，使细胞外液量增多，血压回升。

肾 - 体液控制系统的活动受体内若干因素的影响，其中较重要的是血管升压素、心房钠尿肽和肾素 - 血管紧张素 - 醛固酮系统。当循环血量增多、动脉血压升高时，可通过以下机制使循环血量和血压恢复至正常水平：①血管升压素释放减少，使肾远曲小管和集合管对水的重吸收减少，肾排水量增加，细胞外液量回降。②心房钠尿肽分泌增多，可使肾脏重吸收 Na^+ 和水减少，排 Na^+ 和排水量增加，细胞外液量回降。③AngⅡ生成减少，则 AngⅡ引起血管收缩效应减弱，血压回降；AngⅡ促进肾上腺皮质分泌醛固酮的作用也减弱，醛固酮分泌减少，肾小管重吸收 Na^+ 和水的作用也减小，故引起细胞外液量回降。反之，当循环血量减少、动脉血压降低时，则出现相反的效应。

总之，动脉血压的调节是个复杂的过程，有许多机制的参与。每一种机制都在一个方面发挥调节作用，但不能完成全部的、复杂的调节。神经调节一般是快速的、短期内的调节，主要是通过对阻力血管口径及心脏活动的调节来实现的；而长期调节则主要是通过肾对细胞外液量的调节而实现的。但是动脉血压的调节是有限度的，当超出机体的调节范围后便会导致疾病的发生。

四、高血压

高血压（hypertension）是指以体循环动脉血压升高为特征的疾病或病理过程。根据病因可分为**原发性高血压**（essential hypertension）和**继发性高血压**（secondary hypertension）。前者是指病因尚不清楚而以血压升高为主要表现的一种独立性疾病，其病因为多因素，尤其是遗传和环境因素（如饮食、吸烟等）交互作用的结果。继发性高血压是指由某些确定的疾病或病因（如原发性醛固酮增多症、肾血管性高血压等）引起的血压升高。

（一）高血压的发生机制

1. 神经机制　中枢神经系统功能紊乱、心血管中枢有关递质和调质的改变、心血管反射的改变和交感神经活动异常等在高血压发病中扮演重要角色。

（1）交感神经活动：交感神经系统活动增强与高血压发病机制有关。原发性高血压尤其是高血压早期**交感神经活动（sympathetic nerve activity，SNA）**增强，血浆去甲肾上腺素水平升高，但血浆肾上腺素水平通常不高。急进型原发性高血压患者 SNA 增强更为明显，提示交感神经系统活动增强与高血压病情的急剧加重有关。各种原因引起的继发性高血压（如肥胖性高血压、糖尿病性高血压、慢性肾性高血压等）均有显著的 SNA 增强。各种实验性高血压动物（如自发性高血压大鼠、盐敏感性高血压大鼠、肥胖性高血压大鼠等）也均有显著的 SNA 增强。

SNA 增强导致心输出量和外周阻力增加，以及肾功能的变化，进而引起血压升高。高血压时交感神经活动增强的机制尚不明确，可能与肾素 - 血管紧张素系统、压力感受性反射和心交感传入反射等活动异常有关。交感神经系统活动过度激活在高血压发生发展和并发症形成中发挥极其重要的作用，降低高血压增强的交感神经活动是防治高血压的重要靶点之一。

（2）心血管反射

1）颈动脉窦、主动脉弓压力感受性反射重调定：各种类型的高血压均可引起压力感受性反射的重调定，包括反射的工作范围和调定点上移，增益（敏感性）减小或不变。根据重调定发生的时间可分为：①急性重调：血压升高数分钟后即可出现，表现为阈压升高、工作范围上移至较高血压水平、功能曲线平行右移，而反射的增益不变。急性重调是不完全的，因为功能曲线和阈压的变化较小，只有动脉血压增值的 15%～20%；②慢性重调：血压升高数天后才发生，表现为工作范围在血压较高的水平进行、工作曲线非平行右移、反射的增益减小。慢性重调是完全的，因为阈压升高的幅度与血压的增值相当。压力感受性反射的重调定是可逆的，动脉血压恢复正常后经过再调定，压力感受性反射功能曲线可恢复到正常的工作范围。

高血压的压力感受性反射敏感性明显降低，反射性心率调节作用减弱发生较早，随着高血压病程的延长和血压升高程度的增加，反射性心率调节障碍进一步加重，而反射性血压调节障碍程度较轻。高血压时压力感受性反射重调定的机制较为复杂，目前仍不明确，可能与压力感受器和中枢活动的变化均有密切关系。

2）心肺感受器引起的心血管反射：经交感神经传入的心脏感受器广泛分布于心室壁，可感受机械牵张刺激和某些化学刺激，反射性引起交感神经兴奋和血压升高，称为心交感传入反射，这是一种正反馈方式的交感兴奋性反射。在生理状态下心交感传入反射较弱，但在高血压、心肌缺血和慢性心力衰竭等病理情况下，心交感传入反射明显增强。

高血压时心室肌后负荷加重，心室壁张力增大，继发于心肌肥厚的心肌缺血使腺苷等代谢产物增多，进而刺激心脏的交感神经末梢，引起心交感传入反射活动增强，进一步促使交感神经兴奋和血压升高。动物实验发现消除心交感传入反射可降低血压和抑制交感神经活动，提示心交感传入反射参与血压升高和交感神经激活机制。

经迷走神经传入的心脏感受器主要分布于心房壁、大静脉与心房的交界部和左心室壁，传入纤维迷走神经上行至中枢，反射性引起迷走神经兴奋和交感神经抑制，使心率减慢、血管扩张和血压下降。颈动脉窦、主动脉弓压力感受性反射和经迷走神经传入的心肺感受器反射均能抑制交感传出活动。动脉血压升高主要激活颈动脉窦、主动脉弓压力感受性反射，而中心静脉压升高主要激活经迷走神经传入的心肺感受器反射。

（3）中枢神经系统功能紊乱：中枢神经系统接受各种感受器的传入冲动，经过整合控制传出神经活动，很多脑区、多种神经递质和调质以及体液因素共同参与心血管活动的调节，使血压维持正常水平。一旦某种因素破坏这种平衡状态，引起交感神经活动过度增强，则可导致高血压。

研究表明，延髓和下丘脑的心血管中枢活动异常在高血压发病机制中起重要作用，其中延髓头端腹外侧区（RVLM）、延髓尾端腹外侧区（CVLM）、孤束核、迷走神经背核和疑核以及下丘脑的室旁核在高血压发病过程中的作用尤为突出。另外，脊髓胸、腰段灰质中间外侧柱有支配心脏和血管的交感节前神经元，是各种心血管反射的最后传出通路，也涉及高血压的发病过程。

2. 肾 - 体液机制

（1）肾脏机制：肾调控机体水和电解质活动在血压的长期调节中起重要作用，其活动异常与高血压的形成有密切关系。肾主要通过改变细胞外液量对血压进行长期调节，当细胞外液增多时，循环血量增多进而引起血压升高，而细胞外液的增多和血压升高又通过机体的调节机制使肾排水和排钠量增加，进而使循环血量和血压趋于正常。

遗传性高血压大鼠和非高血压大鼠肾的交叉移植研究有利于揭示肾在高血压发病中的作用。将自发性高血压大鼠肾移植到组织兼容性较好的正常大鼠，正常大鼠随后发生高血压，这种血压升高不是交感神经活动增强介导的，但是持续抑制交感神经活动可减轻动脉血压的升高程度。

（2）缩血管作用为主的体液因素：全身性的肾素 - 血管紧张素系统（RAS）和局部 RAS 均在高血压的发生发展中起重要作用。AngⅡ在高血压发病机制中的作用主要包括：①促进心肌细胞增殖、肥大，引起心肌肥厚，进而改变心脏功能；②使血管平滑肌收缩，外周阻力增加，血压升高；③促使血管壁增厚，管壁厚度与管腔内径比值增大，血管对缩血管物质的反应性增强，血管张力升高；④促进肾上腺皮质球状带释放醛固酮，增强肾小管对钠的重吸收，增加细胞外液量；⑤AngⅡ引起的交感神经活动增强也在血压升高过程中起重要作用。

研究发现，原发性高血压和肾性高血压患者血浆内皮素（ET）水平明显升高，且与血压升高程度呈正相关。ET 通过多种机制参与高血压的发生发展过程：①直接使血管强烈收缩，增加外周阻力；②增强心肌收缩力；③促进血管平滑肌细胞增殖和心肌肥厚；④减少尿量和尿钠排出，促进水钠潴留；⑤促进 AngⅡ、醛固酮和去甲肾上腺素的生成与分泌；⑥某些中枢核团的 ET 可使交感神经活动增强。

（3）舒血管作用为主的体液因素：自发性高血压大鼠血浆和外周神经中降钙素基因相关肽（CGRP）含量均明显降低，血管对 CGRP 的反应性受损，心脏 CGRP 受体亲和力下降，提示 CGRP 的减少和受体下调可能参与高血压的发生。

原发性高血压患者血浆和心肌肾上腺髓质素水平升高，并与心肌肥厚程度呈正相关，推测心室压力超负荷时，肾上腺髓质素的代偿性表达增加可能有反馈抑制心肌肥厚作用。在继发性高血压，血浆和心室肾上腺髓质素含量也增多，提示肾上腺髓质素作为内源性舒血管物质，在高血压时反馈性增多，阻止血压的进一步升高。

（二）高血压的治疗

尽管引起高血压的原因很多，但其发病的基本环节是外周血管阻力升高和／或心输出量与血容量的增加。因此，治疗高血压的基本原则是降低外周血管阻力和／或心输出量与血容量。

1. 降低外周血管阻力 降低外周血管阻力是治疗高血压的基本措施。最常用的是交感神经阻断药、血管扩张以及抗 RAS 的药物等。它们可以通过不同环节降低外周血管阻力，以达到降压目的。

2. 减少血浆容量 用利尿药减少血浆容量，对容量依赖性高血压有较好的降压效果。

3. 联合措施 为了提高降压效果和减少药物副作用，不但应把药物和非药物性（如控制食盐摄入量、加强体育锻炼、心理精神疗法等）降压措施结合起来，而且必要时还应把各种降压药物如利尿药和不同的降低血管阻力的药物联合应用。

（燕 子）

第六节 冠 脉 循 环

心脏是维持生命的重要器官，心脏通过泵血向全身器官输送血液，其自身的营养物质和氧的供应则主要来自**冠脉循环**（coronary circulation），因此冠脉循环在各个器官循环中占有重要地位。与其他器官循环相比，冠脉循环在解剖学、血流动力学和调控机制等方面，均存在着很大的差异。

一、冠脉循环的特点

（一）冠脉循环的解剖特点

心肌的血液供应主要来自左、右冠状动脉，仅心内膜最内侧厚约 0.1mm 范围内的心肌直接利用心腔内的血液供应。左、右冠状动脉在紧靠升主动脉半月瓣上方，从升主动脉根部分出，其主干和大分支行走于心脏的表面，其分支常以垂直于心脏表面的方向从心外膜横穿入心肌深层直到心内膜附近，沿途继续发出细小分支，在心内膜下层分支成网。这种分支的分布特点使得冠状动脉血管容易在心肌收缩时受到压迫。

左、右冠状动脉及其分支的走向可有多种变异。在多数人中，左冠状动脉主要供血到左心室和室间隔前部，右冠状动脉主要供血到右心室和室间隔后部。冠脉循环总血流量的85% 流经左冠状动脉，15% 流经右冠状动脉。左冠状动脉的血液流经毛细血管和静脉后，经由冠状窦回流入右心房，而右冠状动脉的血液则经心前静脉直接回流入右心房。另外还有一小部分冠脉血液可通过心最小静脉直接流入左、右心房和心室腔内。

心肌内毛细血管网分布极为丰富，毛细血管的密度很高，弥散途径短，毛细血管数和心肌纤维数的比例可高达 1∶1，在心肌横截面上，每平方毫米面积内约有 4 000 根毛细血管（骨骼肌每平方毫米面积内仅有 400 根毛细血管），因此心肌和冠脉血液之间的物质和气体交换可快速完成，保证了心肌对氧和营养物质的需求。心肌细胞内含有非常丰富的线粒体，可产生大量的 ATP，这是心脏适应能量高消耗的重要机制之一。当心肌纤维发生代偿性肥厚时，心肌纤维直径增大，但毛细血管数量并无相应增加，因此肥厚心肌较易发生缺氧。

此外，冠状动脉同一分支的近、远端或不同分支之间有侧支相互吻合。一旦某一分支堵塞时,其邻近的吻合支开放,进行代偿性供血。在人类,这种吻合的侧支在中等分支血管很少,心内膜下分布较多。正常人心脏的冠脉侧支均较细小,血流量很少。因此当冠状动脉突然阻塞时,不易很快建立侧支循环,常可导致心肌梗死。但如果冠状动脉阻塞是缓慢形成的(冠状动脉的渐进性闭塞),则侧支可逐渐扩张,管径可达 100～500μm,并可建立新的有效侧支循环,起到一定的代偿作用。

(二)冠脉循环的生理特点

1. 途径短,血流量大,灌注压高 血液从主动脉根部起,经过全部冠状血管到右心房只需 6～8 秒就可完成。冠状动脉直接开口于主动脉根部,而且冠状血管的途径短,因而在冠状血管较细的分支内,其血压和灌注压仍能维持在较高水平。心脏重量约 300g,只占体重的 0.5%,正常成年人安静状态下,冠脉血流量为每 100g 心肌 60～90ml/min,而每 100g 骨骼肌血流量仅为 4ml/min。中等体重的人,总的冠脉血流量为 250ml/min,却占心输出量的 4%～5%。冠脉血流量的多少主要取决于心肌的活动水平,因此左心室单位克重心肌组织的血流量大于右心室。当心肌活动加强,冠脉达到最大舒张状态时,冠脉血流量可增加到每 100g 心肌 300～400ml/min,是安静时的 5 倍左右。

2. 摄氧率高,耗氧量大 心脏是一个需氧器官,几乎完全依靠有氧代谢产生能量,基础条件下,每 100g 心肌耗氧量为 8～15ml/min,以单位质量的心肌计算,其耗氧量在全身组织中居首位,每分钟耗氧量 27～35ml,占全身耗氧量的 12%～15%,因此,心脏必须从动脉血中摄取大量氧才能维持正常活动。全身各组织中,以心脏动、静脉血的氧浓度差最大。心肌富含肌红蛋白,摄氧能力很强,心脏从血液中摄取的氧远远多于其他器官。冠状动脉血氧含量为 20ml/100ml,冠状窦静脉血氧含量仅为 6ml/100ml,动静脉血氧差为 14ml/100ml,氧摄取率高达 70%～90%,而全身动脉血和混合静脉血氧差仅为 4.5～5ml/100ml,氧摄取率仅为 25%～30%。运动引起耗氧量增加时,更多地提高氧摄取率的潜力有限,心脏必须依靠提高冠状动脉血流量来弥补其需氧量的增加,通过扩张冠状动脉以增加血流量是运动时增加氧供的主要途径,因此心肌对低氧与缺血非常敏感。

3. 血流量受心肌收缩的影响显著 由于冠状动脉血管的大部分分支深埋于心肌内,心脏在每次收缩时对埋于其内的血管产生压迫,从而影响冠脉血流。图 4-14 显示左、右冠状动脉血流在一个心动周期中的变化。左心室等容收缩期时,由于心肌收缩的强烈压迫,左冠状动脉血流急剧减少,甚至发生倒流。左心室快速射血期,主动脉压升高,冠状动脉血压也随着升高,冠状动脉血流量增加。减慢射血期,冠状动脉血流量又有所下降。心肌收缩还引起室内压的升高,升高的室内压主要压迫心内膜处心肌,近心外膜处心肌受压较小,造成心肌血流量的不均匀性。挤压力的大小与心肌发达程度有关,左冠状动脉血流量受心肌收缩的影响更为明显。心肌舒张时,解除了对冠状动脉血管的压迫,故冠脉血流的阻力显著减小,血流量增加。在等容舒张期,冠脉血流量突然增加,在舒张期的早期达到最高峰,然后逐渐回降。一般说来,左心室在收缩期血流量大约只有舒张期的 20%～30%。心肌收缩加强时,心缩期血流量所占的比例更小。

动脉舒张压的高低和心舒期的长短是影响冠状动脉血流量的重要因素。体循环外周阻力增大时,动脉舒张压升高,冠脉血流量增多。心率加快时,由于心动周期的缩短主要表现为心舒期缩短,故冠状动脉血流量也减少。主动脉粥样硬化患者,因血管壁弹性差,舒张压降低,可导致冠状动脉血流量减少。

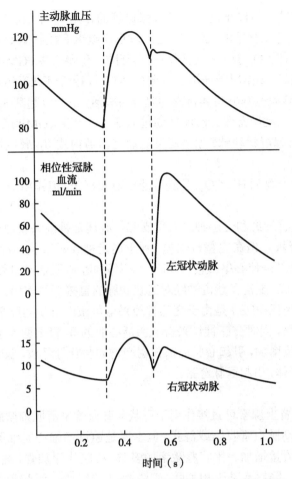

图 4-14　一个心动周期中左、右冠状动脉血流变化情况

二、冠脉循环的调节

无论是神经、体液还是自身调节，冠脉血流量的调节主要是通过改变血管口径来改变心肌供血量。对冠脉血流量进行调节的各种因素中，心肌本身的代谢水平是最重要的调节因素。整体条件下，心肌局部代谢产物对冠状动脉血流的调节作用强于神经调节。冠状动脉血流量和心肌代谢水平成正比，因此，在正常情况下，心肌代谢水平的高低决定了冠状动脉血流量的多少。在各种代谢产物中，腺苷是扩张冠状动脉的最主要的物质。

（一）心肌代谢水平对冠脉血流量的影响

某些心肌代谢产物的增加，尤其是**腺苷（adenosine）**的生成增多是调节冠状动脉血流量最敏感也是效果最明显的因素。实验证明，冠状动脉血流量与心肌代谢水平成正比。在没有神经支配和循环激素作用的情况下，这种关系仍旧存在。冠状血管中的氧含量降低 1%，冠状动脉血流量最多可增加到 5 倍以上。心肌代谢增强使局部组织中氧分压降低或其他原因引起心肌缺血缺氧时，5′- 核苷酸酶活性升高，对 ATP 的降解作用加强，心肌细胞中的 ATP 分解为 ADP 和 AMP。5′- 核苷酸酶可使 AMP 脱去磷酸，分解产生腺苷。腺苷具有强烈的舒张小动脉的作用，使得冠状动脉血流量增多，氧供应增多，以纠正低氧或满足需氧大于供氧的状态，使氧的供需得以平衡。腺苷舒张血管的作用机制可能有以下几个方面：通过抑制细胞外钙内流引起血管平滑肌舒张；通过对百日咳毒素敏感的 G 蛋白激活内皮细胞的 ATP 依赖性钾通道引起 NO 的释放，进而激活鸟苷酸环化酶产生 cGMP 引起血管舒张；也可能通过蛋白激酶 A 或直接作用于平滑肌细胞的 ATP 依赖性钾通道造成超极化引起血管舒张。腺苷生成后，腺苷脱氨基酶将其转变为肌苷而失活，不会引起其他器官的血管舒张。

缓激肽亦引起冠状动脉舒张。缓激肽通过激活 NO 产生 cGMP 或引起超极化激活大通量钙依赖性钾通道引起冠状动脉舒张，还可能通过激活内皮 β_2- 肾上腺素受体引起冠状动脉舒张。

心肌的其他代谢产物如 H^+、CO_2、乳酸等能使冠脉舒张，但作用均较弱。

（二）神经调节

冠状动脉受副交感神经和交感神经双重支配。心迷走神经兴奋对冠状动脉的直接作用是使冠状动脉血管舒张。但在完整机体内，刺激迷走神经对冠状动脉血流量的影响较小，可能是因为迷走神经兴奋使心率减慢，心肌代谢率降低，心肌活动减弱、代谢产物减少，引起继发性收缩血管效应，抵消了迷走神经对冠状动脉的直接舒张作用。刺激心交感神经时，表现为冠状动脉先收缩后舒张，是由于交感神经兴奋可激活冠状动脉平滑肌上的 α- 肾上腺素能受体，使血管收缩，同时交感神经兴奋又激活心肌的 β- 肾上腺素能受体，使心率加快，心肌收缩加强，耗氧量增加，引起心肌局部代谢产物如腺苷等释放，腺苷作用于冠脉平滑肌上的 β- 肾上腺素能受体，引起冠脉舒张。

（三）体液调节

肾上腺素和去甲肾上腺素可直接作用于冠状动脉血管平滑肌细胞膜上的 α 或 β 肾上腺素能受体，引起冠状动脉血管收缩或舒张，但主要是通过增强心肌细胞代谢活动和耗氧量使冠状动脉舒张，血流量增加。甲状腺激素增多时，心肌代谢加强，耗氧量增加，使冠状动脉舒张，血流量增加。降钙素基因相关肽、缓激肽、5- 羟色胺、组胺和前列环素等使冠脉血管舒张，血流量增加。大剂量血管升压素使冠状动脉收缩，血流量减少。血管紧张素Ⅱ、内皮素、血栓素 A_2 也能使冠状动脉收缩，冠脉血流量减少。

三、心肌缺血性损伤

心肌缺血是指供给心肌的血流量减少或心肌对氧的需求量增加超过其动脉最大供血量，从而引起心肌代谢、功能和结构改变，称为**缺血性损伤（ischemic injury）**。

1772 年，英国内科医生 William Heberden 报道了 1 例患者行走时出现胸部不适的症状，这种不适症状在站立休息后瞬间消失，再次活动时会复发，将其命名为"心绞痛"。这很可能是描述缺血性心脏病的第一例报道。

（一）引起心肌缺血的常见原因

1. 冠状动脉狭窄 正常情况下，心肌的血液需求量和冠状动脉的供血量保持着动态的平衡。心肌需氧量增加时，冠脉血管通过自身扩张、降低阻力、增加微循环开放、动员冠脉血流储备等使冠脉血流量迅速增加，心肌供氧供与需氧又保持平衡。倘若冠状动脉本身在功能或结构上发生障碍，将导致心肌供氧或供血不足等病理现象的出现。冠状动脉狭窄程度 <60% 时，心肌的血供不会受到明显影响，患者无症状，各种心脏负荷试验无心肌缺血的表现。冠状动脉狭窄程度 >70% 时，安静时尚能代偿，但运动、心动过速、情绪激动等造成心肌需氧量增加时,可引起短暂的心肌供氧和需氧的不平衡,称为"需氧增加性心肌缺血"。如冠状动脉狭窄程度 >90%,阻力血管完全扩张血流量也不能满足基本要求,心肌缺血可在休息状态下发生。当不稳定性粥样硬化斑块发生破裂、糜烂或出血,激发血小板聚集、血栓形成引起管腔狭窄加重,或冠状动脉痉挛引起心肌供氧不足,称为"供氧减少性心肌缺血"。

2. 内皮细胞功能障碍 冠状动脉粥样硬化是引起心肌供血不足最常见的原因,固定的粥样硬化斑块缩小了血管口径,限制了心肌的血液供应,同时粥样硬化引起的内皮细胞功能障碍亦引起血管张力异常,导致心肌缺血的发生。内皮细胞功能障碍时,内皮细胞相关的扩血管物质释放减少,局部代谢产物(如腺苷)的扩血管作用也减弱,引起缩血管效应占优势,心肌缺血加重。同时,内皮细胞功能障碍时,NO 和前列环素释放减少,引起血小板聚集,并分泌促凝血物质和缩血管物质,抗血栓形成作用减弱。

(二)心肌缺血的结果

缺血心肌的最终结果取决于心肌供氧和耗氧失衡的严重程度与持续时间。缺血性心肌损伤可导致不可逆的心肌坏死(如心肌梗死),或产生快速而完全的心肌功能恢复(如短暂典型的心绞痛发作后),同时心肌缺血有时可产生心肌收缩功能减弱而不伴有心肌细胞坏死,并最终恢复正常功能(如心肌顿抑、心肌冬眠)。

心肌缺血的临床症候群主要表现有以下几个方面。

1. 冠状动脉性心脏病(冠心病) 冠状动脉性心脏病(coronary artery heart disease, CHD),简称冠心病,是指因冠状动脉狭窄、供血不足而引起的心肌功能障碍和/或器质性病变,亦称**缺血性心肌病**(ischemic heart disease, IHD)。**冠状动脉粥样硬化性心脏病**(coronary atherosclerotic heart disease)是指冠状动脉发生粥样硬化引起管腔狭窄或闭塞,导致心肌缺血缺氧坏死引起的心脏病。导致心肌缺血和缺氧的病因除了冠状动脉粥样硬化外,还包括炎症、栓塞、痉挛、创伤、先天性畸形等,由于冠状动脉粥样硬化性心脏病占冠状动脉性心脏病的绝大多数(95%～99%),因此,习惯上常用冠心病(CHD)代替冠状动脉粥样硬化性心脏病。

根据心肌缺血的发生机制、发展速度和预后的不同,临床上将冠心病的临床类型分为慢性心肌缺血综合征和急性冠状动脉综合征两大类。

(1)慢性心肌缺血综合征:**慢性心肌缺血综合征**(chronic ischemic syndrome)包括隐匿性冠心病、稳定型心绞痛和缺血性心肌病等。①隐匿性冠心病:隐匿性冠心病是指无临床症状,但有心肌缺血客观证据(心电活动、心肌缺血再灌注及心肌代谢异常)的冠心病,亦称无症状性冠心病。患者经过冠状动脉造影或尸检,几乎均证实冠状动脉有明显的狭窄病变。②稳定型心绞痛:**稳定型心绞痛**(stable angina pectoris)也称劳力性心绞痛、普通型心绞痛,是一支或多支冠状动脉在固定性阻塞性粥样硬化斑块引起冠状动脉严重狭窄的基础上,由于心肌负荷的增加引起心肌急剧的、暂时的缺血、缺氧的临床综合征。粥样硬化斑块使冠状动脉内径狭窄超过 70% 时,其减少的血流尚能满足休息状态下较低的心肌耗氧量,但不足以代偿运动等引起耗氧量的增加。运动等引起交感神经系统激活,心率加快,血压增高,心肌收缩力增强,心肌耗氧量增加超过供氧量,则导致心肌缺血的发生,伴有心绞痛等胸部不适症状。稳定型心绞痛心肌供氧不足与冠状动脉粥样硬化导致内皮功能障碍引起不适时的冠状动脉收缩有关。其治疗原则是改善冠脉血供和降低心肌耗氧量,同时治疗冠状动脉粥样硬化。③缺血性心肌病:**缺血性心肌病**(ischemic cardiomyopathy)是指由冠状动脉粥样硬化病变使心肌的供氧和需氧不平衡导致心肌细胞减少、坏死、心肌纤维化、心肌瘢痕形成的疾病，也称为心肌硬化或心肌纤维化。其临床特点为心脏逐渐僵硬、扩大，发生心律失常和心力衰竭。患者有心绞痛和心肌梗死的病史，预后不佳，5 年病死率为 50%～84%。

（2）急性冠状动脉综合征：广义的**急性冠状动脉综合征（acute coronary syndrome, ACS）**包括不稳定型心绞痛、急性心肌梗死和冠心病猝死，临床上所称的 ACS 主要包括前两者。①不稳定型心绞痛：**不稳定型心绞痛（unstable angina pectoris）**是介于慢性稳定型心绞痛和急性心肌梗死之间的中间临床综合征，是在粥样硬化病变的基础上，发生了冠状动脉内膜下出血、斑块破裂、破损、血小板激活、血栓形成、冠状动脉痉挛、远端小血管栓塞等引起的急性或亚急性心肌供氧减少。②急性心肌梗死：**急性心肌梗死（acute myocardial infarction，AMI）**是在冠状动脉病变的基础上发生冠状动脉血供急剧减少或中断，使相应的心肌严重而持久的急性心肌缺血，并导致部分心肌坏死。AMI 大多数由冠状动脉粥样硬化引起，在此基础上并发血栓形成、斑块内出血或持续性痉挛使冠状动脉血流进一步减少或中断，过度劳累使心脏负荷加重，导致心肌缺血。持续的心肌缺血引起心肌细胞释放腺苷、乳酸等物质，作用于神经末梢引起疼痛，使患者有严重的"濒死感"。剧烈疼痛及压力感受器负荷降低可能触发严重的交感神经系统反应，释放儿茶酚胺导致大汗、心动过速及血管收缩，并引起皮肤湿冷、苍白等症状。尸检资料表明，AMI 患者 75% 以上有一支以上冠状动脉严重狭窄，1/3～1/2 所有三支冠状动脉均存在有临床意义的狭窄。

值得重视的是，19 世纪认为心外膜冠状动脉阻塞病变是心绞痛的发病机制，20 世纪认为血栓急性阻塞心外膜冠状动脉是急性心肌梗死的发病机制，21 世纪以来，冠状动脉微循环功能障碍对于心肌缺血的影响越来越受到关注。直径小于 300μm 的冠状动脉微血管不能通过影像学检查评估，但可以通过多普勒衍生冠状动脉血流速度测量、心肌血流量和血流储备的评估和计算，通过冠状动脉导管测量微循环阻力指数等。这些新的检测方法标志着临床医生对冠状动脉微血管功能障碍造成心肌缺血机制的了解越来越清楚。

2. 冠状动脉疾病的其他表现形式 除了最常见的冠状动脉粥样硬化外，冠状动脉相关疾病还有其他表现形式。

（1）变异型心绞痛：1959 年，Prinzmetal 等将冠状动脉痉挛引起供氧短暂不足引起的缺血性心绞痛命名为"变异型心绞痛"。变异型心绞痛几乎完全在静息时发生，单纯的血管强烈收缩可减少心肌供氧，导致心绞痛发作。冠脉造影时，出现冠状动脉一过性狭窄或闭塞，其临床表现不与冠状动脉的狭窄程度成正比。变异性心绞痛血管明显痉挛的机制尚不明确，可能涉及交感神经活动增强伴有内皮功能障碍。

（2）无症状性心肌缺血：心肌缺血发作时有时不伴有可感知的胸部不适，称为"无症状性心肌缺血"。有研究推测，40% 的稳定性症状的患者发生过无症状性心肌缺血，而在无任何症状的中年男性中，2.5%～10% 的人曾发生过无症状性心肌缺血。糖尿病患者中无症状性心肌缺血尤为常见，可能是由于外周神经病变导致其痛觉神经受损。

（3）X 综合征：1973 年 Kemp 首次将冠脉造影正常时出现的劳累性心绞痛发作称为"X 综合征"，又称微血管性心绞痛。血管内超声及多普勒血流测定显示有冠状动脉内膜增厚，早期动脉粥样硬化斑块形成及冠状动脉血流储备降低，可能与血管内皮及内皮依赖性舒张功能失调导致冠状动脉扩张储备功能障碍，内皮损伤引起血小板聚集、黏附、启动凝血系统形成微血栓，微血管功能障碍、氧自由基损害、痛觉异常等有关。

（4）心肌桥：冠状动脉及其分支通常行走于心脏表面的心外膜下脂肪中或心外膜深面，如果有一段冠状动脉被心肌所包绕，该段心肌称为**心肌桥（myocardial bridge）**，该段冠脉称为壁冠状动脉。心脏收缩时被心肌桥覆盖的这段冠状动脉被挤压，而产生远端心肌缺血，临床上可表现为类似心绞痛的胸痛、心律失常，偶可引起心肌梗死或猝死。

3. 心肌缺血的几种特殊病理生理现象   除了以上介绍的与冠状动脉循环有关的相关疾病外，在冠状动脉缺血及再灌注中还存在着几种特殊的病理生理现象。

（1）心肌顿抑：短暂的重度心肌缺血后，心肌经冠状动脉再灌注挽救尚存活的心室肌，虽然无心肌坏死，但心功能障碍持续 1 周以上（包括心肌收缩，高能磷酸键的储备及超微结构不正常等），在血流恢复之后收缩和舒张功能仍然持续低下，以后逐渐好转，此现象称为**心肌顿抑（myocardial stunning）**。顿抑是心功能不全的一个重要原因。心肌顿抑常见于心肌缺血再灌注早期、心绞痛、心脏术后等。心肌顿抑的程度与心肌缺血的程度成正比，引起功能延迟恢复可能与细胞内钙超载、氧自由基堆积等有关。

（2）心肌冬眠：当心肌缺血不足以引起组织坏死，但足以引起慢性左心室局部功能障碍时，称为**心肌冬眠（myocardial hibernation）**，通常由多支血管病变所致。心肌冬眠可引起心室功能障碍达数月或数年之久，可能是机体预防心肌细胞不可逆损伤的一种内源性保护机制。

（3）心肌缺血/再灌注损伤：**心肌缺血/再灌注损伤（myocardial ischemia and reperfusion injury，MIRI）**是心脏冠状动脉短暂闭塞后再灌注恢复血流，心脏细胞代谢功能障碍及结构破坏反而加重的现象，是心脏缺血性疾病的发病机制之一。大量的动物实验和临床观察显示，心肌再灌注后在改善心肌供血的同时又加重了单纯心肌缺血所造成的损伤，出现心律失常、梗死面积扩大、持久性心室收缩功能低下等状况，其严重程度与再灌注延迟的时间相关。MIRI 发生机制非常复杂，目前认为与再灌注过程中氧自由基生成、钙超载、多种细胞激活引起的炎症反应等有关。

（4）心肌缺血预适应：心肌**缺血预适应（ischemic preconditioning，IPC）**是指短暂的反复缺血发作可对随后更长时间的缺血的耐受性增强，产生心肌保护作用，减少心肌再灌注后心肌坏死范围或延缓细胞死亡。IPC 可能使机体内源性保护介质如腺苷、乙酰胆碱、一氧化氮、阿片肽等产生或释放增多，通过细胞膜上相应受体或离子通道，经过细胞内信息传递，最终产生心肌保护作用。

（5）心肌缺血后适应：心肌**缺血后适应（postconditioning）**是在缺血心肌完全恢复冠状动脉血液灌流前，对相应冠状动脉短暂反复的再灌注与闭塞交替进行，可以有效减少再灌注后心肌梗死面积、减轻心脏损伤，其主要的保护途径是通过在再灌注早期阶段调节冠脉血流量和冠脉内灌注压，改善再灌注初期高动力状态，以及激活体内一系列内源性机制，从而减弱再灌注损伤的效应。

（高　琴）

主要参考文献

1. 李坤成. 中华影像医学·心血管系统卷 [M]. 北京：人民卫生出版社，2007.

2. 吴恩惠. 医学影像学 [M]. 5 版. 北京：人民卫生出版社，2006.

3. 余承高，白融，陈栋梁，等. 心脏电生理学基础与临床 [M]. 武汉：华中科技大学出版社，2008.

4. 王庭槐. 生理学 [M]. 9 版. 北京：人民卫生出版社，2018.

5. 刘泰槰. 心肌细胞电生理学 [M]. 北京：人民卫生出版社，2005.

6. 余志斌. 心肌细胞的分子解剖 [M]. 西安：第四军医大学出版社，2013.

7. LEONARD S. LILLY. 心血管病理生理学 [M]. 5 版. 智光，主译. 北京：人民军医出版社，2013.

8. 苏定冯，陈丰原. 心血管药理学 [M]4 版. 北京：人民卫生出版社，2011.

9. 梁燕玲，罗雪清. 多普勒技术评价左室舒张功能的研究进展 [J]. 右江医学，2015，43（1）：93-96.

10. 林蕤，李春梅. 超声心动图评价右心系统疾病的研究进展 [J]. 心血管病学进展，2013，34（5）：702-707.

11. 肖海鹏，杨惠玲. 临床病理生理学 [M]. 北京：人民卫生出版社，2009.

12. 陈主初. 病理生理学 [M]. 北京：人民卫生出版社，2005.

13. 裴建明，曾晓荣，张玉顺，等. 心血管生理学基础与临床 [M]. 3 版. 北京：高等教育出版社，2020.

14. 李云霞. 心肌力学和心肌收缩性能的评定 [J]. 生理科学进展，1980，11（3）：212-218.

15. FONSECA V A. 心血管内分泌学 [M]. 孙艺红主译. 北京：人民军医出版社，2011.

16. 王庭槐. 生理学 [M]. 3 版. 北京：人民卫生出版社，2015.

17. 吴立玲，张幼怡. 心血管病理生理学 [M]. 2 版. 北京：北京大学医学出版社，2009.

18. GOETZE J P，BRUNEAU B G，RAMOS H R，et al. Cardiac natriuretic peptides[J]. Nat Rev Cardiol，2020，17（11）：698.

19. CORTI R，BURNETT J C JR，ROULEAU J L，et al. Vasopeptidase inhibitors: a new therapeutic concept in cardiovascular disease. Circulation. 2001，104（15）：1856-1862.

20. KUWAHARA K. The natriuretic peptide system in heart failure: Diagnostic and therapeutic implications[J]. Pharmacol Ther，2021，227：107863.

21. 曾正陪. 血管活性多肽与心血管及内分泌疾病 [J]. 中国医学科学院学报，2005，27（3）：443-445.

22. 王玉，索丽叶，李晓政. 内源性洋地黄素与心血管疾病的关系研究现状 [J]. 中国心血管杂志，2011，16（4）：322-324.

23. 葛均波，徐永健. 王辰. 内科学 [M]. 9 版. 北京：人民卫生出版社，2018.

24. 林果为，王吉耀，葛均波. 实用内科学 [M]. 15 版. 北京：人民卫生出版社，2017.

25. 孔宪明，高海青，陈玉国. 冠状动脉疾病与侧支循环 [M]. 北京：人民卫生出版社，2006.

26. CAMICI PG，D'AMATI G，RIMOLDI O. Coronary microvascular dysfunction: mechanisms and functional assessment[J]. Nat Rev Cardiol. 2015，12（1）：48-62.

第五章　呼吸生理

　　机体在新陈代谢的过程中,不断将体内的营养物质氧化分解,以提供自身活动的能量和维持体温的热量。此过程中机体消耗氧气对营养物质进行氧化,并产生二氧化碳,故机体需要从外界摄取氧气及排出二氧化碳。机体与外界环境之间的气体交换过程,称为**呼吸**(respiration)。因此,呼吸是维持机体新陈代谢和其他功能活动正常进行所必需的基本生理过程之一,一旦呼吸停止,生命也将终止。

　　现代生理学对肺的呼吸功能进行了系统研究,认为在高等动物和人体,呼吸过程由三个相互衔接并且同时进行的环节来完成(图 5-1):外呼吸或肺呼吸,包括肺通气(外界空气与肺之间的气体交换过程)和肺换气(肺泡与肺毛细血管之间的气体交换过程);气体在血液中的运输;内呼吸或组织呼吸,即组织换气(血液与组织、细胞之间的气体交换过程),有时也将细胞内的氧化过程包括在内。可见呼吸过程不仅依靠呼吸系统来完成,还需要血液循环系统的配合,这种协调配合,以及它们与机体代谢水平的相适应,都受神经和体液因素的调节。

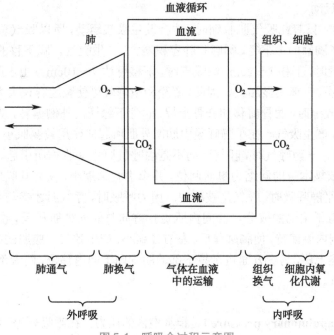

图 5-1　呼吸全过程示意图

第一节 肺 通 气

肺通气（pulmonary ventilation）是肺与外界环境之间的气体交换过程。实现肺通气的器官包括呼吸道、肺泡和胸廓等。呼吸道是沟通肺泡与外界的通道，除通气功能外，还具有加温湿润、过滤清洁等作用，呼吸道平滑肌的舒缩受到神经和化学因素影响，出现口径调节变化；肺泡是肺泡气与血液气进行交换的主要场所；而胸廓的节律性运动则是实现肺通气的动力。

一、肺通气的动力

气体进出肺是因为大气和肺泡气之间存在着压力差。在自然呼吸条件下，此压力差产生于肺的张缩所引起的肺容积的变化，但肺本身不具有主动张缩的能力，其张缩是由胸廓的扩大和缩小所引起的，而胸廓的扩大和缩小又是由呼吸肌的收缩和舒张所引起。当吸气肌收缩时，胸廓扩大，肺随之扩张，肺容积增大，肺内压暂时下降并低于大气压，空气顺此压差而进入肺，产生**吸气**（inspiration）。反之，当吸气肌舒张和/或呼气肌收缩时，胸廓缩小，肺也随之缩小，肺容积减小，肺内压暂时升高并高于大气压，肺内气体便顺此压差流出肺，造成**呼气**（expiration）。呼吸肌收缩、舒张所引起的胸廓扩大和缩小，称为呼吸运动。呼吸运动是肺通气的原动力。

（一）呼吸运动

引起呼吸运动的肌肉为呼吸肌。使胸廓扩大产生吸气动作的肌肉为吸气肌，主要有膈肌和肋间外肌；使胸廓缩小产生呼气动作的肌肉是呼气肌，主要有肋间内肌和腹肌。此外，还有一些辅助吸气肌，如斜角肌、胸锁乳突肌和胸背部的其他肌肉等，这些肌肉只在用力呼吸时才参与呼吸运动。

1. 吸气运动 只有在吸气肌收缩时，才会发生吸气运动，所以吸气总是主动过程。膈肌收缩时，增大了胸廓的上下径，胸廓和肺容积增大，产生吸气。膈下移的距离视其收缩强度而异，平静吸气时，下移 1~2cm，深吸气时，下移可达 7~10cm。由于胸廓呈圆锥形，其横截面积上部较小，下部明显加大。因此，膈稍稍下降就可使胸腔容积大大增加。

当肋间外肌收缩时，肋骨前移和胸骨上提，肋骨下缘还向外侧偏转，从而增大了胸廓的前后径和左右径，产生吸气。在平静呼吸中肋间外肌所起的作用较膈肌小。

2. 呼气运动 平静呼气时，呼气运动不是由呼气肌主动收缩所引起，而是因膈肌与肋间外肌舒张，肺依靠本身的回缩力量而回位，并牵引胸廓缩小，恢复其吸气开始前的位置，产生呼气。所以平静呼吸时，呼气是被动的。用力呼吸时，呼气肌才参与收缩，使胸廓进一步缩小，呼气也有了主动的成分。肋间内肌走行方向与肋间外肌相反，收缩时使肋骨和胸骨下移，肋骨还向内侧偏转，使胸廓前后、左右径缩小，产生呼气。腹肌的收缩，一方面压迫腹腔器官，推动膈上移，另一方面也牵拉下部的肋骨向下向内移位，两者都使胸腔容积进一步缩小，协助呼气。

（二）肺内压

肺内压（intrapulmonary pressure）是指肺泡内的压力。在呼吸暂停、声门开放、呼吸道畅通时，肺内压与大气压相等。吸气之初，肺容积增大，肺内压暂时下降，低于大气压，空气在此压差推动下进入肺泡,随着肺内气体逐渐增加,肺内压也逐渐升高,至吸气末,肺内压已升高到和大气压相等,气流也就停止(图 5-2)。反之,在呼气之初,肺容积减小,肺内压暂时升高并超过大气压,肺内气体便流出肺,使肺内气体逐渐减少,肺内压逐渐下降,至呼气末,肺内压又降到和大气压相等。

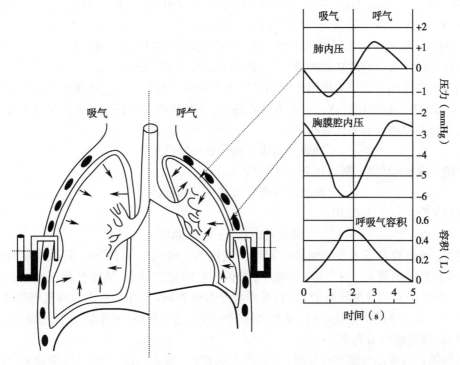

图 5-2　吸气和呼气时肺内压、胸膜腔内压、呼吸气容积的变化以及胸膜腔内压直接测量示意图
（1mmHg＝0.133kPa, 1cmH₂0＝0.098kPa）

　　呼吸过程中肺内压变化的程度,视呼吸的缓急、深浅和呼吸道是否通畅而定。若呼吸慢,呼吸道通畅,则肺内压变化较小;若呼吸较快,呼吸道不够通畅,则肺内压变化较大。平静呼吸时,呼吸缓和,肺容积的变化也较小。用力呼吸时,呼吸深快,肺容积、肺内压变化的程度增大。当呼吸道不够通畅时,肺内压的升降将更大。例如,紧闭声门尽力作呼吸动作,吸气时,肺内压可为 -13.3～-3.99kPa（-100～-30mmHg）,呼气时可达 7.89～18.62kPa（60～140mmHg）。

　　由此可见,在呼吸运动过程中正是由于肺内压的周期性交替升降,造成肺内压和大气压之间的压力差,这一压力差成为推动气体进出肺的直接动力。一旦呼吸停止,便可根据这一原理,用人为的方法造成肺内压和大气压之间的压力差来维持肺通气,这便是人工呼吸。

　　（三）胸膜腔内压

　　胸膜腔是由紧贴于肺表面的脏层胸膜和紧贴于胸廓内壁的壁层胸膜形成一个密闭的潜在的腔隙,中间仅有少量浆液,没有气体。胸膜腔内的压力为**胸膜腔内压（intrapleural pressure）**,可用两种方法进行测定。一是直接法,将与检压计相连接的注射针头斜刺入胸膜腔内,检压计液面即可直接指示胸膜腔内的压力(图 5-2)。直接法的缺点是有刺破胸膜脏层和肺的危险。另一方法是间接法,让受试者吞下带有薄壁气囊的导管至食管下段,由测量呼吸过程中食管内压变化来间接指示胸膜腔内压变化。这是因为食管在胸内介于肺和胸壁之间，食管壁薄而软，在呼吸过程中两者的变化值基本一致。故可通过测食管内压力的变化以间接反映胸膜腔内压的变化。

测量表明胸膜腔内压通常比大气压低，为负压。平静呼气末胸膜腔内压约为 $-0.665\sim$ -0.399kPa（$-5\sim-3$mmHg），吸气末约为 $-1.33\sim-0.665$kPa（$-10\sim-5$mmHg）。关闭声门，用力吸气，胸膜腔内压可降至 -11.97kPa（-90mmHg），用力呼气时，可升高到 14.63kPa（110mmHg）。胸膜腔内负压不但作用于肺，牵引其扩张，也作用于胸腔内其他器官，特别是壁薄而可扩张性大的腔静脉和胸导管等，影响静脉血和淋巴液的回流。

胸膜腔内压为负压可用作用于胸膜腔的力来说明。有两种力通过胸膜脏层作用于胸膜腔：一是肺内压，使肺泡扩张；一是肺的回缩压，使肺泡缩小。因此，胸膜腔内的压力实际上是这两种方向相反力的代数和，即：

胸膜腔内压 = 肺内压 − 肺回缩压

在吸气末和呼气末，肺内压等于大气压，因而

胸膜腔内压 = 大气压 − 肺回缩压

若以 1 个大气压为 0，则：

胸膜腔内压 = − 肺回缩压

可见，胸膜腔负压主要是由肺的回缩压造成的。吸气时，肺扩张，肺的弹性回缩压增大，胸膜腔负压也更负。呼气时，肺缩小，肺弹性回缩压也减小，胸膜腔负压也减少。胎儿出生后，胸廓生长的速度比肺快，以致胸廓总是牵引着肺，即便在胸廓因呼气而缩小时，仍使肺处于一定程度的扩张状态，只是扩张程度小些而已。所以，正常情况下，肺总是表现出回缩倾向，胸膜腔内压为负。

当胸膜腔的密闭性遭到破坏时，空气进入胸膜腔，形成气胸。气胸时，胸膜腔负压减小或消失，两层胸膜分开，肺将因回缩压而塌陷，影响通气功能。

二、肺通气的阻力

肺通气的动力需要克服肺通气的阻力方能实现肺通气。肺通气的阻力有两种：一是弹性阻力（肺和胸廓的弹性阻力），是平静呼吸时的主要阻力，约占总阻力的 70%；二是非弹性阻力，包括气道阻力，惯性阻力和组织的黏滞阻力，约占总阻力的 30%，其中又以气道阻力为主。肺通气阻力增大是临床上肺通气障碍最常见的原因。

（一）弹性阻力

外力作用于弹性组织使之发生形变时所遇到的阻力称为**弹性阻力（elastic resistance）**。一般用**顺应性（compliance）**来度量弹性阻力。顺应性是指在外力作用下弹性组织的可扩张性，容易扩张者顺应性大，弹性阻力小；不易扩张者，顺应性小，弹性阻力大。可见顺应性（C）与弹性阻力（R）成反变关系：即 C = 1/R。顺应性用单位压力变化（ΔP）所引起的容积变化（ΔV）来表示，单位是 L/cmH_2O，即

$$C = \frac{\Delta V}{\Delta P} \text{L/cmH}_2\text{O}$$

1. 肺弹性阻力   肺的弹性阻力有 2/3 左右来自肺泡表面液气界面所产生的表面张力，1/3 左右来自肺内弹力纤维，两者均使肺具有回缩倾向，故成为肺扩张的弹性阻力。

（1）肺弹性阻力的来源：肺的弹性阻力来自于肺组织自身的弹性回缩力。由于肺的自然容积小于胸廓的自然容积，肺总是处于一种被动扩张的状态，而肺组织中具有弹性纤维使其具有弹性回缩的力量。实验表明，离体的肺在充气扩张时比充生理盐水扩张时所需的跨肺压大得多，前者约为后者的 3 倍（图 5-3）。这是因为充气扩张时，肺泡内存在液 - 气界面，产生表面张力。而充生理盐水扩张时，没有液 - 气界面，仅有肺组织的弹性成分产生的弹性阻力。据测定，肺组织本身的弹性阻力仅占肺总弹性阻力的 1/3 左右，而表面张力形成的弹性阻力占总弹性阻力 2/3。

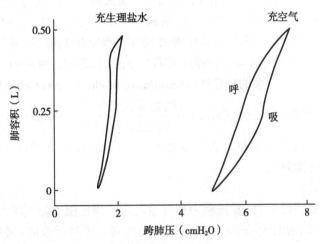

图 5-3 充空气、充生理盐水时肺的顺应性曲线
（1cmH$_2$O = 0.098kPa）

（2）肺泡表面活性物质：在肺泡内壁的表面，覆盖着液体分子层。它与肺泡内气体之间形成了液 - 气界面，并产生表面张力。对肺泡而言，这是一个促使肺泡缩小而阻碍肺泡扩大的力量。在肺泡液体分子层的表面，还覆盖着单分子层的**肺泡表面活性物质（pulmonary surfactant）**。肺泡表面活性物质是由肺泡Ⅱ型上皮细胞分泌的复杂的脂蛋白混合物，主要成分是**二棕榈酰卵磷脂（dipalmitoyl phosphatidyl choline，DPPC）**。DPPC 分子一端是非极性的、疏水性的脂肪酸，另一端是极性的、亲水性的碱基。因此，它能垂直排列于肺泡液 - 气界面。

根据 Laplace 定律，肺泡回缩力（P）与肺泡表面张力（T）成正比，与肺泡半径（r）成反比，即 P = 2T/r。可见，肺泡的回缩力与表面张力成正比，与肺泡半径成反比。即表面张力系数越大，肺泡回缩力越大；小肺泡的回缩力大于大肺泡。

肺泡表面活性物质的作用表现在以下方面：①防止肺萎缩，减小吸气阻力；②减少肺间质和肺泡内的组织液生成；③有助于维持肺泡容积的稳定性。由于肺泡表面活性物质在肺泡内表面呈单分子层排列，所以其在肺泡内表面的分布密度必然随肺泡半径的变化而改变。当呼气时，肺泡半径变小，肺泡表面活性物质的密度变大，降低表面张力的作用增强，表面张力变小，可防止肺泡的过度萎缩；当吸气时，肺泡表面活性物质的密度稀疏，降低表面张力的作用减低，表面张力增大，可防止肺泡的过度扩张，这样就有助于维持肺泡容积的稳定性。

在肺充血、肺组织纤维化或肺泡表面活性物质减少时，肺的顺应性降低，弹性阻力增大，导致呼吸困难。在肺气肿时，肺组织的弹性纤维被大量破坏，肺的弹性回缩力下降，也导致呼吸困难。胎儿发育至 30 周左右，肺泡Ⅱ型上皮细胞才开始合成和分泌肺泡表面活性物质。早产儿可因缺乏肺泡表面活性物质，使肺泡过度回缩而形成肺不张。同时由于肺组织表面张力过高，促使肺毛细血管内的液体滤入肺泡，形成一层透明膜，妨碍气体交换。

2. 胸廓的弹性阻力和顺应性　胸廓的弹性阻力来自胸廓的弹性成分。胸廓处于自然位置时的肺容量，相当于肺总量的 67% 左右，此时胸廓无变化，不表现有弹性回缩力。肺容量小于肺总量的 67% 时，胸廓被牵引向内而缩小，胸廓的弹性回缩力向外，是吸气的动力，呼气的阻力；肺容量大于肺总量的 67% 时，胸廓被牵引向外而扩大，其弹性回缩力向内，成为吸气的阻力，呼气的动力。所以胸廓的弹性回缩力既可能是吸气的阻力，也可能是吸气的动力，视胸廓的位置而定，这与肺的弹性回缩力不同，肺的弹性回缩力总是吸气的阻力。

胸廓的弹性阻力可用**胸廓的顺应性（compliance of chest wall, Cchw）**表示，即

$$胸廓的顺应性（Cchw）= \frac{胸腔容积变化（\Delta V）}{跨壁压变化（\Delta P）} L/cmH_2O$$

跨壁压为胸膜腔内压与胸壁外大气压之差。胸廓顺应性可因肥胖、胸廓畸形、胸膜增厚和腹内占位病变等而降低。

（二）非弹性阻力

非弹性阻力包括惯性阻力、黏滞阻力和气道阻力。惯性阻力是气流在发动、变速、换向时因气流和组织的惯性所产生的阻止气体运动的因素。平静呼吸时，呼吸频率低、气流流速慢，惯性阻力小，可忽略不计。黏滞阻力来自呼吸时组织相对位移所发生的摩擦。气道阻力来自气体流经呼吸道时气体分子间和气体分子与气道之间的摩擦，是非弹性阻力的主要成分，占 80%～90%。非弹性阻力因是气体流动时产生的，并随流速加快而增加，故为动态阻力。

气道阻力可用维持单位时间内气体流量所需压力差来表示。

健康人平静呼吸时的总气道阻力为 1～3cmH$_2$O/L·S^{-1}，主要发生在鼻（约占总阻力 50%）、声门（约占 25%）及气管和支气管（约占 15%）等部位，仅 10% 的阻力发生在口径小于 2mm 的细支气管。

气道阻力受气流流速、气流形式和气道口径大小影响。气流形式有层流和湍流，层流阻力小，湍流阻力大。气流太快和管道不规则容易发生湍流。如气管内有黏液、渗出物或肿瘤、异物等时，可用排痰、清除异物、减轻黏膜肿胀等方法减少湍流，降低阻力。

气道口径大小是影响气道阻力的另一重要因素。气道口径缩小，阻力增大。气道口径又受以下四方面因素影响：①跨壁压：这里跨壁压是指呼吸道内外的压力差。呼吸道内压力高，跨壁压增大，口径被动扩大，阻力变小；反之则增大。②肺实质对气道壁的外向放射状牵引：小气道的弹力纤维和胶原纤维与肺泡壁的纤维彼此穿插，这些纤维像帐篷的拉线一样对气道发挥牵引作用，以保持那些没有软骨支持的细支气管的通畅。③自主神经系统对气道管壁平滑肌舒缩活动的调节：呼吸道平滑肌受交感、副交感神经双重支配。副交感神经使气道平滑肌收缩，口径变小，阻力增加；交感神经使平滑肌舒张，口径变大，阻力降低。临床上常用拟肾上腺素能药物解除支气管痉挛，缓解呼吸困难。④体液因素的影响：儿茶酚胺可使气道平滑肌舒张；前列腺素 PGF$_{2\alpha}$ 可使之收缩，而前列腺素 PGE$_2$ 使之舒张；

过敏反应时由肥大细胞释放的组胺和慢反应物质白三烯等可使支气管平滑肌收缩,气道阻力增加。在上述四种因素中,前三种均随呼吸而发生周期性变化,气道阻力也因而出现周期性改变。吸气时,跨壁压增大(因胸膜内压下降),气道口径增大,阻力减小;呼气时发生相反的变化,使气道口径变小,阻力增大。这也是支气管哮喘病人呼气比吸气更为困难的主要原因。

三、肺通气与灌流

肺的主要功能是进行气体交换。这种交换只在呼吸性细支气管、肺泡管、肺泡囊进行,气管、主支气管及其以下各级支气管至终末细支气管则只有通气功能。肺泡周围被致密的肺毛细血管包绕,肺泡与毛细血管内的气体在此进行交换。

肺通气过程受呼吸肌的收缩活动、肺和胸廓的弹性特征以及气道阻力等多种因素的影响。对患者肺通气功能的测定不仅可明确是否存在肺通气功能障碍及其障碍程度,还能鉴别肺通气功能降低的类型。

(一)肺容积

肺内气体的容积称为**肺容积(pulmonary volume)**。通常肺容积可分为潮气量、补吸气量、补呼气量和余气量,它们互不重叠,全部相加后等于肺总量。

1. 潮气量　平静呼吸时,每次吸入或呼出的气体量称为**潮气量(tidal volume,TV)**。正常成人为400~600ml,平均约500ml。

2. 补吸气量　平静吸气末,再作最大吸气所能吸入的气量,即为**补吸气量(inspiratory reserve volume,IRV)**。正常成人为1 500~2 000ml。

3. 补呼气量　平静呼气末,用力作最大呼气所能呼出的气量,称为**补呼气量(expiratory reserve volume,ERV)**。正常成人为900~1 200ml。

4. 余气量　最大呼气末尚存留于肺内不能呼出的气体量称为**余气量(residual volume,RV)**。正常成年人的余气量为1 000~1 500ml。

(二)肺容量

是基本肺容积中两项或两项以上的联合气量。

1. 深吸气量　从平静呼气末做最大吸气时所能吸入的气量为**深吸气量(inspiratory capacity,IC)**,它是潮气量和补吸气量之和,是衡量最大通气潜力的一个重要指标。胸廓、胸膜、肺组织和呼吸肌等的病变,可使深吸气量减少而降低最大通气潜力。

2. 功能残气量　平静呼气末尚存留于肺内的气量为**功能残气量(functional residual capacity,FRC)**,是残气量和补呼气量之和。正常成年人约为2 500ml,肺气肿患者的功能残气量增加,肺实质性病变时减小。功能残气量的生理意义是缓冲呼吸过程中肺泡气 PO_2 和 PCO_2 的过度变化。由于功能残气量的稀释作用,吸气时,肺内 PO_2 不至突然升得太高,PCO_2 不致降得太低;呼气时,肺内 PO_2 则不会降得太低,PCO_2 不致升得太高。这样,肺泡气和动脉血液的 PO_2 和 PCO_2 就不会随呼吸而发生大幅度的波动,以利于气体交换。

3. 肺活量、用力肺活量和用力呼气量　尽力吸气后,从肺内所能呼出的最大气体量称为**肺活量(vital capacity,VC)**。肺活量是潮气量、补吸气量与补呼气量之和。肺活量有较大的个体差异,与身材大小、性别、年龄、体位、呼吸肌强弱等有关,正常成年男性平均约为3 500ml,女性约为2 500ml。

　　肺活量测定方法简单，重复性好，可反映一次通气的最大能力，是肺功能测定的常用指标。但由于测定肺活量时不限制呼气的时间，所以不能充分反映肺组织的弹性状态和气道的通畅程度，即通气功能的好坏。例如，某些患者肺组织弹性降低或呼吸道狭窄，通气功能已经受到损害，但是如果延长呼气时间，所测得的肺活量是正常的。因此，提出**用力肺活量**（**forced vital capacity，FVC**）和**用力呼气量**（**forced expiratory volume，FEV**）的概念。

　　用力肺活量（FVC）是指一次最大吸气后，尽力尽快呼气所能呼出的最大气体量（图 5-4A）。正常时，用力肺活量略小于在没有时间限制条件下测得的肺活量；但在气道阻力增高时，用力肺活量却低于肺活量。第 1 秒钟内的用力肺活量称为 **1 秒用力呼气量**（**forced expiratory volume in 1 second，FEV_1**），曾称为**时间肺活量**（**timed vital capacity**）。为排除肺容积差异的影响，通常以 FEV_1 所占用力肺活量的百分数表示，正常时，FEV_1/FVC 约为 80%。FEV_1 在临床鉴别限制性肺疾病和阻塞性肺疾病中具有重要意义。在肺纤维化等限制性肺疾病患者，FEV_1 和 FVC 均下降，但 FEV_1/FVC 可正常甚至超过 80%；而在哮喘等阻塞性肺疾病患者，FEV_1 的降低比 FVC 更明显，因而 FEV_1/FVC 变小（图 5-4B）。

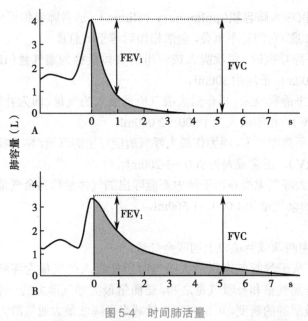

图 5-4　时间肺活量

A：正常时的时间肺活量　B：气道狭窄时的时间肺活量

　　4. 肺总量　肺所能容纳的最大气体量称为**肺总量**（**total lung capacity，TLC**）。肺总量等于肺活量与余气量之和，其大小因性别、年龄、身材、运动锻炼情况和体位改变而异，成年男性平均约 5 000ml，女性约 3 500ml。在限制性通气不足时肺总量降低。

　　（三）肺的灌流

　　流经肺循环的血流量与流经体循环的血流量大致相等，为 6L（安静时）~25L/min（剧烈运动时）。但肺动脉压却只有体循环动脉压的 1/6。因此肺血管的阻力明显小于体循环。肺循环缺乏选择性分布血流的能力，其分布受重力的影响较大。

　　肺血管无论是动脉或静脉，管壁都比较薄，易受跨壁压（血管内外压差）的影响。使管径被动扩张或萎陷。肺泡血管是指肺毛细血管、小的动脉和静脉，其管径随肺泡内压和血管内压差的变化而改变。肺泡外血管包括经过肺实质的肺动脉和肺静脉，其管径受肺容量的影响，靠近肺门的更大的血管，其管径则受胸腔内压的影响。

1. 重力对血流分布的影响　由于平均肺动脉压低，仅约 2.00kPa（15mmHg），重力所致的静水压差对肺各部位灌流的影响极大。当竖立位时，肺动脉压自肺底部向肺尖部递减，肺不同部位的血流量取决于该部位肺动脉压与肺静脉压差。在肺的下部，肺静脉压大于肺泡压，血流量由肺动脉/肺静脉压差调节。在肺的最底部，组织间隙压升高，压迫较大的血管，则血流又有所减少。

2. 心输出量的影响　随着心输出量（$\dot{Q}$）的增加，肺动脉压（P_{pa}）呈被动性增高。但因 $\dot{Q}$ 增加也可使肺血管扩张，这样又限制了 P_{pa} 的增高。肺血管阻力（PVR）等于 $P_{pa}/\dot{Q}$，而 P_{pa} 增加的程度小于 $\dot{Q}$ 增加的程度，所以 $\dot{Q}$ 增加时 PVR 降低。相反，当 $\dot{Q}$ 下降时，P_{pa} 亦随之下降，肺血管的管径减小，肺血管阻力增加。

当心输出量减少而肺动脉压保持不变或增加时，肺血管由于局部的自身调节，必然有主动的肺血管收缩。**急性呼吸窘迫综合征（acute respiratory distress syndrome，ARDS）**的发生常与此有关。反之，当心输出血量增加，而肺动脉压保持不变或下降时，必然有主动的肺血管扩张。

心输出量增加引起的 P_{pa} 增高可以使肺的灌流更均匀，但也会使肺的自动调节减少，发生肺水肿的机会增加。

3. 肺容量的影响　肺容量大于或小于 FRC 时，肺血管阻力都增加。这是因为肺容量大于 FRC 时，小的肺泡外血管受压，而肺容量小于 FRC 时，肺血管的扭曲和主动的肺血管收缩（容量小的肺泡缺氧），又可使肺泡外的血管阻力增加。

4. 缺氧的影响　由于肺泡缺氧（$PaO_2 < 9.33kPa$，即 70mmHg）而造成的肺血管收缩称之为**缺氧性肺血管收缩（hypoxic pulmonary vascular contraction，HPV）**，可分为全肺 HPV 和局部 HPV。

（1）全肺 HPV：若全肺缺氧，则全肺的血管收缩，肺动脉压和肺血管阻力增加，PaO_2 明显下降。全肺缺氧的原因有：①氧供应不足，如爬山等运动；②全肺通气不足或呼吸暂停；③广泛的肺部疾患。

（2）局部 HPV：若肺的局部缺氧，该局部肺血管收缩，血液向不缺氧的部位转移，所以 HPV 又是一种自动调节机制，能调节局部通气/血流比值，减少分流，维持 PaO_2。

5. 肺的微循环　肺的基本功能是进行气体交换，肺循环具有不同于体循环的特点，肺的毛细血管血液与肺泡气之间隔有毛细血管内皮、内皮基膜、组织间隙、上皮基膜和肺泡上皮。大部分的上皮细胞与内皮细胞间以及内皮细胞与内皮细胞间有间隙（孔），这是液体从血管腔进入组织间隙，最后进入肺泡腔的潜在通道。肺毛细血管的通透性与这些孔的大小有直接关系。内皮细胞间的孔大于上皮细胞间的孔，因此毛细血管内的液体进入组织间隙后，不容易进入肺泡。当毛细血管内静脉压上升或胶体渗透压降低，或者毛细血管通透性增加时，都能使组织间液增加。单纯血浆胶体渗透压降低，很少引起肺水肿，出现肺水肿最常见的原因是毛细血管内压力升高（高压性肺水肿），如左心衰、输液过量；或毛细血管通透性增加（低压性肺水肿），如败血症、吸入有害气体；但肺水肿往往是综合的原因，如急性呼吸窘迫综合征。休克能增加肺毛细血管通透性，休克后酸中毒，血内儿茶酚胺增加，交感神经活动度增强，前列腺素及组胺释放，微血栓形成，颅内压升高及肺泡缺氧等因素会使血管内压升高。作为休克的代偿反应，没有蛋白质的组织液进入血管内以恢复血容量，这将使血浆胶体渗透压下降。支气管和小动静脉周围的组织间隙相通，而肺泡间隔的组织间隙却无毛细淋巴管。当过量的液体不能被淋巴系统充分清除时，液体蓄积。如果这时血管内压力升高，则液体能越过上皮细胞间的孔进入肺泡腔。

四、肺通气功能异常

正常成年人在静息时肺总通气量约为 6L/min，其中有效通气量约为 4L/min。当肺通气功能障碍时会引起肺泡通气不足导致呼吸衰竭。根据发病机制不同，肺通气功能障碍分为限制性通气不足和阻塞性通气不足两种基本类型。

（一）限制性通气不足

吸气时肺泡扩张受限制而引起的肺泡通气不足称为**限制性通气不足（restrictive hypoventilation）**。系肺容积减少，或肺、胸廓顺应性下降，呼吸神经 - 肌肉病变等所致呼吸运动受限而引起，如急性肺损伤、肺纤维化、胸廓畸形、重症肌无力等。其原因如下。

1. 呼吸肌活动障碍 呼吸肌舒缩的正常活动有赖于呼吸中枢的调节、神经冲动的传导及呼吸肌自身功能的完整。因此，很多因素可因呼吸肌活动障碍而导致限制性通气不足：如脑外伤、脑血管意外、脑炎、多发性神经炎等；麻醉药、镇静药、安眠药等过量所致的呼吸中枢抑制；呼吸肌疲劳、萎缩，缺氧、低钾血症、酸中毒所致的呼吸肌收缩力的减弱等。

2. 胸部和肺的顺应性降低 呼吸肌收缩引起胸廓和肺扩张时亦需克服组织的弹性阻力，阻力的大小直接影响扩张程度。

胸廓的顺应性降低常见于严重的胸廓畸形、胸膜纤维化、大量胸腔积液等，因胸廓的弹性阻力增大，顺应性降低，限制胸廓的扩张导致肺通气不足。

肺的顺应性取决于肺的容量、肺的弹性和肺泡表面活性物质。当肺容量减小时，肺的顺应性降低，多见于肺叶（肺段）的广泛切除、肺实变、肺不张等；肺的弹性降低则顺应性降低，多见于严重的肺纤维化（石棉肺、硅沉着病、弥漫性肺间质纤维化等）、肺水肿等；肺泡表面活性物质的减少也引起肺的顺应性降低，多见于Ⅱ型肺泡上皮细胞发育不全或急性肺损伤，如新生儿呼吸窘迫综合征、休克、创伤等。

3. 胸腔积液或气胸 胸腔大量积液时，肺严重受压，引起肺扩张受限制；开放性气胸时，胸内负压消失，导致肺塌陷，从而发生肺限制性通气障碍。

（二）阻塞性通气不足

气道口径变化、阻力增高而引起的通气障碍，称为**阻塞性通气不足（obstructive hypoventilation）**。

引起阻塞性通气不足的根本机制是气道阻力增加。气管痉挛、管壁肿胀或纤维化，管腔被黏液、渗出物、异物等阻塞，肺组织弹性降低，以致对气道管壁的牵引力减弱等，均可使气道内径变窄或不规则而增加气流阻力，从而引起阻塞性通气不足。气道阻塞位于大气道与小气道表现形式有所不同，可分为中央性与外周性。

1. 中央性气道阻塞 指各种原因引起的喉、气管、大支气管的狭窄和阻塞。阻塞若位于胸外（如声带麻痹、炎症、水肿、气管外肿物压迫等），患者表现为**吸气性呼吸困难（inspiratory dyspnea）**，特别是在患者极度用力吸气时，可出现胸骨上窝、锁骨上窝、肋间隙凹陷的"三凹征"。因为吸气是负压吸入，气道内压须低于大气压；而用力吸气使气流加速，特别是气流在流经狭窄处时流速更大，根据流体力学原理，流速越大，压力越低，故狭窄处气道的内压明显低于大气压，导致气道受压迫，狭窄加重。而呼气时则因气道内压高于大气压，气道口径略有扩大，使阻塞减轻。但若阻塞位于胸内的大气道，则患者表现为**呼气性呼吸困难**（**expiratory dyspnea**）。因为吸气时胸内负压（绝对值）大于气道内负压，将气道向外牵拉，而使气道阻塞减轻；呼气时由于胸腔内压升高而压迫气道，使气道狭窄加重。

2. 外周性气道阻塞 小气道无软骨支撑，管壁薄，又与周围的肺泡结构紧密相连，因此随着吸气与呼气，由于胸腔内压力的改变，其口径也随之扩大或缩小。吸气时随着肺泡的扩张，细支气管受周围弹性组织牵托，其口径变大及管道伸长；呼气时则小气道缩短变窄。**慢性阻塞性肺疾病**（**chronic obstructive pulmonary disease, COPD**）、支气管哮喘等主要侵犯小气道，不仅可使管壁增厚或痉挛以及顺应性降低，而且管腔也可被分泌物阻塞，肺泡壁的损坏还可降低对细支气管的牵引力，因此小气道阻力大大增加，患者主要表现为呼气性呼吸困难。

COPD、哮喘患者用力呼吸时小气道闭合，使肺泡气难以呼出，并导致呼气性呼吸困难的机制可以用**等压点**（**isobaric point**）上移的理论进行解释。所谓"等压点"是指在呼气过程中可能存在的气道内压与胸膜腔内压相等的部位（或指气道壁内外压力相同的部位）。生理情况下，吸气时气道各部气流压力始终大于肺泡内压和胸膜腔内压，故不可能出现等压点；在平静呼气时，由于胸膜腔内压最大时还是负值，也不可能存在等压点；当小气道闭合，用力呼气时，胸膜腔内压大于大气压，而气道内压由小气道至中央气道（气流的下游方向）逐渐下降，所以在肺内小气道壁上必然有一部位其气道内压可与胸膜腔内压相等，形成等压点。

由于正常人的等压点位于软骨性气道部位，尽管气道受压也不会被压缩使内径缩小。慢性支气管炎时，大支气管内黏液腺增生，小气道壁炎性充血水肿、炎性细胞浸润、上皮细胞与成纤维细胞增生、细胞间质增多，两者均可引起气道管壁增厚狭窄。气道高反应性和炎症介质可引起支气管痉挛，炎症累及小气道周围组织，引起组织增生和纤维化可压迫小气道；气道炎症使肺表面活性物质减少，表面张力增加，使小气道缩小而加重阻塞；黏液腺及杯状细胞分泌增多可加重炎性渗出物形成黏痰堵塞小气道。由于小气道的堵塞，患者在用力呼气时小气道压降低更大，因而使等压点上移（肺泡方向）至无软骨支撑的膜性气道。肺气肿患者由于肺弹性回缩力降低，使呼气之初肺泡内压就有明显降低，用力呼气时也可引起等压点上移。因此，这些患者常出现呼气性呼吸困难。

由于中央性气道与外周性气道阻塞使呼吸的非弹性阻力增加，患者呼吸时，只能通过使呼吸肌做功增加才能克服气道阻力。因此，呼吸形式趋于缓慢、幅度加深。

重症阻塞性肺疾病多影响顺应性，如肺组织原发性或继发性弹力纤维破坏，顺应性增加（见于肺气肿），但更多情况则是导致顺应性减退，因此重度阻塞性通气障碍多合并一定程度的限制性通气障碍。因呼吸功的消耗方式不同，阻塞性通气障碍的患者需采取慢而深的呼吸；限制性通气障碍的患者则需采取浅而快的呼吸；而严重阻塞性通气障碍的患者应采取浅而慢的呼吸，但严重患者多无法独立完成，须采用机械通气。

（朱庆文）

第二节 肺换气和组织换气

气体的交换包括肺泡与肺毛细血管血液以及组织和毛细血管血液之间 O_2 和 CO_2 的交换。前者称为肺换气,后者为组织换气。肺换气与组织换气的原理完全相同,两者都遵循 Fick 弥散定律,即单位时间内气体扩散的容积与组织两侧的气体分压差成正比,与扩散距离(组织的厚度)成反比,与该气体的扩散系数成正比。

一、肺换气

(一)肺换气的过程

肺泡气的 PO_2 为 104mmHg,而流经肺毛细血管混合静脉的 PO_2 为 40mmHg,比肺泡气低;而混合静脉血 PCO_2 为 46mmHg,肺泡气 PCO_2 为 40mmHg,高于肺泡气,因此 O_2 在分压差的作用下由肺泡气向血液净扩散,使血液 PO_2 逐渐上升,CO_2 则向相反的方向净扩散,即从血液向肺泡扩散(图 5-5)。O_2 和 CO_2 在血液和肺泡之间的扩散都极为迅速,不到 0.3 秒即可达到平衡。通常情况下,血液流经肺毛细血管的时间约 0.7 秒,所以当血液流经肺毛细血管全长约 1/3 时,肺换气过程已基本完成,表明肺换气有很大的储备能力。

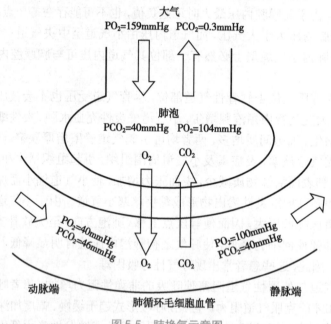

图 5-5 肺换气示意图

(二)影响肺换气的因素

根据 Fick 弥散定律,气体分压差、扩散系数、呼吸膜的扩散面积和厚度等因素均可影响气体的扩散。这里进一步讨论呼吸膜的扩散面积和扩散距离以及通气 / 血流比值对肺换气的影响。

1. 呼吸膜的厚度和面积 肺泡气在与肺毛细血管血液之间进行气体交换时,必须通过肺泡与肺毛细血管之间的气 - 血屏障，即呼吸膜。呼吸膜由六层结构组成（图 5-6）：含肺表面活性物质的液体层、肺泡上皮细胞层、上皮基底膜、肺泡上皮和毛细血管膜之间的间隙（基质层）、毛细血管基膜及毛细血管内皮细胞层。虽然呼吸膜有六层结构，却很薄，总厚度平均约 0.6μm，有的部位只有 0.2μm，气体易于扩散通过。肺毛细血管平均直径约为 5μm，而红细胞平均直径约 7μm，因此红细胞需挤过肺毛细血管，使 O_2 和 CO_2 不需要经过大量的血浆层就可到达红细胞或进入肺泡，扩散距离短，交换速度快。

正常成人的两肺约有 3 亿个肺泡，总扩散面积达 $50 \sim 100m^2$。平静呼吸时，用于气体扩散的呼吸膜面积约 $40m^2$，因此有相当大的储备面积。

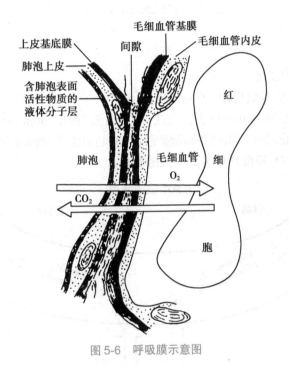

图 5-6　呼吸膜示意图

2. 通气 / 血流比值　要实现把静脉血完全氧合成动脉血，除了肺通气之外，还依赖于血液泵的协调配合。**通气 / 血流比值**（ventilation/perfusion ratio）是指每分钟肺泡通气量（$\dot{V}_A$）和每分钟肺血流量（$\dot{Q}$）之间的比值（$\dot{V}_A/\dot{Q}$）。正常成年人安静时，$\dot{V}_A$ 约为 4.2L/min，$\dot{Q}$ 约为 5L/min，则 $\dot{V}_A/\dot{Q}$ 约为 0.84。此时肺泡通气量与肺毛细血管血流量之间的匹配最适宜，气体交换效率最高。但实际上，由于肺泡通气量与肺毛细血管血流量的变化（如正常情况下肺泡通气量在 $4 \sim 6$L/min 之间），全肺的 $\dot{V}_A/\dot{Q}$ 也常在 $0.8 \sim 1.2$ 的范围内变化。若通气 / 血流不匹配，将会导致肺换气效率降低。如果 $\dot{V}_A/\dot{Q}$ 比值增大，表明通气过度或血流不足，使得部分肺泡气未能与血液气体充分交换，造成肺泡无效腔增大。反之，$\dot{V}_A/\dot{Q}$ 下降，则意味着通气不足或血流相对过剩，造成部分血液流经通气不良的肺泡，混合静脉血中的气体未能得到充分更新，在流经肺部之后仍然是静脉血，相当于功能性动 - 静脉短路（图 5-7）。因此，从气体交换角度来看，$\dot{V}_A/\dot{Q}$ 增大或减小时肺换气的效率都差，也就是说，决定肺换气效率的因素是肺泡通气量和肺血流量的比值，而非它们的绝对值。

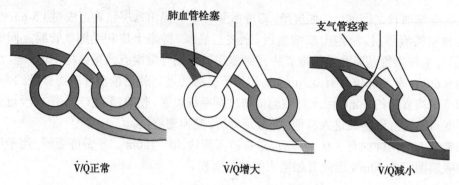

图 5-7　通气/血流比值及其变化

二、组织换气

(一)组织换气的过程

由于组织中细胞的有氧代谢,不断消耗 O_2 和产生 CO_2,使组织内 PO_2 可低至 30mmHg 以下,而 PCO_2 可高达 50mmHg 以上。因此,动脉血液(PO_2 100mmHg)流经组织毛细血管时,O_2 便顺分压差从血液向组织液和细胞扩散,CO_2 则由组织液和细胞向血液扩散(图 5-8),结果使动脉血因失去 O_2 和得到 CO_2 而变成静脉血。

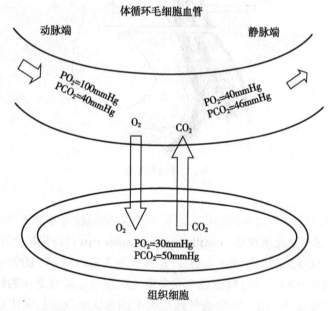

图 5-8　组织换气示意图

(二)影响组织换气的因素

影响组织换气的因素主要有组织细胞代谢水平、毛细血管的血流速度、血流量、组织细胞与毛细血管间的距离等。组织细胞代谢水平与组织换气量呈正相关,而毛细血管的血流速度过快或过慢都会使组织换气量减少。当组织细胞代谢增强时,血液与组织间的 PO_2 差和 PCO_2 差增大,同时组织代谢可使腺苷和 H^+ 增多,使毛细血管开放数量增加,局部血流量增加,有利于组织换气。

三、肺换气功能异常

肺换气功能异常包括弥散障碍、肺泡通气/血流比例失调以及解剖分流增加等。无论是何种原因都可能会妨碍肺换气，导致机体缺氧和 CO_2 潴留，尤其是缺氧。

（一）弥散障碍

弥散障碍是指由于呼吸膜面积减少或呼吸膜异常增厚及弥散时间缩短所引起的气体交换障碍。

1. 弥散障碍的原因

（1）呼吸膜面积减少：呼吸膜面积减少见于肺实变、肺不张、肺叶切除、肺气肿或肺毛细血管关闭和阻塞等。只有当弥散面积减少一半以上时，才可能发生换气功能障碍。

（2）呼吸膜厚度增加：任何使弥散距离增大的疾病或病理改变，如肺水肿、肺泡透明膜形成、肺纤维化等，都会使弥散速度减慢，导致气体弥散量减少。

（3）弥散时间缩短：指因血流速度加快，肺毛细血管血液流经肺泡时间缩短使肺泡气与血液之间的气体交换时间缩短。如在体力负荷增加等使心输出量增加和肺血流加快时，血液与肺泡接触时间过于缩短，可导致气体交换障碍。

2. 弥散障碍时的血气变化　呼吸膜病变患者在静息时一般不出现血气异常。如前所述，正常静息时，血液流经肺泡毛细血管的时间约为 0.7 秒，由于扩散距离很短，只需 0.3 秒就可使血液氧分压升至肺泡气氧分压水平。但上述呼吸膜出现病变患者在体力负荷增加（如快速活动或感染）等情况下，使肺血流加快，血液流经肺泡时间过于缩短，可致气体交换不充分而发生低氧血症。也就是说，肺泡膜的病变加上肺血流增快只会引起动脉血 PO_2 降低，不会使动脉血 PCO_2 增高。在气体弥散交换过程中，CO_2 的弥散系数比 O_2 大 20 倍，因而血液中的 CO_2 能较快地弥散入肺泡，与肺泡气 PCO_2 取得平衡。故只要患者肺泡通气量正常，就可以保持 CO_2 的弥散、排出正常，因而血中和肺泡气中 PCO_2 正常。如果存在代偿性通气过度，则可使血中和肺泡气中 PCO_2 低于正常，患者出现 I 型呼吸衰竭。

（二）肺泡通气与血流比例失调

有效换气不仅要求肺泡有足够的通气量和充分的血流量，还取决于肺泡通气量与血流量的比例，即适宜的 $\dot{V}_A/\dot{Q}$（0.84）。健康人的肺各部分通气与血流的分布是不均匀的。直立位时，由于重力等因素的作用，肺尖部的通气和血流量都较肺底部的小，但血流的减少更为显著，故肺部的 $\dot{V}_A/\dot{Q}$ 自上而下递减（图 5-9）。正常青年人肺尖部 $\dot{V}_A/\dot{Q}$ 可高达 3.0，而肺底部仅有 0.6，且随年龄的增长，这种差别更大，但由于肺泡膜面积远远大于实际需要，所以不会影响肺换气。这种生理性的肺泡通气与血流比例不协调是造成正常血中 PCO_2 比肺泡气 PCO_2 稍低的主要原因。肺部疾病时，由于肺部病变轻重程度与分布的不均匀，可能造成严重的肺泡通气与血流比例失调，导致换气功能障碍。

1. 肺通气与血流比例失调的类型和原因　在病理情况下，肺泡通气与血流比例失调有三类，即部分肺泡血流不足、部分肺泡通气不足和解剖分流增加。

（1）部分肺泡通气不足：支气管哮喘、慢性支气管炎、阻塞性肺气肿等引起的气道阻塞以及由肺纤维化、肺水肿等引起的限制性通气障碍，都可导致肺泡通气的严重不足和不均。病变重的部分肺泡通气明显减少，而血流未相应减少，甚至还可因炎性充血等使血流增多（如大叶性肺炎早期），使 $\dot{V}_A/\dot{Q}$ 显著降低，以致流经这部分肺泡的静脉血液未经充分动脉化而掺入动脉血内。这种情况类似动 - 静脉短路故称**静脉血掺杂**（venous admixture），吸氧可有效地提高动脉血 PO_2；故又称**功能性分流**（functional shunt）。正常由于肺内通气不均匀形成的功能性分流约占肺血流量的 3%，而慢性阻塞性肺疾患严重时，功能性分流可增加到占肺血流量的 30%～50%，从而严重地影响换气功能。

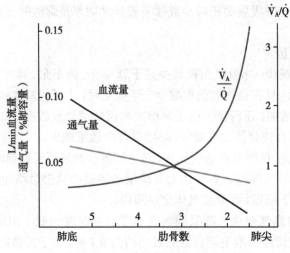

图 5-9　直立时肺通气和血流量的分布

（2）部分肺泡血流不足：肺动脉栓塞、弥散性血管内凝血、肺动脉炎、肺血管收缩等，都可使患病部位 $\dot{V}_A/\dot{Q}$ 显著大于正常。由于患部的肺泡血流少而通气多，肺泡通气不能充分被利用，称为无效腔样通气（V_D）。正常成人在静息时生理无效腔通气量约占潮气量（V_T）的 30%。疾病时功能性无效腔样通气可显著增多，使 V_D/V_T 高达 60%～70%，从而导致换气功能障碍。

2. 肺泡通气与血流比例失调时的血气变化　无论是部分肺泡通气不足引起的功能性分流增加，还是部分肺泡血流不足引起的功能性无效腔增加，均可导致动脉血 PO_2 降低，而动脉血 PCO_2 可正常或降低，但 $\dot{V}_A/\dot{Q}$ 严重失调时动脉血 PCO_2 也可升高。

当部分肺泡通气严重不足时，病变部位肺的 $\dot{V}_A/\dot{Q}$ 显著降低，可低达 0.1 以下，这样流经此处的静脉血不能充分动脉化，其氧分压和氧含量降低而二氧化碳分压与含量增高。这种血气变化可引起代偿性呼吸运动增强和总通气量恢复正常或增加，主要是使健康肺部（无通气障碍）或通气障碍较轻的肺泡通气量增加。由于健康肺部位肺泡 $\dot{V}_A/\dot{Q}$ 显著大于正常，使流经这部分肺泡的血液氧分压显著升高，但氧含量则增加很少。其原因是氧离曲线呈 S 形，正常肺泡毛细血管血氧饱和度已处于曲线的平台段，无法携带更多的氧，故氧含量变化不大。另一方面，二氧化碳解离曲线在生理范围内呈直线，决定了流经代偿部位的血液在充分动脉化过程中释放更多 CO_2 进入肺泡，使血液中二氧化碳分压与含量明显降低。最终结果是，来自 $\dot{V}_A/\dot{Q}$ 降低区与 $\dot{V}_A/\dot{Q}$ 增高区的血液混合后，所形成的动脉血中氧含量和氧分压都是降低的，二氧化碳分压与含量则可正常。

当部分肺泡血流不足时，病变肺区肺泡 $\dot{V}_A/\dot{Q}$ 显著增高，可达 10 以上，流经的血液能充分动脉化而 PO_2 显著升高，但其氧含量却增加很少，二氧化碳分压与含量则降低。相反，在健肺部位因血流量增加出现相通气不足而使 $\dot{V}_A/\dot{Q}$ 低于正常,这部分血液不能充分动脉化,氧分压与氧含量均可显著降低,二氧化碳分压与含量均明显增高。最终来自两部分的血液混合后其 PO_2 降低, PCO_2 的变化则取决于代偿性呼吸增高的程度,可以降低、正常或升高。

（三）肺内动 - 静脉解剖分流增加

解剖分流（anatomic shunt） 指静脉血未经肺部的气体交换直接进入动脉。在生理情况下,肺内存在一部分静脉血经支气管静脉和极少的肺内动 - 静脉交通支直接流入肺静脉,这些解剖分流的血流量占心输出量的 2%～3%。解剖分流的血液完全未经气体交换,又称作真性分流。某些肺的严重病变,如肺实变和肺不张等,使该部分肺泡完全失去通气功能,但仍有血流,流经的血液完全未进行气体交换而掺入动脉血,类似解剖分流。为了鉴别是功能性分流还是解剖分流引起的低氧血症,可吸入纯氧 15～20 分钟,若低氧血症消除或减轻,动脉血 $PO_2 > 500mmHg$,表示是由 $\dot{V}_A/\dot{Q}$ 比值改变所引起,改善肺泡的供氧可使血液充分氧合,而动脉血 $PO_2 < 500mmHg$ 提示主要存在肺内解剖分流,大量静脉血不能接触含高浓度氧的肺泡而径直进入动脉血。

综上所述,导致肺换气功能的障碍多样,往往同时存在多个因素的作用。例如休克引起的**急性呼吸窘迫综合征（acute respiratory distress syndrome, ARDS）**,既有由肺不张引起的肺内分流,也有微血栓形成和肺血管收缩引起的无效腔样通气,还有由肺水肿、肺泡内透明膜引起的气体弥散功能障碍等。

（刘永平）

第三节　肺的非呼吸功能

肺的主要功能是通气和气体交换,除此之外还有非呼吸功能。肺所完成的呼吸以外的功能统称为**肺的非呼吸功能（non-respiratory functions of the lung）**。肺的非呼吸功能包括防御功能、内分泌功能和代谢功能等。肺的非呼吸功能在许多生理病理过程中起重要的作用,近年来对其研究已引起了广泛的关注。

一、肺的防御功能

呼吸系统与外界环境接触的面积为 50～100m^2,是机体与外界接触的最大器官。人体每天吸入约 10 000L 空气进入气道及肺,其中含有大量的微生物或其他有害的异物颗粒。但是,在正常情况下隆突以下的气道及肺仍保持无菌的状态,这是因为正常人体可通过肺的防御功能将吸入空气中的颗粒及微生物及时清除或灭活,肺的防御机制主要包括:气道黏液 - 纤毛清除功能,防御性呼吸反射,肺循环的过滤功能及免疫防御机制等。

（一）气道黏液 - 纤毛清除功能

气道黏液 - 纤毛转运系统在气道防御机制中占重要地位,被认为是呼吸系统的第一道防线。气道黏液 - 纤毛转运系统由纤毛上皮细胞上的纤毛及覆盖在纤毛上的黏液组成（图5-10）。在上呼吸道,鼻毛及鼻甲沟可使直径大于 10μm 的颗粒几乎完全从鼻腔空气中清除掉,其中鼻甲沟的面积约为 160cm^2,除起到对吸入气湿化、加温作用外,可有效滤除吸入气中的较大颗粒。直径在 2～10μm 的颗粒可通过鼻腔而进入气管、支气管和细支气管,但这里的管壁黏膜有分泌黏液的杯状细胞和纤毛上皮细胞（从上呼吸道至细支气管都存在这种黏液覆盖的纤毛上皮，其总面积约为 0.5m²）。纤毛上皮细胞上的纤毛能有力地、协调地和有节奏地从肺泡向咽部摆动，将覆盖在纤毛上的黏液层及附着于其上的颗粒向咽喉方向移动，到达咽部后，或被吞咽或被咳出。直径小于 2µm 的小颗粒进入呼吸性细支气管、肺泡管和肺泡后可被巨噬细胞吞噬。正常人的平均黏液纤毛清除率高达 21.5mm/min，而吸烟和阻塞性肺病患者，平均仅为 1.7mm/min。气道黏液 - 纤毛清除系统障碍可导致气道的黏液转运能力下降，并进一步减弱气道的非特异性免疫功能，带来一系列临床问题，如气道的易感染性增加、反复感染、黏液阻塞甚至影响肺功能等。气道黏液 - 纤毛清除系统障碍有些是先天的，但大部分是后天原因造成的，如遗传性疾病 Kartagener's 综合征（内脏转位 - 鼻旁窦炎 - 支气管扩张综合征）及囊性纤维化，患者出生后不久就可出现气道阻塞症状，常合并肺部感染后加重，临床上 97% 的成年患者可因反复支气管感染而有慢性阻塞性肺疾病。

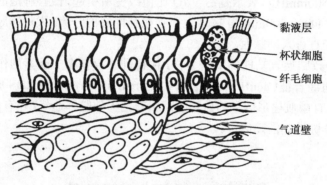

图 5-10　黏液 - 纤毛清除系统结构图

（二）防御性呼吸反射

防御性呼吸反射包括喷嚏、支气管收缩、呼吸暂停、咳嗽等，其中以咳嗽反射最为重要。以上反射的主要作用在于防止异物、上呼吸道分泌物及胃反流物吸入气道，或促进其从气道排出，以保持下呼吸道的洁净和通畅。

咳嗽反射（cough reflex）的感受器主要位于咽喉部、呼吸道的黏膜及胸膜，通过迷走神经、舌咽神经和三叉神经的感觉纤维传入，使延髓咳嗽中枢兴奋性增高，经喉返神经、膈神经与脊神经分别传到咽肌、声门、膈肌以及其他呼吸肌，引起咳嗽动作。咳嗽动作首先是喉返神经和膈神经传出冲动将声门迅速关闭，膈肌收缩下降伴随深吸气；随即脊神经传出冲动使肋间内肌及腹肌强力收缩，使胸腔内压、肺内压迅速升高；然后声门被冲开，肺内高压使急速呼出的气流带动呼吸道内的异物或分泌物喷射而出，冲击声门裂隙而发生咳嗽动作与声音。

喷嚏反射（sneezing reflex）是鼻黏膜或鼻咽部受到刺激所引起的一种防御性呼吸反射。感受器存在于鼻黏膜，传入神经是三叉神经。反射中枢主要是延髓呼吸中枢。反射动作与咳嗽类似，都由深吸气开始，随即产生一个急速而有力的呼气动作。与咳嗽反射不同之处是悬雍垂下降和舌压向软腭，而不是声门的关闭。急速的气流主要从鼻腔中喷出。喷嚏反射的生理意义在于排出上呼吸道中的异物或过多的分泌物，清洁和保护呼吸道。

（三）肺循环的过滤功能

全身几乎所有脏器的血液均经静脉回流到右心，然后经右心室搏出进入到肺循环。肺循环有丰富的毛细血管网，其内径平均为 4～5µm，红细胞和白细胞一般需要变形才能通过。肺循环的小血管能阻挡各种进入混合静脉血中的细微颗粒，如微血栓、大分子蛋白或细菌等，使它们不能进入体循环，以防引起冠状血管和脑血管栓塞。正常情况下，肺毛细血管的数目远远多于进行有效气体交换所需要的数量，且肺毛细血管内皮细胞代谢活跃，能在较短时间内通过酶解或巨噬细胞吞噬等清除栓塞物，因此，堵塞部分肺毛细血管不会引起明显的症状。但在某些情况下，如大量的病原微生物、毒素、激活的炎症细胞、炎症介质迅速入血，超过了肺的清除、防御能力时，可造成显著的肺损伤，是 ARDS 的主要发病机制。

（四）免疫防御功能

肺内存在着特异性和非特异性免疫防御装置。非特异性免疫装置主要包括纤毛 - 黏液排送系统和肺泡巨噬细胞的吞噬作用，气道上皮细胞及腺细胞亦可分泌、产生一些防御因子，如溶菌酶、α_1- 抗胰蛋白酶及抗菌肽等。特异性免疫系统有体液免疫和细胞免疫。从鼻咽部至呼吸性细支气管的周围都成簇分布有淋巴结、淋巴小结、淋巴滤泡等淋巴组织，在肺小叶和胸膜下的间质中亦广泛分布有弥散的或集合的淋巴细胞。肺的免疫防御功能主要由淋巴系统承担。除淋巴细胞外，整个气道和肺泡遍布巨噬细胞，它们能吞噬吸入的颗粒和微生物，释放蛋白酶杀死细菌。除此之外巨噬细胞亦在肺内的免疫及炎症反应中起重要作用，如释放出具有高度活性的氧化剂，分泌多种炎症因子、生长因子等。免疫防御机制是对入侵的病原体或其他"非己"物进行识别并引起一系列免疫应答反应，而将其清除或局限在一定范围内。由于它的高度特异性和有效性，故免疫机制在呼吸系统防御功能中起着重要作用。

二、肺的内分泌、代谢功能

肺有代谢内源性与外源性生物活性物质及某些药物的功能，且兼有释放重要内分泌物质的功能，这是肺的非呼吸功能的重要部分，是维持健康生命所必需的。肺血管内皮细胞分布在肺毛细血管床最为丰富，居全身各个器官之首，且全身血液均通过肺循环血管，故肺血管内皮细胞的代谢作用对机体的影响很大。

（一）肺的内分泌功能

气道上皮内存在一类具有特殊形态、功能且与神经系统具有密切关系的内分泌细胞群，即**肺神经内分泌细胞（pulmonary neuro-endocrine cell，PNEC）**。可分泌神经活性物质诸如**降钙素基因相关肽（calcitonin gene-related peptide，CGRP）、5- 羟色胺（5-hydroxy-tryptamine，5-HT）、P 物质（substance P，SP）和甲硫氨酸脑啡肽（methionine enkephalin，M-ENK）**等。目前对 PNEC 的来源及功能仍不清楚。有研究表明，PNEC 可能是人类非小细胞肺癌（SCLC）的起源，亦与肺损伤及修复密切相关。

（二）肺内生物活性物质的合成、转化及灭活

肺泡Ⅱ型上皮细胞是合成肺泡表面活性物质的主要场所。研究表明，肺也是前列腺素、凝血因子、NO 及内皮素合成的主要场所之一。除此之外，肺内的肥大细胞等能合成释放组胺、缓激肽、肝素和 5- 羟色胺等。当血流经过肺循环时，肺血管内皮细胞参与对体内生物活性物质的代谢，功能复杂多样（表 5-1）。

1. 血管紧张素 肺毛细血管内皮细胞游离面有丰富的血管紧张素转换酶，可将血液中的血管紧张素Ⅰ转化为血管紧张素Ⅱ。研究表明，通过肺循环一次，血液内的血管紧张素Ⅰ约有 70% 被转化为有活性的血管紧张素Ⅱ。

2. 缓激肽 肺血管内皮细胞还含有缓激肽酶，可分解灭活血液中的缓激肽。缓激肽在血液中的半衰期极短，通过肺循环一次，约有 80% 被灭活。

3. 5- 羟色胺 肺是体内 5- 羟色胺灭活的主要场所。肺血管内皮细胞内含有单胺氧化酶，能摄取血液中的 5- 羟色胺、去甲肾上腺素等，经此酶的作用而被分解、灭活，经肺循环时约有 85%～95% 的 5- 羟色胺被内皮细胞清除和灭活。5- 羟色胺有使血管收缩的活性，当肺静脉与全身血液循环中 5- 羟色胺浓度升高时可能造成肺水肿及高血压。

4. 儿茶酚胺 肾上腺素、异丙肾上腺素和多巴胺通过肺循环后，其活性无明显改变，去甲肾上腺素则由于被摄取入细胞内为单胺氧化酶进行代谢而活性降低 30%。

5. 前列腺素 肺亦是产生和降解前列腺素（PG）的重要器官，肺血管内皮细胞既能合成前列腺素（PGE、PGF），又含有分解前列腺素的酶。PGE 可使支气管平滑肌松弛，管腔扩大；$PGF_{2\alpha}$ 则使支气管平滑肌收缩，管腔缩小，还可使血管平滑肌收缩。

由于肺循环具有转化、灭活功能，因此在临床工作中应该注意到，静脉内注射某些药物所引起的效应可能会小于动脉内注射同样剂量引起的效果。

表 5-1 部分活性物质在肺内代谢情况

在混合静脉血内	经过一次肺循环后
前列腺素 E_1, E_2, $F_{2\alpha}$	几乎完全清除
前列腺素 A_1, A_2, I_2	无影响
白三烯	几乎完全清除
5- 羟色胺	85%～95% 清除
乙酰胆碱	为血中胆碱酯酶灭活
组胺	无影响
肾上腺素	无影响
去甲肾上腺素	约 30% 清除
异丙肾上腺素	无影响
多巴胺	无影响
缓激肽	约 80% 被灭活
血管紧张素 I	约 70% 转化成血管紧张素 II
血管紧张素 II	无影响
加压素	无影响
缩宫素	无影响
ATP	40%～90% 清除
内皮素 1	约 50% 清除

三、肺的储血功能

肺部的血容量约 450ml，占全身血量的 9% 左右，其中大部分分布于肺的微、小血管内。由于肺组织和肺血管的顺应性大，并且存在胸内负压的影响，故肺部血容量的变化范围较大。在用力呼气时，肺部血容量可减少到 200ml 左右，而在深吸气时则可增加到 1 000ml 左右。由于肺部血容量较大，且变动范围也大，肺血管和左心房内的血液，是左心室的储血库。因此，肺循环血管可起储血库的作用。

除上述肺的非呼吸功能外，肺还参与血液凝固和纤维蛋白溶解等，这与肺血管内皮细胞产生的某些产物与血管损伤、炎症和血栓形成有关。

（刘永平）

主要参考文献

1. 赵铁建，朱大诚. 生理学 [M]. 11 版. 北京：中国中医药出版社，2021.
2. 王德山. 中西医结合生理学 [M]. 北京：中国中医药出版社，2010.
3. 刘玮，邵莉. 呼吸系统 [M]. 上海：上海交通大学出版社，2012.
4. 商战平，王万铁. 病理生理学 [M]. 南京：江苏科学技术出版社，2013.
5. 曹霞，严米娅. 病理生理学 [M]. 武汉：华中科技大学出版社，2013.
6. 朱蕾. 机械通气 [M]. 3 版. 上海：上海科技出版社，2012.
7. 赵俊. 中华麻醉学 [M]. 2 版. 北京：科学出版社，2013.
8. 邱一华，彭聿平. 生理学 [M]. 3 版. 北京：科学出版社，2013.
9. 孙秀泓. 肺的非呼吸功能基础与临床 [M]. 北京：人民卫生出版社，2003.
10. LEVITZKY M. Pulmonary physiology[M]. 8th ed. New York: McGraw-Hill Ed, 2013.
11. 王庭槐. 生理学 [M]. 9 版. 北京：人民卫生出版社，2018.
12. 金惠铭. 病理生理学 [M]. 2 版. 上海：复旦大学出版社，2010.

第六章 消化与吸收生理

第一节 概　述

消化吸收在消化系统中进行。消化系统由消化道和消化腺组成。消化道分为口腔、咽、食管、胃、小肠、大肠、肛门等；消化腺有唾液腺、肝、胰腺以及散在于消化道壁内的小腺体等。

消化（digestion）是指食物中的蛋白质、脂肪和糖类在消化道内被分解成可被吸收的小分子物质的过程。消化有两种方式：①**机械性消化**（mechanical digestion），通过消化道肌肉的运动，将食物磨碎，使之与消化液充分混合，并不断向消化道远端推送的过程；②**化学性消化**（chemical digestion），通过消化液中消化酶的作用，将食物分解为小分子物质的过程。两种消化同时进行，紧密配合以便完成对食物的消化（表6-1）。

表6-1　消化过程汇总表

部位	历时	食物性状	机械性消化	化学性消化			
				消化液	pH值/成分	作用	分泌调节
口腔	15~20s	食团	咀嚼、吞咽	唾液	pH值6.6~7.1 唾液淀粉酶	分解淀粉	神经调节
胃	3~6h	食糜	容受性舒张、紧张性收缩、蠕动	胃液	pH值0.9~1.5 胃蛋白酶	分解蛋白质	神经调节 体液调节
小肠	3~8h	食糜	分节运动、紧张性收缩、蠕动	胰液	pH值7.8~8.4 胰淀粉酶 胰脂肪酶 胰蛋白酶 糜蛋白酶等	分解淀粉、脂肪、蛋白质等	神经调节 体液调节
				胆汁	pH值6.8~7.4 胆盐	消化吸收脂肪	神经调节 体液调节
				小肠液	pH值7.6 肠激酶	激活胰蛋白酶原	
大肠	12~24h	粪便	（多）袋状往返运动、分节推进、蠕动、排便	大肠液	pH值8.3~8.4	保护肠黏膜 润滑粪便	

注：水、维生素和无机盐无需消化，被直接吸收。

一、消化道平滑肌

（一）一般生理特性

消化道平滑肌与骨骼肌一样，具有肌肉组织的共同特性，即在受刺激后能产生生物电（兴奋性、传导性）的和机械（收缩性）的反应。与骨骼肌相比，消化道平滑肌在受刺激后产生的反应有其自身的特点。其一般生理特性列表如下（表6-2）。

表6-2　消化道平滑肌的一般生理特性

生理特性	现象及生理学意义
兴奋性较低	电刺激阈值较神经、骨骼肌高，即兴奋性较神经、骨骼肌低
舒缩缓慢	潜伏期、收缩期、舒张期均比骨骼肌的长，一次收缩过程可达20s以上，非常适应消化活动的需要
富有伸展性	能适应需要作较大的伸展，可容纳数倍于自身体积的食物，而不引发明显的压力变化和运动障碍
紧张性收缩	经常保持一种微弱的持续收缩状态，是消化道各种收缩活动的基础。对保持胃、肠的形状和位置，以及维持消化道腔内一定的基础压力有重要意义
自动节律性收缩	在体外适宜环境下，仍能自动发生节律性收缩与舒张。但其收缩缓慢，节律性远不如心肌规则
对化学、机械牵张和温度刺激敏感	对化学、机械牵张和温度刺激特别敏感。如微量乙酰胆碱可使消化道平滑肌收缩；微量肾上腺素可使消化道平滑肌舒张；轻度的突然拉长，可引起平滑肌强烈收缩等

（二）电生理特性

1. 静息电位　消化道平滑肌的静息电位为 $-50\sim-60\text{mV}$，且波动较大。静息电位主要由 K^+ 外流形成，但也与 Na^+、Cl^- 及 Ca^{2+} 等离子的扩散和生电性钠泵的作用有关。

2. 慢波　消化道平滑肌在静息电位基础上，可自发地产生节律性的去极化和复极化，形成缓慢的节律性电位波动，因其波动频率较慢，故称**慢波**（slow wave），因其决定着消化道平滑肌的基本收缩节律，故又称**基本电节律**（basic electrical rhythm，BER）（图6-1）。

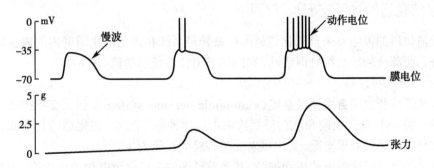

图6-1　消化道平滑肌的电活动和机械活动示意图

上图曲线：用细胞内微电极记录的慢波和在慢波基础上自发出现的数目不同的动作电位曲线；下图曲线：肌肉收缩张力曲线。收缩波伴随在动作电位出现之后，且动作电位数目越多，收缩幅度也越大

慢波的波幅变动在 5～15mV 之间，时程为数秒到十几秒，其频率随部位不同而异。人胃部的基本电节律为 3 次 /min，十二指肠为 11～12 次 /min，回肠末端为 8～9 次 /min。

关于慢波产生的机制尚未完全阐明。目前认为，在胃部，慢波起源于广泛存在于环行肌和纵行肌之间的 **Cajal 细胞**（interstitial Cajal cell，ICC）。Cajal 细胞能启动胃的慢波，因而被认为是胃肠活动的起搏细胞。Cajal 细胞既非神经细胞又非平滑肌细胞，而是一种兼有成纤维细胞和平滑肌细胞特性的间质细胞，且与两层平滑肌细胞很近，并在多处形成紧密的**缝隙连接**（gap junction），可以以电紧张形式将慢波传给平滑肌。慢波的频率和波幅受自主神经和激素的调节。但去除平滑肌的神经支配后，慢波依然出现，说明慢波的产生不依赖于神经，但神经和激素可影响慢波。

3. 动作电位　在慢波的基础上，消化道平滑肌在自发、或神经、体液等因素的作用下，可进一步去极化慢波，当到达阈电位（约 $-40mV$）时，就触发一个或多个动作电位，随后平滑肌收缩。与骨骼肌相比，消化道平滑肌动作电位的时程较长，达 10～20 毫秒，幅值较低，且其去极相主要是由一种开放较慢的通道介导的内向离子流（主要是 Ca^{2+}，也有 Na^+）引起的。消化道平滑肌的动作电位数目越多，肌肉收缩的幅度越大。

二、消化腺的分泌功能

消化道的不同部位存在不同的消化腺。成年人各种消化腺（唾液腺、胃腺、肠腺、胰、肝等）每日分泌的消化液总量达 6～8L。消化液主要由水、多种有机物（酶和黏液等）及各种电解质组成。其中直接参与化学性消化的主要是各种消化酶。

消化腺分泌消化液的过程是主动而复杂的生化反应。包括原材料的摄取、细胞内的生物合成、加工浓缩、储存排出等。研究表明，消化腺分泌细胞的刺激 - 分泌耦联很复杂。腺细胞膜上往往存在着多种受体，不同的刺激物与相应的受体结合后，可引起细胞内一系列的生化反应，最终导致分泌物的释放。

消化液的主要功能为：①改变各段消化道内的 pH 值，使之适应相应消化酶活动的需要；②分解复杂的食物成分，使之成为可吸收的小分子物质；③通过分泌大量液体、黏液、抗体，保护消化道黏膜，防止食糜对消化道物理性和化学的损伤；④稀释食糜，使其渗透压降到有利于吸收营养物质的适宜水平等。

三、消化道的神经支配及其作用

支配消化道的神经有来自消化道外的**外来神经系统**和源于消化道壁内的**内在神经系统**两大部分。两部分神经系统协调活动，共同调节消化系统的功能（图 6-2）。

（一）外来神经系统

外来神经系统也叫**自主神经系统**（autonomic nervous system），包括交感神经和副交感神经。除口腔、咽、食管上段和肛门外括约肌由躯体神经支配外，消化道的其余部分受副交感神经和交感神经的双重支配，其中以副交感神经的作用为主。

副交感神经包括迷走神经和盆神经，其节前纤维进入消化道壁内的组织后，主要与肌间神经丛和黏膜下神经丛的神经元形成突出联系，节后纤维支配腺细胞、上皮细胞、血管和消化道平滑肌细胞。大多数副交感节后纤维末梢释放的递质是乙酰胆碱，通过 M 型胆碱能受体对消化道平滑肌的运动和消化腺的分泌起兴奋、加强的作用，这一作用可被阿托品阻断。

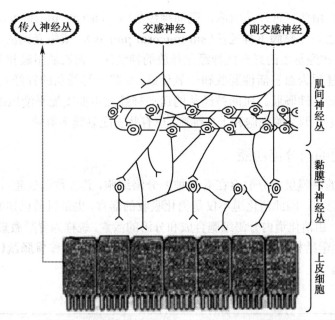

图6-2 消化道由外来神经和内在神经两个系统控制

近年研究发现，少数副交感神经节后纤维是非胆碱能、非肾上腺素能纤维。其末梢递质可能为肽类物质，如血管活性肠肽、生长抑素、脑啡肽、P物质等，因而称肽能神经。其作用可能与平滑肌、血管等的舒张活动有关。

支配胃肠道的交感神经起源于脊髓胸段第5节至腰段第3节，经腹腔神经节、肠系膜神经节或腹下神经节换神经元，其节后纤维为肾上腺素能纤维，主要与消化道壁内的内在神经系统中的胆碱能神经元构成突触联系，抑制其兴奋性；少数交感节后纤维直接支配消化道平滑肌、血管平滑肌和消化道腺细胞。交感神经节后纤维释放的递质为去甲肾上腺素，主要引起胃肠道运动减弱，腺体分泌减少。

在支配胃肠道的副交感神经和交感神经中，约有半数以上是传入纤维。如迷走神经参与胃-胃、胃-胰、肠-胰等的迷走-迷走反射，即兴奋通过迷走神经干内的传入纤维到达中枢，再经迷走神经传出纤维到达腹腔脏器的反射。

（二）内在神经系统

内在神经系统(enteric nervous system)，又称**肠神经系统**，是由消化道壁内无数的神经元和神经纤维组成的复杂神经网络。该网络内神经元的数量约为10^8个，相当于脊髓内神经元的数目。其中有感觉神经元和运动神经元，还有大量的中间神经元。感觉神经元感受来自消化道壁或黏膜上的温度、机械、化学刺激；运动神经元支配消化道平滑肌、血管和腺体。

内在神经系统中的各种神经元之间，通过短的神经纤维相互联系，构建成一个独立于脑脊髓外的、功能和结构十分复杂的完整神经网络系统。因而有人也将该系统称为"肠脑"。支配消化道的副交感神经和交感神经与肠脑中的各种神经元之间建立起突触联系。通过这种联系方式，中枢神经系统就可以直接或间接调节消化道的运动和分泌活动，完成整体的或局部的消化反射。这就是为什么切除自主神经后，食物对胃肠道的刺激仍能引起消化道运动及腺体分泌的原因：通过内在神经系统的局部反射来完成。

内在神经系统由两大神经丛组成。**肌间神经丛（myenteric plexus）**，或称欧氏丛（位于纵形肌和环形肌之间）；**黏膜下神经丛（submucosal plexus）**。或称麦氏丛（位于环形肌和黏膜肌之间）。肌间神经丛中的兴奋性神经元释放的神经递质为乙酰胆碱和P物质，抑制性神经元释放的神经递质为血管活性肠肽和一氧化碳；黏膜下神经丛的神经元释放的神经递质为乙酰胆碱和血管活性肠肽。肌间神经丛的运动神经元主要支配平滑肌细胞；黏膜下神经丛的运动神经元主要调节腺细胞和上皮细胞，也有些支配黏膜下血管。

四、消化道的内分泌功能

从胃到大肠的黏膜层内分散存在着多种内分泌细胞，其总数远远超过体内所有内分泌腺的分泌细胞的总和。因此消化道不仅是消化吸收的器官，也是目前已知的体内最大、最复杂的内分泌器官。由消化道内分泌细胞合成和分泌的激素，统称为**胃肠激素（gastrointestinal hormone）**。在化学结构上，这类激素都属于多肽类物质，故也称**胃肠肽（gastrointestinal peptide）**（表 6-3）。

表 6-3 部分胃肠激素、分泌细胞、分布和主要作用

胃肠激素	分泌细胞	分布	主要作用
促胰液素	S 细胞	小肠上部	促进胰腺和胆管上皮分泌水和碳酸氢盐
促胃液素	G 细胞	胃窦、十二指肠	促进胃腺壁细胞分泌盐酸、胃窦平滑肌收缩
缩胆囊素	I 细胞	小肠上部	促进胆囊收缩，促进胰腺和胆管上皮分泌
抑胃肽	K 细胞	小肠上部	抑制胃酸、胃蛋白酶分泌；抑制胃的蠕动和排空；刺激胰岛素释放
胃动素	Mo 细胞	小肠	非消化期，胃和十二指肠的周期性移行性复合运动

（一）消化道内分泌细胞的特点

大部分消化道的内分泌细胞呈锥形，顶端有**微绒毛（microvillus）**突起伸入消化道腔内，直接感受消化道内食物成分和 pH 值的刺激，引起细胞的分泌活动。这类细胞称为开放型细胞。另有少数消化道内分泌细胞无微绒毛，与胃肠腔无直接接触，它们的分泌受神经兴奋或周围内环境变化的调节，这类细胞称为闭合型细胞。

消化道内分泌细胞以远距分泌、旁分泌和神经分泌等不同形式进行分泌活动。例如，**促胃液素（gastrin）**、缩胆囊素、抑胃肽和**促胰液素（secretin）**等，主要是通过血液循环运抵靶细胞而发挥作用；胃窦部和胰岛内的 D 细胞释放的生长抑素则主要是以旁分泌形式对邻近的促胃液素细胞或胰岛 B 细胞产生抑制性调节作用；而血管活性肠肽和蛙皮素等则可能是一种神经分泌激素。

（二）胃肠激素的生理作用

胃肠激素的生理作用极为广泛，这里只从以下三方面进行概括：

1. 调节消化腺的分泌和消化道的运动 不同的胃肠激素对不同的消化腺、平滑肌和括约肌产生不同的调节作用。三种胃肠激素对消化腺分泌和消化管运动的作用（表 6-4）。

2. 调节其他激素释放 例如抑胃肽有很强的刺激胰岛素分泌的作用。食糜对消化道的刺激引起抑胃肽的分泌，进而引起胰岛素分泌，使被吸收入血的葡萄糖很快就进入细胞，

这对防止血糖过高、防止营养从尿中丢失具有重要的生理意义。此外，生长抑素、胰多肽、血管活性肠肽等对胰岛素、生长素、胰高血糖素等激素均有调节作用。

3. 营养作用　一些胃肠激素具有促进消化道组织的代谢和生长等作用，称为**营养作用**（trophic action）。例如，促胃液素能刺激胃黏膜、十二指肠黏膜的 DNA、RNA 和蛋白质的合成。给动物长期注射五肽促胃液素（一种人工合成的促胃液素活性片段），可引起壁细胞增生。临床上，切除胃窦的病人，血清促胃液素水平下降，可引发胃黏膜萎缩；相反，促胃液素瘤的病人，血清中促胃液素水平很高，多伴有胃黏膜增生肥厚。缩胆囊素也有同样的生理现象，该激素有促进胰腺外分泌组织生长的作用。

表 6-4　三种胃肠激素对消化腺分泌和消化管运动的作用

胃肠激素	胃平滑肌	小肠平滑肌	胆囊平滑肌	胃液	胰 HCO_3^-	胰酶	肝胆汁	小肠液
促胰液素	−	−	+	−	++	+	+	+
促胃液素	+	+	+	++	+	++	+	+
缩胆囊素	+−	+	++	+	+	++	+	+

注：+：兴奋；++：强兴奋；−：抑制；+−：依部位不同既有兴奋又有抑制

（三）脑 - 肠肽的概念

研究发现，有些肽类激素在消化道和中枢神经系统中同时存在，故将此类激素也称为**脑 - 肠肽**（brain-gut peptide）。已知的脑 - 肠肽有促胃液素、缩胆囊素、神经降压素、生长抑素、脑啡肽、P 物质、血管活性肠肽等 20 余种。这些肽类物质双重分布的生理意义值得去深入研究。

（高治平）

第二节　消化腺的分泌功能

消化道不同部位的消化腺分泌不同性质、成分和作用的消化液，是对不同食物成分分段进行化学性消化的前提和基础。

一、唾液的分泌

口腔是消化道的起始部。正常情况下，食物经口腔才能进入消化道。故消化过程真正开始于口腔。在口腔，食物遇到第一种消化液——唾液。唾液只能对进入口腔的少量淀粉进行初步分解。

（一）唾液的性质、成分和作用

唾液（saliva）是三对大唾液腺（腮腺、颌下腺、舌下腺）和口腔黏膜中许多散在的小唾液腺分泌的混合液，密度 1.002～1.012、近中性（pH 值 6.6～7.1），是无色无味、低渗的黏稠液体。成年人每日分泌量约 1～1.5L。唾液中水分占 99%，有机物有黏蛋白、**唾液淀粉酶**（salivary amylase）、溶菌酶和免疫球蛋白（IgA、IgG、IgM）等；无机物主要有 K^+、HCO_3^-、Na^+、Cl^- 等。

唾液具有多种生理作用：①对口腔起清洁和保护作用：唾液可清洁口腔，当有害物进入口腔时，唾液分泌立即增多，可稀释并中和这些物质；唾液中的溶菌酶和免疫球蛋白有杀灭细菌和病毒作用；②化学消化作用：唾液淀粉酶可将食物中的淀粉分解为麦芽糖。此酶的最适 pH 值为 7.0。食物入胃后，该酶在食团中心仍可发挥作用，直至胃酸侵入食团，使 pH 值小于 4.5 时，其作用才终止；③排泄作用：进入体内的某些异物（如铅、汞、碘、药物等）可随唾液排出；此外某些毒性很强的微生物（狂犬病和脊髓灰质炎病毒）等也随唾液分泌，具有传染性。④唾液可湿润食物，便于吞咽；溶解食物以产生味觉。

（二）唾液分泌的调节

安静状态下，唾液腺持续分泌少量唾液，约 0.5ml/min，以润湿口腔，称为基础分泌。

进食时，唾液分泌的调节完全是神经反射性的，包括**非条件反射**（unconditioned reflex）和**条件反射**（conditioned reflex）。

进食时，食物对口腔黏膜的机械、化学和温度等刺激所引起的唾液分泌，属于非条件反射性唾液分泌。其过程为：食物的上述刺激引起口腔黏膜和舌部的对应感受器兴奋，冲动沿第 Ⅴ、Ⅶ、Ⅸ、Ⅹ 对脑神经传入，到达唾液分泌的基本中枢（延髓的上涎核和下涎核），同时上传到唾液分泌的高级中枢（下丘脑、大脑皮质），反射性地通过第 Ⅶ、Ⅸ 对脑神经中的副交感神经纤维和交感传出纤维到达唾液腺，引起唾液分泌。其中调节唾液腺的主要传出神经是副交感神经，其末梢释放的递质为乙酰胆碱，作用于腺细胞膜上的 M 受体，能引起大量稀薄的唾液（量多而固体成分少）分泌；而调节唾液腺的交感传出纤维，末梢释放的递质为去甲肾上腺素，作用于腺细胞膜上的 β 受体，能引起少量黏稠的唾液分泌。

食物的外观、颜色、气味、进食环境及语言文字描述等，所引起的唾液分泌，属于条件反射性唾液分泌（如望梅止渴等）。其过程为：食物的上述刺激引起鼻、眼、耳的对应感受器兴奋，冲动经第 Ⅰ、Ⅱ 和 Ⅷ 对脑神经传入。该类反射不是生来就有的，而是在后天生活过程中建立起来的，也是可消退的，故属于条件反射。

二、胃液的分泌

胃是消化道的最膨大部分，其主要功能是暂时储存食物和对食物中的蛋白质进行初步消化。在胃中，食物遇到第二种消化液——胃液。胃液是由胃黏膜中的外分泌细胞——胃腺分泌。胃腺通常分为贲门腺、胃底腺和幽门腺三种外分泌腺。贲门腺和幽门腺属黏液腺，分泌碱性黏液。胃底腺属泌酸腺，有三种细胞：壁细胞——分泌盐酸和内因子；主细胞——分泌胃蛋白酶原；颈黏液细胞——分泌黏液。胃液的主要成分就是这三种腺体分泌物的混合液。除外分泌细胞外，胃黏膜中还有一些内分泌细胞：G 细胞：分布于胃窦部，分泌促胃液素（也叫胃泌素）和 ACTH 样物质；D 细胞：分布于胃底、胃体、胃窦部，分泌生长抑素；肠嗜铬样细胞：分布于胃泌酸区黏膜内，分泌组胺。

（一）胃液的性质、成分和作用

胃液（gastric juice）为无色透明的酸性液体，pH 值 0.9～1.5。正常成年人每日分泌量为 1～2.5L。胃液的主要成分包括盐酸、胃蛋白酶原、黏蛋白及内因子等。

1. 盐酸　也称胃酸，由胃腺的壁细胞分泌。它有两种形式：一种为解离状态，称游离酸；另一种与蛋白质结合，称结合酸。两者的总浓度合称为胃液的总酸度。胃液中盐酸的量常以单位时间内所分泌盐酸的毫摩尔量表示，即胃酸排出量。正常成人空腹时胃酸排出量很少，为 0～5mmol/h，称为基础胃酸排出量。在食物或某些药物（组胺或促胃液素）刺激下，胃酸的最大排出量可达 20～25mmol/h。胃酸排出量与壁细胞的数量和功能状态密切相关。

（1）盐酸分泌的机制：胃液中的 H^+ 浓度最高时可超 150mmol/L，是血浆 H^+ 浓度的 300 万～400 万倍。可见盐酸的分泌是耗能的主动过程。研究表明，H^+ 的主动分泌与细胞顶膜上的**质子泵（proton pump）**作用有关。质子泵是一种镶嵌于膜内的转运蛋白，具有转运 H^+、K^+ 和催化 ATP 水解的功能。一般认为，壁细胞分泌的 H^+ 来自胞质中 H_2O 的解离，生成 H^+ 和 OH^-。H^+ 在质子泵的作用下，主动转运到小管腔内；而留在细胞内的 OH^- 在碳酸酐酶的催化下，与 CO_2 结合生成 HCO_3^-。在细胞的基底侧，HCO_3^- 与 Cl^- 进行交换，HCO_3^- 进入血液，而 Cl^- 则进入细胞内；在细胞顶膜，Cl^- 通过膜上特异的 Cl^- 通道进入小管腔，与 H^+ 形成 HCl。当需要时，HCl 由壁细胞分泌入胃腔。小管腔内存在 K^+，是质子泵主动转运 H^+ 的先决条件。质子泵每降解 1 分子 ATP 所获得的能量，可把一个 K^+ 从小管腔转入到细胞内，同时把一个 H^+ 从细胞内主动转到小管腔内；而小管腔内的 K^+ 是壁细胞受刺激时通过细胞顶膜上的 K^+ 通道从胞质转运到小管腔内。为了不断补充这部分丢失到小管腔内的 K^+，在细胞底侧膜上的 Na^+-K^+-ATP 酶可将细胞外的 K^+ 与细胞内 Na^+ 逆浓度差转运，将 K^+ 摄回细胞内（图 6-3）。

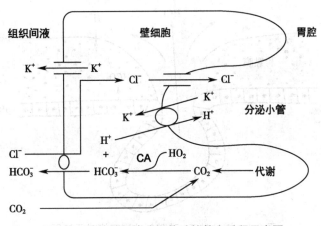

图 6-3　胃的壁细胞分泌盐酸的基本过程示意图

通过上述的离子交换过程，可以看出质子泵在壁细胞泌酸过程中的重要作用。现已证实，质子泵是各种因素引起胃酸分泌的最后通路。临床上，选用质子泵抑制剂（如奥美拉唑）可有效抑制胃酸分泌，就是基于上述原理。

（2）盐酸的主要生理作用：①能激活胃蛋白酶原使之变成有活性的胃蛋白酶；②为胃蛋白酶的作用提供最适 pH 值；③促进食物中蛋白质变性，使之易于消化；④高酸度有抑菌和杀菌作用；⑤盐酸进入小肠后，引起促胰液素、缩胆囊素等激素释放，促进胰液、胆汁和小肠液分泌；⑥酸性环境有助于钙和铁在小肠的吸收。若胃酸分泌过少，常引起腹胀、腹泻等消化不良症状。

2. 胃蛋白酶原　胃蛋白酶原（pepsinogen）主要是由泌酸腺中的主细胞合成、分泌。此外，颈黏液细胞、贲门腺和幽门腺的黏液细胞及十二指肠近端的腺体也能分泌少量的胃蛋白酶原。无活性的胃蛋白酶原在胃酸或已有活性的胃蛋白酶作用下，被激活成有活性的胃蛋白酶。胃蛋白酶属内切酶，只有在较强的酸性环境中才能水解食物中的蛋白质，形成䏡、胨以及少量的多肽和氨基酸。胃蛋白酶的最适 pH 值为 2.0～3.5，当 pH 值升高时，胃蛋白酶的活性便随着降低，当 pH 值大于 5.0 即失去活性。因此，由于胃酸分泌不足而导致消化不良时，可服用稀盐酸和胃蛋白酶。

3. 黏液　是一种由胃黏膜表面的柱状上皮细胞、颈黏液细胞、贲门腺和幽门腺黏液细胞共同分泌的、以黏蛋白（糖蛋白）为主要成分的、具有较高黏滞性和形成凝胶特性的液体。黏液覆盖在胃黏膜表面形成一层厚约 500μm 的凝胶保护层，有润滑作用，能保护胃黏膜免受粗糙食物的机械性损伤。

在胃黏膜表面黏液层中的 HCO_3^- 有中和 H^+ 的作用。黏液具有较强的黏滞性和形成凝胶的特性，其黏滞度为水的 30～260 倍，当胃液中 H^+ 的通过黏液层向胃黏膜上皮细胞扩散时，其扩散速度将显著减慢，并不断地被黏液底层向表面扩散的 HCO_3^- 所中和，形成一个跨黏液层的 pH 值梯度。图 6-4 示黏液层靠近胃腔侧 pH 值约为 1，而靠近上皮细胞侧 pH 值约为 7。这样的 pH 值梯度不仅避免了 H^+ 对胃黏膜的直接侵蚀作用，也使胃蛋白酶原在上皮细胞侧不能被激活，可有效地防止胃蛋白酶对胃黏膜的消化作用。这种由黏液和 HCO_3^- 共同构筑的抗损伤屏障，被称为**黏液 - 碳酸氢盐屏障（mucus-bicarbonate barrier）**。

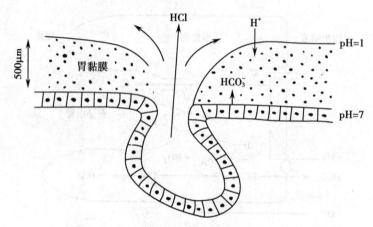

图 6-4　胃的黏液 - 碳酸氢盐屏障模式示意图

4. 内因子　内因子（intrinsic factor）由壁细胞分泌，分子质量约为 60KDa。它具有保护维生素 B_{12} 并促进其吸收的作用。内因子有两个活性部位，一个部位可与食物中的维生素 B_{12} 结合，形成复合体，保护维生素 B_{12} 不被水解酶破坏；另一部位可与远端回肠上皮细胞膜上的受体结合而促进维生素 B_{12} 的吸收。若内因子缺乏（如胃大部切除或泌酸功能降低等），则维生素 B_{12} 吸收不良，导致红细胞发育障碍而引起巨幼红细胞性贫血。

（二）胃液分泌的调节

消化间期（在空腹期），胃液分泌很少，称为消化间期胃液分泌；进食后，在神经和体液因素的调节下，胃液大量分泌，称消化期胃液分泌。进食是刺激胃液分泌的自然因素。

1. 消化期胃液分泌　进食后胃液分泌增多。一般按感受食物刺激部位的先后顺序，人为地将胃液分泌分为头期、胃期和肠期。

（1）头期：由进食动作引起，由于其传入冲动均来自头部感受器，故称为胃液分泌的**头期（cephalic phase）**。头期胃液分泌的机制用"假饲"实验进行分析。事先给狗做成食管瘘和胃瘘（图 6-5）。实验时给狗进食，食物经口腔入食管后，随即从食管瘘流出体外，并未进入胃内,只是刺激头部的感受器,由胃瘘却可收集到大量的胃液。可见与食物有关的形象、气味、声音等能刺激视、嗅、听感受器而引起胃液分泌,属于条件反射;食物刺激口腔、咽、喉等处的化学和机械感受器而引起的胃液分泌,属于非条件反射。传入神经与刺激唾液分泌的相同,传出神经是迷走神经。若切断迷走神经,则头期胃液分泌消失。若只用阿托品阻断,头期胃液分泌仍然出现,只是分泌量有所减少。可见,迷走神经兴奋时,一方面通过胆碱能节后纤维直接释放乙酰胆碱引起胃腺分泌;另一方面还可通过非胆碱能节后纤维兴奋胃窦 G 细胞,使其分泌促胃液素,间接刺激胃腺分泌。目前认为,支配 G 细胞的迷走神经节后纤维释放的是一种肽类物质——蛙皮素,也称**促胃液素释放肽**(gastrin-releasing peptide,GRP)。因此,头期的胃液分泌既有神经调节又有体液调节。

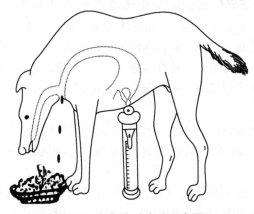

图 6-5 假饲实验方法示意图

头期胃液分泌的特点是:①潜伏期短,5～10 分钟;②持续时间长,2～4 小时;③胃液分泌量较大,占整个消化期胃液分泌量的 30%;④酸度高,胃蛋白酶含量更高,故消化力强;⑤其分泌反应的强弱与情绪、食欲有很大关系。

(2)胃期:食物入胃后,对胃产生机械性和化学性刺激,继续引起胃液分泌,称为胃液分泌的**胃期**(gastric phase)。胃期胃液分泌可用小胃进行研究。从狗的胃体部分离出一部分,缝合成一个小胃,并以瘘管开口于腹壁皮外,用以收集纯净的胃液。另外,将主胃切口缝合,仍和食管及小肠相通,进行正常消化,同时也以瘘管开口于腹壁皮外,以便通过瘘管给胃以各种刺激。主胃与小胃互不相通。当悄悄地把食物直接由胃瘘放入主胃,30 分钟后,小胃就有大量胃液分泌出来,而且可持续数小时。其胃期引走胃液分泌的途径为:①扩张胃底和胃体部的感受器,通过迷走 - 迷走神经长反射和壁内神经丛的短反射,直接或间接通过促胃液素引起胃液分泌;②扩张刺激胃幽门部,经壁内神经丛作用于胃窦 G 细胞,使之释放促胃液素,引起胃液分泌;③蛋白质消化产物直接刺激 G 细胞,释放促胃液素,使胃液分泌。

胃期胃液分泌的特点是:①胃液分泌量大,占整个消化期胃液分泌量的 60%;②胃液酸度较高而胃蛋白酶含量较头期低,故消化力比头期弱;③胃酸的最大分泌率发生在进食后 1 小时左右。

(3)肠期:食糜进入小肠后,仍可引起少量的胃液分泌,称为胃液分泌的**肠期**(intestinal phase)。它由食糜对肠壁的机械扩张和化学刺激所引起。由于切断神经对胃的支配后,食糜作用于小肠仍可引起胃液分泌，提示肠期胃液分泌主要通过体液调节机制而实现。十二指肠黏膜分泌的促胃液素和小肠黏膜释放的**肠泌酸素（entero-oxyntin）**可促使胃液分泌。

肠期胃液分泌的特点是：胃液分泌量较少，仅占胃液总分泌量的 10%，酸度和胃蛋白酶含量均较低。

2. 促进胃酸分泌的主要内源性物质

（1）乙酰胆碱：乙酰胆碱（Ach）由支配胃的大部分迷走神经末梢释放。Ach 作用于壁细胞膜上的 M 受体，直接引起胃酸分泌。M 受体阻断剂阿托品可阻断该作用。另外，Ach 也可作用于胃泌酸区黏膜中的**肠嗜铬样细胞（enterochromaffin-like cell, ECL）**，使其分泌组胺。组胺作用于壁细胞膜上的 H_2 受体，间接引起胃酸分泌。

（2）促胃液素：**促胃液素（gastrin）**属于肽类激素，由胃窦和小肠上段黏膜中 G 细胞合成并释放，经血液循环作用于壁细胞，引起胃酸分泌。促胃液素以多种分子存在于体内，其中主要的形式是 G-17（小促胃液素）和 G-34（大促胃液素）两种。消化系统中，G-17 刺激胃酸分泌的作用是 G-34 的 5～6 倍，且总含量较多。G-17 分子 C 端的 4 个氨基酸是促胃液素的最小活性片段，根据这个原理，目前临床上使用的四肽或五肽促胃液素，是人工合成的、具有天然促胃液素的作用。

（3）组胺：**组胺（histamine）**由 ECL 分泌，具有很强的刺激胃酸分泌的作用。组胺释放后，可通过旁分泌途径扩散到邻近的壁细胞，与壁细胞上组胺Ⅱ型受体（H_2 受体）结合，促使胃酸分泌。

在壁细胞膜上，有上面 3 种内源性促进胃酸分泌物质的受体，因此都可独立刺激壁细胞分泌胃酸。三者又能互相影响、互相加强，其中组胺起着关键作用。故临床上应用 H_2 受体阻断剂西咪替丁，不仅可拮抗组胺的泌酸作用，减少胃酸分泌；而且能用于治疗消化性溃疡。

3. 消化期抑制胃液分泌的因素　正常情况下，消化期胃液分泌除受上述各种促进性因素的调节外，还受多种抑制性因素的调节，实际体现的胃液分泌量是两类对立因素共同作用的结果。而抑制胃液分泌的因素方面，除精神、情绪等因素外，主要还有盐酸、脂肪和高张溶液三种。

（1）盐酸：胃窦内 pH 值降至 1.2～1.5 时，胃酸分泌受到抑制。盐酸可通过两条途径抑制胃酸分泌：①盐酸可直接抑制胃窦黏膜中 G 细胞，减少促胃液素和胃液的分泌；②盐酸刺激胃黏膜的 D 细胞分泌生长抑素，间接抑制促胃液素和胃液分泌。

当十二指肠内 pH 值降至 2.5 以下时，胃酸分泌受到抑制。盐酸可通过两条途径抑制胃酸分泌：①盐酸刺激十二指肠黏膜释放促胰液素抑制胃酸分泌；②盐酸刺激十二指肠球部释放球抑胃素抑制胃酸分泌。

（2）脂肪：脂肪及其消化产物进入小肠后，可抑制胃液分泌。目前已知脂肪刺激小肠黏膜释放多种激素如抑胃肽、促胰液素、神经降压素等，都能抑制胃液分泌。

（3）高张溶液：十二指肠内的高张溶液也可抑制胃液分泌。高张溶液可通过两条途径抑制胃液分泌：①激活小肠内渗透压感受器，通过肠 - 胃反射抑制胃液分泌；②刺激小肠黏膜释放一种或几种胃肠激素而抑制胃液分泌。

4. 抑制胃酸分泌的主要内源性物质　生长抑素是由胃窦、胃底以及小肠黏膜内的 D 细胞所分泌，是一种全身性的抑制激素，对胃酸分泌的抑制作用也很强。生长抑素可直接作用于壁细胞、ECL 细胞和 G 细胞，分别抑制胃酸、组胺和促胃液素等多种途径，使胃酸分泌减少。离体胃灌流证明，正常情况下，生长抑素对促胃液素、组胺等引起的胃酸分泌有紧张性的抑制作用。

综上所述，壁细胞的泌酸水平受多种促进因素加强，抑制因素抑制，总泌酸水平是各种因素相互制约的总结果。信号转导研究表明，组胺的胃酸刺激作用是通过 cAMP 介导的；而促胃液素和乙酰胆碱的胃酸刺激作用是通过 Ca^{2+} 依赖性途径介导的；生长抑素是通过抑制 G 蛋白调节腺苷酸环化酶活性而起作用。

三、胰液的分泌

小肠是消化道中最长而又最盘曲的部分，其主要功能就是对食糜进行彻底的消化，并对消化出来的营养成分进行吸收。故从消化角度看，小肠内消化是整个消化过程中最重要的阶段。在这里，食糜受到胰液、胆汁和小肠液的充分的化学性消化后，变成小分子物质而被小肠吸收。

（一）胰液的性质、成分和作用

胰液（pancreatic juice）由胰腺外分泌部（主要由腺泡细胞和导管细胞组成）分泌，为无色透明的碱性液体，pH 值 7.8～8.4，渗透压与血浆相等。正常成年人每天分泌量为 1～2L。胰液由无机成分和有机成分组成，无机成分主要有水、碳酸氢盐和多种离子，主要由导管细胞分泌；有机成分主要有多种消化酶，由腺泡细胞分泌。

1. 胰液的无机成分和作用　胰液的无机成分中，水占的比例最大，约为 97.6%。胰液中的主要负离子为 HCO_3^- 和 Cl^-。导管细胞内含有丰富的碳酸酐酶，它可将 CO_2 与 H_2O 催化而生成 H_2CO_3，后者再离子化，生成 HCO_3^- 和 H^+。若给予碳酸酐酶抑制剂乙酰唑胺，则可使胰液中 HCO_3^- 浓度降低。Cl^- 则由腺泡细胞分泌。HCO_3^- 和 Cl^- 在胰液中的浓度与胰液分泌速度有关。在一定范围内，分泌速率越快，HCO_3^- 的浓度也越高，而 Cl^- 的浓度则降低，这对于保持胰液中两种负离子总量的恒定具有一定的意义。HCO_3^- 主要作用为：①中和进入十二指肠的胃酸；②为小肠内各种消化酶的活动提供最适 pH 值。

胰液中的主要正离子是 Na^+ 和 K^+，它们在胰液中的浓度比较稳定，不随分泌速率而改变，与血浆中的浓度相近。

2. 胰液的有机成分和作用　胰液的有机成分主要是由胰腺腺泡细胞分泌的多种消化酶，还有一些抑制因子组成。主要的消化酶如下：

（1）胰淀粉酶：**胰淀粉酶（pancreatic amylase）**以活性形式分泌，是一种 α- 淀粉酶，能水解淀粉、糖原和大部分碳水化合物（纤维素除外）。胰淀粉酶水解淀粉的效率很高，在其最适 pH 值为 6.7～7.0 下，与淀粉接触 10 分钟，即可把淀粉完全水解。

（2）胰脂肪酶：**胰脂肪酶（pancreatic lipase）**是体内消化脂肪的主要酶，其分解脂肪的最适 pH 值为 7.5～8.5。此外，胰腺还分泌胆固醇酯酶和磷脂酶 A_2，它们分别水解胆固醇酯和磷脂。

研究发现，胰脂肪酶只有在胰腺分泌的另一种叫作**辅脂酶（colipase）**的帮助下，才可将甘油三酯分解为脂肪酸、甘油一酯和甘油。辅脂酶是胰腺分泌的一种小分子蛋白质，在胰腺腺泡中以酶原形式合成，被胰蛋白酶激活后起作用。辅脂酶与胰脂肪酶在甘油三酯的表面形成一种高亲和力的复合物，牢固地锚定在脂肪微滴表面，防止**胆盐（bile salts）**将脂肪酶从脂肪表面置换下来,同时也有助于脂肪酶对脂肪的水解作用。

(3)蛋白质水解酶:胰液中主要的蛋白质水解酶是**胰蛋白酶(trypsin)**和**糜蛋白酶(chymotrypsin)**。胰腺腺泡细胞分泌的是无活性的酶原。胰液进入肠腔后,经小肠液中**肠致活酶(enterokinase)**的激活,使胰蛋白酶原变为具有活性的胰蛋白酶,此外,胰蛋白酶本身也能使胰蛋白酶原活化,并可激活糜蛋白酶原。胰蛋白酶和糜蛋白酶的作用很相似,能分解蛋白质为多种大小不等的多肽,当两种酶同时作用时,可将蛋白质分解为小分子多肽和氨基酸。

胰腺还分泌**胰蛋白酶抑制物(trypsin inhibitor)**,它可与胰蛋白酶结合,抵抗由于少量胰蛋白酶在腺体内活化所发生的自身消化作用,从而保护胰腺。但由于其浓度较低,故不能阻止病理情况下大量胰蛋白酶原的活化。

正常胰液中除以上几种主要消化酶外,还有氨基肽酶、弹性蛋白酶等蛋白分解酶,核糖核酸酶、脱氧核糖核酸酶等核糖分解酶。

由于胰液中含有水解三大类主要营养物质的消化酶,因而胰液是所有消化液中消化食物最全面,消化力最强的一种消化液。临床上。若胰液分泌障碍,即使其他消化腺分泌正常,也会影响脂肪和蛋白质的消化和吸收以及脂溶性维生素 A、D、E 和 K 的吸收,但糖的消化和吸收一般不受影响。如果胰导管梗阻或胰腺腺泡受损伤,胰液从腺泡和导管壁逸出,进入胰腺间质,胰蛋白酶原被组织液激活,致使胰腺组织发生自身消化,引起急性胰腺炎。此时胰淀粉酶也大量进入血液,并从尿中排出,故测定血、尿中胰淀粉酶含量可有助于该病的诊断。

(二)胰液分泌的调节

在消化间期,胰液分泌很少。进食时胰液开始分泌或分泌增加。进食时胰液分泌受神经和体液双重因素调节。

1. 神经调节 食物的形象、气味及食物对口腔、胃和小肠的刺激,可通过神经反射(包括条件反射和非条件反射)引起胰液分泌。反射的传出神经主要是迷走神经。迷走神经可通过其末梢释放乙酰胆碱直接作用于胰腺,也可通过促胃液素的释放,间接引起胰腺分泌。由于迷走神经主要作用于胰腺腺泡细胞,故迷走神经兴奋引起胰液分泌的特点是:水分和碳酸氢盐含量很少,而酶的含量较丰富。

2. 体液调节 促胰液素、缩胆囊素是食物进入小肠后调节胰液分泌的两种主要胃肠激素。

(1)促胰液素:**促胰液素(secretin)**是由小肠黏膜 S 细胞分泌的一种激素。刺激其分泌的刺激物中,盐酸的刺激作用最强,其次为蛋白分解产物及脂肪酸,糖类几乎没有刺激作用。促胰液素通过血液循环作用于胰腺导管细胞,使其分泌大量的 H_2O 和 HCO_3^-,因而使胰液分泌量大为增加,而酶的含量却不高。

(2)缩胆囊素:**缩胆囊素(cholecystokinin,CCK)**是由小肠黏膜 I 细胞分泌的一种肽类激素。刺激其分泌的最有效的刺激物是蛋白质的分解产物,如氨基酸、多肽,其次是脂肪酸、盐酸、脂肪,糖类没有作用。缩胆囊素可直接作用腺泡细胞上的 CCK(A 型)受体引起胰酶分泌,而对胰液中 H_2O 和 HCO_3^- 的影响却很弱,因而也被称为**促胰酶素**。

促胰液素和缩胆囊素对胰腺的分泌作用是通过不同的细胞内信号转导机制实现的。促胰液素是以 cAMP 为第二信使实现,而缩胆囊素则通过磷酸肌醇系统在 Ca^{2+} 介导下发挥作用。此外，促胰液素与缩胆囊素共同作用胰腺时也呈现协同作用：即一种激素可以加强另一种激素的作用。如同时使用促胰液素与缩胆囊素时，胰液中所分泌的 HCO_3^- 含量比单独使用各个激素时的总和更多。

四、胆汁的分泌和排出

胆汁（bile） 是由肝细胞持续分泌，由肝管排出，称为肝胆汁；在非消化期间排入胆囊储存，称为**胆囊胆汁（gall bladder bile）**。在消化期间，胆汁由肝细胞经肝管直接排至十二指肠；同时也由通过胆囊的收缩和蠕动，将其中存储的大量胆汁排至十二指肠。

（一）胆汁的性质、成分和作用

胆汁是一种味苦、金黄色，透明清亮，偏碱性（pH 值 7.4）的液体。成年人每天分泌量约 1L。胆囊胆汁因浓缩，颜色变深为黄绿色，pH 值 6.8（HCO_3^- 被吸收）。

胆汁中的无机物为 Na^+、K^+、Cl^-、HCO_3^- 等，有机物主要是胆盐、胆色素、胆固醇和卵磷脂。胆汁中不含消化酶，与消化功能有关的是胆盐。胆盐是**胆汁酸（bile acid）** 所形成的钠盐。胆色素是血红蛋白的分解产物，包括胆红素和它的氧化物胆绿素。胆色素的种类和浓度决定了胆汁的颜色。当血液中胆色素过多时可出现黄疸。胆固醇是肝脏脂肪代谢的产物，是胆汁酸的前身。在胆汁中，卵磷脂与胆盐形成微胶粒，胆固醇溶于其中。卵磷脂是胆固醇的有效溶剂。胆汁中，胆盐、卵磷脂和胆固醇保持适当比例，使胆固醇呈溶解状态。当胆固醇过多或卵磷脂减少时，胆固醇可沉积而形成结石。

胆汁中虽不含消化酶，但对于脂肪的消化和吸收具有重要意义：①胆盐可降低脂肪的表面张力，使脂肪乳化成微滴，分散于水溶液中，从而增加胰脂肪酶与脂肪作用的面积；②胆盐达到一定浓度后，可聚合成**微胶粒（micelles）**，脂肪酸、甘油一酯等可渗入到微胶粒中而形成水溶性复合物，能促进脂肪酸消化产物的吸收；③胆汁能促进脂溶性维生素 A、D、E、K 及胆固醇的吸收。若缺乏胆盐，将影响脂肪的消化和吸收，甚至引起脂肪性腹泻。

（二）胆囊的功能

肝细胞是不断分泌胆汁的，在非消化期，肝胰壶腹括约肌收缩，肝胆汁进入胆囊储存。人胆囊容量 50～70ml，可储存胆汁并将其浓缩 4～10 倍。在消化期间，胆囊收缩，肝胰壶腹括约肌舒张，将胆囊胆汁排入十二指肠。胆囊具有调节胆管内压的作用，当括约肌收缩时，胆囊便舒张，以容纳胆汁，减少胆管内压力；当括约肌舒张时，胆囊收缩，增加胆管内压，使胆汁排向十二指肠。

（三）胆汁分泌和排出的调节

食物进入消化道是促进胆汁分泌和排出的自然刺激因素。高蛋白食物刺激最强，其次为高脂肪或混合食物，糖类食物的作用最弱。

1. 神经调节　进食动作、食物对胃和小肠的刺激，可反射性使肝胆汁分泌增多、胆囊收缩轻度加强。本反射的传出神经是迷走神经，其末梢递质为乙酰胆碱。切断两侧迷走神经或用胆碱能受体阻断剂，均可阻断这种反应。此外，迷走神经还可使促胃液素释放，进而间接引起肝胆汁分泌和胆囊收缩。

2. 体液调节

（1）胆盐：胆盐的利胆作用最强，可刺激肝细胞分泌胆汁，故在临床上常用作利胆剂。胆盐排入小肠后，90% 以上由回肠末端吸收，经门静脉回肝脏，再组成胆汁分泌入肠，这一过程称为胆盐的**肠肝循环（enterohepatic circulation）**。返回肝脏的胆盐一方面刺激肝细胞再分泌胆汁，另一方面可作为合成胆汁的原料。每次进餐后可进行 2～3 次肠肝循环，每循环一次约丧失 5% 胆盐。丧失的胆盐可由胆固醇肝内分解成胆盐而补充。

（2）促胰液素：促胰液素除有刺激胰液分泌的功能外，也有一定的刺激肝分泌胆汁的作用。促胰液素主要作用于胆管系统而非作用于肝细胞，因此胆汁中 H_2O 和 HCO_3^- 含量增加，但胆盐含量不增加。

（3）促胃液素：促胃液素可通过血液循环作用于肝细胞和胆囊，促进肝分泌胆汁和胆囊收缩；也可间接通过刺激胃酸分泌，由胃酸作用于十二指肠黏膜，使之释放促胰液素，引起胆汁分泌。

（4）缩胆囊素：在蛋白质分解产物，盐酸和脂肪等作用下，小肠上部黏膜内的 I 细胞释放缩胆囊素，它具有强烈收缩胆囊、舒张肝胰壶腹括约肌的作用，从而促进胆囊胆汁排出。临床上为检查胆囊收缩功能，常让受试者食用蛋白质及脂肪食物，以引起缩胆囊素的释放，使胆囊收缩。缩胆囊素对胆管上皮细胞也有一定的刺激作用，使胆汁的量、HCO_3^- 的分泌轻度增加。

五、小肠液的分泌

小肠内有两种腺体：十二指肠腺和小肠腺。十二指肠腺分布于十二指肠黏膜下层，又称**勃氏腺（Brunner gland）**，分泌碱性液体，内含黏蛋白，因而黏稠度很高，具有保护十二指肠黏膜免受胃酸侵蚀的作用。小肠腺分布于全部小肠黏膜层内，又称**李氏腺（Liberkuhn crypt）**，其分泌液是组成小肠液的主要部分。

（一）小肠液的性质、成分和作用

小肠液为一种弱碱性液体，pH 值 7.6，渗透压与血浆相近。其分泌量的变动范围较大，成年人每天分泌 1～3L。

小肠液中除大量水分外，无机成分还有 Na^+、K^+、Ca^{2+}、Cl^- 等。Na^+、K^+、Ca^{2+} 和总的负离子浓度很稳定，与血浆的非常接近。有机成分有黏蛋白、IgA 和肠致活酶等。IgA 是由肠上皮细胞所分泌。小肠液中还含有由肠腺内的 Paneth 细胞分泌的溶菌酶、脱落的肠上皮细胞及白细胞等。

在肠上皮细胞内存在一些特殊的消化酶，例如能分解小肽为氨基酸的肽酶，把双糖分解为单糖的蔗糖酶、麦芽糖酶、异麦芽糖酶和乳糖酶，少量的肠酯酶等。它们的作用主要是在食物的终产物被吸收入血前，在微绒毛的外表面使相应的成分进一步水解，从而阻止没有完全分解的消化产物被吸收入血。

小肠液的主要作用是：①保护作用：十二指肠分泌的碱性黏稠黏液，可起润滑作用，并保护十二指肠黏膜免受胃酸侵蚀。肠上皮细胞分泌的 IgA 可使小肠免受有害抗原物质的侵害。溶菌酶可溶解肠壁内的细菌。②消化作用：十二指肠腺受到促胰液素作用时，可分泌富含碳酸氢根离子的分泌液，这些碳酸氢根离子与胰液、肝胆汁等可中和十二指肠内的胃酸，造成弱碱性环境，为小肠内多种消化酶提供适宜的 pH 值环境；肠致活酶可激活胰蛋白酶原，促进蛋白质消化和分解；肠上皮细胞内所含有的肽酶、肠酯酶、蔗糖酶、麦芽糖酶、异麦芽糖酶、乳糖酶等分别对多肽、脂肪、碳水化合物起化学消化作用。③稀释作用：大量的小肠液可稀释肠内消化产物，使其渗透压降低，有利于消化产物的消化和吸收。

（二）小肠液分泌的调节

小肠液的分泌是经常性的，但在不同条件下，分泌量变化很大。食糜对肠黏膜的局部机械刺激和化学刺激都可引起小肠液分泌，其中以扩张刺激最为敏感，小肠内食糜量越多，分泌也越多。一般认为，这些刺激主要是通过壁内神经丛的局部反射而引起，自主神经系统的作用并不明显。促胃液素、促胰液素和血管活性肠肽等胃肠激素都有刺激小肠液分泌的作用。

（高治平）

第三节　消化道的运动

参与消化道运动的肌肉有两类：骨骼肌和平滑肌。口腔、咽、食管上段的肌肉和肛门外括约肌是骨骼肌，能在意识控制下收缩，发动随意运动，故消化道这些部位的运动是随意的，如咀嚼、吞咽等；消化道其余部位的肌肉是平滑肌，是不随意肌，不能在意识控制下随意收缩，故消化道这些部位（平滑肌的部位）的运动是主观意识控制不了的；但平滑肌受植物性神经和消化道内在神经丛的支配，因此经常保持自主的收缩、舒张活动，但收缩力不大，收缩缓慢、持久，且不易疲劳。消化道肌肉的舒缩活动与食物的机械性消化、化学性消化以及吸收过程是密切相关的（图6-6）。

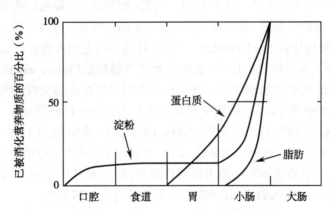

图6-6　淀粉、蛋白质、脂肪在消化道各部位被消化程度的曲线示意图

一、口腔的运动

（一）咀嚼

咀嚼（mastication）是随意运动，是咀嚼肌群按一定顺序收缩、舒张而完成的复杂的节律性动作。其作用是：①将食物切碎、研磨；②将切碎的食物与唾液充分混合，形成便于吞咽的食团；③使食物与唾液淀粉酶充分接触而进行化学消化作用。咀嚼动作还可反射性引起胃、胰、胆囊等的消化活动及胰岛素分泌，为后继消化过程准备条件。

（二）吞咽

吞咽（deglutition）是把口腔内的食团经咽和食管送入胃的过程。该过程由一系列高度协调的反射活动组成。根据食团在吞咽时所经过的解剖部位，将吞咽动作分为三期：①口腔期：指食团从口腔进入咽的时期。此期为随意动作，因此这期又称为随意期；②咽期：指食团从咽进入食管上端的时期。这是食团刺激软腭和咽部的触觉感受器所引起的一系列快速反射动作：包括封闭咽与鼻腔的通道、封闭咽与气管的通路、呼吸暂停、食管上括约肌舒张，使食团快速从咽进入食管上端；③食管期：指食团从食管上端经贲门进入胃内的时期，由食管蠕动来完成。**蠕动（peristalsis）**指由平滑肌顺序舒张和收缩而完成的一种向前推进的波形运动，它是消化道普遍存在的运动形式。在食团前方是舒张波，后方是收缩波，这样食团自然被推送前进（图 6-7）。当蠕动波到达食管下端时，贲门舒张，食团进入胃内。

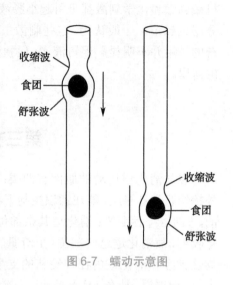

图 6-7　蠕动示意图

　　吞咽反射快速而短暂，直立咽水一般不超过 1 秒，吞咽普通食物一般不超过 16 秒，否则就有噎食的感觉。吞咽反射的基本中枢在延髓，传入神经来自软腭、咽后壁、会厌和食管，传出神经在第 V、IX、X、XII 对脑神经中。临床上，脑神经功能障碍影响到吞咽反射时，食物易误入气管。

　　正常情况下，口腔内的食物可经吞咽自然入胃；即使倒立，胃内容物也不会经食管逆流出体外。在食管与胃的连接处，并无解剖学上的括约肌，但有一个 1～3cm 宽的功能学上的高压区，其内压比胃内压高 5～10mmHg，可阻止胃内容物逆流入食管。该高压区在食管与胃的连接处发挥着生理括约肌的作用，故称为**食管下括约肌（lower esophageal sphincter，LES）**（图 6-8）。LES 的舒缩活动主要受迷走神经中的兴奋性和抑制性纤维的双重支配。吞咽时，食团刺激食管壁感受器，反射性引起迷走神经中的抑制性纤维兴奋，末梢释放的神经递质是血管活性肠肽（VIP）和一氧化氮（NO），LES 舒张，食团通过 LES 入胃；随后，迷走神经中的兴奋性纤维兴奋，末梢释放 Ach，LES 收缩，阻止胃的内容物逆流。此外，LES 也受体液因素的调节。食物进入胃后能引起促胃液素、胃动素等释放，从而加强 LES 的收缩。而促胰液素、缩胆囊素、前列腺素 A_2、咖啡因、酒精等则使 LES 舒张。

二、胃的运动

　　根据胃壁肌肉层的走向结构和功能特点，可将胃划分为头区和尾区两部分（图 6-8）。头区包括胃底和胃体的前 1/3，尾区包括胃体的后 2/3 和胃窦。

　　头区的运动功能较弱，主要是暂时容纳和储存食物，并对胃内压进行调节；尾区的运动较明显，主要是研磨胃内的食团，使之与胃液充分混合以形成食糜，并促进胃的排空。

（一）胃运动的主要形式

　　1. 容受性舒张　正常成人空腹时胃腔容量仅约 50ml。进食后，由于大量食物的涌入，胃腔容量可增加到 1.5L 以上，而胃内压力无明显升高。进食时，食物刺激咽、食管、胃壁等处的感受器，反射性引起胃底和胃体部肌肉舒张，称为胃的**容受性舒张（receptive relaxation）**。胃的这种运动形式的生理意义是：①扩大胃的储纳容量，以完成胃的容纳和储存食物的功能；②延长两餐间的间隔时间，减少进餐次数。

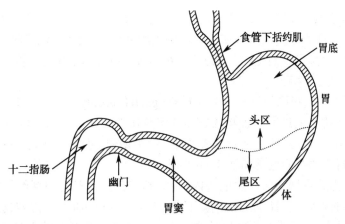

图 6-8 胃的分区示意图

胃容受性舒张由迷走 - 迷走反射完成。迷走神经的传出末梢释放的抑制性递质可能是某种肽类物质（或一氧化氮）。

2. 紧张性收缩 紧张性收缩是消化道平滑肌共有的运动形式，是指消化道平滑肌经常处于一定程度的持续收缩状态。这种状态的作用是：①维持胃的位置与形态；②保持一定的胃内压，有利于胃液渗入食团内，促进化学消化；③协助推动食糜移向十二指肠。如胃的紧张性收缩过度降低，会引起胃下垂或胃扩张，导致消化功能障碍。

3. 蠕动 胃在空腹时基本没有蠕动波。食物入胃约 5 分钟后，胃开始出现蠕动波。蠕动波是一种起源于胃体中部大弯侧的，一束束环行肌收缩形成的、由胃体中部向尾端推进的、宽度 1～2cm 的收缩环。一般蠕动波从起步点推进至幽门；有些蠕动波中途增强而至幽门末端；有的至胃窦顶端幽门管；有的在胃窦部继续且常与胃的排空相结合。人胃蠕动波的频率为 3 次 /min，每个蠕动波约需 1 分钟到达幽门，通常是一波未平，一波又起（图 6-9）。

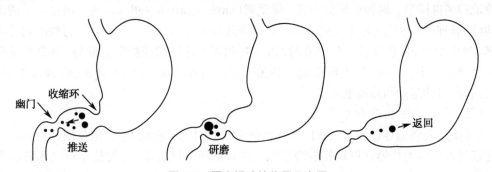

图 6-9 胃窦蠕动的作用示意图

胃蠕动的生理作用：①促进食物与胃液混合，增强化学性消化；②磨碎食物中的非流质成分以形成食糜；③推动食糜前进。其中以混合和研磨作用为主。当胃饱满时，蠕动波不能使胃腔闭塞，只能把紧挨胃黏膜，且已与胃液充分混合研磨而成的食糜刮下一层向胃窦推送，并将其中部分流质成分通过幽门直接送入十二指肠内（胃排空）。而胃中心部分的非流质成分则被挤压向后，倒推返回到胃窦或胃体。当蠕动波到达时，由于幽门的关闭先于幽门管的闭塞，加上胃窦末端的胃壁几乎同时收缩，留在胃窦内的非流质成分在强大压力下被研磨、压碎，并压回胃体部倒推逆行一段，随后新的蠕动波又将其推入胃窦末端研磨，如此重复多次。一旦非流质成分被挤压研磨到大约 0.1mm 大小的颗粒时，就可乳化悬浮在胃液中，变成流质而排空。因此，尾区的蠕动对非流质成分的消化起重要作用。

（二）胃排空及其控制

胃内食糜进入十二指肠的过程称为**胃排空**（gastric emptying）。胃排空一般在食物入胃后 5 分钟开始，胃排空的速度与食物的理化性状及化学成分有关。一般而言，稀的、流体食物比稠的、团块食物快；三种主要营养食物中，糖类最快，蛋白质次之，脂肪最慢。对于混合食物，胃完全排空的时间通常需要 4～6 小时。

胃排空的动力是胃蠕动所产生的胃内压；胃排空的阻力是幽门括约肌收缩及十二指肠压。当幽门括约肌舒张，胃蠕动加强，胃内压大于十二指肠压时，胃内容物才可进入十二指肠，胃排空才能进行。而进入十二指肠的胃内容物通过刺激肠壁的各种感受器，反射性引起胃运动减弱，排空减慢，对胃排空起抑制作用。随着进入十二指肠的盐酸被中和，食糜被消化而逐渐传送入空肠去吸收时，十二指肠压逐渐降低，对胃的抑制作用逐渐消失，胃的运动又逐渐增强，直至另一部分胃内容物被排到十二指肠，如此反复进行。可见，胃排空是间断进行的。胃排空受来自胃内和十二指肠内两方面因素的控制：胃内因素可促进胃排空，十二指肠内因素可抑制胃排空。

1. 胃内因素 胃运动是产生胃内压的根源，也是促进胃排空的直接动力。当幽门括约肌松弛，胃运动加强使胃内压大于十二指肠内压时，食糜即可排入十二指肠。胃内食物量对胃壁扩张的机械刺激。通过**壁内神经反射**或**迷走 - 迷走神经反射**（vago-vagal reflex），引起胃运动加强；胃内食物量的扩张刺激和某些化学成分，引起胃窦黏膜释放促胃液素，使胃运动增强，促进胃排空。

2. 十二指肠内因素 肠内因素对胃排空的调节起主要作用。食糜对十二指肠壁的机械扩张刺激以及酸、脂肪、渗透压等化学刺激作用于十二指肠壁上的机械和化学感受器，反射性地抑制胃排空。这种反射称为**肠 - 胃反射**（entero-gastric reflex），其传出冲动可通过迷走神经、肠神经，甚至还可能有交感神经等几条途径到达胃。肠 - 胃反射对胃酸的刺激特别敏感，当小肠内 pH 值降到 3.5～4.0 时，就可抑制胃的运动和胃排空。此外，富含胃酸和脂肪的食糜进入十二指肠后，也可引起小肠黏膜释放多种激素，如缩胆囊素、促胰液素、抑胃肽等，抑制胃的运动和胃排空。

（三）消化间期的胃运动

空腹时，人胃的容量约为 50ml，而且胃弛缓，胃内压的变化较小。消化间期胃运动的特点是以间歇性强力收缩伴以较长的静息期为特征的周期性运动，这种运动称之为**移行性复合运动**（migrating motor complex，MMC）。MMC 开始于胃体上部，向肠道方向扩布，每一周期 90～120 分钟，分为 4 个时相。Ⅰ相为运动静止期，没有胃肠收缩，持续 45～60 分钟；Ⅱ相有间断不规则地收缩；Ⅲ相出现连续强烈收缩，持续 5～10 分钟；Ⅳ相是从Ⅲ相转至下一周期Ⅰ相之间的短暂过渡期，持续约 5 分钟。

胃的 MMC 的生理作用：空腹时咽下的唾液、胃产生的黏液、剥落的细胞及未消化的大颗粒食物是在 MMC Ⅲ相时排空。与消化期的胃排空不同，当蠕动波抵达幽门时，幽门并不关闭而保持开放状态，使胃内残留物可连续排入十二指肠。消化间期的胃的排空呈现明显的昼夜节律性变化，夜间的排空速率明显减缓。

（四）呕吐

呕吐（vomiting）是通过一系列复杂的反射活动，把胃肠的内容物从口腔排出的过程。呕吐前，常出现恶心、呼吸急促和心跳加快等自主神经兴奋的症状。呕吐时，胃和食管下端舒张，膈和腹肌强烈收缩，挤压胃体，使胃内容物通过食管经口腔吐出。由于呕吐时胃舒张而十二指肠收缩，压力差倒转，故十二指肠内容物倒流入胃，这是呕吐物中常混有胆汁和小肠液的原因。

呕吐是一种神经反射，过程极为复杂。由外周各器官组织接受的外来或内源性的生物、物理和化学的刺激，如胃肠道炎症、胆绞痛、肾绞痛、视觉及内耳前庭器官的感受器受到刺激等，经过躯体神经和内脏神经或血液循环传入中枢神经系统。在延髓的呕吐枢（接受来自胃肠道及其他内脏神经的传入冲动）和在第四脑室底部的后极区，即**化学感受器触发区（chemoreceptor trigger zone，CTZ）**（接受来自血液循环的化学和药物的刺激，如中枢性催吐剂阿扑吗啡等），反射信号经过迷走神经和脊神经下传至各相应器官引起呕吐反应。呕吐中枢还与呼吸中枢、心血管中枢均有密切联系，因此呕吐中枢兴奋时常能影响其他中枢的活动，产生相应的呼吸和心血管方面的反应。另外，颅内压升高（由脑肿瘤、颅脑损伤、脑膜炎等引起）可直接刺激呕吐中枢引起呕吐反应。

呕吐是一种具有保护意义的防御反射，可将胃内有害物质排出。临床上对食物中毒的病人，可借助催吐方法把胃内有毒物质排出。但剧烈而频繁的呕吐会影响进食和正常的消化功能；同时，由于大量的消化液丢失，会导致体内水盐代谢和酸碱平衡失调。

三、小肠的运动

（一）消化间期小肠运动的形式

与胃相同，小肠在消化间期也存在周期性的**移行性复合运动**（MMC）。小肠的 MMC 起源于胃，胃的Ⅲ相蠕动收缩波通常以每分钟 5～10cm 的速度，由胃体移行至胃窦、十二指肠和空肠，约 90 分钟可到达回肠末端。当一个收缩波到达回肠末端时，另一个收缩波又在胃和十二指肠出现。有时 MMC 从胃起步，但并不扩布到回肠，而是在近端小肠消失。此外，小肠的 MMC 还可在十二指肠胰导管开口处的起步区域加强。

（二）消化期小肠运动的形式

1. 紧张性收缩　平滑肌的紧张性收缩是小肠保持其基本形状，进行其他形式运动的基础。当小肠平滑肌的紧张性收缩增强时，有利于小肠内容物的混合和向前推送；相反，小肠平滑肌的紧张性收缩减弱时，肠腔易于扩张，肠内容物的混合和向前推送减慢。

2. 分节运动　分节运动（segmentation contraction）是一种以小肠环行肌为主的节律性收缩和舒张运动。在有食糜的一段肠管上，环行肌以一定的间隔，在许多点同时收缩，把有食糜的肠管分成许多节段，数秒钟后，原来收缩处舒张，舒张处收缩，使原来的食糜节段又分为两半，而邻近的两半又混合成一个新的食糜节段，如此反复交替进行（图 6-10）。分节运动的作用是：①使消化液与食糜充分混合，有利于消化酶对食物进行化学性消化；②使食糜与小肠壁紧密接触，促进消化分解产物的吸收；③由于挤压肠壁，可促进血液和淋巴液回流有助于吸收。

分节运动本身对食糜的向前推送作用很小，但由于小肠分节运动存在由上而下的运动频率梯度（十二指肠 11 次 /min，回肠末端 8 次 /min），该梯度对食糜有一定的向前推送作用。

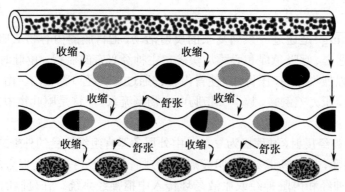

图 6-10　分节运动示意图

3. 蠕动　蠕动是由小肠的环行肌和纵行肌由上而下依次发生的推进性收缩运动。在小肠的任何部位均可发生蠕动,其速度为 0.5~2.0cm/s。近端小肠的蠕动速度较快,远端小肠的蠕动速度较慢。小肠的蠕动很弱,通常仅蠕动 3~5cm 便消失。实际上,小肠内食糜的净移动平均仅为 1cm/min,因此,食糜从幽门部移动到回盲瓣大约历时 3~5 小时。小肠蠕动的意义在于向前推送食糜,使受分节运动作用过的食糜到达一个新的肠段,再继续开始分节运动。小肠蠕动时,在腹部用听诊器可听到咕噜声(或气过水声),称肠鸣音,它可作为临床手术后肠运动功能恢复的一个客观指征。肠鸣音的强弱可反映肠蠕动的状况。任何原因引起的腹泻时肠蠕动增强,肠鸣音亢进;相反,肠麻痹时,肠鸣音减弱或消失。

小肠还有一种强有力、快速(2~25cm/s)、传播远的蠕动,称为蠕动冲,它可将食糜从小肠始段向前推送到末端,甚至到达大肠。引起蠕动冲的主要因素有:①当小肠黏膜受到强刺激,感觉信号经自主神经系统传入到自主神经节并上传到脑干后,再传出到小肠而引起;②直接增强肌间神经丛反射而引起。

(三)小肠运动的调节

1. 内在神经反射　食糜对小肠的机械性、化学性刺激,均可使小肠的运动反射性加强。切断支配小肠的外来神经后,这种现象仍然存在。可见这种反射是通过内在神经丛完成的。小肠平滑肌细胞主要受肌间神经丛的运动神经元支配,说明小肠的肌间神经丛对小肠运动起主要调节作用。

2. 外来神经调节　迷走神经和交感神经是调节小肠运动的主要自主神经系统。迷走神经传入纤维可感受小肠内机械和化学性刺激,迷走神经传出运动纤维可引起小肠收缩加强。支配小肠的交感神经兴奋时,其神经末梢释放去甲肾上腺素,抑制小肠收缩。此外,自主神经在肠壁内与内在神经形成突触,通过调节内在神经的活动间接地影响小肠运动。

3. 体液调节　研究表明,胃肠激素在调节小肠运动中起重要作用。如促胃液素、CCK和胃动素等都能促进小肠的运动;而促胰液素、抑胃肽和血管活性肠肽等则可抑制小肠的运动。

四、大肠的运动和排便反射

(一)大肠运动

大肠的运动少而慢,对刺激反应较迟缓,有利于粪便在大肠内暂时储存。大肠运动形式有:

1. 袋状往返运动 这是空腹时最多见的一种运动形式,由环行肌无规律收缩引起,它使结肠袋中的内容物向两个方向作短距离运动,但不向前推进。这种运动可使肠内容物得到充分混合。

2. 分节推进／多袋推进运动 这是餐后或副交感神经兴奋时的运动形式,由环形肌有规则收缩引起,它使一个结肠袋中的或一段较长结肠中的内容物推移至下一肠段。

3. 蠕动／集团蠕动 大肠的蠕动是由一些稳定向前的收缩波所组成的。收缩波前方的肌肉舒张,收缩波的后面则保持在收缩状态,使这段肠管闭合并排空。大肠还有一种进行很快且前进很远的蠕动,称为集团蠕动。它通常开始于横结肠,将一部分大肠内容物推送至降结肠或乙状结肠甚至到直肠。集团蠕动常见于进食后,可能是食物充胀胃或十二指肠,通过胃 - 结肠反射或十二指肠 - 结肠反射所致。其作用是将结肠内容物迅速向肛门端推进,当推至直肠时,可产生便意。

(二)排便反射

食物残渣在大肠内停留时间可达 10 小时以上,其中大部分水分被大肠黏膜吸收,同时经过大肠内细菌的发酵与腐败作用,最后形成粪便。粪便除食物残渣外,还包括脱落的肠上皮细胞、粪胆色素、大量细菌和一些盐类。

人直肠内通常没有粪便。当粪便进入直肠时,刺激直肠壁内机械感受器,冲动经盆神经和腹下神经传至脊髓腰骶段初级排便中枢,同时上传到大脑皮质,引起便意。当条件许可时,即可进行排便反射。传出冲动经盆神经传出,使降结肠、乙状结肠和直肠收缩,肛门内括约肌舒张;同时,阴部神经冲动减少,肛门外括约肌舒张,使粪便排出体外。在排便反射过程中,腹肌和膈肌也发生收缩,使腹内压增高,有利于促进粪便排出。

由于排便反射的高级中枢在大脑皮质,所以排便动作受大脑皮质控制,即人们可以用意识来加强或抑制排便。若对便意经常予以抑制,则可使直肠壁内的机械感受器对粪便压力的刺激失去正常的敏感性。如果粪便在大肠内停留时间过久,水分吸收过多而变干硬,则引起排便困难。这是产生便秘的最常见原因之一。

(高治平)

第四节 吸 收

吸收(absorption) 是指消化管内的物质透过消化管黏膜上皮细胞进入血液和淋巴的过程。吸收途径包括跨细胞和细胞旁两种途径(图 6-11)。跨细胞途径是指营养物质通过小肠黏膜上皮细胞的腔面膜进入细胞内,再经过细胞的底侧膜进入组织间隙,转运到血液和淋巴。细胞旁途径是指肠腔内的营养物质通过上皮细胞间的紧密连接进入细胞间隙,然后再转运到血液和淋巴。

物质的吸收方式有顺电化学梯度的单纯扩散、渗透压和静水压引起的扩散、易化扩散、离子交换扩散、逆电化学梯度的主动转运,以及入胞和出胞等多种方式。消化道不同部位的吸收能力和吸收速度相差很大。口腔和食管基本不吸收任何食物;胃仅能吸收少量的水、乙醇;大肠主要吸收食物残渣中剩余的水和无机盐类;小肠则是食物吸收的主要部位,大量消化后的营养物质以及水和电解质在小肠被吸收。糖类、脂肪和蛋白质的消化产物大部分在十二指肠和空肠被吸收,胆盐和维生素 B_{12} 在回肠吸收。

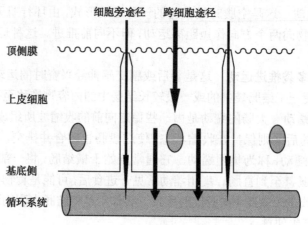

图 6-11 小肠物质吸收的途径示意图

一、吸收的结构特点

小肠的结构和功能特点有利于吸收的进行。①小肠的吸收面积大,达 $200\sim250m^2$。成人的小肠长 $5\sim7m$,小肠黏膜具有向肠腔突出的环状皱襞,皱襞上又密布绒毛,绒毛的表面是一层柱状上皮细胞,细胞的顶端膜又形成许多微绒毛;②食物在小肠内停留的时间较长($3\sim8$ 小时),使营养物质有充分的时间被消化和吸收;③小肠黏膜绒毛内有丰富的毛细血管、毛细淋巴管,小肠运动可使肠壁发生节律性的伸缩,促进血液和淋巴回流,有利于物质的吸收;④食物在小肠内经过多种消化酶的作用,已被消化成可吸收的小分子物质。

二、主要物质的吸收

(一)糖的吸收

小肠上部是糖吸收的主要部位,回肠虽然具有吸收糖的能力,通常只是作为糖吸收的储备。糖以单糖形式被吸收。单糖主要是葡萄糖,约占单糖总量的 80%,半乳糖和果糖很少。各种单糖的吸收速率不同,以葡萄糖和半乳糖最快,果糖次之。

1. 葡萄糖的吸收 是逆浓度差进行的继发性主动转运过程(图 6-12)。小肠绒毛上皮细胞顶端膜上有 Na^+- 葡萄糖同向转运体,基底侧膜上有钠泵。钠泵的活动维持细胞内外的 Na^+ 浓度梯度,Na^+ 经转运体不断转运入胞,为葡萄糖逆浓度梯度入胞提供能量。在上皮细胞基底侧膜有葡萄糖易化转运载体,负责把细胞内的葡萄糖转运出细胞。应用钠泵抑制剂哇巴因能抑制葡萄糖的吸收。

2. 半乳糖的吸收 吸收机制与葡萄糖相同,但与 Na^+ 依赖性载体的亲和力比葡萄糖高,吸收速率快。

3. 果糖的吸收 吸收机制与葡萄糖略有不同,通过一种非 Na^+ 依赖性载体转运进入细胞,通过易化扩散进入小肠上皮细胞。大部分果糖进入细胞后被磷酸化为葡萄糖,以葡萄糖的形式转运至血液。果糖的吸收是不耗能的被动转运。由于果糖不与 Na^+ 共转运,其吸收速率只有葡萄糖或半乳糖转运速率的一半。

(二)蛋白质的吸收

食物中的蛋白质经消化分解为氨基酸和寡肽(主要是二肽和三肽)后被小肠吸收。吸收

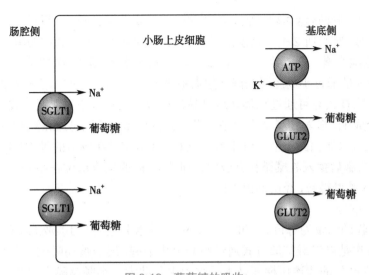

图 6-12　葡萄糖的吸收

SGLT1：Na^+- 葡萄糖同向转运体，GLUT2：葡萄糖易化转运载体

机制与葡萄糖的吸收相似，通过钠泵耦联进行的继发性主动转运过程。在小肠上皮细胞顶端膜上至少已经发现 7 种氨基酸载体，可将不同种类的氨基酸转运至细胞内。在细胞的基底侧膜上，存在着不同于刷状缘的载体，可将胞质中的氨基酸转运至细胞外，再进入血液。黏膜上皮细胞顶端还存在 H^+- 肽同向转运系统，可逆浓度梯度将寡肽转运至细胞内。进入胞内的寡肽，被细胞内的二肽酶和三肽酶进一步水解成氨基酸，再经基底侧膜上的氨基酸载体转运出细胞。

（三）脂肪的吸收

1. 脂肪的吸收　脂肪的消化产物包括脂肪酸、一酰甘油、甘油等，在小肠肠腔内与胆盐结合，形成水溶性混合微胶粒，靠近不流动水层并通过肠黏膜上皮细胞表面的静水层到达微绒毛表面。在此处，脂肪酸、一酰甘油从混合微胶粒中释放出来，直接通过细胞膜进入细胞，而胆盐则留在肠腔内继续参与脂肪的消化和吸收，或在回肠被吸收入血，进入肠肝循环。长链脂肪酸和一酰甘油进入细胞后重新合成三酰甘油，与细胞内的载脂蛋白合成乳糜微粒并经高尔基体加工形成小的分泌囊泡，囊泡在细胞的基底侧以出胞方式将乳糜微粒释放出细胞，经过细胞间隙进入淋巴液。细胞内的中、短链脂肪酸和一酰甘油可直接扩散出细胞的基底侧膜进入血液。膳食中的动、植物油含长链脂肪酸较多，所以脂肪的吸收以淋巴途径为主。

2. 胆固醇的吸收　胆固醇的吸收与长链脂肪酸及一酰甘油相似，通过形成混合微胶粒进入肠黏膜上皮细胞，在细胞内被酯化成胆固醇酯，再掺入乳糜微粒和极低密度脂蛋白，经淋巴系统进入血液循环。食物中的脂肪及其消化产物、胆盐、肠黏膜载脂蛋白均有利于胆固醇的吸收。

（四）维生素的吸收

维生素有水溶性维生素和脂溶性维生素两类。

1. 水溶性维生素　包括维生素 B 复合物和维生素 C。维生素 B 复合物又包括 B_1、B_2、B_{12}、B_6、叶酸等。水溶性维生素一般在体内构成辅酶参与细胞代谢。多数水溶性维生素通

过依赖于 Na^+ 的同向转运体被吸收。维生素 B_{12} 主要在回肠吸收,胃黏膜壁细胞分泌的内因子是维生素 B_{12} 吸收所必需的辅助因子,可防止维生素 B_{12} 被小肠中的消化酶水解。

2. 脂溶性维生素 包括维生素 A、D、E、K 等,它们在肠道内的吸收与脂肪类似,需通过形成微胶粒才能通过小肠腔面的静水层而被吸收。维生素 A 的主要产物为 β- 胡萝卜素,代谢后主要产物视黄醇可通过载体转运以易化扩散方式进入小肠黏膜上皮细胞,在细胞内与脂肪酸结合成酯,掺入乳糜微粒而进入淋巴。维生素 D 属于类固醇衍生物,小肠对维生素 D 的吸收机制与胆固醇类似。维生素 E 又称生育酚,其在肠道的吸收也有赖于胆盐微胶粒,进入上皮细胞后掺入乳糜微粒并吸收。维生素 K 的吸收部位在小肠,与其他脂溶性维生素一样,掺入乳糜微粒,经由淋巴入血。

（五）水的吸收

胃肠道吸收的水量为每日 8～9L。其中 90% 的水分主要在小肠吸收,剩余 10% 在结肠吸收。水的吸收是以渗透扩散方式通过小肠上皮细胞,属于被动吸收。各种溶质,特别是 NaCl 主动吸收产生的渗透压梯度是水吸收的主要动力。小肠黏膜上皮细胞间的紧密连接对水具有很高的通透性,所以水很容易被吸收。严重腹泻、剧烈呕吐时,会使消化液大量丢失,导致水和电解质平衡紊乱,应及时补充水分和无机盐。

（六）无机离子的吸收

1. 钠的吸收 成年人每天通过小肠吸收的钠为 25～30g。肠腔内的 Na^+ 吸收与小肠黏膜对葡萄糖或氨基酸转运相偶联,并为葡萄糖、氨基酸及水的吸收提供动力。进入细胞内的 Na^+ 由细胞基底侧膜的钠泵转运出细胞,进入细胞间液中。因此,钠的吸收是主动过程,依赖于钠泵的活动。由于肠腔内的葡萄糖、氨基酸可增加 Na^+ 的吸收,临床给分泌性腹泻患者口服含有葡萄糖、Na^+ 等的溶液,可加快葡萄糖、NaCl 和水的吸收,以补偿丢失的盐和水。醛固酮可显著促进钠的吸收,可提高钠吸收的酶和转运系统的活性。

2. 钾的吸收 小肠是钾的主要吸收部位,当肠腔内钾的浓度高于血液中钾的浓度时,K^+ 可通过被动扩散方式吸收。若肠道中的食物过快通过肠道,如腹泻时,可导致 K^+ 吸收的不足。

3. 钙的吸收 正常人每天钙的吸收量约为 100mg。钙以游离的 Ca^{2+} 形式主要在十二指肠被吸收。在十二指肠黏膜细胞的微绒毛上存在钙结合蛋白,钙结合蛋白可运载 Ca^{2+} 进入胞内。在上皮细胞的基底侧膜,细胞内的 Ca^{2+} 通过 Na^+-Ca^{2+} 交换,转运出细胞,进入血液。钙的吸收是主动的过程。多种因素影响钙的吸收,如维生素 D、胆汁酸可促进小肠对钙的吸收;食物中的草酸、磷酸盐可与钙结合成不易溶解的钙盐,妨碍钙的吸收。

4. 铁的吸收 人每日吸收的铁约为 1mg,为膳食中铁量的 1/10。铁主要在十二指肠和空肠主动吸收。肠上皮细胞顶端存在转铁蛋白,与铁离子结合为复合物,以受体介导入胞方式进入细胞内。进入细胞内的铁,一部分在细胞基底侧膜以主动转运形式被转运出细胞并进入血液,大部分被氧化成 Fe^{3+},与细胞内的脱铁铁蛋白结合形成铁蛋白,暂时储存在细胞内,避免铁被过量吸收。胃液中的盐酸有利于铁的溶解,可促进铁的吸收。维生素 C 能将 Fe^{3+} 还原为 Fe^{2+} 而促进铁的吸收。胃大部分切除或胃酸减少的患者,常伴有缺铁性贫血。给贫血患者补充铁时,应补充二价铁,并应配合口服维生素 C 或稀盐酸,以促进铁的吸收。

5. Cl^- 的吸收 小肠通过细胞旁途径和跨细胞途径吸收 Cl^-。上皮细胞基底侧膜钠泵活动导致上皮细胞产生跨细胞电位差,上皮细胞间隙中电位较肠腔为正,可促进肠腔内的

Cl⁻ 顺电位差扩散进入细胞间隙,并随 Na⁺ 一起被吸收。上皮细胞的顶端上存在 Na⁺-Cl⁻ 同向转运体,Cl⁻ 可与 Na⁺ 一起被吸收入细胞。上皮细胞的顶端还有 Na⁺-HCO₃⁻ 逆向转运体,通过 Cl⁻ 与 HCO₃⁻ 交换,引起 Cl⁻ 的吸收。

6. HCO₃⁻ 的吸收 HCO₃⁻ 主要在小肠上段吸收。HCO₃⁻ 的吸收是通过 Na⁺-H⁺ 交换,使 H⁺ 进入肠腔,H⁺ 与 HCO₃⁻ 结合形成 H_2CO_3,H_2CO_3 在碳酸酐酶作用下解离生成水和 CO_2。CO_2 可扩散通过上皮细胞。

(邹　原)

第五节　胃肠生理研究的相关进展

胃肠生理学是生理学的重要组成部分。下面就胃肠运动、胃肠细胞保护、胃肠内分泌等方面研究进展做一概述。

一、胃肠运动的分子基础

消化道平滑肌是胃肠运动的基础。胃肠平滑肌具有兴奋性、紧张性、伸展性、对牵张刺激敏感等特性,这与胃肠平滑肌的功能一致。平滑肌细胞存在两个临界膜电位值,即**机械阈**(mechanical threshold)和**电阈**(electrical threshold)。当慢波去极化达到或超过机械阈时,细胞内 Ca^{2+} 增加,激活细胞收缩,但不一定引发动作电位;当去极化达到电阈时,则引起动作电位发放,这时进入细胞内的 Ca^{2+} 增大,收缩进一步增强,慢波上负载的动作电位数目越多,肌肉的收缩就越强。

消化道平滑肌收缩与骨骼肌类似,需要 Ca^{2+} 作为耦联因子来启动兴奋 - 收缩过程。Ca^{2+} 通过与钙调蛋白结合,激活肌球蛋白轻链激酶活化,提高 ATP 酶活性,使肌球蛋白和肌动蛋白滑行而引起收缩。平滑肌收缩时,细胞内的 Ca^{2+} 一方面来自细胞外液,另一方面由细胞内钙库(主要是肌质网)。平滑肌细胞膜上有两种 Ca^{2+} 通道,一种是**电压依赖性 Ca^{2+} 通道**(voltage-dependented Ca^{2+} channel),主要由动作电位的去极化所激活,慢波去极化达到机械阈时也可引起该通道开放;另一种是**受体控制性 Ca^{2+} 通道**(receptor-operated Ca^{2+} channel),主要由去甲肾上腺素激活。肌质网释放 Ca^{2+} 也是通过 Ca^{2+} 通道,该通道的调节机制主要有两种,一种是**三磷酸肌醇**(inositol triphosphate, IP₃)与其受体结合后引起 Ca^{2+} 通道开放,二是进入胞质的 Ca^{2+} 可激活肌质网上对 Ca^{2+} 敏感的雷诺丁受体(RyR),诱发肌质网释放 Ca^{2+}。

Cajal 细胞作为胃肠平滑肌的起步细胞,在感受刺激、调控平滑肌运动方面起重要作用。细胞膜的牵张刺激可显著增强 **Cajal 间质细胞**(interstitial cell of Cajal, ICC)膜电位去极化;牵张刺激可激活 Cajal 细胞非选择性阳离子通道,而这一作用与钙诱导的钙释放有关;细胞骨架成分**微丝**(actin microfilaments)通过 IP₃ 介导的钙库参与 ICC 起搏电流的调控,微丝也通过 IP₃ 介导的钙库参与牵张对 Cajal 间质细胞起搏电流的调控过程。

一氧化氮(NO)可调控胃肠平滑肌的运动。研究显示,NO 可激活鸟苷酸环化酶,通过 cGMP 第二信使,实现对胃肠平滑肌的抑制性调节。**利尿钠肽**(natriuretic peptide, NP)也参与胃肠平滑肌运动的调节。研究显示胃黏膜上皮细胞分泌产生心房钠尿肽(ANP),在胃平滑肌上有 NP 家族受体的分布。NPs 可通过 NP 受体,进一步激活鸟苷酸环化酶,并通过

cGMP,调节胃平滑肌细胞外向钾电流、电压依赖性钙电流和毒蕈碱受体门控电流,实现对胃肠平滑肌抑制性的调节。

　　缩宫素(oxytocin,OT) 和**加压素(vasopressin,VP)** 是经典的内分泌激素,传统观点认为它们主要在下丘脑合成,调节子宫平滑肌、乳腺小叶平滑肌、血管平滑肌、肾小管和集合管对水的通透性等。近些年研究显示,消化道有 OT 受体分布,OT 可通过其受体,参与胆囊、胃和十二指肠平滑肌运动的调控;OT 还能通过促进十二指肠内胆囊收缩素(CCK)能神经元释放 CCK,抑制平滑肌的运动。另外,在肠肌间神经丛中有加压素受体表达,加压素可通过其受体抑制结肠运动,这种抑制作用很可能是通过 NO 而实现。

二、胃肠细胞保护

　　细胞保护(cytoprotection) 是指细胞对细胞内、外有害因素导致损伤的自我保护能力。细胞保护可通过细胞结构、功能及其特性适应而实现。

　　胃黏膜经常受到食物成分、胃酸、胃蛋白酶以及反流的胆汁等构成的弱刺激,但能不断合成和分泌前列腺素等物质,保护胃黏膜免受较强刺激的损伤。细胞可产生某些物质,防止或减轻有害因素对细胞的损伤和致坏死作用。例如,胃黏膜内含有丰富的前列腺素(PG)、非蛋白结合巯基物质(NPSH)等,这些物质能使胃黏膜细胞抵抗强酸、强碱、乙醇和胃蛋白酶等有害因素所致的损伤,这种作用被称为"直接细胞保护"。此外,如果预先给予胃黏膜一些弱刺激,可以防止或减轻随后给予的强刺激所致的胃黏膜损伤,这种现象被称为"适应性细胞保护"。例如,预先用 20%～25% 的乙醇给大白鼠灌胃,可明显减轻后续给予的无水乙醇所致的胃黏膜损伤。大量服用吲哚美辛(消炎痛)、阿司匹林等药物可引起胃出血和溃疡,其重要原因之一就是抑制了前列腺素合成酶,使胃黏膜前列腺素含量减少所致。一些胃肠激素如生长抑素、胰多肽等也有细胞保护作用。

　　损伤胃黏膜的因素包括胃酸、胃蛋白酶、反流的胆汁以及幽门螺杆菌等;而保护胃黏膜的有胃黏膜屏障、黏液-碳酸氢盐屏障、前列腺素等内源性物质,这些物质具有细胞保护,提供丰富的血液供应以及促进上皮细胞的快速更新等作用。当胃内侵蚀因子增强和/或胃保护机制减弱时,胃就有可能受到损害甚至形成胃溃疡。此外,有研究显示中枢对细胞保护有调节作用,如下丘脑的室旁核(PVN)和外侧区(LHA)对胃缺血-再灌损伤和应激性胃黏膜损伤具有保护作用。对于胃肠道细胞保护的中枢调控机制还有待于进一步研究。

三、胃肠道的内分泌功能

　　消化道具有重要的内分泌功能。消化道内存在 40 多种内分泌细胞,胃肠道黏膜中内分泌细胞的总数远超过体内其他内分泌细胞的总和,因此,消化道被认为是体内最大最复杂的内分泌器官。由胃肠道黏膜的内分泌细胞合成和释放的具有生物活性的化学物质统称为**胃肠激素(gastrointestinal hormone)**。人类发现的第一个激素促胰液素就是一种胃肠激素。

　　胃肠激素可调节消化腺的分泌和消化道的运动;促进消化道组织代谢和生长;调节其他激素的释放等作用。研究显示,大多数胃肠激素具有细胞保护作用。此外,胃肠激素还具有细胞免疫功能。胃肠激素可刺激淋巴组织中免疫细胞增生,促进炎症介质、细胞因子、免疫球蛋白的产生、释放,促进白细胞的趋化和吞噬作用。同时,许多免疫细胞也能分泌胃肠激素,如巨噬细胞可分泌 P 物质、生长抑素、**铃蟾肽(bombesin)**、β- 内啡肽,淋巴细胞可

分泌 β- 内啡肽等。肠神经系统和肠黏膜免疫系统之间存在直接的信息联系,可通过旁分泌等途径实现在**肠神经免疫通讯(enteric neuroimmune communication,ENIC)**。有些神经肽如 P 物质、降钙素基因相关肽等,介导内在神经系统和免疫系统的相互作用。

(邹　原)

主要参考文献

1. 姚泰. 生理学 [M]. 2 版. 北京:人民卫生出版社,2010.
2. 王庭槐. 生理学 [M]. 9 版. 北京:人民卫生出版社,2018.
3. 赵铁建,朱大诚. 生理学 [M]. 11 版. 北京:中国中医药出版社,2021.
4. 周吕,柯美云. 神经胃肠病学与动力基础与临床 [M]. 北京:科学出版社,2005.
5. GUYTON A C,HALL J E. Textbook of Medical Physiology[M]. 12th ed. Philadelphia: Saunders, 2011.

第七章　能量代谢与体温

机体与环境之间不断地进行着物质交换，在物质交换过程中，无疑伴随着能量交换，其产生的能量用于各种生命活动，并能维持体温。实际上机体的能量代谢与体温完全遵循能量守恒定律，在此过程中任何环节出现问题，都会导致生命活动出现异常，甚至产生疾病。

第一节　能　量　代　谢

新陈代谢包括合成代谢和分解代谢，它是生命活动的基本特征之一。合成代谢指机体不断地从外界摄取营养物质来构成机体的组织或更新衰老的组织，同时储存能量；分解代谢则是指机体分解自身物质，并释放能量，用以维持体温和完成各种生命活动，如肌肉的收缩、细胞内外物质的主动转运和生物分子的合成等等。因此，物质代谢与能量代谢是密不可分的。生理学将生物体内物质代谢过程中所伴随的能量的释放、转移、储存和利用称为**能量代谢（energy metabolism）**。

一、机体能量的来源和去路

（一）能量的来源

自然界中存在有各种形式的能量，包括电能、热能、机械能和化学能等，而机体能利用的能源形式是蕴含在食物中糖、脂肪和蛋白质分子中的化学能。上述三大营养物质在氧化分解过程中，其间的碳氢键断裂，释放出能量。

1. 糖　糖（carbohydrate）的主要生理功能是提供机体生命活动所需的能量。人体所需能量约 70% 是由食物中的糖来提供的。食物中的糖在消化道内消化酶的作用下被分解为单糖（主要是葡萄糖）后吸收入血，一方面可直接被机体细胞利用，如构筑细胞结构及分解供能等，另一方面也可以以糖原形式储存于肝脏和肌肉中，分别称为肝糖原和肌糖原。肝糖原主要作用是维持血糖水平的相对稳定，当血液中的糖由于被消耗而造成血糖降低时，通过酶促反应，肝糖原可降解成葡萄糖以升高血糖；而血糖浓度增高时，葡萄糖则又在肝脏内合成肝糖原储存起来以备用。肝脏还可以将非糖类物质如氨基酸、丙酮酸、甘油等合成葡萄糖或糖原，此过程称为糖异生作用。肌糖原是肌肉中随时可以动用的储备能源，当剧烈运动消耗大量血糖时，肌糖原可分解供能。糖分解供能的途径受供氧情况的不同而有所不同。在氧供充足时，糖通过有氧氧化完全分解为 CO_2 和水，1mol 葡萄糖完全分解可生成 38mol ATP；在氧供应不足时，糖通过无氧酵解生成乳酸，此时 1mol 葡萄糖只能生成 2mol ATP。通常情况下，机体大部分组织细胞供氧充足，所以以糖的有氧氧化获得能量为主。但当机体处于缺氧时,糖酵解释放的少量能量就显得至关重要,因为这是机体不需要氧就可以利用能源物质供能的唯一途径。如机体在进行剧烈运动时,骨骼肌的耗氧量剧增,从而出现相对缺氧的状态,此时无氧酵解增强以保证骨骼肌能量的应急供应。成熟红细胞由于缺乏有氧氧化的酶系,完全依靠糖酵解提供能量。而脑组织所需能量则主要来自糖的有氧氧化,因此脑组织对缺氧非常敏感。此外,脑组织的糖原储量很少,代谢消耗的糖主要依靠摄取血糖来补给,故当机体血糖水平很低时,可引起意识障碍、头晕等症状,重者可发生抽搐甚至昏迷。

2. 脂肪 脂肪(fat)的主要生理功能是储存和供给能量。体内储存的脂肪量较多,可占体重的20%左右。每克脂肪在体内完全氧化所释放的能量比糖、蛋白质都高,且约为糖的2倍。因此,脂肪是体内能源物质的主要储存形式。当机体需要时,储存的脂肪在脂肪酶的催化下分解为甘油和脂肪酸,并释放入血,供其他组织利用。甘油经过磷酸化和脱氢而进入糖的氧化途径供能。脂肪酸则经过 β-氧化过程逐步分解为乙酰辅酶A而进入糖的氧化途径供能。正常情况下,机体所消耗的能源物质中来自脂肪的分解一般不超过30%,但在短期饥饿时,由于糖原的大量消耗,脂肪则成为主要的供能物质。

3. 蛋白质 蛋白质(protein)是人体组织细胞的重要组成成分。蛋白质的主要功能不是供能,而是用于合成细胞成分以实现组织的自我更新,也可用于合成激素、酶等生物活性物质。只有机体在极度缺乏能源物质的情况下,如长期饥饿时,才会依靠蛋白质分解参与能量的供应。因此,正常情况下,机体主要依靠分解糖和脂肪来供能。

(二)能量的去路

三大营养物质在体内氧化分解所释放的能量约55%直接转化为热能,由于热能是不能转化为其他形式的能量,因此不能被细胞活动所利用,其主要作用是维持体温。另外,约45%是可以做功的"自由能",这部分能量也不能为细胞直接利用,但可不断地使**二磷酸腺苷(adenosine diphosphate,ADP)**氧化磷酸化为**三磷酸腺苷(adenosine triphosphate,ATP)**,并以化学能的形式储存于ATP分子的高能磷酸键中。当机体组织细胞在进行各种生理活动时,ATP的高能磷酸键断裂,生成ADP及磷酸(Pi)并释放能量以供机体细胞完成各种生命活动,如肌肉的收缩、物质的跨膜主动转运、体内物质的合成、生物电活动、腺体的分泌及递质的释放等。这里除骨骼肌收缩对外界物体做一定量的机械功(简称外功)外,其他各种生理活动所做的功最终将转化为热能而散发于周围环境中。由此可见,ATP既是体内能量储存的重要形式,又是组织细胞所需能量的直接提供者。

除ATP外,体内还有其他含高能磷酸键的化合物,如在肌肉或其他可兴奋组织(脑和神经)中的**磷酸肌酸(creatine phosphate,CP)**。当肌肉剧烈运动消耗了大量的ATP生成ADP以提供能量时,会造成ATP的相对不足。但由于细胞不能直接利用磷酸肌酸中的能量,此时通过肌酸激酶的作用,磷酸肌酸很快将高能磷酸键转给ADP,使其生成ATP来补充ATP的不足,由磷酸肌酸产生的ATP可继续分解提供能量供此时肌肉活动的需要。在活动后的恢复期,由能源物质生成的ATP逐渐增多,此时,在同一个酶的催化下,ATP又将高能磷酸键转给肌酸,重新生成磷酸肌酸,以增加能量的储备。由于肌细胞的磷酸肌酸含量是其ATP含量的3~4倍,前者可储存供短期活动用的、足够的磷酸基团,因此,CP可认为是ATP的储存库。

能量的来源与去路见图7-1,由图可见,能源物质在体内氧化分解释放能量的最终去路包括:①转变为热能;②肌肉收缩完成的外功。

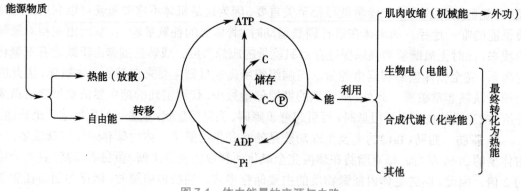

图 7-1 体内能量的来源与去路
C: 肌酸；C～Ⓟ: 磷酸肌酸

（三）能量平衡

能量平衡是指机体摄入的能量与消耗的能量之间的平衡。若一段时间内机体的体重没有变化，即可认为这段时间内机体摄入的能量等于消耗的能量。若摄入的能量少于消耗的能量，机体则分解储存的能源物质以补充能量供应，从而出现体重减轻，称为能量的负平衡；反之，当机体摄入的能量多于消耗的能量，未被利用的能量则转变为脂肪等组织，从而出现体重增加，称为能量的正平衡。能量的正平衡会导致肥胖，许多疾病（如糖尿病、高血压）与肥胖密切相关。

（四）体质指数与疾病

体质指数，即**身体质量指数（body mass index，BMI）**，是目前国际上最常用来度量标准体重的指数。计算公式为 BMI = 体重（kg）÷ 身高（m）^{2}。一般而言，正常男性 BMI 介于20～25，女性介于 18～22。BMI 在 25～29.9 为超重。BMI 大于 30 为肥胖。肥胖的主要原因是机体能量的摄取和消耗失去平衡造成的，即摄入大于消耗。肥胖可以增加冠心病，高血压等心血管疾病的发生率。因此，在日常生活中，人们须根据自身的实际生理状况进行合理平衡的膳食和身体锻炼，以保持机体的能量平衡。

二、能量代谢的测定

（一）能量代谢的测定原理

根据能量转化与守恒定律，所有形式的能量（包括机械能、热能、电能及化学能等）在从一种形式转化为另外一种形式的过程中既不增加，也不减少，即能量是守恒的。机体的能量代谢也遵循这一定律。那么，在体重保持不变的情况下，一段时间内机体从食物中摄入的化学能就应等于最终转化的热能和所做的外功。因此，要测定机体的**能量代谢率（energy metabolic rate）**，即机体在单位时间内消耗的能量，可通过测定机体在一定时间内所消耗的食物，或测定机体在一定时间内产生的热量与所做的外功来计算能量代谢率。但是，实际上机体在一定时间内摄入的食物不能被完全消化，分解产物也不一定被完全吸收，加之食物量的测定也是比较困难的，因此，用一定时间内机体消耗的食物量来计算能量代谢率是不够准确的。所以，生理学中在让机体避免做外功的条件下，用测定机体在单位时间内产生的热量来表示能量代谢率。

（二）与能量代谢测定有关的概念

1. 食物的热价 1g 某食物氧化时所释放的热量，称为该食物的**热价**（thermal equivalent of food）。通常用焦耳（J）作为其计量单位（1cal＝4.187J）。食物在体内氧化和体外燃烧时产生的能量分别称该食物的生物热价与物理热价。由表 7-1 中可见，糖和脂肪由于在体内能被彻底氧化分解，所以其生物热价等于物理热价；蛋白质的生物热价则小于物理热价，这是由于蛋白质在体内不能被彻底氧化，一部分能量通过尿素、尿酸和肌酐等分子经尿液排出体外。

表 7-1　三大营养物质氧化时的相关数据

营养物质	产热量（kJ/g）		耗氧量（L/g）	CO_2 产量（L/g）	氧热价（kJ/L）	呼吸商（RQ）
	物理热价	生物热价				
糖	17.20	17.20	0.83	0.83	21.00	1.00
脂肪	39.80	39.80	2.03	1.43	19.70	0.71
蛋白质	23.50	18.00	0.95	0.76	18.80	0.80

2. 食物的氧热价 某种食物氧化时，每消耗 1L O_2 所产生的热量，称为该食物的**氧热价**（thermal equivalent of oxygen）。三大营养物质的氧热价见表 7-1。氧热价是用耗氧量来推算产热量的一种方法，只要测得某种营养物质在体内氧化时所消耗的氧量，即可利用该物质的氧热价计算出其在体内氧化所释放的能量。

3. 呼吸商 机体通过呼吸从外界环境中不断地摄入 O_2，以供各种生命活动的需要，同时将自身产生的 CO_2 排出体外。生理学中把一定时间内机体产生的 CO_2 量与耗 O_2 量的比值，称为**呼吸商**（respiratory quotient, RQ），也叫机体的总呼吸商。在计算呼吸商时，正常情况下其数值应该用 CO_2 与 O_2 的摩尔数的比值来表示。但因为相同摩尔数的不同气体，在相同温度和气压条件下，其容积也相同，因此常可用容积数（ml 或 L）的比值来表示呼吸商，即

RQ ＝产生的 CO_2 量（mol）/ 消耗的 O_2 量（mol）＝产生的 CO_2 量（ml）/ 消耗的 O_2 量（ml）

各种营养物质氧化时产生的 CO_2 量与耗 O_2 量的比值，称该物质的呼吸商。由于三大营养物质的碳、氧含量不同，在体内氧化分解时产生的 CO_2 量和耗 O_2 量也不相同，因此呼吸商也有差别（表 7-1）。糖的一般分子式为 $(CH_2O)n$，所以糖氧化时的呼吸商为 1.00；脂肪的呼吸商为 0.71；而蛋白质由于分子结构复杂，其呼吸商较难测定，通过间接计算可得到其呼吸商为 0.80。通过总呼吸商可大致了解机体在特定时间内是以哪种营养物质为主要的能量来源。如某人的呼吸商接近 1.00，可推测出该人在这段时间内的能量主要来自于糖的氧化；糖尿病患者由于体内葡萄糖的利用发生障碍，则主要依靠脂肪氧化提供能量，其呼吸商接近于脂肪的呼吸商，即 0.71；如某人处于长期饥饿状态，其主要依靠自身蛋白质的分解来供能，因此呼吸商接近 0.80。另外，通过测定某一器官的 CO_2 产生量和耗 O_2 量而计算出来的呼吸商，可以推断该器官的主要能量来源，例如脑的呼吸商为 0.91～0.97，这说明糖是脑的主要供能物质。通常情况下，机体以摄取混合食物为主，呼吸商常在 0.85 左右，波动范围为 1.0～0.71。在某些特殊或病理情况下，人体的呼吸商可大于 1.0 或小于 0.71，例如当体内大量糖转化为脂肪时，原来糖分子中的氧即有剩余，这些氧可参加机体代谢过程中氧化反应，从而减少了从外界摄取的氧量，呼吸商可大于 1.0；相反，当大量脂肪转化为糖时，需要

更多的氧进入分子结构,因而机体需从外界环境摄取更多的氧,结果呼吸商可低于 0.71。另外,代谢反应也会影响呼吸商。例如,肌肉进行剧烈运动时,由于氧供不足,相应的糖酵解作用增强,产生的乳酸进入血液后与碳酸氢盐作用,会使大量 CO_2 由肺排出,此时呼吸商将变大。又如,肺过度通气、酸中毒时,呼吸商将升高;肺通气不足、碱中毒时,呼吸商将降低。

4. 非蛋白呼吸商 如果将氧化蛋白质所消耗的 O_2 量和所产生的 CO_2 量从机体在该段时间内的总耗 O_2 量和总 CO_2 产生量中减去,就可算出糖和脂肪(非蛋白质食物)氧化时的 CO_2 产生量和耗 O_2 量的比值,即**非蛋白呼吸商(non-protein respiratory quotient,NPRQ)**。表 7-2 显示从 0.707 到 1.00 范围内的非蛋白呼吸商,按表中所列呼吸商数值可直接得到糖和脂肪两者氧化的百分比以及氧热价。利用这些数据,可使能量代谢率的测算更为方便。

表 7-2 非蛋白呼吸商和氧热价

呼吸商	糖(%)	脂肪(%)	氧热价(kJ/L)
0.707	0.00	100.00	19.62
0.71	1.10	98.90	19.64
0.72	4.75	95.20	19.69
0.73	8.40	91.60	19.74
0.74	12.00	88.00	19.79
0.75	15.60	84.40	19.84
0.76	19.20	80.80	19.89
0.77	22.80	77.20	19.95
0.78	26.30	73.70	19.99
0.79	29.00	70.10	20.05
0.80	33.40	66.60	20.10
0.81	36.90	63.10	20.15
0.82	40.30	59.70	20.20
0.83	43.80	56.20	20.26
0.84	47.20	52.80	20.31
0.85	50.70	49.30	20.36
0.86	54.10	45.90	20.41
0.87	57.50	42.50	20.46
0.88	60.80	39.20	20.51
0.89	64.20	35.80	20.56
0.90	67.50	32.50	20.61
0.91	70.80	29.20	20.67
0.92	74.10	25.90	20.71
0.93	77.40	22.60	20.77
0.94	80.70	19.30	20.82
0.95	84.0	16.0	20.87
0.96	87.20	12.80	20.93
0.97	90.40	9.58	20.98
0.98	93.60	6.37	21.03
0.99	96.80	3.18	21.08
1.00	100.00	0.00	21.13

（三）能量代谢的测定方法

测定机体能量代谢率一般采用两种方法，即直接测热法和间接测热法。

1. 直接测热法　直接测热法（direct calorimetry）是将受试者置于隔热的检测装置中（图 7-2），并使其处于安静状态，通过此装置直接测得受试者在单位时间内向外界散发的总热量。直接测热法测定原理简单，测得的数据精确，但由于此法所使用的设备庞大复杂、操作繁琐，临床上主要用于研究肥胖和内分泌系统功能障碍。

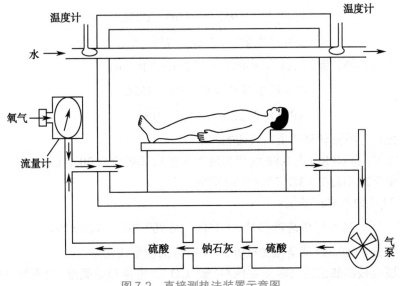

图 7-2　直接测热法装置示意图

2. 间接测热法　间接测热法（indirect calorimetry）遵循的原理是定比定律。定比定律是指在一般化学反应中，不论经过什么样的中间环节或反应条件有多大的差异，反应物的量和生成物的量之间呈一定的比例关系。例如，下列反应式中在体内氧化与在体外燃烧 1mol 葡萄糖时，都是消耗 6mol O_2，产生 6mol CO_2 和 6mol H_2O 以及一定量的能量，根据定比关系，体内氧化与体外燃烧葡萄糖释放的能量（ΔH）也是相等的。

$$C_6H_{12}O_6 + 6O_2 \longrightarrow 6CO_2 + 6H_2O + \Delta H$$

间接测热法的基本步骤如下：

（1）测定机体在单位时间内总耗 O_2 量和总 CO_2 产生量。

（2）测定尿氮量，计算出氧化蛋白质食物的产热量：尿中的氮主要是蛋白质的分解产物，因此可以通过尿氮量来估算体内被氧化分解的蛋白质量。由于氮占蛋白质重量的 16%，所以排出 1g 尿氮相当于体内氧化分解了 6.25g 蛋白质。用测得的尿氮重量（g）乘以 6.25，便得到体内氧分解的蛋白质量。根据蛋白质的生物热价（表 7-1），就可以计算出氧化蛋白质食物的产热量。

（3）算出氧化非蛋白质食物的产热量：根据被氧化的蛋白质量算出其耗 O_2 量和 CO_2 产生量（表 7-1），从总耗 O_2 量和总 CO_2 产生量中减去氧化蛋白质食物的耗 O_2 量和 CO_2 产生量，即得到非蛋白食物的耗 O_2 量和 CO_2 产生量，由此算出非蛋白呼吸商（NPRQ）。从表 7-2

查出其相对应的非蛋白氧热价,并与非蛋白食物的耗氧量相乘,便可计算出氧化非蛋白质食物的产热量。

（4）算出总产热量:即氧化蛋白质食物产热量与氧化非蛋白质食物产热量之和。

例如某人 24 小时的耗 O_2 量与 CO_2 产生量分别是 400L 与 340L（已换算成标准状态的气体容积）,24 小时尿氮量为 12g。依据这些数据可以进行以下计算:

①蛋白质食物的代谢:氧化量 $= 12g \times 6.25 = 75g$

$$产热量 = 18kJ/g \times 75g = 1\ 350kJ$$

$$耗\ O_2\ 量 = 0.95L/g \times 75g = 71.25L$$

$$CO_2\ 产生量 = 0.76L/g \times 75g = 57L$$

②非蛋白食物的代谢:耗 O_2 量 $= 400L - 71.25L = 328.75L$

$$CO_2\ 产生量 = 340L - 57L = 383L$$

$$NPRQ = 283L \div 328.75L = 0.86$$

③由非蛋白呼吸商计算非蛋白代谢的产热量:

表 7-2 所示,当 NPRQ 为 0.86 时相对应的非蛋白氧热价为 20.41kJ/L,所以氧化非蛋白食物的产热量 $= 20.41kJ/L \times 328.75L = 6\ 709.79kJ$

④计算 24 小时的总产热量:

$$24\ 小时的总产热量 = 1\ 350kJ + 6\ 709.79kJ = 8\ 059.79kJ$$

计算的最后数值 8 059.8kJ 就是该受试者 24 小时内的能量代谢率。

由于上述间接测热法需同时测定耗 O_2 量、CO_2 产生量和尿氮量,仍不便临床和实际应用。因此,常用以下两种简化方法计算能量代谢率:①因蛋白质不是体内的主要供能物质,因此可不考虑蛋白质的代谢,将总呼吸商视为非蛋白呼吸商,经查表 7-2 取得相对应的氧热价,将此值直接乘以总耗氧量,便可算出这段时间内的总产热量。②通常我国健康人在基础状态下的 NPRQ 约为 0.82,其相对应的氧热价为 20.20kJ/L。因此,可直接用此氧热价与一定时间内的耗氧量相乘来计算这段时间的总产热量。用简化法所得数值与上述经典测算方法所得数值非常相近,其误差不到 2%。

目前常用测定耗 O_2 量和 CO_2 产生量的方法有两种,即闭合式测定法和开放式测定法。闭合式测定法是用肺量计来测定耗 O_2 量和 CO_2 产生量的。如图 7-3 所示,受试者在一定时间内（通常为 6min）通过呼吸活瓣从气体容器中不断地摄取 O_2,其间呼出的 CO_2 则被吸收装置中的吸收剂所吸收。描记装置是与气体容器的上盖连接的设备,随着气体容器中的 O_2 不断地被消耗,描计装置记录曲线逐渐下降。根据下降距离及吸收剂重量的增加可分别算出受试者在该段时间内的耗 O_2 量和 CO_2 产生量。开放式测定法又叫气体分析法,该方法是让受试者呼吸新鲜空气,收集受试者一段时间内的呼气量,并分析呼出气中 O_2 和 CO_2 的容积百分比,由于吸入气就是空气,所以其中 O_2 和 CO_2 的容积百分比是已知的。根据吸入气和呼出气中 O_2 和 CO_2 的容积百分比的差数,可算出该段时间内的耗 O_2 量和 CO_2 产生量。由于它是机体在呼吸空气的条件下测定耗 O_2 量和 CO_2 产生量的方法,所以称为开放式测定法。

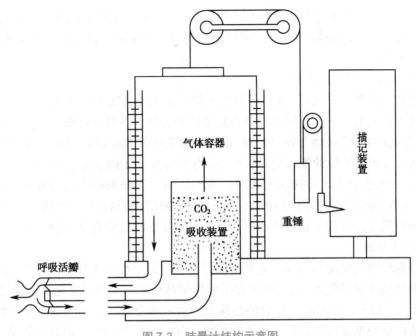

图 7-3　肺量计结构示意图

三、影响能量代谢的因素

(一) 肌肉活动

全身骨骼肌的重量约占体重的 40%，任何轻微的肌肉活动都可使机体耗氧量和能量代谢有所提高，所以肌肉活动是影响能量代谢的最主要因素。肌肉活动的程度称为肌肉工作强度，也就是劳动强度，通常用单位时间内机体的产热量来表示。研究表明 2 秒的剧烈运动就会使机体产热量较安静时增加 50 倍。因此，可用能量代谢率作为评价劳动强度的指标。从表 7-3 可以看出不同劳动强度或运动时的能量代谢率的增长情况。

表 7-3　机体不同工作强度下的能量代谢率

工作强度	产热量 $[kJ/(m^2 \cdot min)]$	工作强度	产热量 $[kJ/(m^2 \cdot min)]$
平卧	2.73	扫地	11.37
开会	3.40	打排球	17.50
擦窗子	8.30	打篮球	24.22
洗衣服	9.89	踢足球	24.98

(二) 精神活动

脑的重量只占体重的 2.5% 左右，但在安静状态下，脑循环血量却占整个循环系统血量的 13%，这说明脑组织的代谢水平是很高的。在安静状态下，每 100g 脑组织的耗氧量约为 3.5ml/min（氧化的葡萄糖量约为 4.5mg/min），此值接近安静时肌肉组织耗氧量的 20 倍。脑组织的代谢率虽然如此之高，但在睡眠和精神活动活跃的状态下，脑中葡萄糖的代谢率却几乎没有差别。由此可见，在精神活动中，中枢神经系统本身的代谢率即使有所增强，其程度也是很小的。但当人处于精神紧张状态时，如烦恼、恐惧或情绪激动时，由于此时出现无意识的肌紧张，以及交感神经兴奋，促进代谢的内分泌激素如甲状腺激素释放增加等，能量代谢率可显著提高。

（三）食物的特殊动力效应

在安静状态下摄入食物后，人体释放的热量比摄入的食物本身氧化后所产生的热量要多。这种进食后引起机体额外消耗能量的现象称为食物的**特殊动力效应**（specific dynamic effect）。不同食物的特殊动力效应不同，以蛋白质食物的效应最为明显。当人体处于安静状态下进食含 100kJ 能量的蛋白质，其产热量为 130kJ，比 100kJ 蛋白质食物的产热量增加了 30kJ。这表明蛋白质的特殊动力效应为 30%。糖和脂肪的特殊动力效应较小，分别为6% 和 4% 左右，混合性食物约为 10%。不同食物的特殊动力效应的持续时间也不相同，蛋白质食物的特殊生热作用在进食 1 小时后开始，2～3 小时达到高峰，可持续 6～7 小时，而糖仅持续 2～3 小时。

食物特殊动力效应的机制尚未完全了解。有人将氨基酸注入静脉内，可出现与经口给予时相同的代谢率增高现象，这说明进食引起的增热机制与进食后消化道和消化腺的活动增强关系不大，但在切除肝脏后食物的特殊动力效应就会消失。这些事实使人们推想，进食后机体的产热量增多可能来源于肝处理蛋白质分解产物时"额外"消耗了能量。因此，在临床上给禁食病人输液补充营养时应注意加上这份多消耗的能量。

（四）环境温度

人体在安静、裸体或只穿薄衣、环境温度 20～30℃ 的条件下能量代谢最为稳定，这主要是因为此时肌肉比较松弛。当环境温度低于 20℃ 时，代谢率开始有所增加；在 10℃ 以下时，代谢率则显著增加，这是由于寒冷刺激反射性地引起寒战和肌紧张增强的结果。当环境温度超过 30℃ 时，代谢率也将逐渐增加，这与发汗、呼吸、循环功能增强及体内化学反应速度加快等因素有关。

四、基础代谢

基础代谢（basal metabolism）是指基础状态下的能量代谢。所谓基础状态是指排除上述各种影响能量代谢因素的状态。**基础代谢率**（basal metabolic rate，BMR）则是指在基础状态下单位时间内的能量代谢。基础代谢率的测定需在食后 12～14 小时的清晨，空腹，室温 20～25℃，清醒并无精神紧张，平卧并保持全身肌肉松弛的条件下进行。此时能量消耗仅用以维持心搏、呼吸及其他一些基本的生命活动。基础代谢率的数值要比一般安静时的代谢率低 8%～10%，但它并不是最低的能量代谢，因为熟睡时机体的各种生理功能减弱至更低水平，此时的能量代谢率会更低。

在进行比较不同个体的基础代谢率时发现，若以单位时间每千克体重的产热量进行比较，则身材矮小的个体要比身材高大的个体产热量高得多。若以单位时间每平方米体表面积的产热量进行比较，则不论机体的身材高还是矮，其产热量都很相近。由此可见，基础代谢率的高低与体重不成比例，而与体表面积成正比。因此，基础代谢率常以单位时间内每平方米体表面积的产热量作为单位，通常用 $kJ/(m^2 \cdot h)$ 来表示。

测定受试者体表面积的过程繁琐而不易进行，但前人通过从身高、体重总结出来的体表面积计算公式，即 Stevenson 公式可计算出体表面积：

体表面积（m²）= 0.006 1 × 身高（cm）+ 0.012 8 × 体重（kg）- 0.152 9

另外，体表面积还可根据图 7-4 直接求出。具体做法是首先找到受试者的身高和体重在相应两条列线的对应点，然后将两个对应点连成一条直线，最后读取直线与中间的体表面积列线交点的数值，该数值即是受试者的体表面积。

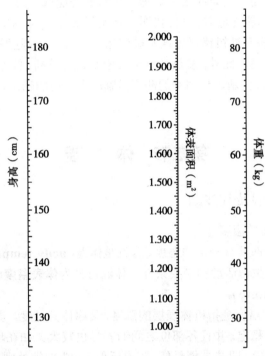

图 7-4　体表面积测算用图

基础代谢率随性别、年龄等生理不同而有变化。其他情况相同时，男性的基础代谢率高于女性；幼年人高于成年人；年龄越大，基础代谢率越低。在不同时日重复测定同一个体的基础代谢率发现其数值基本上无变化，这表明正常人的基础代谢率是相当稳定的。我国正常男、女各年龄组基础代谢率的平均值见表 7-4。

表 7-4　国人正常的基础代谢率平均值[kJ/（m²·h）]

年龄（岁）	11～	16～	18～	20～	31～	41～	51 以上
男性	195.5	193.4	166.2	157.8	158.7	154.1	149.1
女性	172.5	181.7	154.1	146.4	146.9	142.4	138.6

目前采用能量代谢测定的简化方法来测算基础代谢率，现举例说明基础代谢率测算过程。

某受试者，男性，22 岁，体表面积为 1.7m²，在基础状态下，1 小时的耗氧量为 15L。根据简易法将其非蛋白呼吸商定为 0.82，则相对应的氧热价为 20.20kJ/L，所以其基础代谢率为：20.20kJ/L × 15L/h ÷ 1.7m² = 178.2kJ/（m²·h）

根据表 7-4 可知，22 岁男子的正常基础代谢率为 157.8kJ/（m²·h），所以该男子超出正常

平均值为 $(178.2-157.8)=20.4\mathrm{kJ/(m^2 \cdot h)}$，超出正常平均值的百分数为 $(20.4 \div 157.8) \times 100\%=12.9\%$

一般说来，实际测得的基础代谢率的数值与正常平均值比较，若相差在 ±15% 之内，都被视为正常；若相差超过 ±20%，则有病理意义。很多疾病都可影响基础代谢率，其中甲状腺功能的改变对基础代谢率的影响最为显著。甲状腺功能低下时，基础代谢率将比正常值低 20%～40%；甲状腺功能亢进时，基础代谢率将比正常值高出 25%～80%。其他如肾上腺皮质和垂体功能低下、病理性饥饿可出现基础代谢率降低；红细胞增多症、糖尿病以及白血病可出现基础代谢率升高。此外，发热时基础代谢率也会升高，体温每升高 1℃，基础代谢率将升高 13% 左右。因此，基础代谢率的测定是临床上常用的辅助诊断之一。

（朱大诚　徐　伟）

第二节　体　温

一、人体正常体温及其波动

（一）体表温度与体核温度

人和高等动物机体都具有一定的温度，这就是**体温**（body temperature）。正常的体温是机体进行新陈代谢和生命活动的必要条件。体温可分为**体表温度**（shell temperature）和**体核温度**（core temperature）。

1. 体表温度　体表温度是指机体表层的温度，又称体壳温度。其易受环境温度或衣着情况等因素的影响而不稳定，并且各部位之间的差异也较大。如在环境温度为 23℃ 时，人体体表最外层的皮肤温度，四肢末梢最低，越靠近躯干、头部等处则越高；随着环境温度的升高，各部位的皮肤温度差将变小；在寒冷环境中，手、足的皮肤温度降低最为显著，但头部皮肤温度变动则较小。另外，体壳具有一定的厚度，因此，从表层到深部的体表温度存在着比较明显的温度差别，越靠近深部，温度越高。

2. 体核温度　体核温度是指机体深部的温度，如心、脑、肺及腹腔内脏等处的平均温度，也叫核心温度。其特点为数值比较稳定，各部位之间的差异较小。从体温的角度来说，体壳的厚度并不是固定不变的。因此，在整个身体中，体核温度和体表温度的部位区分是可以变化的。在较寒冷的环境中，体核温度分布区域缩小，主要集中在头部与胸腹内脏，此时体壳的厚度可深入皮下达数厘米，以利于保存体热。当机体处于炎热环境中，体壳的厚度将变薄，可不到 1cm。此时，体核温度可扩展到四肢（图 7-5）。

生理学所说的体温是指机体深部的平均温度，即体核温度。由于体内各器官的代谢水平不同，它们的温度也稍有差别。在安静时，肝代谢最为活跃，温度最高，其次是脑、心脏和消化腺。在运动时，骨骼肌代谢旺盛，其温度增为最高。但一般情况下，各器官的温度会趋于一致，这是因为血液通过循环系统不断运输、分配热量的结果。因此，可用血液的温度代表体核温度的平均值。深部温度尤其是血液温度不易测量，因此，临床上通常用**直肠温度**（rectal temperature）、**口腔温度**（oral temperature）和**腋窝温度**（auxillary temperature）来代表体温。直肠温度的正常值为 36.9℃～37.9℃，测量时应将体温计插入直肠 6cm 以上，以保证所测温度更接近体核温度；测量口腔温度的优点是比较准确，操作方便，测量时要将温度计置于舌下,其正常值为36.7～37.7℃;腋窝温度正常值为36.0～37.4℃,测量时上臂要紧贴胸廓,使腋窝紧闭形成人工体腔,并保持腋窝干燥,测定时间要持续5～10分钟,以保证机体内部的热量传至腋窝。另外,在实验研究中,由于食管温度较直肠温度低0.3℃左右,可用食管温度作为深部温度的一个指标;鼓膜温度大致与下丘脑温度相近,可用鼓膜温度作为脑组织温度的指标。

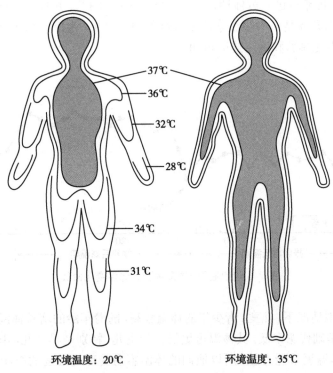

图7-5　不同环境温度下人体体温分布图

3. 平均体温　在分析机体的体温调节反应时需要考虑**平均体温**(mean body temperature, T_{MB}),平均体温是指机体各部位温度的平均值。平均体温可根据体核温度和皮肤温度以及体核部分和表层部分在整个机体中所占的比例进行计算,计算公式如下:

$$T_{MB} = \alpha \times T_{core} + (1-\alpha) \times T_{MS}$$

式中 T_{MB} 代表平均体温, T_{core} 为体核温度, T_{MS} 为平均皮肤温度, α 为体核部分在机体全部组织中所占的比例,(1 - α)为体表部分所占的比例。**平均皮肤温度**(mean skin temperature, T_{MS})可通过体表各区域的皮肤温度分别乘以该区域占总体表面积的比例,再经过加和而求出。α 值不是固定不变的,因为体核部分与表层部分的相对比例在不同环境温度下可发生较大波动。一般情况下,在适温中 α 值为0.67,在炎热的环境中可达0.8～0.9,而在寒冷环境中为0.64。

(二) 体温的生理波动

人体体温的恒定是相对的,在生理情况下,体温可因昼夜、年龄、性别、精神和体力活动等因素的影响而发生变化,但范围不超过1℃。

1. 昼夜波动　在一昼夜之中,正常人体体温呈周期性波动,清晨2～6时体温最低,午后

1～6时最高。体温的这种昼夜周期性波动的现象称为**昼夜节律**或**日节律**(circadian rhythm)。体温的日节律与精神、肌肉活动、昼夜交替及耗 O_2 量无关,而与下丘脑视交叉上核功能有关,是属于一种内在的**生物节律**(biorhythm)。

2. 性别 在相同状态下,女性的平均体温要比男性高 0.3℃左右。成年女性的基础体温(基础状态下的体温)随月经周期而发生变动(图 7-6)。月经期和排卵前期体温较低,并以排卵日最低,在排卵后进入黄体期,体温又升高 0.2～0.3℃,并且一直持续至下次月经开始。排卵后的体温升高是血中孕激素水平升高作用的结果。因此,临床上可通过连续测定基础体温来判定有无排卵和确定排卵日期。

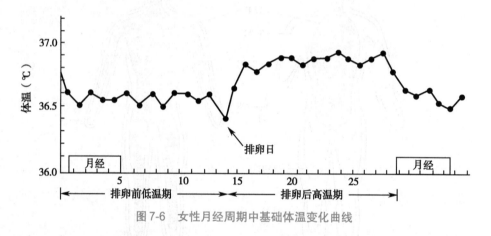

图 7-6 女性月经周期中基础体温变化曲线

3. 年龄 一般情况下,儿童、青少年的体温较高,随着年龄的增长体温有逐渐降低的趋势。老年人由于基础代谢率低,其体温可更低。新生儿,特别是早产儿,由于体温调节功能尚未发育完全,体温调节能力差,所以他们的体温容易受环境温度的影响而出现较大范围的波动。因此,对婴幼儿应加强护理。

4. 肌肉活动 肌肉活动时代谢加强,产热量大增,超过机体的散热量,结果可导致体温升高。所以,临床上测量体温前应让病人安静一段时间;测定小儿体温时应防止其哭闹。

5. 其他因素 在情绪激动、精神紧张、进食等情况下,体温都会有一定程度的升高。环境温度的变化对体温也有影响。麻醉药通过抑制体温调节中枢及其传入路径活动、扩张皮肤血管等作用加速机体散热而使体温降低。

二、机体的产热和散热

机体的体温之所以能够保持相对恒定,是由于在体温调节机制的调控下,机体产生的热量和散发的热量两者之间保持动态平衡,即**体热平衡**(body heat equipoise)。当机体的产热量大于散热量,体温将升高;而当机体散热量大于产热量,体温将降低。

(一)产热过程

1. 主要产热器官 体内三大营养物质在各组织器官中进行氧化分解所释放的能量,除对外做一定量的机械功外,其余的都将转化为热能。从影响整体温度的角度看,基础状态下机体主要产热器官是内脏和脑,其中,肝脏是代谢最旺盛的器官,产热量最多。机体运动时,主要的产热器官是骨骼肌,其产热量可占机体总产热量的 90%(表 7-5)。

表 7-5　几种组织器官不同状态下的产热量

组织器官	占体重百分比（%）	不同状态产热量（%）	
		安静时	劳动或运动时
脑	2.5	16	3
内脏器官	34	56	22
骨骼肌、皮肤	40	18	73
其他	23.5	10	2

2. 产热的方式　当处于寒冷环境中时，机体散热量增多，此时，为了维持机体的体温，机体的产热量也相应增加，增加产热的途径包括战栗产热和非战栗产热。

（1）战栗产热：战栗是指在寒冷环境中骨骼肌发生不随意的节律性收缩，其节律为 9～11 次 /min。战栗时屈肌和伸肌同时收缩，所以对外界不做功，能量全部转化为热量。战栗是机体在寒冷环境中最有效的产热方式，有利于在寒冷环境中维持体热平衡。据测定战栗时代谢率可增加 4～5 倍。

（2）非战栗产热：非战栗产热又称代谢产热，是机体在基础状态下的产热。非战栗产热受交感神经系统调节，与肌肉收缩无关。非战栗产热作用最强的组织是褐色脂肪组织，约占非战栗产热总热量的 70%。成人通过非战栗产热方式增加的产热量很少，不超过 10%～15%；而婴幼儿通过非战栗产热可使产热量增加 1 倍。新生儿不发生战栗，所以非战栗产热对新生儿来说就显得至关重要。

3. 产热的调节　肾上腺素、去甲肾上腺素及甲状腺激素均可使机体非战栗产热增加。寒冷刺激可兴奋交感 - 肾上腺髓质系统，促进肾上腺素、去甲肾上腺素大量释放，机体产热量增加。甲状腺激素增加产热的速度较缓慢，但持续时间较长。机体在寒冷环境中度过几周后，甲状腺分泌大量甲状腺激素，机体代谢率可增加 20%～30%。另外，寒冷刺激下丘脑也可促进机体发生战栗产热。

（二）散热

体内营养物质代谢产生的热量，大部分经由流动的血液被带到体表，并通过皮肤散发至周围环境中。因而皮肤是机体的主要散热器官。当环境温度低于体温时，大部分的体热通过皮肤的辐射、传导和对流散发于周围环境中；而当环境温度高于体温时，机体则通过蒸发进行散热。另外，小部分体热还可随呼吸、排便和排尿散发出体外。

1. 散热的方式

（1）辐射散热：机体以热射线的形式将体热传给外界较冷物体的散热方式称为**辐射散热（ thermal radiation ）**。机体在安静状态下辐射散热量占总散热量的比例较大，大约为 60%。辐射散热量随皮肤与外界环境的温度差以及机体有效辐射面积而变化。当皮肤与外界环境的温度差或机体有效辐射面积增大时，辐射散热量就会随之增多，反之则减少。四肢表面积比较大，因此在辐射散热中起重要作用。

（2）传导散热：机体将体热直接传给同它接触的温度较低物体的散热方式称为**传导散热（ thermal conduction ）**。其过程是机体深部的热量以传导的方式先传到机体表面的皮肤，再由皮肤直接传给同它相接触的较冷物体，以实现体热的散发。传导散热除了与温度差、接触面积有关外,还与接触物体的导热性能密切相关。金属制品的导热性能优于木制品,因此接触金属制品比接触木制品传导散热要快。由于肥胖者和女子皮下存在许多导热性能很低的脂肪组织,因此他们由深部向表层传导散发的热量要比其他人少许多。利用此原理涂油脂类物质于皮肤上,可起到减少传导散热的作用。新生儿皮下脂肪薄,体热易于散失,因此应注意保暖。水的导热性能好,故临床上用冰袋、冰帽给高热病人降温,也是基于这个原理。

(3)对流散热:**对流散热**(thermal convection)是传导散热的一种特殊形式,它是通过气体或液体的流动来交换热量的一种散热方式。人体皮肤的温度高于周围环境时,人体先将体热传递给与皮肤接触的空气,这部分空气因受热膨胀变轻而上升,再由新的、密度大的冷空气补充到人体周围,然后再被加温而上升,如此反复,以实现体热的散发。通过对流所散发热量的多少,除取决于皮肤与周围环境之间的温度差和机体的有效散热面积外,还受风速影响较大。风速越大,对流散热量越多,相反,风速越小,对流散热量越少。衣服覆盖皮肤表面,加之棉毛纤维间的空气不易流动,这些因素都可使对流难以实现而有利于保温。

(4)蒸发散热:**蒸发散热**(thermal evaporation)是利用水分从体表汽化时吸收热量而散发体热的一种散热方式。体表每蒸发 1g 水分可使机体散失 2.43kJ 热量。当环境温度升高时,皮肤和环境之间的温度差变小,辐射、传导和对流的散热量减小,而蒸发散热作用则增强;当环境温度等于或高于皮肤温度时,辐射、传导和对流散热将停止,此时蒸发就成为机体唯一的散热方式。临床上给高热病人用乙醇擦浴,可增加蒸发散热,起到降温作用。蒸发散热有两种形式,即**不感蒸发**(insensible perspiration)和**发汗**(sweating)。

1)不感蒸发:不感蒸发是指体液的水分从皮肤和黏膜(主要是呼吸道黏膜)表面不断渗出,在没有聚成明显水滴之前就被蒸发掉的一种散热方式,其中皮肤水分的蒸发又称为不显汗。不感蒸发持续进行,不被人们所察觉,且与汗腺活动无关,即使在寒冷环境下也依然存在。当环境温度低于 30℃时,不感蒸发的水分相当恒定,一般为每 24 小时 1 000ml 左右,其中通过皮肤蒸发掉的为 600~800ml,通过呼吸道黏膜蒸发掉的为 200~400ml。不感蒸发不受神经调节,但随体温的增高,不感蒸发会增多。婴幼儿不感蒸发的速率大于成人,在缺水时更容易造成严重脱水。不感蒸发是一种很有效的散热途径,在有些不能分泌汗液的动物如狗,皮肤虽有汗腺结构,但在高温环境下也不能分泌汗液,则必须通过**热喘呼吸**(panting)来加强呼吸道的蒸发散热。

2)发汗:汗腺分泌汗液的活动称为发汗。由于发汗可在皮肤表面聚成明显水滴,可被人意识到,因此又称**可感蒸发**(sensible evaporation)。发汗受环境温度、环境湿度、劳动强度及风速等多种因素的影响。人在安静状态下,当环境温度达到 30℃左右时便开始发汗,环境温度越高,发汗速度越快。但在高温环境中时间太长,发汗速度会因汗腺疲劳而明显减慢。如果空气湿度大,而且着衣较多时,气温达 25℃便可引起人体发汗。湿度越大,汗液越不易被蒸发,体热因而不易散发,发汗越多。人体进行劳动或运动时,气温虽在 20℃以下,也可出现发汗,而且汗量往往较多,劳动或运动强度越大,发汗量越多。此外,风速大时,汗液蒸发速度加快,容易散热而使发汗速度减慢。因此,人在高温、高湿、通风差的环境中容易发生中暑。中暑后主要通过以上四种散热方式给患者进行急救降温。

汗液中水分占 99%,固体成分则不到 1%,其中大部分为氯化钠,也有少量氯化钾、尿素等。刚从汗腺细胞分泌出来的汗液,与血浆是等渗的,但在流经汗腺导管时,由于部分钠和氯被重吸收,故最后排出的汗液是低渗的。同血浆相比,汗液中的氯化钠浓度一般低于血浆,乳酸浓度高于血浆,蛋白质和葡萄糖的浓度几乎为零。在高温环境下作业,氯化钠可随汗液大量丧失,因此在补充水的同时还应补充一定量的氯化钠。由于汗液是低渗的,所以机体因大量发汗可导致高渗性脱水。

2. 散热的调节

(1)发汗的调节:发汗是一种反射性活动,发汗反射中枢分布在从脊髓到大脑皮质的中枢神经系统内,但最主要的发汗中枢位于下丘脑。人体有两种汗腺,即大汗腺和小汗腺。大汗腺局限于腋窝和外阴部等处,其活动可能与性功能有关。小汗腺广泛分布于全身皮肤,其中发汗能力最强的是躯干和四肢的小汗腺。大部分小汗腺接受交感神经纤维支配,其节后纤维为胆碱能纤维,所以乙酰胆碱可促进其分泌。由温热性刺激引起乙酰胆碱释放促进全身各部位的小汗腺分泌汗液称为**温热性发汗**(thermal sweating),其生理意义在于增加蒸发散热,调节体温。始动温热性发汗的主要因素有:①温热环境刺激皮肤中的温觉感受器,冲动传入至发汗中枢,反射性引起发汗;②温热环境使皮肤血液被加温,被加温的血液流至下丘脑发汗中枢的热敏神经元,可引起发汗。另外,位于掌心、脚底和前额等处有一部分小汗腺受交感肾上腺素能纤维支配。当精神紧张或情绪激动时可通过交感肾上腺素能纤维促进这些小汗腺的分泌,此过程称为**精神性发汗**(mental sweating)。精神性发汗与体温调节关系不大,其中枢可能在大脑皮质运动区。温热性发汗与精神性发汗并非截然分开,常同时出现。

(2)皮肤血流量的调节:皮肤血管的特点是:①分布到皮肤的动脉穿过隔热组织(脂肪组织等),在真皮的乳头下层形成微动脉网,再经迂回曲折的毛细血管网延续为丰富的静脉丛;②皮下含有大量的动-静脉吻合支。这些结构特点决定了皮肤的血流量可以在较大范围内发生变动。机体的体温调节机构通过交感神经控制皮肤血管的口径、改变皮肤的血流量而起到调节皮肤温度的作用,而皮肤温度与环境温度的差值会决定最终通过辐射、传导和对流散失热量的多少。因此通过调节皮肤血流量可使散热量符合当时条件下体热平衡的要求。例如,在炎热环境中,交感神经紧张性活动降低,皮肤血管舒张,动-静脉吻合支开放,皮肤血流量增加。此时较多的体热从机体深部被带到体表层,提高了皮肤温度,增强了散热作用。此时汗腺的活动也加强,皮肤血流量增加也给汗腺分泌提供必要的水分。在寒冷环境中,交感神经紧张性活动增强,皮肤血管收缩,血流量剧减,皮肤温度降低,散发的热量也随之减少,以保持正常体温。

三、体温调节

人和其他恒温动物有完善的体温调节系统。在外界环境温度发生改变时,机体能通过调节产热和散热过程,维持体温相对稳定。体温调节的方式包括自主性体温调节和行为性体温调节。自主性体温调节是指在体温调节机构的控制下,通过增减皮肤的血流量、发汗、战栗等生理调节反应,使体温维持在一个相对稳定的水平。如外界环境或干扰因素使深部温度发生改变时,可通过皮肤及深部的温度感受器检测到体温的变化,并将温度信息传达到体温调节中枢,经过中枢整合后,通过传出神经调节产热器官和散热器官等效应器的活动,从而使体温维持在一个稳定的水平(图7-7)。行为性体温调节是指人有意识地通过一定的行为对体温进行调节。人在不同温度环境中,为了保暖或降温,有意识地采取伸展肢体或紧缩一团、增减衣服、使用冷暖空调等行为来加强机体对环境温度变化的适应能力,以保证其生理体温的恒定。行为性体温调节是以自主性体温调节为基础的,是对自主性体温调节的补充。通常所说的体温调节主要是指自主性体温调节。

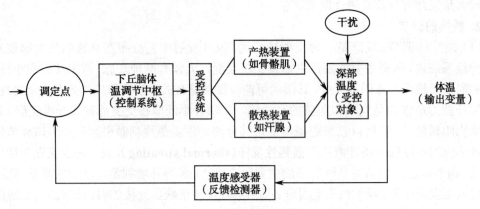

图 7-7　体温调节自动控制示意图

（一）温度感受器

对温度敏感的感受器称为温度感受器,根据其所在部位不同,温度感受器可分为**外周温度感受器**（peripheral thermoreceptor）和**中枢温度感受器**（centrm thermoreceptor）,前者为游离的神经末梢,后者为神经元。按其感受温度的性质又可分冷感受器和热感受器。

1. 外周温度感受器　外周温度感受器主要分布于人体皮肤、黏膜和腹腔内脏中。当皮肤温度升高时,热感受器兴奋,放电增多;而当皮肤温度降低时,则冷感受器兴奋,放电增多。皮肤冷感受器数量较多,为热感受器的 4～10 倍,提示在体温调节机制中皮肤的作用可能主要是感受体表温度的下降。在动物体实验中发现,冷感受器在 27℃时发放冲动频率最高,而热感受器则在 43℃时发放冲动频率最高。当温度偏离各自敏感的温度时,感受器发放冲动的频率将减少。在人类,皮肤温度低于 30℃时可因冷感受器兴奋而使人产生冷觉,皮肤温度在 35℃左右时可因热感受器兴奋而产生温觉。

2. 中枢温度感受器　是指分布在脊髓、延髓、脑干网状结构及下丘脑等处对温度变化敏感的神经元。因局部脑组织温度升高而放电频率增加的神经元称为**热敏神经元**（warm-sensitive neuron）,因局部脑组织温度下降而放电频率增加的神经元称为**冷敏神经元**（cold-sensitive neuron）。研究表明,在脑干网状结构和下丘脑的弓状核中冷敏神经元数量多于热敏神经元,而在**视前区 - 下丘脑前部**（preoptic-anterior hypothalamus, PO/AH）,热敏神经元数量则多于冷敏神经元。局部脑组织温度变动 0.1℃,就会使这两种温度敏感神经元的放电频率发生变化,而且不出现适应现象。

近年来发现**瞬时受体电位通道**（transient receptor potential channels, TRP channels）是一类在外周和中枢神经系统广泛分布的非选择性阳离子通道。根据氨基酸序列的同源性,将已发现的 28 种哺乳动物 TRP 通道分为 TRPC、TRPV、TRPM、TRPA、TRPP 和 TRPML6 个亚家族。TRP 通道调节机制各异,通过感受细胞内外环境的各种刺激,参与痛温觉、机械感觉、味觉的发生和维持细胞内外环境的离子稳态等众多生命活动。现已有大量的有关 TRP 通道参与温度感觉的研究,TRPV1、TRPV2、TRPV3、TRPV4、TRPM8 和 TRPA1 与温度感觉相关。其中前四者为热刺激感受通道，而 TRPM8 和 TRPA1 为冷刺激感受通道。关于 TRP 通道在体温调节机制中的生理作用及相关生物学机制目前尚不十分清楚。

（二）体温调节中枢

对多种恒温动物实施分段切除脑的实验研究显示，切除大脑皮质及部分皮层下结构后，只要保持下丘脑及其以下的神经结构完整，动物仍具有维持恒定体温的能力。如进一步破坏下丘脑，动物将不能维持其恒定体温。这表明体温调节的基本中枢在下丘脑。另外，下丘脑 PO/AH 部位的神经元一方面能对其他途径传入的温度变化信息发生反应，进行整合，如致热原等化学物质通过血液运输，作用于 PO/AH 区的温度敏感神经元，引起体温调节反应；另一方面还能感受局部组织温度的变化，调节产热与散热两个过程，如对下丘脑 PO/AH 局部加温，动物出现出汗等散热反应，局部冷却则引起产热增强作用。因此，PO/AH 被认为是体温调节中枢整合机构的关键部位。下丘脑感受到体内、外环境温度变化刺激后，发出控制信号主要经过以下三条途径调节产热和散热的活动，以维持体温的恒定。①通过交感神经系统控制皮肤血管舒缩反应和汗腺分泌；②通过躯体神经改变骨骼肌的活动，如在寒冷环境时的寒战等；③通过改变甲状腺激素和肾上腺髓质激素的分泌活动来影响产热（图7-8）。

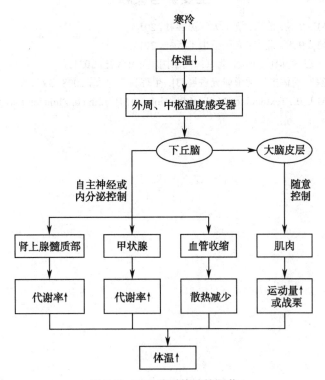

图 7-8 下丘脑对体温的调节

（三）体温调节过程—调定点学说

在体温调节中枢的控制下，机体通过体温调节的自动控制系统，来维持体温的相对恒定。体温的调节可用**调定点学说（set point theory）**来解释，该学说认为体温的调节类似于恒温器的调节，PO/AH 区的中枢温度敏感神经元在体温调节中起调定点作用，这些神经元可通过某种机制将体温设定在一个温度值，如 37℃，这个值就是调定点。当体温与调定点一致时，机体的产热和散热过程趋于平衡，体温维持在调定点设定的温度水平。当体温高于37℃时，热敏神经元放电增多，机体散热大于产热，从而使体温降至37℃；而当体温低于37℃时，冷敏神经元放电增多，机体产热大于散热，也会使体温升至37℃。因此，体温调节是在神经参与下的负反馈调节。在某些情况下调定点可发生重调定而上移。例如，当机体感染细菌后，菌体及代谢产物可作为致热原使热敏神经元兴奋性下降，阈值升高，调定点上移。如果调定点从37℃调到39℃，则因正常37℃体温低于调定点设定值而使冷敏神经元兴奋，引起产热增加、散热减少的反应，出现皮肤血管收缩、皮肤温度降低、恶寒、战栗，直到体温升高到39℃时才出现产热与散热的平衡。只要致热原不消除，产热与散热两个过程就在此新的体温水平上保持平衡。如果致热源被排除，调定点恢复到37℃，此时39℃的体温使热敏神经元兴奋，导致散热增加、产热减少，出现血管扩张、大量出汗，体温逐渐恢复至37℃。由此可见，发热时体温调节机制并无障碍，只是体温调定点在致热源的作用下发生了重调定。

（朱大诚 徐 伟）

主要参考文献

1. 朱大诚. 生理学 [M]. 2 版. 北京：清华大学出版社，2017.
2. 王庭槐. 生理学 [M]. 9 版. 北京：人民卫生出版社，2018.
3. 赵铁建，朱大诚. 生理学 [M]. 11 版. 北京：中国中医药出版社，2021.
4. 韩重阳，王晓良. 瞬时受体电位通道研究进展 [J]. 生理科学进展，2008，39（1）：27-32.
5. GUYTON AC, HALL JE. Textbook of Medical Physiology[M]. 12th ed. Philadelphia: WB Saunders, 2012.

第八章　肾脏生理

体液的电解质（或离子）浓度、酸碱平衡、分布和压力等对机体细胞、器官的功能有重要影响，也与健康密切相关。电解质浓度、酸碱平衡、体液分布和血压的调节不只是一个器官、系统所完成的。机体的酸碱平衡主要通过肺、肾的调节；血钠、血钾浓度主要受肾的调节；体液中水的分布除主要受血钠分布的影响外，还受下丘脑及其分泌的 ADH（作用于肾远曲小管和集合管）的调控；血压主要受心、血管、交感神经、肾以及一些激素的调节。由此可见，电解质浓度、酸碱平衡、体液分布和血压的调节均有肾的参与，而且肾在其中起着至关重要的作用。电解质浓度、酸碱平衡、体液分布和血压的稳定也是维持稳态的重要组成部分，许多常见的健康问题，如心、肝、肾以及心理性疾病，经常并发体液、电解质、血压的紊乱。此外，肾还是将细胞代谢产生的代谢产物排出体外的最主要、也是最重要的途径。因此，肾是维持机体稳态的最重要的器官。

在稳态的维持中，机体内的水量至关重要，人体每天摄入和排出的水量相等，其排出水的主要途径是通过肾形成尿液而排出（表 8-1）。

表 8-1　室温（23℃）下正常成人水的摄入和排出

水摄入途径		水排出途径	
水摄入	水量（ml/d）	水排出	水量（ml/d）
饮水	1 200	不感蒸发	700
食物水	1 000	汗液	100
代谢水	300	粪便	200
		尿液	1 500
合计	2 500	合计	2 500

生理学将体内物质代谢的终产物和进入体内的异物以及过剩的物质经血液循环由排泄器官排到体外的过程称为**排泄（excretion）**。机体的排泄器官主要有肾、肺、皮肤和消化道，其中肾不仅是最重要的排泄器官，也是维持稳态的重要器官。肾能过滤血液，将血液中的代谢终产物、机体所需但过剩的物质、外来化学物（即由外环境进入机体的，且是机体不需要的物质）形成尿液并排出体外，以调节水 - 电解质平衡、渗透压和酸碱平衡，并保护机体不受外来化学物的损害，从而维持机体内环境的稳定。在治疗肾衰竭的患者时，由于肾不能及时清除药物或其代谢产物，使药物或其代谢产物在体内的半衰期延长，易发生药物中毒或不良反

应。肾生成尿的过程包括肾小球**滤过**（filtration）、肾小管和集合管**重吸收**（reabsorption）、肾小管和集合管**分泌**（secretion）三个过程，最终形成终尿经输尿管排入膀胱储存。当膀胱内尿液量积累到一定程度时，膀胱内压力会明显升高，达到排尿阈值后会通过神经反射启动排尿过程。如果肾生成和排出尿的功能严重受损或完全丧失，代谢废物就会因排出受阻而在体内堆积，导致内环境紊乱，机体生理功能会受到影响，必须依靠血液透析等替代治疗来维持内环境稳态。另外，肾还兼有内分泌功能，可分泌**肾素**（renin）、**促红细胞生成素**（erythropoietin）、1α- 羟化酶、前列腺素等重要的激素类物质，参与机体功能活动的调节过程，如监控与调节血压。在常用的抗高血压药物中，有一些就是通过肾来起作用的。本章重点讨论肾的尿生成及其调节，以及肾脏生理研究的相关进展。

第一节　尿的生成过程

一、肾小球的滤过功能

尿的生成包括肾小球滤过、肾小管和集合管重吸收、肾小管和集合管分泌三个基本过程。肾小球滤过是尿生成的第一步。当血液流经肾小球毛细血管时，血液中的水分和小分子溶质通过滤过膜滤入肾小囊腔的过程，称肾小球的滤过。用微穿刺的方法获取肾小囊腔内的滤液并进行分析表明，滤液中除不含细胞成分及大分子蛋白质外，其他各种晶体物质的成分和浓度与血浆基本相同，由此证明肾小囊内滤液是血浆的超滤液，也称原尿。

（一）滤过膜及其通透性

肾小球滤过的结构基础是滤过膜，由毛细血管**内皮细胞**（endothelial cell）、**基膜**（basement membrane）和肾小囊脏层上皮细胞（足细胞）三层构成（图 8-1）。滤过膜起到了机械屏障和电荷屏障的作用。滤过膜内层的毛细血管内皮细胞有许多直径为 50～100nm 的小孔，称为**窗孔**（fenestration），小分子溶质以及小分子量的蛋白质可自由通过，且内皮细胞表面富含唾液酸蛋白等带负电荷的糖蛋白，可阻碍带负电荷的蛋白质通过，即电屏障作用；基膜层为非细胞性结构，为水合凝胶构成的微纤维网，有直径为 4～8nm 的多角形网孔，是决定分子大小不同的溶质是否可以通过的重要屏障；滤过膜的外层是肾小囊上皮细胞，即**足细胞**（podocyte），它有很长的突起，称为**足突**（foot process）。足突相互交错对插，在突起之间形成滤过裂隙膜，膜上有直径 4～11nm 的小孔，是滤过膜的最后一道屏障。足细胞裂隙膜的

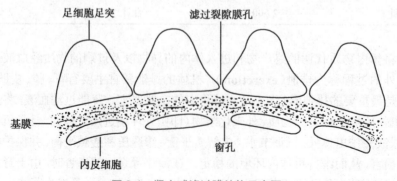

图 8-1　肾小球滤过膜结构示意图

主要蛋白成分,称为**裂孔素(nephrin)**(裂孔素的详细内容见本章第四节肾脏生理研究的相关进展),其作用是防止蛋白质的漏出。缺乏裂孔素时,尿中将出现蛋白质。

正常人两肾全部肾小球的总滤过面积达 $1.5m^2$ 左右。物质通过滤过膜的能力取决于被滤过物质分子的大小及其所带的电荷性质。一般来说,分子有效半径小于 2.0nm 的中性物质可自由滤过(如葡萄糖);有效半径大于 4.2nm 的物质则不能滤过;有效半径在 2.0~4.2nm 之间的各种物质随有效半径的增加,其滤过量逐渐降低。而有效半径约为 3.6nm 的血浆白蛋白(分子量为 69 000)却很难滤过,这是因白蛋白带负电荷。用带不同电荷的右旋糖酐进行实验可观察到,即使有效半径相同,带负电荷的右旋糖酐也较难通过,而带正电荷的右旋糖酐则较易通过(图 8-2)。以上结果表明滤过膜的通透性不仅取决于滤过膜孔的大小,还取决于滤过膜所带的电荷性质。在病理情况下,滤过膜的面积和通透性均可发生变化,从而影响肾小球的滤过。

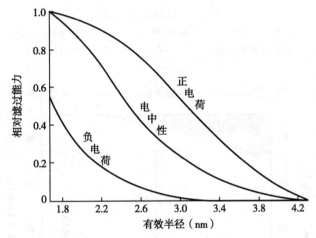

图 8-2 分子有效半径和带不同电荷对滤过的影响
滤过能力:1.0:表示能自由滤过;0:表示不能滤过

(二)肾小球有效滤过压

肾小球滤过的动力是**有效滤过压(effective filtration pressure)**。有效滤过压是指促进滤出的力与对抗滤出的力之间的差值。促进滤出的力有肾小球毛细血管血压和肾小囊内滤液的胶体渗透压。对抗滤出的力有血浆胶体渗透压和肾小囊内的静水压。正常情况下,肾小球毛细血管血压入球端和出球端变化不大,约为 45mmHg,肾小囊滤液中几乎不含血浆蛋白,其胶体渗透压接近于 0;肾小球毛细血管入球端血浆胶体渗透压约为 25mmHg,出球端血浆胶体渗透压约为 35mmHg;肾小囊内压较稳定,约为 10mmHg(图 8-3)。

由此看来,肾小球毛细血管不同部位的有效滤过压是不相同的,越靠近入球端,有效滤过压越大。当血液从入球小动脉端流向出球小动脉端时,由于不断生成超滤液,随着小分子物质和水的滤出,血浆中蛋白质浓度会逐渐升高,使血浆胶体渗透压逐渐升高,滤过的阻力逐渐增大,因而有效滤过压的值会逐渐减小。有效滤过压降低到零时,达到滤过平衡,滤过也就停止(图 8-4)。

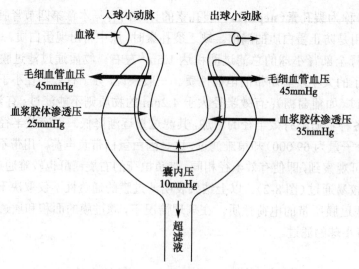

图 8-3 有效滤过压示意图

肾小球入球端有效滤过压 =（45＋0）－（25＋10）＝10（mmHg）

肾小球出球端有效滤过压 =（45＋0）－（35＋10）＝0（mmHg）

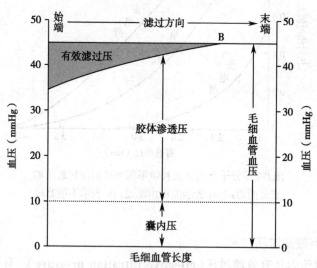

图 8-4 影响肾小球滤过压的因素

B：为滤过平衡点

（三）肾小球滤过率与滤过分数

1. 肾小球滤过率 单位时间内（每分钟）两肾生成原尿的量称为肾小球滤过率。因机体两肾的滤过率不同，故在叙述肾小球滤过率的概念时，必须将两肾都考虑在内。据测定，正常成人的肾小球滤过率平均值为 125ml/min，故每天两肾生成的肾小球滤液总量可达 180L。

2. 滤过分数 肾小球滤过率与每分钟肾血浆流量的比值称为**滤过分数**（filtration fracation，FF）。正常情况下，已知肾血浆流量为 660ml/min，肾小球滤过率为 125ml/min，则滤过分数约为 19%。这表明当血液流经两肾时，约有 1/5 的血浆经滤过膜进入肾小囊腔，形成原尿。

（四）影响肾小球滤过的因素

1. 肾小球毛细血管血压　正常情况下，当血压在 80～160mmHg 范围内变动时，由于肾血流量的自身调节机制，肾小球毛细血管血压可保持相对稳定，故肾小球滤过率基本不变。如超出此自身调节范围，肾小球毛细血管血压发生明显升高或降低，有效滤过压和肾小球滤过率就会发生相应的改变（图 8-4）。如在血容量减少、剧烈运动、强烈的伤害性刺激或情绪激动等情况下，可使交感神经活动加强，入球小动脉强烈收缩，导致肾血流量、肾小球毛细血管血量和毛细血管血压下降，从而影响肾小球滤过率。

2. 囊内压　正常情况下囊内压一般比较稳定。当肾盂或输尿管结石、肿瘤压迫或任何原因引起输尿管阻塞时，小管液或终尿不能排出，可引起逆行性压力升高，最终导致囊内压升高，从而降低有效滤过压和肾小球滤过率。有些药物（如磺胺类）如果血浆浓度太高，可在肾小管液的酸性环境中析出结晶；某些疾病发生溶血时，血红蛋白可堵塞肾小管。这些情况也会导致囊内压升高而影响肾小球滤过。

3. 血浆胶体渗透压　正常情况下，血浆胶体渗透压不会发生大幅度波动。当全身血浆蛋白浓度明显降低时，血浆胶体渗透压降低。例如经静脉输入大量生理盐水，或病理情况下肝功能严重受损致血浆蛋白合成减少，或因毛细血管通透性增大致血浆蛋白丢失，都会导致血浆蛋白浓度降低，胶体渗透压下降，使有效滤过压和肾小球滤过率增加。

4. 肾血浆流量　肾血浆流量对肾小球滤过率的影响并非通过改变有效滤过压，而是改变滤过平衡点（图 8-4 中的 B 点）。当肾血浆流量增大时，肾小球毛细血管中血浆胶体渗透压升高速度减缓，滤过平衡点向出球小动脉端移动，甚至到出球动脉时仍未达到滤过平衡，故肾小球滤过率增加；反之，当肾血浆流量减少时，滤过平衡点则靠近入球小动脉端，故肾小球滤过率减少。当肾交感神经强烈兴奋引起入球小动脉阻力明显增加时，如剧烈运动、失血、缺氧和中毒性休克等情况下，肾血流量和肾血浆流量明显减少，肾小球滤过率也显著降低。

5. 滤过膜的面积和通透性　凡能影响滤过膜面积和通透性的因素都能影响肾小球滤过率。人体两肾肾小球滤过膜的面积及通透性较稳定，在病理情况下出现改变时，有滤过功能的肾小球数目会减少，其有效滤过面积也会减少，因而滤过率降低，出现少尿或无尿。正常情况下，肾小球滤过膜对滤过的物质有一定的选择性，但病理情况下，如缺氧、中毒、炎症等，滤过膜通透性增大，出现蛋白尿甚至血尿。

二、肾小管和集合管的重吸收和分泌功能

肾小管和集合管的物质转运功能包括重吸收和分泌。重吸收是指肾小管上皮细胞将物质从肾小管液中转运至血液中；分泌则为肾小管上皮细胞将自身产生的物质或血液中的物质转运至小管液中。正常人两肾生成的原尿量每天达 180L，而终尿量仅 1.5L 左右，说明原尿中约 99% 的水被肾小管和集合管重吸收。原尿中的其他物质被选择性重吸收，肾小管上皮细胞还会主动分泌某些物质进入肾小管。例如超滤液中的葡萄糖和氨基酸可全部被重吸收，Na^+、Ca^{2+} 和尿素等则不同程度地被重吸收，而肌酐、H^+ 和 K^+、氨等则可被分泌到小管液中而排出体外。

肾小管和集合管上皮细胞的顶端膜（管腔膜）与侧膜和基底膜（因这两部分细胞膜功能相似，故合称为基底侧膜）上分布的各种通道、转运体、离子泵不同，对物质的转运情况也各不相同。物质进入上皮细胞再移出上皮细胞的转运称为**跨细胞途径（transcellular** pathway）转运。另外，上皮细胞之间的连接部位（紧密连接）也对一些物质具有通透性，物质经此途径转运称为**细胞旁途径（paracellular pathway）**转运。

肾小管和集合管的重吸收方式分为被动转运和主动转运。被动转运包括单纯扩散、渗透和易化扩散，主动转运包括原发性主动转运和继发性主动转运。当水分子通过渗透被重吸收时有些溶质可随水分子一起被转运，这一转运方式称为**溶剂拖曳（solvent drag）**。此外，肾小管上皮细胞还可通过入胞方式重吸收小管液中少量的小分子蛋白质。

由于肾小管和集合管各段的结构和功能（各种转运体的分布）不同，小管液的成分也不同，故肾小管各段对物质重吸收的方式、数量和机制也不相同。下面主要讨论 Na^+、Cl^-、HCO_3^-、NH_3、H^+、K^+、Ca^{2+}、葡萄糖等几种重要物质在肾小管和集合管的重吸收和 / 或分泌。

（一）Na^+、Cl^- 和水的重吸收

1. 近端小管　近端小管包括近曲小管和髓袢降支粗段。近端小管重吸收原尿中约 70% 的 Na^+、Cl^- 和水。在近端小管的前半段（相当于近曲小管），Na^+ 进入上皮细胞的过程与 H^+ 的分泌以及与葡萄糖、氨基酸的转运相耦联。由于上皮细胞基底侧膜上钠泵的作用，细胞内 Na^+ 浓度较低，小管液中的 Na^+ 和细胞内的 H^+ 由管腔膜的 Na^+-H^+ 交换体进行逆向转运，H^+ 被分泌到小管液中，而小管液中的 Na^+ 则顺浓度梯度进入上皮细胞内。小管液中的 Na^+ 还可由管腔膜上的 Na^+- 葡萄糖同向转运体和 Na^+- 氨基酸同向转运体与葡萄糖、氨基酸共同转运，Na^+ 顺电化学梯度通过管腔膜进入细胞内，同时将葡萄糖或氨基酸转运入细胞内。进入细胞内的 Na^+ 经基底侧膜上的钠泵泵出细胞，进入组织间隙。进入细胞内的葡萄糖和氨基酸则以易化扩散的方式通过基底侧膜离开上皮细胞，进入血液循环。由于 Na^+、葡萄糖和氨基酸等进入细胞间隙，使细胞间隙中的渗透压升高，通过渗透作用，水便进入细胞间隙。由于上皮细胞间存在紧密连接，故细胞间隙内的静水压升高，可促使 Na^+ 和水进入毛细血管而被重吸收。

在近端小管前半段，因 Na^+-H^+ 交换使细胞内的 H^+ 进入小管液，HCO_3^- 则被重吸收，而 Cl^- 不被重吸收，其结果是小管液中 Cl^- 的浓度高于管周组织间液中的浓度。在近端小管后半段（相当于髓袢降支粗段），由于小管液的 Cl^- 浓度比细胞间隙液中浓度高约 20%～40%，Cl^- 顺浓度梯度经紧密连接进入细胞间隙被重吸收，小管液中正离子相对增多，使小管液中的 Na^+ 顺电位梯度通过细胞旁途径被动重吸收。因此这部分 Cl^- 为顺浓度差被动扩散，Na^+ 为顺电位差被动扩散，均经过上皮细胞间隙的紧密连接进入细胞间隙。

近端小管对水的重吸收是通过渗透作用进行的。因为上皮细胞主动和被动重吸收 Na^+、HCO_3^-、Cl^-、葡萄糖和氨基酸进入细胞间隙后，小管液的渗透压降低，细胞间隙液的渗透压升高。水在这个渗透压差的作用下通过跨上皮细胞和紧密连接两条途径进入细胞间隙，然后进入管周毛细血管而被吸收。由于近端小管对物质的重吸收伴随着水的重吸收，而对水重吸收的量是由对各种物质重吸收后形成的渗透压差所决定，因此，近端小管中物质的重吸收为等渗性重吸收，小管液为等渗液（图 8-5）。

2. 髓袢细段　髓袢细段包括髓袢降支细段和髓袢升支细段。在髓袢细段，小管液中的 NaCl 约有 20% 被重吸收，水约 15% 被重吸收。①髓袢降支细段钠泵活性很低，对 Na^+ 也不易通透，但对水通透性较高，在组织液高渗作用下水被重吸收，故小管液在流经髓袢降支细段时，渗透压会逐渐升高。②而髓袢升支细段对水不通透，但对 Na^+ 和 Cl^- 易通透，NaCl 依渗透压差扩散进入组织间液（肾间质），故小管液流经髓袢升支细段时，渗透压逐渐下降。

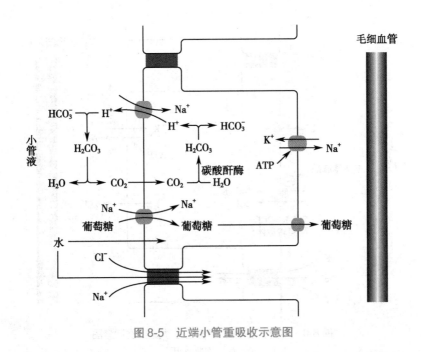

图 8-5 近端小管重吸收示意图

3. 远端小管和集合管 远端小管包括髓袢升支粗段和远曲小管。远端小管和集合管可重吸收小管液中约 12% 的 Na^+ 和 Cl^-，同时根据机体内环境的需要，重吸收一定量的水。

（1）髓袢升支粗段：髓袢升支粗段有 Na^+-K^+-$2Cl^-$ 同向转运体，该转运体可使小管液中 1 个 Na^+、1 个 K^+ 和 2 个 Cl^- 同向转运进入上皮细胞内，Na^+ 进入细胞是顺电化学梯度的，进入细胞内的 Na^+ 通过细胞基底侧膜的钠泵泵至组织间液，Cl^- 顺浓度梯度经管周膜上的 Cl^- 通道进入组织间液，而 K^+ 则顺浓度梯度经管腔膜返回小管液中，并使小管液呈正电位，小管液中的 Na^+、K^+、Ca^{2+} 等离子在电位差的驱动下，经细胞间隙以细胞旁途径进入肾间质，属于被动转运。因此在髓袢升支粗段，Na^+ 经 Na^+-K^+-$2Cl^-$ 同向转运体以继发性主动转运重吸收。肤喃苯胺酸（呋塞米）可抑制 Na^+-K^+-$2Cl^-$ 同向转运，所以能抑制 Na^+ 和 Cl^- 的重吸收，产生很强的利尿作用（图 8-6）。由于髓袢升支粗段对水不通透而可重吸收 Na^+ 和 Cl^-，故小管液在流经升支粗段时，渗透压逐渐降低，但肾间质渗透压升高。

（2）远曲小管和集合管：远曲小管和集合管对 Na^+、Cl^-、水的重吸收是根据机体的水、盐平衡状况进行调节的。Na^+ 的重吸收主要受醛固酮调节，水的重吸收则主要受血管升压素调节。①远曲小管始段：远曲小管始段上皮细胞对水仍不通透，但能主动重吸收 NaCl。Na^+ 在远曲小管和集合管的重吸收属于继发性主动转运，小管液中的 Na^+ 和 Cl^- 经 Na^+-Cl^- 同向转运体进入细胞内，细胞内的 Na^+ 由钠泵泵出。②远曲小管后段和集合管：远曲小管后段和集合管的上皮有两类细胞，即主细胞和闰细胞。主细胞基底侧膜上的 Na^+ 泵起维持细胞内低 Na^+ 的作用，并成为小管液中 Na^+ 经顶端膜 Na^+ 通道进入细胞的动力源泉。而 Na^+ 的重吸收又造成小管液呈负电位，可驱使小管液中的 Cl^- 经细胞旁途径被动重吸收，也成为 K^+ 从细胞内分泌入小管腔的动力。闰细胞的功能与 H^+ 的分泌有关（图 8-7）（见 HCO_3^- 的重吸收与 H^+ 的分泌）。集合管对水的重吸收量取决于集合管主细胞对水的通透性，受血管升压素的调控（见尿生成的调节）。

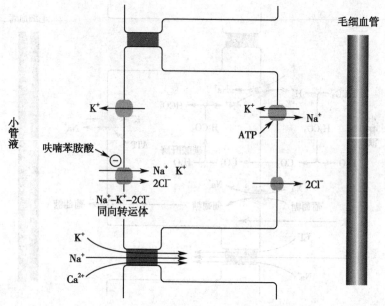

图 8-6　髓袢升支粗段继发性主动重吸收示意图

⊖：表示抑制作用

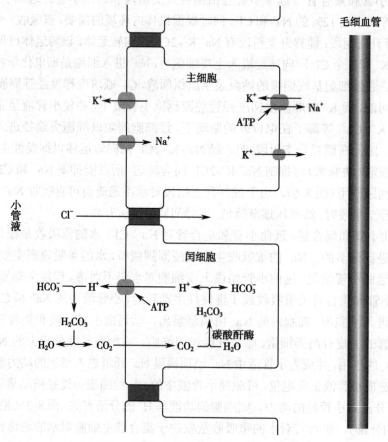

图 8-7　主细胞、闰细胞重吸收及分泌示意图

（二）HCO_3^- 的重吸收与 H^+ 的分泌

在一般膳食情况下，机体代谢过程中产生的酸性产物多于碱性产物。机体产生的挥发性酸（CO_2）主要由呼吸道排出。肾通过 HCO_3^- 的重吸收与 H^+ 的分泌，以及分泌氨，回收 HCO_3^-，对机体酸碱平衡的维持起重要的调节作用。

1. 近端小管 正常情况下，从肾小球滤过的 HCO_3^- 几乎全部被肾小管和集合管重吸收，高达 80% 的 HCO_3^- 是由近端小管重吸收的。血液中的 HCO_3^- 是以 $NaHCO_3$ 的形式存在，当滤过进入肾小囊后，解离为 Na^+ 和 HCO_3^-。前已述及，近端小管上皮细胞通过 Na^+-H^+ 交换使 H^+ 进入小管液，进入小管液的 H^+ 与 HCO_3^- 结合生成 H_2CO_3，很快生成 CO_2 和 H_2O，这一反应由**碳酸酐酶（carbonic anhydrase, CA）**催化，近端小管重吸收 HCO_3^- 的机制如图 8-5 所示。CO_2 为高度脂溶性，很快以单纯扩散方式进入上皮细胞内，在细胞内 CO_2 和 H_2O 又在碳酸酐酶的催化下形成 H_2CO_3，后者很快解离成 H^+ 和 HCO_3^-。H^+ 则通过顶端膜上的 Na^+-H^+ 逆向转运进入小管液，再次与 HCO_3^- 结合形成 H_2CO_3。细胞内的大部分 HCO_3^- 与其他离子以联合转运方式进入细胞间隙；小部分通过 Cl^--HCO_3^- 逆向转运方式进入细胞外液（图 8-5）。由此可见，近端小管重吸收 HCO_3^- 是以 CO_2 的形式进行的，故 HCO_3^- 的重吸收优先于 Cl^- 的重吸收。碳酸酐酶在 HCO_3^- 重吸收过程中起重要作用，用碳酸酐酶抑制剂，如乙酰唑胺可抑制 H^+ 的分泌。此外，小部分 H^+ 可由近端小管顶端膜上的质子泵（H^+-ATP 酶）主动分泌入管腔。

2. 髓袢 髓袢对 HCO_3^- 的重吸收主要发生在髓袢升支粗段。其机制同近端小管。

3. 远曲小管和集合管 一般认为，远曲小管和集合管的闰细胞在管腔膜侧上存在两种质子泵，一种是 H^+-ATP 酶，另一种为 H^+-K^+-ATP 酶，均可将细胞内的 H^+ 泵入小管液中。泵入小管液中的 H^+ 可与 HCO_3^- 结合，形成 H_2CO_3，再解离成 H_2O 和 CO_2（图 8-7）；也可与 HPO_4^{2-} 反应生成 $H_2PO_4^-$；还可与 NH_3 反应生成 NH_4^+，从而降低小管液中的 H^+ 浓度。肾小管和集合管 H^+ 的分泌量与小管液的酸碱度有关。小管液 pH 值降低时，H^+ 的分泌减少。闰细胞的质子泵可逆 1 000 倍左右的 H^+ 浓度差而主动转运，当小管液 pH 值降至 4.5 时，H^+ 的分泌便停止。肾小管和集合管上皮细胞的碳酸酐酶活性受 pH 值的影响，当 pH 值降低时，其活性增加，生成更多的 H^+，有利于肾排酸保碱。

（三）NH_3 的分泌与 H^+、HCO_3^- 的转运的关系

近端小管、髓袢升支粗段和远端小管上皮的谷氨酰胺在谷氨酰胺酶的作用下脱氨，生成 NH_4^+ 和谷氨酸根，谷氨酸根再在谷氨酸脱氢酶作用下生成 NH_4^+ 和 α-酮戊二酸，α-酮戊二酸生成两分子 HCO_3^-。这样，在这一反应中，共生成两分子 NH_4^+ 和两分子 HCO_3^-。NH_4^+ 分泌进入小管液的方式有两个：一个是与 Na^+ 交换进入小管液，另一个是转换成 NH_3（NH_3 是脂溶性分子）以单纯扩散进入小管液（图 8-8）。

集合管上皮细胞内生成的 NH_4^+ 主要以 NH_3 方式扩散进入小管液，再与分泌出来的 H^+ 结合成 NH_4^+，进一步与 Cl^- 结合，生成 NH_4Cl 随尿排出。NH_3 的扩散方向和扩散量取决于膜两侧液体的 pH 值，NH_3 更容易向 pH 值较低的小管腔扩散。由于 NH_3 与 H^+ 结合消耗了 H^+，肾小管上皮细胞内的 HCO_3^- 被重吸收回血液。肾小管 NH_3 的分泌不仅促进了 H^+ 的分泌和排出，而且也促进了 HCO_3^- 的重吸收。因此，NH_3 的分泌也是肾调节酸碱平衡的重要机制之一。

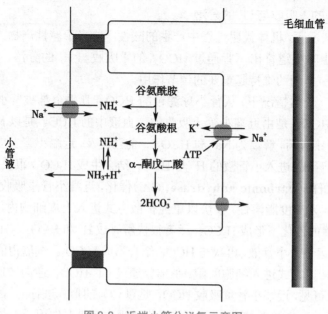

图 8-8 近端小管分泌氨示意图

（四）K⁺ 的重吸收和分泌

肾对 K^+ 的排出量取决于肾小球滤过量、肾小管对 K^+ 的重吸收量和肾小管对 K^+ 的分泌量，但决定尿 K^+ 排出量最重要的因素是 K^+ 在远端小管和集合管的分泌量。小管液中的 K^+ 有 65%~70% 在近端小管重吸收，25%~30% 在髓袢重吸收，这些部位对 K^+ 的重吸收比例是比较固定的。远端小管和皮质集合管既能重吸收 K^+，也能分泌 K^+，并可接受多种因素的调节，因而其重吸收和分泌的速率是可变的。远端小管和集合管上皮细胞基底侧膜上的钠泵可将细胞内的 Na^+ 泵出细胞，同时将细胞外液中的 K^+ 泵入细胞，造成细胞内 K^+ 浓度较高，而管腔顶端膜对 K^+ 有通透性，故 K^+ 可顺电化学梯度通过 K^+ 通道进入小管液（K^+ 的分泌）。远端小管和集合管顶端膜有 Na^+ 通道，小管液中的 Na^+ 可顺电化学梯度扩散进入上皮细胞内，造成小管液呈负电位，细胞内、外这种电位梯度有助于 K^+ 向小管液扩散。远端小管后半段和集合管约 90% 的上皮细胞是主细胞。刺激主细胞分泌 K^+ 的因素包括细胞外液 K^+ 浓度升高、醛固酮分泌增加和小管液流速加快；而内环境 H^+ 浓度升高、K^+ 浓度降低和小管液流速降低时，K^+ 的分泌量减少。在临床上当给予患者利尿药物后，患者的尿量增加，K^+ 的分泌量也会增加；当给机体补液，使细胞外液量增加时，肾的尿生成加强，K^+ 的分泌量同样会增加。

（五）Ca²⁺ 的重吸收

血浆 Ca^{2+} 约 50% 呈游离状态，其余部分与血浆蛋白结合。经肾小球滤过的 Ca^{2+} 约 70% 在近端小管重吸收，与 Na^+ 的重吸收平行；20% 在髓袢重吸收，9% 在远端小管和集合管重吸收，少于 1% 的 Ca^{2+} 随尿排出。近端小管对 Ca^{2+} 的重吸收约 80% 由溶剂拖曳的方式经细胞旁途径进入细胞间隙，约 20% 经跨细胞途径重吸收。肾对 Ca^{2+} 的排泄受多种因素影响，最主要的因素是**甲状旁腺激素（parathyroid hormone，PTH）**。细胞外液 Ca^{2+} 浓度升高一方面增加 Ca^{2+} 经肾小球的滤过，使 Ca^{2+} 排泄增加，同时又抑制 PTH 的分泌，使 Ca^{2+} 重吸收减少。血浆磷浓度升高可刺激 PTH 分泌，使肾小管对 Ca^{2+} 的重吸收增加，减少 Ca^{2+} 的排泄。

（六）葡萄糖和氨基酸的重吸收

肾小囊超滤液中的葡萄糖浓度与血糖浓度相等，但在正常情况下，尿中几乎不含葡萄糖，表明葡萄糖全部被重吸收。微穿刺实验证明，滤过的葡萄糖在近端小管，特别是在近曲小管全部被重吸收。其重吸收机制是与 Na^+ 偶联的继发性主动转运。近端小管上皮细胞顶端膜上有 Na^+- 葡萄糖同向转运机制，小管液中 Na^+ 和葡萄糖与转运体结合后，被移入细胞内，进入细胞内的葡萄糖则由基底侧膜上的葡萄糖转运体转运进入细胞间隙。近端小管对葡萄糖的重吸收是有一定限度的。当血糖浓度达 10mmol/L 时，有一部分肾小管对葡萄糖的吸收已达极限，尿中开始出现葡萄糖，此时的血浆葡萄糖浓度称为**肾糖阈**（ renal threshold of glucose ）。每个肾单位的肾糖阈并不完全相同。当血糖浓度继续升高时，尿中葡萄糖浓度也随之增高，当血糖浓度升至 300mg/100ml 时，全部肾小管对葡萄糖的重吸收均已达到或超过近端小管对葡萄糖的**最大转运率**（ maximal rate of transport of glucose ），此时每分钟葡萄糖的滤过量达到两肾葡萄糖重吸收的极限，尿糖排出率则随血糖浓度升高而平行增加。正常人两肾的葡萄糖重吸收的极限量，男性平均为 375mg/min，女性平均为 300mg/min（图 8-9）。

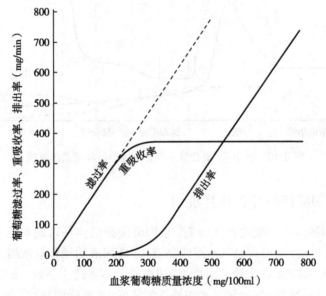

图 8-9 葡萄糖滤过率、重吸收率、排出率关系图

肾小球滤过的氨基酸和葡萄糖一样，主要在近端小管被重吸收，其吸收方式也是继发性主动转运，需 Na^+ 的存在，但有多种类型氨基酸转运体。

（史　君）

第二节　尿液的浓缩和稀释

前述每天两肾生成滤液量可达 180L，但机体每天排出的尿量只约为 1.5L，除了近端小管、髓袢将小管液中的大部分滤液重吸收以外，远曲小管和集合管根据机体的需要，对小管液的重吸收也起了重要的作用。小管液在流经肾小管和集合管各段时，由于水及溶质重吸收的情况不同，其渗透压也不同。由于在近端小管水及溶质是等渗性重吸收，所以渗透压没有明显变化；髓袢降支细段由于只对水通透，故渗透压不断升高，而在髓袢升支细段由于对水不通透，但对 Na^+ 通透，故渗透压不断下降；集合管对水的重吸收大于对 Na^+ 的重吸收，故渗透压又升高（图 8-10）。集合管要根据机体内环境含水的情况对水进行重吸收。尿液的浓缩和稀释是指尿的渗透压与血浆渗透压相比较而言的，原尿的渗透压与血浆基本相同。如排出的终尿渗透压为高于血浆的高渗尿，即尿被浓缩；如排出的终尿渗透压为低于血浆的低渗尿，即尿被稀释。肾对尿的浓缩或稀释能力很强。正常血浆渗透压约为 300mOsm/（kg·H_2O），而终尿的渗透压可在 50～1 200mOsm/（kg·H_2O）变动。

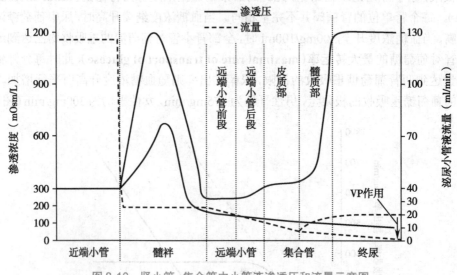

图 8-10　肾小管、集合管中小管液渗透压和流量示意图

一、尿浓缩和稀释的过程及其机制

尿液的浓缩和稀释主要发生在集合管，它们可根据机体是否缺水或水过剩，由血管升压素调节水的重吸收量，从而排出低渗尿或高渗尿，即尿液的稀释与浓缩。

如果机体内水过多，如饮大量清水后，造成血浆晶体渗透压下降，血管升压素的释放被抑制，血管升压素释放减少，集合管对水的通透性降低，水重吸收减少，尿量增加，形成低渗尿，尿液被稀释。如血管升压素完全缺乏或肾小管和集合管缺乏血管升压素受体时，可出现**尿崩症（diabetes insipindus）**，每天可排出 20L 的低渗尿。

在失水、禁水等情况下，血浆晶体渗透压升高，血管升压素释放增多，集合管对水的通透性增加，水重吸收增多，尿量减少，尿液被浓缩。

尿液的浓缩与稀释机制的不同点除血管升压素分泌量的多少不同外，尿液的浓缩还需要在肾髓质的间质中建立渗透压梯度。

（一）尿的稀释

尿的稀释是在血管升压素释放减少的情况下，集合管对小管液中水的重吸收减少，故排出的尿液渗透压降低，尿量增多。

（二）尿的浓缩

用冰点降低法测定鼠肾组织的渗透浓度，发现肾皮质部的间质渗透浓度与血浆相等，而由髓质外层向乳头部渗透浓度逐渐升高，内髓部的渗透浓度为血浆渗透浓度的 4 倍，约 1 200mOsm/（kg·H$_2$O）（图 8-11）。对不同动物的观察发现，动物肾髓质越厚，内髓部的渗透浓度也越高，尿的浓缩能力也越强。如生活在沙漠中的沙鼠非常需要保存住体内的水，它的肾可产生 20 倍于血浆渗透浓度的高渗尿，即将排出的尿液高度浓缩。而人类的肾最多能生成 4～5 倍于血浆渗透浓度的高渗尿。可见，肾髓质的渗透浓度梯度是尿浓缩的前提条件。髓袢的形态和功能特性是形成肾髓质渗透浓度梯度的重要结构基础，而血管升压素分泌释放的量是尿浓缩稀释的重要调节因素。

1. 肾髓质渗透浓度梯度的形成 可以用逆流倍增现象和肾小管各段对水和溶质的通透性不同来解释肾髓质高渗的形成。

（1）逆流倍增现象："逆流"是指两个并列管道中液体流动方向相反。逆流倍增现象可由图 8-12 所示的模型来解释。有并列的 A、B、C 三个管，A 管下端与 B 管相连。液体由 A 管流进，通过 A、B 管下端的连接部又折返经 B 管向上流出，构成逆流系统。如果 A、B 管之间的 M$_1$ 膜能主动将 B 管中的 NaCl 不断泵入 A 管，而 M$_1$ 膜对水又不通透，当含 NaCl 的水溶液在 A 管中向下流动时，M$_1$ 膜不断将 B 管中的 NaCl 泵入 A 管。由于刚入 B 管的溶液中 NaCl 含量高，将 NaCl 泵入 A 管的效率也高，故 A 管的底部泵入的 NaCl 量多；相反，当溶液流到 B 管上部时，溶液中的 NaCl 已有相当的部分被泵入 A 管，B 管中 NaCl 浓度降低，此处泵入 A 管的 NaCl 相应减少。结果，A 管液中的 NaCl 浓度自上而下越来越高，至 A、B 管下端连接的弯曲部 NaCl 浓度达到最大值。当液体折返从 B 管下部向上流动时，NaCl 浓度却越来越低。可见，不论是 A 管还是 B 管，从上而下，溶液的浓度梯度逐渐升高而形成浓度梯度，即出现逆流倍增现象（图 8-12）。

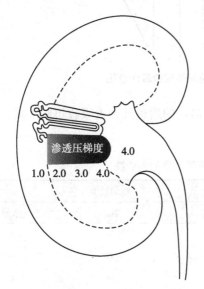

图 8-11 肾髓质渗透压梯度示意图
图中数字为组织液渗透浓度与血浆渗透浓度的比值

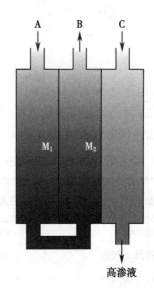

图 8-12 逆流倍增模型

假设 C 管中液体的渗透浓度低于 B 管中的液体，而 C 管与 B 管之间的 M$_2$ 膜只对水通透，当 C 管中的水溶液由上向下流动时，由于 C 管的渗透压低于 B 管，C 管中的水可通过渗透作用不断进入 B 管，而其溶质不断地被浓缩，溶质浓度则从上至下逐渐增加（图 8-12）。

从 C 管流出的液体溶质浓度要比流入时高，其最大值取决于 B 管与 C 管中液体的渗透浓度差、M$_2$ 膜对水通透性的大小及 C 管中液体向下流动的速度。

小管液从近端小管经髓袢降支向下流动，折返后经髓袢升支向相反方向流动，再经集合管向下流动，最后进入肾小盏。髓袢和集合管的结构排列与上述逆流倍增模型很相似，即髓袢与集合管之间的肾间质相当于 B 管（也有自上而下不断升高的渗透浓度），集合管相当于 C 管（图 8-13）。U 型直小血管也符合逆流系统的条件。

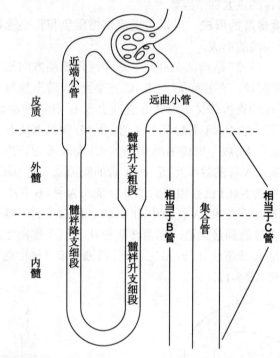

图 8-13　肾间质和集合管的逆流倍增效应示意图

（2）肾小管各段的通透性：肾小管各段对水及溶质的通透性和重吸收机制不同，对水和溶质重吸收量也不同（表 8-2）。

表 8-2　肾小管不同部分对不同物质的通透性

泌尿小管上皮细胞	Na$^+$ 主动转运	被动转运		
		水	Na$^+$	尿素
近端小管	++	++	+	+
髓袢降支细段	0	++	0	+
髓袢升支细段	0	0	+	0
髓袢升支粗段	++	0	0	0
远曲小管	+	0	0	0
皮质和外髓集合管	+	+（VP）	0	0
内髓集合管	+	+（VP）	0	++

注：0：不易通透；+：中度通透；++：高度通透；（VP）：通透必须有 VP 分泌。

（3）肾髓质渗透梯度形成的过程及机制：①髓袢升支粗段：肾髓质渗透梯度形成过程的启动部位是髓袢升支粗段，小管液经髓袢升支粗段向皮质方向（由下向上）流动时，由于该段上皮细胞能主动重吸收 NaCl，而对水不通透，结果是小管液在向皮质方向流动时渗透浓度逐渐降低，而小管周围组织（肾间质）中由于 NaCl 的堆积，渗透浓度升高，形成髓质高渗透浓度，而且浓度是上低下高。机制同图 8-12 中的 A 管渗透梯度的建立，当小管液刚流入髓袢升支粗段时，NaCl 浓度高，NaCl 泵入肾间质的效率也高；当小管液流至髓袢升支粗段上段时，NaCl 浓度降低，NaCl 泵入肾间质的效率也降低。故外髓部组织间隙液高渗透浓度是近皮质处低，近内髓处高，且是 NaCl 主动重吸收而形成的。②远曲小管和外髓集合管：远曲小管上皮细胞可通过 Na^+-Cl^- 同向转运体对 NaCl 进行重吸收，而对水不通透，小管液的渗透压降至最低。外髓集合管在血管升压素存在时对水通透，因为髓袢升支粗段对 NaCl 的主动重吸收已形成了外髓组织间隙中的渗透梯度，因此小管液中的水可被大量重吸收。远曲小管和外髓集合管对尿素不通透，所以小管液在流经外髓集合管时，由于水被重吸收尿素浓度会逐渐增高。③内髓集合管：内髓部集合管对尿素高度通透，远曲小管和外髓集合管小管液中的尿素浓度逐渐升高，到达内髓部集合管时，尿素就会依浓度梯度从小管液向内髓部组织液中扩散，使组织间液的尿素浓度升高，从而使内髓部组织间隙的渗透浓度增加。血管升压素可增加内髓部集合管对尿素的通透性，从而增高内髓部的渗透浓度。④髓袢降支细段：髓袢降支细段对水通透，而对 NaCl 相对不通透，对尿素为中等度通透。由于外髓部和内髓部组织间隙中的渗透浓度均增高，髓袢降支细段中的水会依渗透梯度不断进入组织间隙，使小管液中从上至下形成了一个逐渐升高的浓度梯度，至髓袢折返处，渗透浓度达到峰值。⑤髓袢升支细段：髓袢升支细段对水不通透，而对 NaCl 能通透。当小管液从内髓部向皮质方向（由下向上）流动时，因小管液中的 NaCl 浓度高于内髓部组织间隙，所以 NaCl 会不断向组织间液扩散，其结果是小管液的 NaCl 浓度越来越低，而小管外组织间液中的 NaCl 浓度升高，而且是越近乳头部越高，这就使内髓质中由尿素形成的高渗透浓度进一步加强。因此，内髓部组织高渗透梯度是由尿素和 NaCl 共同构成的（图 8-14）。

综上所述，外髓部组织高渗透梯度是由髓袢升支粗段对 NaCl 的主动重吸收形成的，内髓部组织高渗透梯度是由尿素在内髓集合管和髓袢降支细段间的再循环、髓袢升支细段中的 NaCl 向外扩散共同构成的。

2. U 型直小血管在维持肾髓质高渗中的作用　如上所述，肾髓质高渗的建立主要是由于 NaCl 和尿素在小管外组织间液中积聚。这些物质能持续滞留在该部位而不被血液循环带走，或被重吸收的水稀释，从而维持肾髓质的高渗环境，与直小血管所起的逆流交换器作用密切相关。直小血管的降支和升支是平行的血管，与髓袢相似，在髓质中形成袢，但降支和升支的血流方向相反。直小血管同毛细血管一样，对水和溶质都有高度通透性。直小血管的降支中，血浆的渗透浓度低于髓质，故血管中的水不断地向外流动，而组织间隙中的溶质会不断地向血管内移动，使直小血管内血浆渗透浓度与组织液趋向平衡。直小血管的升支与降支的情况相反，由于越靠近皮质，组织间隙中的渗透浓度越低，故在血浆向上流动的过程中，水会不断地进入血管，溶质会不断地移出血管。但在血液流经直小血管的过程中，有以下三种机制使更多的水被带走，而留下更多的溶质，以维持肾髓质组织间隙中的渗透梯度。

（1）直小血管血流速度：在直小血管降支进入髓质处，血浆的渗透压约300mOsm/（kg·H_2O），

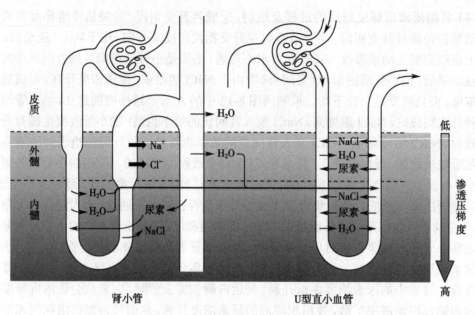

图 8-14　肾髓质渗透梯度形成机制示意图

当血液经直小血管降支向髓质深部流动时，由于其血流快于血管内外建立渗透平衡的速度，故在任一平面的组织间液渗透浓度均比直小血管内血浆的高，组织间液中的溶质浓度比血浆中的高，即不能达到血管内外的渗透平衡。在直小血管袢的折返处，其渗透浓度达最高值[约 1 200mOsm/(kg·H_2O)]。血浆由直小血管升支向上流动时，同样也不能达到血管内外的渗透平衡，但此时血管内外的渗透浓度与血管降支相反，血浆的渗透浓度高于血管外。由此可见，同样是达不到渗透平衡，在直小血管降支时，血浆中的水向血管外流动少，血管外溶质进入血管也少；在直小血管升支，血管外的水会不断地进入血管被带走，血管内的溶质会不断地进入肾组织间隙以维持渗透梯度（图 8-15）。

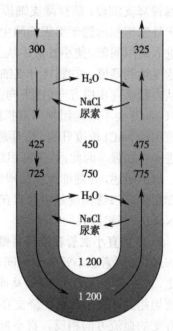

图 8-15　直小血管内血液流速与渗透压梯度关系示意图
图中的数字为渗透压值（mOsm/kg·H_2O）

（2）直小血管血浆渗透压：直小血管内的血液是经过肾小球超滤后的血液，其中蛋白质含量高于体循环血液，所以此处胶体渗透压较高。因此，在流经肾髓质时，可以使更多的水进入直小血管并被带走。

（3）直小血管血压：经过超滤后的血液，直小血管内的血压略有下降，这种低血压状态也有助于肾髓质组织间隙内的水进入直小血管。

综上所述，直小血管中血液的流动速度较快、胶体渗透压较高、血压较低可以带走更多的水，而留下更多的溶质，在肾髓质渗透压梯度的维持中起重要作用。

二、影响尿浓缩和稀释的机制

(一)肾髓质渗透压梯度

当肾疾病(如慢性肾盂肾炎)损害到内髓质层,尿浓缩能力下降。有些利尿药,如呋塞米(速尿,利尿酸)抑制了髓袢升支粗段对 NaCl 的主动重吸收,使肾髓质渗透压梯度不能很好地建立,因而尿浓缩能力降低。严重营养不良时,体内蛋白质减少,尿素生成也减少,可使内髓部高渗的程度降低,从而减弱尿的浓缩功能。

(二)直小血管血流速度

直小血管的逆流交换作用与血流量有关。直小管的血流加快时,逆流交换作用减弱,可从肾髓质带走较多的溶质,髓质部的高渗梯度也就不能很好的维持。当直小血管血流减慢时,则水分不能及时被血流带走,渗透压梯度也不易维持,所以,这两种情况均使尿浓缩能力下降。

(三)集合管对水的通透性

尿崩症患者,由于血管升压素分泌不足,使集合管对水不易通透,可排出大量稀释尿。患肾淀粉样变性的人,集合管可能被淀粉样物质环绕,影响集合管对水的重吸收,因而尿浓缩能力降低。

(石瑞丽)

第三节 尿生成的调节

前已叙及尿生成的过程包括肾小球的滤过、肾小管和集合管的重吸收和分泌作用。因此,机体对尿生成的调节就通过影响这三个基本过程来实现。肾小球滤过作用的调节在前文已述,本节主要讨论影响肾小管和集合管重吸收和分泌功能的因素,包括肾内自身调节、神经调节和体液调节。

一、肾内自身调节

肾内自身调节(renal autoregulation)是指肾小球与肾小管通过本身活动的改变以及肾小管内溶质的改变来调节尿生成的方式。

(一)小管液溶质的浓度

由于肾小管外的渗透浓度升高是水重吸收的动力,因此小管液中的溶质所形成的渗透压,是对抗肾小管对水重吸收的主要力量。当小管液中某些溶质未被重吸收而留在管液中时,小管液溶质浓度升高,渗透压将增大,就会阻碍肾小管对水的重吸收,导致尿量增多。由于渗透压升高而引起的尿量增多的现象,称为**渗透性利尿(osmotic diuresis)**。如糖尿病患者的多尿,就是由于血糖浓度升高,超过了肾糖阈,部分葡萄糖不能被近端小管重吸收,小管液渗透压升高,水重吸收减少,从而产生多尿。临床上常利用渗透性利尿的原理,给患者使用一些能被肾小球滤过但不易被肾小管重吸收的药物,如甘露醇和山梨醇等治疗脑水肿,通过提高小管液中溶质的浓度从而升高渗透压,使尿量增加,以此达到利尿和消除水肿的目的。

(二)管-球反馈

当肾血流量和肾小球滤过率增加时,到达致密斑的小管液的流量也增加,致密斑可将这些信息反馈至肾小球，导致入球小动脉收缩而出球小动脉舒张，肾小球毛细血管静水压降低，使肾血流量和肾小球滤过率相应减少，恢复至正常；相反，当肾血流量和肾小球滤过率降低时，流经致密斑的小管液的流量也减少，致密斑再次将这些信息反馈至肾小球，引起入球小动脉舒张而出球小动脉收缩，肾小球毛细血管静水压升高，使肾血流量和肾小球滤过率增加至正常。我们将小管液流量变化影响肾小球滤过率和肾血流量的现象称为**管 - 球反馈**(tubuloglomerular feedback , TGF)，它是肾血流量和肾小球滤过率自身调节的机制之一。微灌流实验显示，管 - 球反馈的感受部位是致密斑，可感受小管液流量和成分的变化，其机制可能与肾脏产生的**腺苷**(adenosine)以及肾脏局部的**肾素 - 血管紧张素系统**(local renin-angiotensin system)的活动有关。

（三）球 - 管平衡

近端小管对小管液的重吸收量会随着肾小球滤过率的变化而改变，这是肾小管重吸收的重要机制之一。无论肾小球滤过率增多还是减少，近端小管始终按肾小球滤过量的一定比例进行重吸收，这种现象称为**球 - 管平衡**(glomerulotubular banlance)。实验证明，近端小管对 Na^+ 和水的重吸收量始终占肾小球滤过量的 65%～70%，称为**定比重吸收**(constant fraction reabsorption)。有研究认为，髓袢也存在定比重吸收。

球 - 管平衡产生的机制目前仍不完全清楚，但与激素调节无关。现认为，定比重吸收的机制主要与肾小管内及周围毛细血管和组织间隙的物理因素(如血浆胶体渗透压和组织液静水压等)的变化有关。当肾血流量不变而肾小球滤过率增加时(如出球小动脉对血流的阻力增加而入球小动脉阻力不变)，则进入近端小管周围毛细血管的血量将减少，血压下降，但血浆胶体渗透压会升高，这将有利于近端小管对 Na^+ 和水的重吸收。反之，肾小球滤过率减少时，近端小管周围毛细血管的血浆胶体渗透压降低，血压相对升高，Na^+ 和水的重吸收量将减少。但不论哪种情况，近端小管对 Na^+ 和水的重吸收率始终保持在 65%～70%。

球 - 管平衡的生理意义在于使终尿量不会因肾小球滤过率的增减而出现大幅度的变动，从而保持机体水、电解质的相对稳定。但某些情况下球 - 管平衡也会被打破，如渗透性利尿时，虽然肾小球滤过率不变，但近端小管重吸收量减少，会使尿量明显增加。

二、神经调节

肾脏受交感神经支配，交感神经不仅支配入球小动脉和出球小动脉的血管平滑肌，还支配球旁器和肾小管上皮细胞。肾交感神经兴奋时，节后纤维末梢释放去甲肾上腺素，与血管平滑肌上的 α 受体结合，使肾血管收缩，肾血流量减少，肾小球滤过率下降；与球旁细胞 β 受体结合，使球旁细胞释放肾素，通过肾素 - 血管紧张素 - 醛固酮系统使血液中血管紧张素Ⅱ和醛固酮水平升高(它们的作用详见体液调节)；与近端小管和髓袢细胞膜上的肾上腺素能受体结合，增加近端小管和髓袢对 Na^+、Cl^- 和水的重吸收。

三、体液调节

（一）血管升压素

血管升压素(vasopressin , VP)也称**抗利尿激素**(antidiuretic hormone , ADH)，是一种九肽激素。VP 在下丘脑视上核和室旁核的神经元胞体内合成，沿下丘脑 - 垂体束的轴突运输到神经垂体储存，并由此释放入血。

1. 生理作用　在肾功能的调节方面,VP 的主要生理作用是提高远曲小管和集合管上皮细胞对水的通透性,增加水的重吸收,使尿量减少。此外,VP 也能增加髓袢升支粗段对 NaCl 的主动重吸收和内髓部集合管对尿素的通透性,增加髓质组织间液的浓度,从而提高髓质组织间液的渗透浓度梯度,有利于尿的浓缩。

VP 对远曲小管和集合管上皮细胞的作用机制如图 8-16 所示。VP 与远端小管和集合管上皮细胞基侧膜上的血管升压素 V_2 受体结合后,通过鸟苷酸激活蛋白,激活膜内的腺苷酸环化酶,使上皮细胞中 cAMP 的生成增加。cAMP 进一步激活 PKA,使上皮细胞内含**水孔蛋白 2(aquaporin,AQP₂)** 的小泡插入到管腔膜上,形成水通道,水分子在小管液和上皮细胞间渗透浓度梯度的作用下沿水通道进入上皮细胞,再经基侧膜上的水孔蛋白 AQP₃ 和 AQP₄ 进入细胞间液,最终被重吸收入血。病理情况下如创伤或手术引起的下丘脑损伤或 V_2 受体缺陷,均会导致 VP 无法正常发挥生理学作用,使尿量明显增多,一天可排出高达 20L 低渗尿,称为**尿崩症(diabetes insipidus)**。

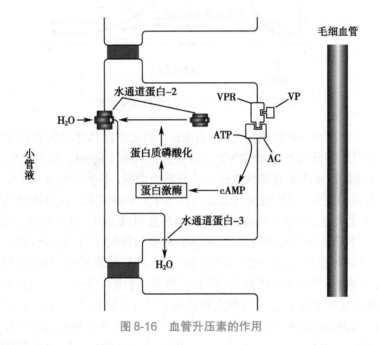

图 8-16　血管升压素的作用

2. 分泌调节　VP 的释放受多种因素的调节和影响,其中最重要的因素是血浆晶体渗透压和循环血量的改变。

(1)血浆晶体渗透压的改变:血浆晶体渗透压是生理条件下调节 VP 合成、释放的最重要因素。血浆晶体渗透压改变对 VP 分泌的影响,是通过对下丘脑视上核附近的**渗透压感受器(osmoreceptor)**的刺激来实现的。渗透压感受器的具体部位目前仍然不清楚,有研究认为它位于下丘脑第三脑室前腹核。当血浆晶体渗透压升高时,渗透压感受器兴奋,神经垂体释放 VP,导致尿量减少。渗透压感受器对不同溶质引起的血浆晶体渗透压升高的敏感性不同。Na^+ 和 Cl^- 形成的渗透压是引起 VP 释放的最有效刺激;静脉注射甘露醇和蔗糖也能引起 VP 分泌,但葡萄糖和尿素的作用则较弱。

当人体大量出汗、严重呕吐或腹泻等造成机体失水过多时,血浆晶体渗透压升高,刺激渗透压感受器,使下丘脑 - 神经垂体合成、释放 VP 增多,远曲小管和集合管对水的重吸收增加,尿量减少;相反,当大量饮清水后,体内水分增多,血浆被稀释,血浆晶体渗透压降低,VP 的合成和释放受抑制,远曲小管和集合管对水的重吸收减少,尿量增加。这种大量饮清水后引起尿量增多的现象称为**水利尿(water diuresis)**,是临床上用于检查肾稀释功能的方法之一。若饮用生理盐水,则排尿量不会出现饮清水后尿量显著增加的变化(图 8-17)。

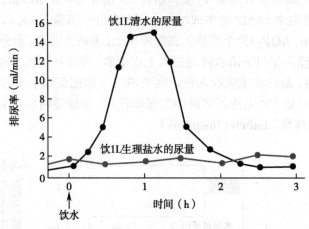

图 8-17 饮清水与生理盐水对尿量的影响

正常状态下,血浆中 VP 的浓度为 0~4pg/ml,当血浆晶体渗透压达到 VP 释放的阈值后,血浆晶体渗透压每升高 1%,血浆 VP 的浓度大约升高 1pg/ml。血浆晶体渗透压升高还会引起渴觉,渴觉的程度随血浆晶体渗透压的升高而增强,不会产生适应现象。

(2)循环血量的改变:循环血量的改变可作用于心肺感受器,反射性地调节 VP 的合成和释放。当急性大失血、严重呕吐或腹泻等使循环血量减少时,对心肺感受器的刺激减弱,经迷走神经传入下丘脑的神经冲动减少,对 VP 释放的抑制作用减弱或消失,VP 的释放增加,尿量减少,使循环血量得到一部分补偿;相反,当循环血量增多,回心血量增加时,心肺感受器传入冲动增加,抑制 VP 的释放,使尿量增多,排出多余的水分,使循环血量恢复正常。此外,动脉血压的变化通过压力感受器也可调节 VP 的释放。当动脉血压在正常范围(平均动脉压约 100mmHg)时,压力感受器的传入冲动对 VP 的释放起抑制作用;当动脉血压低于正常水平时,VP 释放增加。实验显示,阻断颈总动脉血流时,VP 释放量增加,这种现象在切断窦神经后消失,说明颈动脉窦的传入冲动可抑制 VP 的分泌。

正常情况下,VP 的分泌主要由渗透压感受器机制调节,渗透压感受器的敏感性要比心肺感受器和压力感受器高。后者一般需要容量或血压降低 5%~10% 时,才能刺激 VP 的释放。

总之,血浆晶体渗透压和循环血量都可以影响 VP 的合成与分泌,两方面的刺激既可独立调节,也可同时发挥作用。如机体缺水时,血浆晶体渗透压升高,同时循环血量减少;如果是大量失血,单纯循环血量减少,血浆晶体渗透压并无明显变化,但两种情况都会导致 VP 释放增多,尿量减少,为机体保留更多的水分。

除血浆晶体渗透压和循环血量对 VP 的合成和分泌有调节外,恶心、疼痛、窒息、低血糖等均可刺激 VP 的分泌,而乙醇则抑制 VP 的分泌,因此饮酒后尿量增加。

（二）醛固酮

1. 生理作用 **醛固酮**（aldosterone）是肾上腺皮质球状带合成和分泌的一种激素，可促进远曲小管和集合管对 Na^+ 的主动重吸收，同时也增加 Cl^- 和水的重吸收，促进 K^+ 和 H^+ 的分泌。

醛固酮进入远曲小管和集合管的上皮细胞后，与胞质中的醛固酮受体结合，形成激素 - 胞质受体复合物，后者通过核膜，与核中的 DNA 特异性结合位点相互作用，调节 mRNA 转录，进而生成多种**醛固酮诱导蛋白**（aldosterone-induced protein）。诱导蛋白可能通过：①增加管腔膜的 Na^+ 通道数量，促进 Na^+ 的重吸收；②增加线粒体中合成 ATP 的酶，使 ATP 生成量增加，为钠泵的活动提供更多的能量；③增加基侧膜钠泵的活性，促进细胞内的 Na^+ 泵回血液和 K^+ 泵入细胞，提高细胞内的 K^+ 浓度，有利于 K^+ 的分泌（图 8-18）。有研究称诱导蛋白还可通过开放管腔膜上的钾通道，促进细胞内的 K^+ 分泌到管腔中；通过增强管腔膜上 H^+-ATP 酶的活性，促进 H^+ 的分泌。

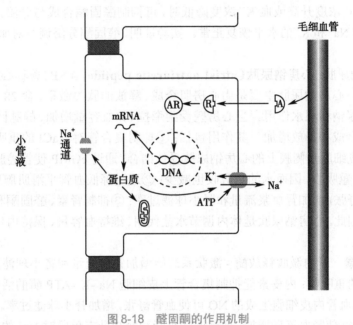

图 8-18　醛固酮的作用机制

A：醛固酮；R：受体；AR：激素胞质受体复合物

2. 分泌调节

（1）肾素 - 血管紧张素 - 醛固酮系统：肾素由球旁器的球旁细胞分泌，能将血浆中肝脏合成的**血管紧张素原**（angiotensinogen）水解为**血管紧张素 I**（angiotensin I，Ang I，10 肽）；血管紧张素 I 在肺循环经**血管紧张素转换酶**（angiotensin-converting enzyme，ACE）的作用，转变为**血管紧张素 II**（angiotensin II，Ang II，8 肽）。血管紧张素 II 除具有强烈的缩血管作用外，还可通过刺激肾上腺皮质球状带，促使醛固酮的合成和分泌。血管紧张素 II 被氨基肽酶水解为**血管紧张素 III**（angiotensin III，Ang III，7 肽），它也能刺激球状带分泌醛固酮，但因体内血管紧张素 III 浓度较低，因此，刺激醛固酮分泌的主要是血管紧张素 II。这个从肾素开始到生成醛固酮为止的调节系统，称为**肾素 - 血管紧张素 - 醛固酮系统**（renin-angiotensin-aldosterone system，RAAS）。

肾素 - 血管紧张素 - 醛固酮系统对尿生成的调节主要是通过机体对肾素分泌的调节来实现的。目前认为,肾素分泌主要与肾内的两种感受器有关,一是入球小动脉处的牵张感受器,二是致密斑。前者能感受肾动脉的灌注压,后者能感受流经该处小管液中 Na^+ 含量的变化。当肾动脉灌注压下降时,入球小动脉管壁受到的牵张刺激减弱,则刺激肾素释放,使肾血流量减少时,肾小球滤过率也随之降低,流经致密斑的小管液中 Na^+ 也减少,通过刺激致密斑感受器也使肾素释放增多。相反,当肾动脉灌注压升高、肾血流量增加时,肾素释放减少。

此外,肾交感神经兴奋时,节后纤维末梢释放去甲肾上腺素,与球旁细胞 β 肾上腺素能受体结合也可促进肾素分泌。血液中肾上腺素、去甲肾上腺素、**前列腺素 E_2(PGE$_2$)、前列环素(PGI$_2$)** 均可刺激球旁细胞分泌肾素,而血管紧张素Ⅱ、VP、心房钠尿肽、NO 和内皮素则抑制肾素分泌。

(2)血浆 K^+、Na^+ 浓度:当血 K^+ 浓度升高或血 Na^+ 浓度降低时,可直接刺激肾上腺皮质球状带,使醛固酮的合成与分泌增加,促进肾脏"保 Na^+ 排 K^+",以恢复血 Na^+ 和血 K^+ 的浓度;反之,血 Na^+ 浓度升高或血 K^+ 浓度降低时,可抑制醛固酮合成与分泌,"保 Na^+ 排 K^+"作用减弱,血中 Na^+ 和 K^+ 的水平恢复正常。实验证明,醛固酮分泌调节对血 K^+ 浓度变化更敏感。

(3)心房钠尿肽:**心房钠尿肽(atrial natriuretic peptide,ANP)** 曾称心钠素,是钠尿肽家族成员之一。心房钠尿肽主要是由心房肌合成、释放的肽类激素,含 28 个氨基酸残基,它有明显的利尿钠和利水作用。当心房壁受到牵拉(如血容量增加、静脉回流量增大)时,心房钠尿肽的合成和释放增加。其作用包括:①抑制集合管对 NaCl 的重吸收。心房钠尿肽与集合管上皮细胞基侧膜上的心房钠尿肽受体结合,通过 cGMP 使管腔膜上的 Na^+ 通道关闭,抑制 Na^+ 重吸收,因而水的重吸收也减少;②通过降低血管平滑肌胞质中 Ca^{2+} 浓度,使入球小动脉舒张,增加肾血浆流量和肾小球滤过率;③抑制肾素、醛固酮和血管升压素的合成与分泌。因此,心房钠尿肽是体内调节水盐代谢、维持血容量、保持内环境相对稳定的重要激素之一。

3. 其他因素　肾内激肽释放酶 - 激肽系统能增加肾血流量和肾小球滤过率,抑制集合管对 Na^+ 和水的重吸收;内皮素能抑制集合管上皮细胞 Na^+-K^+-ATP 酶的活性,增加肾脏排钠;入球小动脉血管内皮细胞生成的 NO 可使血管舒张,增加肾小球滤过率。前列腺素可使肾脏小动脉舒张,使肾血流量增加,抑制近端小管和髓袢升支粗段对 Na^+ 的重吸收,导致尿钠增多。

(谭俊珍)

第四节　肾脏生理研究的相关进展

一、肾小球滤过蛋白与肾脏的滤过功能

滤过膜的三层结构中,最外层是肾小囊上皮细胞的脏层,也是维持肾小球滤过屏障结构功能完整性的关键结构。上皮细胞长有很长的突起,相互交错对插,在突起之间形成**滤过裂隙(filtration slit)**,裂隙表面覆盖一层薄膜,称为**滤过裂隙膜(filtration slit membrane)**,膜上有直径 4~11nm 的孔,是血浆蛋白滤过的最后一道屏障,也是机械屏障中滤孔最小的

一层。膜的主要蛋白质成分是 **nephrin**，称为裂孔素。

nephrin 是一种由 NPHS1 编码、1 241 个氨基酸组成的跨膜蛋白，属于细胞黏附分子中的免疫球蛋白超家族成员，含胞内区、跨膜区和胞外区 3 个功能域。nephrin 与相邻足突的 $Neph_1$、$Neph_2$、$Neph_3$ 蛋白相互交联形成"拉链样"裂隙膜结构，共同维持裂隙膜结构的完整和正常的功能。nephrin 与细胞骨架（如肌动蛋白）存在功能上的联系，当 nephrin 与细胞骨架的连接遭到破坏时，肌动蛋白结构就会变得松散，引起滤过屏障的破坏。滤过裂隙膜的分子组成中除了 nephrin 外，还有 podocin、CD_2 相关蛋白（CD_2AP）、FAT、P-cadherin、Densin 等。CD_2AP 是一种调节蛋白，能将 nephrin-podocin 复合体锚定于细胞骨架上。

nephrin-podocin-CD_2AP 复合体组成的基本功能单位与蛋白尿紧密相关，缺乏 nephrin 的人会出现蛋白尿。Nephrin 异常与慢性肾炎综合征、微小病变型肾病综合征、膜性肾病、局灶性节段性肾小球硬化以及糖尿病肾病等疾病有关。

二、肾小球系膜细胞对肾小球滤过率的调节

肾小球**系膜细胞（mesangial cell）**也称球内系膜细胞，位于肾小球毛细血管内皮与基膜之间，与其周围的基质共同构成**系膜（mesangium）**。系膜细胞的形状不规则，细胞突起可伸至内皮和基膜之间，有致密的细胞核，胞质含发达的粗面内质网、高尔基复合体、溶酶体和吞噬体，胞体和突起内含大量微管、微丝（包括肌动蛋白、肌球蛋白和 α- 辅肌动蛋白）。目前认为系膜细胞为特化的平滑肌细胞，能合成基膜和系膜基质成分，还可以吞噬和降解沉积在基膜上的免疫复合物，以维持基膜的通透性和完整性，同时参与基膜的更新和修复。大鼠的系膜细胞分两类，一类细胞称为**固有平滑肌样系膜细胞（intrinsic smooth muscle-like mesangial cell）**，具有收缩能力，可调节滤过膜的面积和肾小球滤过系数；还具有吞噬作用，可吞噬大分子物质，甚至吞噬凋亡的中性粒细胞。另一类细胞称为**骨髓源吞噬细胞**，数量较少，具有吞噬能力。其中有些细胞还表达 MHCⅡ抗原，可能充当抗原提呈细胞。系膜细胞病变时，大分子物质在系膜区及内皮下积聚，导致肾小球毛细血管腔狭窄，直至闭塞，影响滤过功能。

一些缩血管物质，如血管升压素、去甲肾上腺素、血管紧张素Ⅱ、内皮素、血栓烷 A_2 和腺苷等，可引起系膜细胞收缩。心房钠尿肽、前列腺素 E_2、前列环素、多巴胺和 NO 可使系膜细胞舒张。

三、血管紧张素Ⅱ受体

现已知 AngⅡ的受体有 4 种，其中公认的为 **1 型受体（AT_1）**和 **2 型受体（AT_2）**。

（一）AT_1 受体

人的 AT_1 受体基因定位于第 3 号染色体，是含有 359 个氨基酸的多肽，为七次跨膜的 G 蛋白耦联受体。在肾脏，AT_1 受体除广泛分布于血管平滑肌组织外，还分布于入、出球小动脉和肾小球系膜区、近端小管、髓袢升支粗段、髓质集合管等。AT_1 受体胞外区存在一些氨基酸残基，其中四个半胱氨酸残基形成二硫键，有利于与 AngⅡ结合。AngⅡ刺激时，AT_1 受体胞质尾区的大量丝 / 苏氨酸残基可在 G 蛋白受体激酶或 **G 蛋白耦联受体激酶（G Protein-Coupled Receptors，GPCRs）**作用下发生磷酸化，引起受体功能的改变。

AT_1 受体主要是含 α、β、γ 三个亚单位的异三聚体 G 蛋白。AngⅡ与 AT_1 受体结合后兴

奋 G 蛋白，作用机制为：①抑制腺苷酸环化酶的活性，降低细胞内 cAMP 水平；②激活**磷脂酶 C（PLC）**，使磷脂酰肌醇二磷酸（PIP_2）分解产生**二酰甘油（DAG）**和**三磷酸肌醇（IP_3）**，DAG 进一步激活**蛋白激酶 C（PKC）**，IP_3 则使肌浆网释放 Ca^{2+}，致胞内 Ca^{2+} 水平升高；③激活**磷脂酶 D（PLD）**，使磷脂酰胆碱分解成胆碱和磷脂酸，后者可转化成 DAG；④激活**磷脂酶 A_2（PLA_2）**，促进花生四烯酸代谢，通过环氧化酶、脂氧化酶及细胞色素 P450 系统中的氧化酶的作用分别产生前列腺素、血栓烷素、白细胞三烯等具血管活性和调节水、盐代谢效应的物质；⑤ AT_1 受体可与压力依从性 Ca^{2+} 通道耦联，使通道开放，Ca^{2+} 内流增加，最终导致血管收缩，血压升高，细胞增殖和肥大，醛固酮合成和分泌等效应。

（二）AT_2 受体

人的 AT_2 受体基因位于 X 染色体上，含 3 个外显子，编码基因位于第三个外显子。AT_2 受体为七次跨膜的 G 蛋白耦联受体，由 363 个氨基酸组成，与 AT_1 受体 34% 同源。在人胚胎及成年肾脏皮质、髓质均有 AT_2 受体表达。

AT_2 受体的信号转导效应包括：①间接抑制鸟苷酸环化酶的活性，使 cGMP 生成减少；②激活蛋白酪氨酸磷酸酶；③抑制 AT_2 受体激活的**蛋白激酶（MAPK）**活性；④活化 K^+ 通道；⑤抑制 T 型 Ca^{2+} 通道，从而使细胞内 Ca^{2+} 减少、K^+ 增多，血管平滑肌舒张。在近端小管有 AT_2 受体的分布，对肾脏排钠可能有调节作用。

总之，Ang II 通过受体发挥肾内多种作用，包括降低髓质的血流量，增加髓袢钠被动重吸收；增加近端小管 Na^+-H^+ 交换及基侧膜 Na^+-HCO_3^- 协同转运体及 Na^+-K^+-ATP 酶活性，促进肾小管的钠重吸收；使肾血管收缩；增加管-球反馈的敏感性等。

四、内皮素与肾小球硬化

内皮素（ET）具有明显的缩血管作用，使肾脏小动脉收缩，肾血流量减少；同时系膜细胞也收缩，使**滤过系数（filtration coeffient，K_f）**值减小，从而降低肾小球滤过率。ET 还能轻度抑制集合管上皮细胞 Na^+-K^+-ATP 酶的活性，故当肾小球滤过率变化不大时，Na^+ 的重吸收减少。所以给予小剂量 ET-1 可以产生利尿的效应。此外，ET 还可以刺激心房细胞释放 ANP，间接引起尿钠增多。ET 还可以抑制球旁细胞释放肾素。ET 通过激活蛋白激酶 C、酪氨酸磷酸化等途径增加 IV 型胶原、层粘连蛋白等表达，引起细胞外基质堆积。同时 ET-1 还可与其他生长因子如表皮生长因子、血小板源性生长因子以及转化生长因子 -β 协同作用，加速肾小球硬化。

（谭俊珍）

主要参考文献

1. 朱大诚. 生理学 [M]. 2 版. 北京：清华大学出版社，2017.
2. WILLIAN F G. Review of medical physiology[M]. 20th ed. McGraw-Hill, 2001.
3. GANONG WF .Review of medical physiology[M]. 20th ed. New York: McGraw-Hill, 2001.
4. GUYTON A C, Hall J E. Textbook of medical physiology[M]. 10th ed. Health Sciences Asia, Elsevier Science, 2002.
5. LINGAPPA V R, FAREY K. Physiological medicine: a clinical approach to basic medical physiology[M]. New York: McGraw-Hill, 2000.

6. 王庭槐. 生理学. 9 版. 北京：人民卫生出版社，2018.

7. 姚泰. 生理学 [M]. 2 版. 北京：人民卫生出版社，2010.

8. 赵铁建，朱大诚. 生理学 [M]. 11 版. 北京：中国中医药出版社，2021.

9. 黎磊石，刘志红. 中国肾脏病学 [M]. 北京：人民军医出版社，2008.

10. 邵德翠，陆利民. 肾素 - 血管紧张素系统在糖尿病肾病肾脏足细胞损伤中的作用 [J]. 生理科学进展，2011，42（4）：246-250.

11. 张少宁，庄永泽. nephrin 在肾脏疾病中的研究进展 [J]，实用医学杂志，2002，22（6）：727-729.

第九章 神经系统生理

神经系统(nervous system)是人体内占有主导地位的调节系统,通过调控人体内各系统的功能活动,共同完成整体的生理功能,同时使机体适应各种内、外环境变化并维持内环境稳态。神经系统主要由神经细胞和神经胶质细胞构成,两者的形态结构和功能具有显著的区别。神经细胞又称为**神经元(neuron)**,是神经系统的基本结构和功能单位,神经元能接受刺激信息,并能整合所感受的信息,通过释放**神经递质(neurotransmitter)**,作用于其他可兴奋细胞,改变其他可兴奋细胞的功能活动,完成其信息传递的功能。**神经胶质细胞(neuroglial cell)**对神经元起着支持、营养和保护作用,以往认为神经胶质细胞仅仅是神经系统中的支持和保障系统,但随着科学研究技术的进步,对神经胶质细胞的功能有了更多新的认识,目前已经知道神经胶质细胞能与神经元产生信息交流,能分泌活性物质,维持脑微环境的稳态和脑功能活动的正常进行。

神经系统分为**中枢神经系统(central nervous system)**和**周围神经系统(peripheral nervous system)**两部分,前者是指脑和脊髓,后者是指脑和脊髓以外的部分。人类在生物进化过程中,通过生产劳动和社会交流,使神经系统的高级功能不断完善,不仅形成了语言,还能进行复杂的抽象思维活动。本章主要介绍中枢神经系统的生理功能及其研究的相关进展。

第一节 神经系统功能活动的传递

一、突触传递

(一)神经元与神经纤维

1. 神经元的结构与功能 神经元(neuron)又称神经细胞,是神经系统结构和功能的基本单位。神经细胞数量巨大,构成一个庞大而复杂的神经元网络。神经细胞虽然形状、大小不一,但大多数神经元和典型的脊髓运动神经元相似,都可分为**胞体(soma)**和突起两部分,突起又分**树突(dendrites)**和**轴突(axon)**(图9-1)。一个神经元一般只有一个轴突,其主要功能是传导神经冲动。胞体发出轴突的部位称为**轴丘(axon hillock)**。轴突起始的部分称为**始段(initial segment)**,是神经冲动的产生部位。轴突内的胞质称为轴浆。轴突的末端分成许多分支,每个分支末梢的膨大部分称为**突触小体(synaptic knob)**,它们与其他神经元的树突或胞体形成**突触(synapse)**,也可与肌肉、腺体细胞构成类似突触的结构,进行细胞间的信息传递。突触小体的轴浆内含有线粒体和**突触小泡(synaptic vesicle)**,内含高浓度的第一信使物质——**神经递质**（**neurotransmitter**）。轴突和感觉神经元的长树突两者统称为轴索，轴索外面包有髓鞘或神经膜，成为**神经纤维**（**nerve fiber**），其末端称为**神经末梢**（**nerve terminal**）。神经纤维分为**有髓鞘神经纤维**（**myelinated nerve fiber**）和**无髓鞘神经纤维**（**unmyelinated nerve fiber**）。

神经元的功能是接受、整合和传递信息。有些神经元还可分泌激素，将神经信号转变为体液信号。

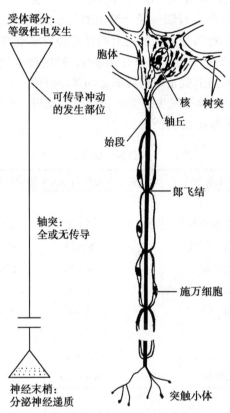

图 9-1　神经元结构及其功能分段示意图
左侧为神经元的功能分段；右侧为有髓运动神经元

2. 神经纤维　神经纤维的功能主要是传导神经冲动。**神经冲动**（**nerve impulse**）是指在神经纤维上传导的兴奋或动作电位，它在神经纤维上的传导是依靠局部电流来完成的。

（1）神经纤维传导的特征：神经纤维通过神经冲动的传导，来完成神经元之间及神经元与效应器之间的兴奋传递。其传导特征如下：①生理完整性：神经纤维传导兴奋要求其结构和功能都是完整的。若低温冷冻、药物麻醉或切断等因素作用于神经纤维某一局部，破坏其完整性，可造成神经冲动的传导阻滞。可以利用这一特点应用于医疗实践中，以减轻患者的痛苦而达到治疗目的。②绝缘性：一条神经干包含有许多条神经纤维，各条神经纤维之间是绝缘的，在混合神经干内，传入、传出纤维各自传送相关信息而互不干扰。绝缘性的生理意义是保证神经调节的准确性。③双向性：在实验条件下，人工刺激神经纤维上任何一点，所产生的冲动可沿纤维向两端同时传导。但在体内，由于神经纤维总是作为反射弧的传入或传出部分,所以神经纤维上动作电位往往单方向传导。④相对不疲劳性:神经纤维能较持久地保持传导兴奋的能力,由于冲动传导耗能极少,比突触传递的耗能小得多,故不容易发生疲劳。

(2)神经纤维的传导速度:不同种类的神经纤维具有不同的传导速度(表9-1,表9-2)。一般地说,神经纤维的传导速度与其直径大小、有无髓鞘、温度等因素有关。神经纤维的直径越大,内阻越小,局部电流越大,传导速度也越快。这是因为有髓纤维的传导速度与直径成正比,大致关系为:传导速度(m/s)=6×直径(μm)。有髓纤维的直径是指包括轴索与髓鞘在一起的总直径。神经冲动在有髓神经纤维上的传导为跳跃式传导,其传导速度比无髓纤维快。直径相同的恒温动物与变温动物的有髓纤维传导速度亦不相同;如猫的 A 类纤维的传导速度为100m/s,而蛙的 A 类纤维只有40m/s。神经纤维的传导速度与温度有关,温度降低则传导速度减慢。人的上肢正中神经的运动神经纤维和感觉神经纤维的传导速度分别为58m/s 和65m/s。当周围神经发生病变时传导速度减慢。因此测定传导速度有助于诊断神经纤维的疾患和估计神经损伤的预后。

表9-1 神经纤维的分类(一)

纤维类别	来源	直径(μm)	传导速度(m/s)	锋电位时间(m/s)
A(有髓)				
A_α	肌梭的传入纤维,支配梭外肌的传出纤维	13~22	70~120	0.4~0.5
A_β	皮肤的触压觉的传入纤维	8~13	30~70	0.4~0.5
A_γ	支配梭内肌的传出纤维	4~8	15~30	0.4~0.5
A_δ	皮肤痛、温觉、触压觉传入纤维	1~4	12~30	0.4~0.5
B(有髓)	自主神经节前纤维	1~3	3~15	1.2
C(无髓)				
SC	自主神经节后纤维	0.3~1.3	0.7~2.3	2.0
drC	无髓的痛温觉、机械感受器传入纤维	0.4~1.2	0.6~2.0	2.0

表9-2 神经纤维的分类(二)

纤维类别	来源	直径(μm)	传导速度(m/s)	电生理学分类
Ⅰa	肌梭的传入纤维	12~22	70~120	Aα
Ⅰb	腱器官的传入纤维	12左右	70左右	Aβ
Ⅱ	皮肤的触压震动觉传入纤维	5~12	25~70	Aγ
Ⅲ	皮肤痛温觉、肌肉深压觉传入纤维	2~5	10~25	Aδ
Ⅳ	无髓的痛温觉、机械感受器传入纤维	0.1~1.3	1左右	C

(3)神经纤维的分类:Edanger 和 Gasser 根据神经纤维兴奋传导速度的差异,将哺乳类动物的周围神经纤维分为 A、B、C 三类,其中 A 类纤维又分为 α、β、γ、δ 四个亚类。后来有人在研究感觉神经时,又根据纤维的直径和来源将神经纤维分为Ⅰ(包括Ⅰa 和Ⅰb)、Ⅱ、Ⅲ、Ⅳ四类,它们分别相当于 Aα,Aβ,Aδ,C 类后根纤维,但又不完全等同。目前,前一种分类法多用于传出纤维,后一种分类法则常用于传入纤维(表9-1和表9-2)。

（4）神经纤维的轴浆运输：轴突内的轴浆是经常流动的。轴浆流动具有运输物质的作用，故称为**轴浆运输**（**axoplasmic transport**）。在组织培养或在体的神经纤维中，用显微镜观察确实见到轴浆内颗粒具有双向流动的现象。轴浆由胞体流向轴突末梢，称为顺向轴浆运输；相反，轴浆由轴突末梢反向流向胞体，称为逆向轴浆运输。

轴浆运输对维持神经元的解剖和功能的完整性具有重要意义。如果结扎神经纤维，可见到结扎部位的两端都有物质堆积，且近胞体端的堆积大于远胞体端；如果切断轴突，不仅轴突远端部分发生变性，而且近端部分甚至胞体也将发生变性。

顺向轴浆运输分为快速和慢速轴浆运输两类。快速轴浆运输主要运输具有膜结构的细胞器，如线粒体、递质囊泡和分泌颗粒等。在猴、猫等的坐骨神经内的运输速度为 410mm/d。慢速轴浆运输是指由胞体合成的蛋白质构成的微管和微丝等结构不断向前延伸，轴浆的其他可溶性成分也随之向前运输，其速度为 1～12mm/d。

轴浆流动的机制目前还不十分清楚。在缺氧、氰化物毒化等情况下，神经纤维的有氧代谢紊乱使 ATP 减少到 50% 以下时，快速轴浆流动即停止，说明它是一种耗能过程。有人提出与肌肉收缩滑行理论相似的假说，来解释快速轴浆流动，它是通过一种类似于肌凝蛋白的**驱动蛋白**（**kinesin**）来实现的。驱动蛋白具有一个杆部和两个呈球状的头部，杆部可连接被运输的细胞器；头部则构成横桥，具有 ATP 酶活性，并能与微管上的结合蛋白相结合。当一个头部结合于微管时，ATP 酶被激活，横桥分解 ATP 而获能，使驱动蛋白的颈部发生扭动，另一个头部即与微管上的下一个位点结合，如此不停地交替进行，细胞器便沿着微管被输送到轴突末梢。

逆向轴浆运输的速度约为 205mm/d，由**动力蛋白**（**dynein**，也称原动蛋白）将一些物质从轴突末梢向胞体方向运输。神经生长因子就是通过这种运输方式作用于神经元胞体的。有些病毒（如狂犬病病毒）和毒素（如破伤风毒素），以及用于神经科学实验研究的辣根过氧化酶，也可在末梢被摄取，然后被逆向运输到神经元的胞体。

（二）突触生理

突触（**synapse**）是指神经元之间相接触的部位。神经元与效应器间的连接部位，称为**接头**（**junction**），如神经-肌肉接头。神经系统内的神经元之间，以及神经元与效应器之间，借助于神经递质、受体或局部电流，通过突触或接头的信息传递，完成各种反射活动。

突触的结构不同，信息传递的方式也不同。按照信息传递媒介物性质的不同，可分为**化学性突触**（**chemical synapse**）和**电突触**（**electrical synapse**）两类，前者的信息传递是通过神经递质，而后者的信息传递则为局部电流。化学性突触一般由突触前成分、突触间隙和突触后成分三部分组成，根据突触前、后成分之间有无紧密的解剖学关系，可分为**定向突触**（**directed synapse**）和**非定向突触**（**non-directed synapse**）两种模式，前者末梢释放的递质仅作用于范围极为局限的突触后成分，如经典的突触和神经-骨骼肌接头；后者末梢释放的递质则可扩散至距离较远和范围较广的突触后成分，如神经-心肌接头和神经-平滑肌接头。此外，还有一种信息传递方式，不在经典突触结构中进行，称为非突触性化学传递。在这三种方式中，以化学性突触传递最普遍。

1. 化学性突触

（1）化学性突触的结构：经典的化学性突触由**突触前膜**（**presynaptic membrane**）、**突触间隙**（**synaptic cleft**）和**突触后膜**（**postsynaptic membrane**）三部分组成（图 9-2）。突触小体

的末梢膜，称为突触前膜；与之相对的胞体或突起的膜为突触后膜；突触前膜和突触后膜比邻近的细胞膜厚，两者的间隙为突触间隙。在突触后膜上则存在着相应的特异性受体或化学门控通道。

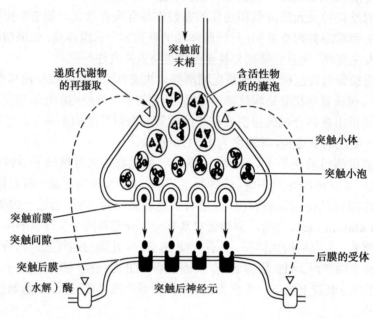

图 9-2 突触结构示意图

（2）化学性突触的分类：根据神经元互相接触的部位，通常将突触分为三类（图 9-3）：①轴突 - 树突式突触；②轴突 - 胞体式突触；③轴突 - 轴突式突触。此外，中枢还存在树突 - 树突式、树突 - 胞体式、树突 - 轴突式、胞体 - 树突式、胞体 - 胞体式、胞体 - 轴突式突触，以及两个化学性突触组合而成的**串联性突触**（serial synapses）、**交互性突触**（reciprocal synapses）和化学性突触与电突触组合而成的**混合性突触**（mixed synapses）等。也可按功能，将突触分为兴奋性突触和抑制性突触。

（3）突触传递的过程：化学性突触传递是指突触前细胞的信息引起突触后细胞活动的过程。由于突触后膜不具有电兴奋性，因此它的信息传递是通过前膜释放化学递质，在突触后过程中将化学信息（递质）转换为电信号（**突触后电位，postsynaptic potential，PSP**）而实现的。

突触传递的基本过程主要包括如下几个步骤：①突触前神经元的兴奋，动作电位传到神经末梢，突触前膜发生去极化；②去极化达一定水平时，前膜上电压门控 Ca^{2+} 通道开放，细胞外 Ca^{2+} 内流；③突触小泡移动，与前膜融合、破裂；④小泡内递质量子式释放入突触间隙；⑤递质扩散并作用于后膜上特异性受体或化学门控通道；⑥突触后膜离子通道通透性的改变，使某些离子进出后膜；⑦突触后膜电位变化（去极化或超极化），引起突触后神经元兴奋性的改变；⑧递质与受体作用后立即被分解或移除。

以上过程的化学性突触传递是一个电 - 化学 - 电的过程。突触前膜的去极化是诱发递质释放的关键因素，Ca^{2+} 是耦联因子。Ca^{2+} 内流量与前膜去极化程度大小以及递质释放量成正变关系。突触前神经元的生物电活动,通过诱发突触前神经末梢释放化学递质,从而导致突触后神经元的电活动变化。

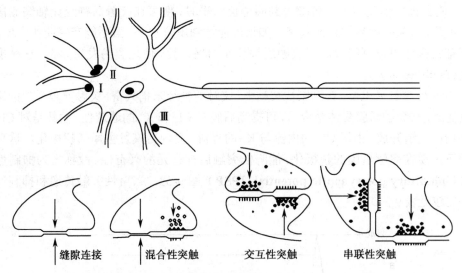

图9-3　突触的分类
Ⅰ:轴突-胞体式突触;Ⅱ:轴突-轴突式突触;Ⅲ:轴突-树突式突触
箭头表示传递方向

(4)突触后神经元的电活动:突触传递包括兴奋性与抑制性突触传递,其突触后神经元的电活动变化分别为兴奋性突触后电位与抑制性突触后电位。而根据其电位时程的长短,则又分为快、慢突触后电位。以下主要介绍快突触后电位。

1)兴奋性突触后电位:兴奋性突触兴奋时,突触前膜释放某种兴奋性递质,作用于突触后膜上的特异受体,提高了后膜对 Na^+ 和 K^+ 的通透性,特别是对 Na^+ 通透的化学门控通道开放, Na^+ 内流,突触后膜发生局部去极化。这种在递质作用下发生在突触后膜的局部去极化,称为**兴奋性突触后电位(excitatory postsynaptic potential, EPSP)**(图9-4),能使该突触后神经元的兴奋性提高。

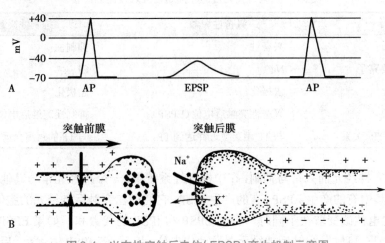

图9-4　兴奋性突触后电位(EPSP)产生机制示意图
A:电位变化;B:突触传递;EPSP:兴奋性突触后电位

EPSP 是局部电位,它的大小取决于突触前膜释放的递质数量。当突触前神经元活动增强或参与活动的突触数目增多时,递质释放量也多,由递质作用所形成的 EPSP 就可总和叠加起来,使去极化幅度增大。若增大到阈电位水平时,便可在突触后神经元轴突始段处诱发动作电位,引起突触后神经元兴奋。如果未能达阈电位水平,虽不能产生动作电位,但由于此局部去极化电位可能提高了突触后神经元的兴奋性,使之容易发生兴奋,这种现象称为**易化(facilitation)**。

2)抑制性突触后电位:在抑制性突触中,突触前神经末梢兴奋,突触前膜释放的递质是抑制性递质,与突触后膜受体结合后,可提高后膜对 Cl^- 和 K^+ 的通透性,尤其是对 Cl^- 通透的化学门控通道开放;由于 Cl^- 的内流与 K^+ 的外流,突触后膜发生局部超极化。这种在递质作用下出现在突触后膜的超极化,能降低突触后神经元的兴奋性,故称之为**抑制性突触后电位(inhibitory postsynaptic potential, IPSP)**(图 9-5)。兴奋性突触传递和抑制性突触传递的比较见表 9-3。

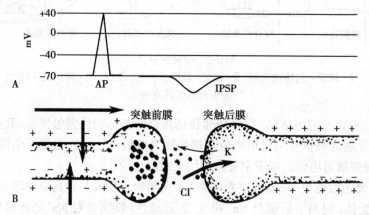

图 9-5　抑制性突触后电位(IPSP)产生机制示意图
A:电位变化;B:突触传递;IPSP:抑制性突触后电位

表 9-3　兴奋性突触传递和抑制性突触传递的比较

项目	兴奋性突触	抑制性突触
释放的递质	兴奋性	抑制性
参与的主要离子	Na^+	Cl^-
膜电位变化	去极化	超极化
突触后电位	兴奋性突触后电位(EPSP)	抑制性突触后电位(IPSP)
与阈电位(TP)关系	与 TP 距离变近并达到 TP	与 TP 的距离变远

(5)突触后神经元的兴奋与抑制:在中枢神经系统中,一个神经元常与其他多个神经末梢构成突触,其中有的产生 EPSP,有的产生 IPSP,它们可在突触后神经元的胞体进行整合。突触后膜上的电位改变取决于同时产生的 EPSP 和 IPSP 的代数和。如果 EPSP 占优势,并达到阈电位水平,可触发突触后神经元爆发动作电位;相反,若 IPSP 占优势,后神经元则呈抑制状态。

（6）突触传递的可塑性：突触传递的**可塑性（plasticity）**是指突触传递功能可发生较长时间的增强或减弱。在中枢神经系统内，突触传递的可塑性是脑学习与记忆等高级活动的基础，也是目前研究的热点之一。突触的可塑性主要有以下几种形式。

1）强直后增强：**强直后增强（posttetanic potentiation，PTP）**是指突触前末梢在接受一短串高频刺激后，突触后电位幅度持续增大的现象。其机制是高频刺激时 Ca^{2+} 大量进入突触前末梢，突触前膜释放的神经递质增多，导致突触后电位持续增强。

2）习惯化和敏感化：反复给予较温和刺激时，突触对刺激的反应逐渐减弱甚至消失的现象称为**习惯化（habituation）**。其机制是由于突触前末梢钙通道逐渐失活，Ca^{2+} 内流减少，末梢递质释放减少。相反，**敏感化（sensitization）**是指重复性刺激，尤其是伤害性刺激，激活腺苷酸环化酶，使 cAMP 产生增多，递质释放增多，对刺激的反应性增强。

3）长时程增强和长时程抑制：**长时程增强（long-term potentiation，LTP）**是突触前神经元在短时间内受到快速重复的刺激后，在突触后神经元快速形成的持续时间较长的 EPSP 增强。LTP 可见于神经系统的许多部位，但研究最多最深入的是海马，被认为是学习和记忆的神经生理学基础。与强直后增强相比，LTP 的持续时间长达数天甚至数周。与 LTP 相反，**长时程抑制（long-term depression，LTD）**是指突触传递效率的长时程降低。LTD 也广泛存在于中枢神经系统，其机制有待进一步研究。

2. 电突触 电突触传递的结构基础是**缝隙连接（gap junction）**，是在两个神经细胞膜紧密接触的部位。两层膜间隔只有 2～3nm，连接部位的神经细胞膜并不增厚，膜近轴浆内无突触小泡，两侧膜上有沟通两细胞胸质的通道蛋白，带电离子可通过这些通道来传递电信息，故称为电传递。电突触传递特点是：无突触前膜和后膜之分；双向性传递；传递速度快，几乎没有潜伏期。以局部电流和衰减性传导的形式从一个细胞传递给另一个细胞，电阻低。电突触传递在中枢神经系统内和视网膜上广泛存在，主要发生在同类神经元之间，具有促进神经元同步化活动的功能。

3. 非突触性化学传递 非突触性化学传递（**non-synaptic chemical transmission**）是一种化学传递而不是通过经典的突触结构完成的，也称为非定向突触传递。首先发现于交感神经节后神经元对平滑肌和心肌的支配作用中。此类神经元轴突末梢有许多分支，各分支上有大量的念珠状**曲张体（varicosity）**，其中含有大量的突触小泡（图 9-6），小泡内含高浓度的去甲肾上腺素。一个神经元的轴突末梢可以具有 30 000 个曲张体，因此一个神经元具有大量的递质释放部位。但是，曲张体与效应细胞间无经典的突触联系，而是处在效应细胞附近。当神经冲动抵达曲张体时，递质从曲张体释放出来，扩散到附近的效应细胞，与相应受体结合，使效应细胞发生反应，从而实现细胞间的信息传递。在

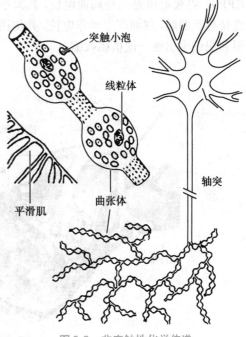

图 9-6　非突触性化学传递

中枢神经系统内，也有这种传递方式存在，所涉及的神经纤维不仅有去甲肾上腺素能纤维，也有多巴胺能、5-羟色胺能以及胆碱能等神经纤维。

非突触性化学传递的特点：①不存在突触前膜与后膜的特化结构；②不存在一对一的支配关系，一个曲张体能支配较多的效应细胞；③曲张体与效应细胞间距大，递质弥散距离远，故调节范围弥散；④突触传递时间长，可大于 1s，且长短不一；⑤递质能否发生信息传递效应，取决于突触后成分上有无相应受体。

（三）神经-肌肉接头的兴奋传递

躯体运动神经轴突末梢与骨骼肌之间形成的功能性联系部位，称为**神经-肌肉接头**（**neuromuscular junction**），包括接头前膜、接头间隙和接头后膜（终板膜）。这种接头的信息传递过程，与上述兴奋性突触的传递十分相似，也是电-化学-电的传递过程。

1. 神经-肌肉接头的结构　接头前膜（**prejunctional membrane**）是指神经轴突末梢细胞膜，是神经末梢在接近细胞膜处失去髓鞘而形成。在轴突末梢的轴浆中有许多线粒体和直径约 50nm 的囊泡（图 9-7），称为接头小泡，小泡内含有乙酰胆碱（ACh）。**接头后膜**（**postjunctional membrane**），也称为**终板膜**（**endplate membrane**）。终板膜增厚，规则地向细胞内凹陷形成很多皱褶，增加接头后膜的面积，有利于兴奋的传递。终板膜上有与 ACh 特异结合的 N_2 型 ACh 受体，该受体是化学门控通道。在终板膜表面还分布有胆碱酯酶，它可将 ACh 分解为胆碱和乙酸。

2. 神经-肌肉接头的兴奋传递　当运动神经兴奋时，神经冲动传到轴突末梢，接头前膜去极化，引起电位门控性 Ca^{2+} 通道开放，膜对 Ca^{2+} 的通透性增加，Ca^{2+} 进入细胞内，促进大量囊泡向前膜靠近，囊泡膜与轴突膜融合、破裂，囊泡中的 ACh 通过出胞作用释放至接头间隙。ACh 与终板膜上的 N_2 受体结合，使关闭状态的通道开放。Na^+、K^+ 离子跨膜转运，主要是大量 Na^+ 内流和少量 K^+ 外流，使终板膜去极化，产生**终板电位**（**endplate potential，EPP**）。终板电位是一种局部电位，其大小与前膜释放的 ACh 量成正比，亦可总和，可衰减性传导至肌膜，继而产生动作电位，并传播至整个肌细胞膜，再通过肌细胞兴奋-收缩耦联，引起肌细胞出现一次机械收缩。

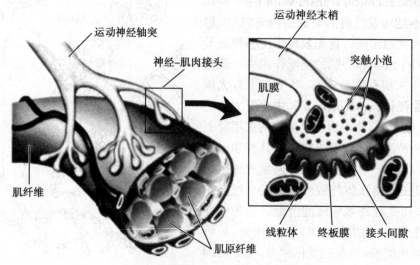

图 9-7　神经肌肉接头的结构示意图

3. 神经肌肉接头兴奋传递特点 与兴奋性突触传递过程相似，终板膜上产生的 EPP 与 EPSP 相似，表现在：①非全和无现象，有等级性，其大小与前膜释放的 Ach 量成正变关系；②衰减性传导（电紧张扩布）；③无不应期，EPP 有总和现象，包括时间和空间的总和。

神经 - 肌肉接头处信息传递的特征是：①单向传递：信息只能由突触前膜传向突触后膜，而不能反向。因为乙酰胆碱只存在于突触前膜的囊泡中而乙酰胆碱受体只存在于突触后膜。②化学传递：类似于突触传递，神经 - 肌肉接头处的兴奋传递是通过神经末梢释放 ACh 这种化学进行传递的。③时间延搁：比起冲动在神经纤维上的传导，这一过程花费较长时间，大约 0.5～1.0 毫秒。因为需要递质的释放、与受体结合等。④易受环境因素影响：细胞外液的酸碱度、温度的改变和药物或其他体液性物质的作用等都可以影响神经 - 骨骼肌接头处的兴奋传递。如 Ca^{2+} 促进乙酰胆碱的释放；肉毒杆菌毒素选择性地阻止接头前膜释放乙酰胆碱；黑寡妇蜘蛛毒素可促进神经末梢释放 ACh，导致 ACh 耗竭；筒箭毒和 α- 银环蛇毒素可与乙酰胆碱竞争受体而特异性阻断终板膜上的 N_2 受体，影响神经 - 肌肉接头传递，引起肌肉松弛；有机磷农药和新斯的明抑制胆碱酯酶活性，ACh 积聚，可出现肌细胞挛缩等中毒症状；重症肌无力则是由于患者自身免疫破坏终板膜上 ACh 受体功能，出现收缩无力的表现。近来有报道，中药川楝皮提取物川楝素为选择性作用于接头前的神经肌肉传递阻断剂，可抑制接头前膜 ACh 的释放。

二、神经递质和受体

（一）神经递质

神经递质（neurotransmitter） 是指由突触前末梢释放，能特异性作用于突触后膜受体，并产生突触后电位的信息传递物质。

1. 递质的鉴定 中枢神经系统内存在许多化学物质，而被确定为神经递质，必须符合下列条件：①存在：在突触前神经元内具有合成递质的前体物质和合成酶系统；②释放：突触小泡内储存有递质，当神经冲动到达时，能释放到突触间隙；③效应：递质能与突触后膜上的特异性受体结合，产生生物效应；④灭活：存在使递质失活的酶和摄取回收机制；⑤调控：用递质拟似剂或受体阻断剂可加强或阻断递质的作用。

2. 调质的概念 除递质外，神经元还能合成和释放一些化学物质，它们并不在神经元之间直接起信息传递作用，而是增强或削弱递质的信息传递效应，这类对递质信息传递起调节作用的物质称为**神经调质（neuromodulator）**。调质所发挥的作用则称为**调制作用（modulation）**。但由于递质在有些情况下可起调质的作用，而在另一种情况下调质也可发挥递质的作用，因此两者之间并无明确界限。

3. 递质的共存 过去认为，一个神经元内只存在一种递质，其全部末梢只释放同一种递质，这一观点称为**戴尔原则（Dale's principle）**。但近来发现可有两种或两种以上的递质（包括调质）共存于同一神经元内，这种现象称为**递质共存（neurotransmitter co-existence）**。递质共存的意义在于协调某些生理过程。如交感神经内含去甲肾上腺素和神经肽 Y，前者有促进唾液分泌和减少血供的作用，后者则主要收缩血管、减少血供，结果使唾液腺分泌少量黏稠的唾液。在高等动物的交感神经节发育过程中，去甲肾上腺素和乙酰胆碱可以共存。此外，在大鼠延髓的神经元中观察到 5- 羟色胺和 P 物质共存；在上颈交感神经节神经元中观察到去甲肾上腺素和脑啡肽共存。有人认为肽类递质可能都是与其他递质共存的。

4. 神经递质的分类 现已了解的神经递质达 100 多种,根据其化学结构,可将神经递质大致分成如下大类,见表 9-4。

表 9-4 神经递质的分类

分类	主要成员
胆碱类	乙酰胆碱
胺类	肾上腺素、去甲肾上腺素、组胺、多巴胺和 5- 羟色胺
氨基酸类	谷氨酸、门冬氨酸、γ-GABA、甘氨酸
肽类	下丘脑调节肽、阿片肽、脑肠肽、血管紧张素Ⅱ、神经肽、血管活性肠肽等
嘌呤类	腺苷、ATP
气体类	NO、CO
脂类	前列腺素,神经类固醇(为一类物质的总称)

按神经递质产生的部位不同,可分为外周神经递质和中枢神经递质。

(1)外周神经递质:是指由传出神经末梢释放的神经递质,包括自主神经和躯体运动神经末梢释放的乙酰胆碱、去甲肾上腺素和肽类。

(2)中枢神经递质:是指在中枢神经内参与突触传递的神经递质,主要有乙酰胆碱、单胺类、氨基酸类及肽类等。

5. 递质的代谢 是指递质的合成、储存、释放、降解、再摄取和再合成等过程。递质代谢障碍常引起神经功能紊乱,而用药物来干预递质代谢过程可对临床疾病产生治疗作用。

(1)乙酰胆碱的代谢:ACh 在细胞质内由胆碱和乙酰辅酶 A 在胆碱乙酰化酶的催化下合成 ACh,储存在突触小泡(图 9-8)。当神经冲动到达末梢使突触小泡内 ACh 释放,与突触后膜上特异受体结合,产生生理效应后,被胆碱酯酶水解成乙酸和胆碱。部分胆碱被神

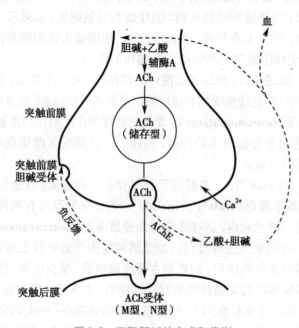

图 9-8 乙酰胆碱的合成和代谢

经末梢再摄取重新合成 ACh。有机磷农药可与胆碱酯酶结合，使胆碱酯酶失活而不能清除 ACh，导致 ACh 在突触间隙的堆积，持续产生一系列如肌肉震颤、流涎、出汗、血压降低等中毒症状。临床上用胆碱酯酶的复活剂（如解磷定等）来进行治疗。

（2）单胺类递质的代谢：单胺类递质如多巴胺、去甲肾上腺素、肾上腺素和 5- 羟色胺，都是在相关合成酶作用下合成并储存于小泡中，一旦进入间隙发挥生理作用后，大部分可被突触前膜再摄取利用，少部分通过酶解失活（图 9-9）。如当神经冲动到达末梢时，使 NE 释放，并与突触后膜上相应受体结合产生效应。其后大部分 NE 被突触前膜重新摄取并储存在小泡内，小部分被突触间隙及突触后神经元内的**单胺氧化酶（monoamine oxidase，MAO）**和**儿茶酚 -O- 甲基转移酶（catechol-o-transmethylase，COMT）**分解、灭活。**利血平（reserpine）**与突触小泡的亲和力是 NE 与小泡亲和力的一万倍，因此利血平能有效抑制突触小泡对 NE 的再摄取，使 NE 被 MAO 和 COMT 分解而耗竭。临床上常用利血平的这种作用来治疗高血压。

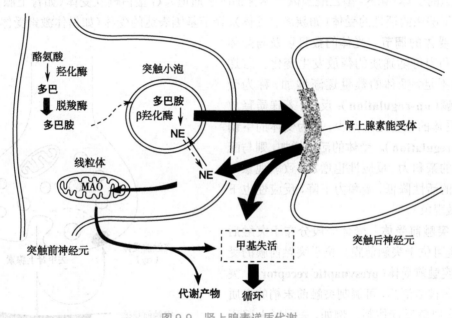

图 9-9　肾上腺素递质代谢
MAO：单胺氧化酶　　NE：去甲肾上腺素

肽类递质主要是依靠酶促降解而失活。

（二）受体

1. 受体的概念　受体（receptor）是指细胞膜或细胞内能与某些化学物质（递质、调质、激素等）特异性结合并诱发生物效应的特殊生物分子。神经递质必须通过与相应受体结合后才能发挥作用。能与受体特异性结合并产生生物效应的化学物质，称为受体的**激动剂（agonist）**；能与受体特异性结合，但不产生生物效应的化学物质称为**拮抗剂（antagonist）**，两者统称为**配体（ligand）**。受体与配体的结合具有结构特异性、饱和性和可逆性。

2. 受体的特性　①特异性：一定的受体只能与特定的配体结合，才能产生特定的生物效应。这种特异性并非绝对的，而是相对的。②饱和性：受体数量有限，能结合配体的数量也是有限的,达到饱和可产生最大效应。③可逆性:配体与受体的结合是可逆的,两者可以结合,也可以解离,也可被另一种特异性配体所置换。但不同配体的解离常数差别较大,有些拮抗剂与受体结合很难解离,几乎为不可逆结合。④高灵敏度:受体能识别周围环境中微量的配体。很低浓度的配体就能与受体结合,产生显著的效应。例如:5×10^{-19} mol/L 的乙酰胆碱溶液就能对蛙心产生明显的抑制作用。⑤多样性:同一受体可广泛分布于不同组织、同一组织的不同区域,受体密度不同。受体处于动态变化中:受生理、病理和药理因素调节。

3. 受体的分类　①按受体分布的部位不同可分为细胞膜受体、胞质受体和核受体。②按结合的配体分类来命名,如以 ACh 为配体的受体称为胆碱能受体,以肾上腺素、去甲肾上腺素为配体的受体称为肾上腺素能受体。同一配体可能有两种或两种以上不同的受体,如ACh 有烟碱型(N)和毒蕈碱型(M)两种受体;去甲肾上腺素有 α 受体和 β 受体。每种受体还有不同的受体**亚型(subtype)**。同一配体与不同类型受体结合会有不同的细胞反应,产生多样的生物效应。③根据受体的蛋白结构、信息转导过程、效应性质、受体位置等可分为含离子通道的受体(如 N- 型乙酰胆碱受体含钠离子通道)、G 蛋白耦联受体(如肾上腺素受体等)、酪氨酸激酶活性的受体(如胰岛素受体)、调节基因表达的受体(如甾体激素受体)等。

4. 受体的调节　受体的数目以及与配体结合亲和力可随递质的释放发生变化。若递质释放不足,受体的数量逐渐增加,称为受体的**上调(up-regulation)**;反之,若递质释放增加,受体的数量逐渐减少,称为受体的**下调(down-regulation)**。受体的活性增加,则与配体结合的亲和力、反应性也增加(致敏现象),而受体的活性降低,亲和力下降,反应性也下降(脱敏现象)。

5. 突触前受体　受体一般分布于突触后膜,但也可位于突触前膜。位于突触前膜的受体称为**突触前受体(presynaptic receptor)**。突触前受体被激活后,可调制突触前末梢的递质释放,实现负反馈控制。例如,去甲肾上腺素在释放后反过来作用于突触前 α2 受体,可抑制其自身的进一步释放(图 9-10)。有些突触前受体被激活时能易化递质释放,例如交感神经末梢的突触前血管紧张素受体被血管紧张素Ⅱ激活后,可易化前膜释放去甲肾上腺素。

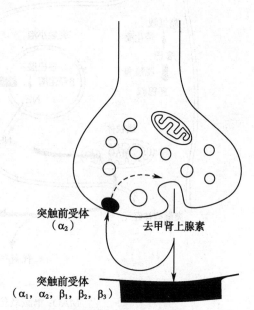

图 9-10　突触前受体调节递质释放示意图

图示肾上腺素能神经元末梢释放递质 NE, NE 一方面作用于突触后受体(α1、α2、β1、β2、β3)引起生理效应,另一方面反过来作用于突触前受体(α2),抑制前膜递质释放而调制突触传递的效率。

（三）主要的递质、受体系统

1. 乙酰胆碱及其受体　乙酰胆碱(acetylcholine, ACh)是最重要的神经递质之一。以ACh 为递质的神经元称为**胆碱能神经元(cholinergic neuron)**,释放 ACh 的神经纤维称为**胆碱能纤维(cholinergic fiber)**。在中枢神经系统内胆碱能神经元分布较广泛,大多起兴奋作用,主要分布在脊髓前角运动神经元、脑干网状结构上行激动系统、丘脑、纹状体和边缘系统的杏仁核、海马等部位。在外周神经系统中,胆碱能纤维包括自主神经的节前纤维、大多数副交感神经的节后纤维、少数交感节后纤维（支配汗腺的交感节后纤维和支配骨骼肌的交感舒血管纤维）和躯体运动神经纤维，这些神经纤维的末梢能够释放 ACh。在外周，ACh 的传递效应既有兴奋，也有抑制，主要取决于受体的性质。如在消化道，迷走神经释放的 ACh 对平滑肌起兴奋作用，而在心肌，迷走神经释放的 ACh 则起抑制作用。

以 ACh 为配体的受体称为**胆碱能受体（ cholinergic receptor ）**。胆碱能受体包括**毒蕈碱受体（ muscarine，M 受体 ）和烟碱受体（ nicotin，N 受体 ）**（表 9-5）。

（1）M 受体：M 受体既可以和 ACh 结合，也可以和毒蕈碱结合，它们产生相同的效应，ACh 的这种作用称为毒蕈碱样作用（M 样作用）。M 受体广泛地分布于绝大多数副交感节后纤维支配的效应器以及部分交感胆碱能纤维支配的效应器（汗腺、肾上腺髓质、立毛肌、骨骼肌舒血管等）细胞膜上。ACh 与 M 受体结合后，可产生一系列自主神经节后胆碱能纤维兴奋的效应，包括心脏活动的抑制，支气管平滑肌、消化道平滑肌、膀胱逼尿肌和瞳孔括约肌的收缩，消化腺和汗腺分泌增加，以及骨骼肌血管的舒张等。**阿托品（ atropine ）**是 M 受体的阻断剂。现已证明 M 受体有五种亚型，分别命名为 M_1、M_2、M_3、M_4 和 M_5。M_1 受体在脑内含量丰富；M_2 主要分布于心脏；M_3 和 M_4 则见于平滑肌中；M_4 在胰的腺泡和胰岛组织中发现；M_5 受体的情况尚不清楚。当 M 受体被激活，通过第二信使引起 ACh 的 M 样作用。

（2）N 受体：N 受体既可以和 ACh 结合，也可以和**烟碱（ nicotine ）**结合，产生相同的效应，称为烟碱样作用（N 样作用）。N 型受体是一种 ACh 门控通道。N 受体又分为 N_1 和 N_2 两种类型。N_1 受体存在于自主神经节突触后膜上，N_2 受体存在于神经 - 肌接头的终板膜上，ACh 与之结合时可分别引起节后神经元的兴奋和骨骼肌细胞兴奋。筒箭毒碱能阻断 N_1 和 N_2 受体；六烃季胺主要阻断 N_1 型受体，十烃季胺则主要阻断 N_2 型受体。

2. 去甲肾上腺素和肾上腺素及其受体　去甲肾上腺素和肾上腺素都属于**儿茶酚胺（ catecholamine ）**。在中枢神经系统内，释放肾上腺素递质的神经元称为肾上腺素能神经元，其胞体分布于延髓。释放去甲肾上腺素递质的神经元称为去甲肾上腺素能神经元，其胞体位于低位脑干。在外周，大多数交感神经节后纤维释放的是去甲肾上腺素，称为**肾上腺素能纤维（ adrenergic fiber ）**。支配汗腺的交感神经和支配骨骼肌血管的交感舒血管神经纤维释放 ACh。

在外周交感神经节后纤维支配的各个不同部位的效应器上，由于分布不同的受体，故肾上腺素能纤维对效应器的作用既可兴奋也可抑制。能与肾上腺素和去甲肾上腺素结合的受体称为**肾上腺素能受体（ adrenergic receptor ）**，其分布极为广泛。多数交感节后纤维末梢支配的效应器细胞膜上都有肾上腺素能受体，有 α 和 β 两种类型，α 受体又有 α_1 和 α_2 两种亚型；β 受体有 β_1、β_2 和 β_3 三种亚型。某一效应器官上不一定都有 α 和 β 受体，有的仅有 α 受体，有的仅有 β 受体，有的两者兼有（表 9-5）。肾上腺素能受体不仅与交感末梢的递质相结合，还能与肾上腺髓质分泌的肾上腺素和去甲肾上腺素，以及儿茶酚胺类药物结合而发生效应。儿茶酚胺类物质激活肾上腺素能受体的作用是不同的，去甲肾上腺素对 α 受体作用强，对 β_2 受体作用弱；肾上腺素则对 α 和 β 的作用都强；异丙基肾上腺素（人工合成药物）主要对 β_2 受体有强烈作用。

哌唑嗪（ prazosin ）是 α_1 受体阻断剂；**育亨宾（ yohimbine ）**是 α_2 受体阻断剂；**酚妥拉明（ phenotolamine ）**对 α_1 和 α_2 受体均有阻断作用，而对 α_1 受体的阻断作用是 α_2 受体的 3～5 倍。α_2 受体主要存在于突触前膜上，临床上用 α_2 受体激动剂可乐定抑制交感神经末梢释放去甲肾上腺素以达到抗高血压的目的。**普萘洛尔（propranolol）**能阻断 β 受体，包括 β_1 和 β_2 受体；**阿替洛尔（atenolol）**为选择性 β_1 受体阻断剂，丁氧胺为 β_2 受体阻断剂。心动过速或心绞痛疾病的患者，可应用普萘洛尔降低心肌代谢与活动，达到治疗目的。

表 9-5　自主神经系统肾上腺素能受体和胆碱能受体的分布及其功能

效应器		肾上腺素能神经纤维		胆碱能神经纤维	
		受体	效应	受体	效应
眼	瞳孔散大肌	α_1	收缩（扩瞳）		
	瞳孔括约肌			M	收缩（缩瞳）
	睫状肌	β_2	舒张（视远物）		收缩（晶体变凸）
心	窦房结		心率加快		心率减慢
	传导系统	β_1	传导加快	M	传导减慢
	心肌		收缩力增强		收缩减弱
血管	冠状血管	α_1	收缩	M	舒张
		β_2	舒张（为主）		
	脑血管	α_1	收缩	M	舒张
	皮肤、腹腔内脏血管	α_1	收缩（为主）		
		β_2	舒张		
	骨骼肌血管	α_1	收缩	M	舒张[1]
		β_2	舒张（为主）		
支气管	平滑肌	β_2	舒张	M	收缩
	腺体	—	—	M	分泌
胃肠道	胃平滑肌	β_2	舒张	M	收缩
	小肠平滑肌	α_2	舒张[2]	M	收缩
		β_2	舒张		
	括约肌	α_1	收缩		
胆囊	平滑肌	β_2	舒张	M	收缩
	括约肌	α_1	收缩		舒张
膀胱	逼尿肌	β_2	舒张	M	收缩
	括约肌	α_1	收缩		舒张
	输尿管平滑肌	α_1	收缩		收缩[2]
子宫	平滑肌	α_1	收缩（有孕）	M	可变[3]
		β_2	舒张（无孕）		
皮肤	汗腺	α_1	促进精神性发汗	M	促进温热性发汗[1]
	竖毛肌	α_1	收缩		
唾液腺		α_1	分泌少量黏稠唾液	M	分泌大量稀薄唾液
代谢	糖酵解	β_2	加强		
	脂肪分解	β_3	加强		

注：(1) 为交感节后胆碱能纤维支配
　　(2) 可能是突触前受体调制递质释放所致
　　(3) 因月经周期、血中雌孕激素水平、妊娠及其他因素而发生改变

3. 多巴胺及受体　多巴胺(dopamine, DA)是中枢递质,主要存在于中枢神经系统。多分布于纹状体,尤其在尾核内。脑内的多巴胺主要由黑质产生。现已克隆出5种DA受体,分别为$D_{1\sim5}$亚型,都是G-蛋白耦联受体。多巴胺主要参与躯体运动、精神活动、垂体分泌及心血管活动的调节。**派迷清(pimozide)**是DA受体的拮抗剂。SCH23390是DA_1受体的选择性拮抗剂;**丁酰苯类(butyrophenones)**是DA_2受体拮抗剂,临床上常用它来治疗精神病。

4. 5-羟色胺及受体　5-羟色胺(5-hydroxytryptamine, 5-HT)能神经元主要存在于低位脑干。现已克隆出7种5-HT受体:$5\text{-}HT_1\sim5\text{-}HT_7$,而且在$5\text{-}HT_1$、$5\text{-}HT_2$和$5\text{-}HT_5$受体中又分别分出5种、3种和2种亚型。5-HT受体大多是G-蛋白耦联受体。**肉桂硫胺(cinanserin)**是5-HT受体的拮抗剂。$5\text{-}HT_{1A}$受体选择性拮抗剂是**spiperrone和methiothepin**,而$5\text{-}HT_3$受体拮抗剂是ICS20930。5-HT及受体主要参与精神、情绪活动。

5. 氨基酸类递质及受体　氨基酸类递质主要有**谷氨酸(glutamate)**、**门冬氨酸(aspartic acid)**、**甘氨酸(glycine)**和**γ-氨基丁酸(γ-aminobutyric acid, GABA)**。前两者是兴奋性递质,后两者是抑制性递质。

谷氨酸受体分布很广,分为促离子型和促代谢型两类。前者介导快速兴奋性突触后效应,后者通过G-蛋白-第二信使引起神经元代谢及功能的改变。促离子型谷氨酸受体又可分为NMDA(N-甲基-D-天冬氨酸)、AMPA(α-氨基-3-羟基-5-甲基-4-异噁唑丙酸)和KA(红藻氨酸)受体3种;而促代谢型谷氨酸受体至今已克隆出$mGluR_1\sim mGluR_8$共8种受体。NMDA受体是与Ca^{2+}通道耦联的离子通道型兴奋性氨基酸(EAA)受体,它可被Mg^{2+}电压依赖方式阻断,NMDA受体的竞争性拮抗剂有2-氨基-5-磷酰基戊酸酯(AP_5)等,非竞争性拮抗剂有地佐环平(MK-801)等。

GABA受体广泛分布于大脑皮质和小脑皮质的浦肯野细胞。GABA受体分为$GABA_A$、$GABA_B$和$GABA_C$三种亚型。$GABA_A$是离子通道耦联型受体,而$GABA_B$为促代谢型受体。$GABA_A$受体是由不同亚单位构成的Cl^-通道,其激活引起Cl^-内流,产生突触后膜的超极化抑制。**荷包牡丹碱(bicuculine)**和**印防己毒素(cocuculin)**是GABA的选择性拮抗剂。

脑内和脊髓前角运动神经元胞膜上存在甘氨酸受体,对运动神经元起回返性抑制作用。**士的宁(strychnine)**是甘氨酸受体选择性拮抗剂。

6. 组胺及受体　组胺(histamine)能神经元主要分布在下丘脑,其纤维到达中枢各部位。组胺有H_1、H_2、H_3受体,分布广泛。组胺系统可能与觉醒、性行为腺垂体激素分泌、血压、痛觉等调节有关。H_1、H_2和H_3三种受体选择性拮抗剂分别是**mepyramine**,**西咪替丁(cimetidine)**和**普咪定(impromidine)**。

7. 肽类递质受体　神经系统内肽类递质及其受体种类繁多,如下丘脑调节肽、阿片肽、脑肠肽(神经肽)等。**阿片肽(opioid peptides)**受体是一类介导内源性阿片肽和阿片类镇痛药作用的受体。根据它们的药理特性可分为μ、κ、δ和ε受体4种。μ受体的选择性拮抗剂是**纳洛酮(naloxone)**。

8. 嘌呤类递质受体　嘌呤类递质主要有**腺苷(adenosine)**和ATP。腺苷是中枢内抑制性递质,有4种受体为A_1、A_{2A}、A_{2B}、A_3,都属于G-蛋白耦联受体。

9. 其他递质受体　如NO、CO等。

三、反射活动及其基本规律

（一）反射中枢

反射中枢（reflex center）是指在中枢神经系统内,调节某一特定生理功能的神经元群。它们可分布在中枢神经系统内的不同部位。调节某一复杂生命现象的反射中枢往往涉及范围很广,如调节呼吸运动的神经反射中枢就分散在脊髓、延髓、脑桥、间脑以及大脑皮质等部位。在反射发生时,既有初级水平的整合活动,也有较高级水平的整合活动。通过多级水平的整合,使反射活动具有更大的复杂性和适应性。

（二）中枢神经元的联系方式

中枢神经系统内神经元的联系方式复杂多样,主要有如下几种(图9-11)。

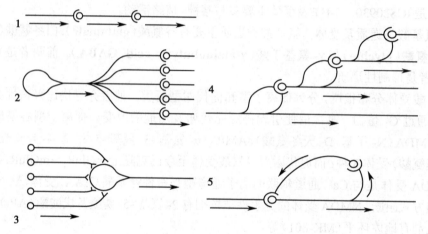

图 9-11 中枢神经元的联系方式
1:单线式；2:辐散式；3:聚合式；4:链锁式；5:环式

1. 单线式 一个突触前神经元仅与一个突触后神经元发生突触联系。例如,视网膜中央凹处的一个视锥细胞常只与一个双极细胞形成突触联系,而该双极细胞也可只与一个神经节细胞形成突触联系,这种联系方式可使视锥系统具有较高的分辨能力。其实,真正的单线式联系很少见。

2. 辐散式 一个神经元的轴突末梢通过其分支与多个神经元建立突触联系的方式称为**辐散**（divergence）。辐散式联系多见于感觉传入通路中,其意义是使一个神经元的兴奋同时引起多个神经元发生兴奋或抑制。

3. 聚合式 多个神经元通过其轴突末梢与同一神经元建立突触联系的方式称为**聚合**（convergence）。聚合式使许多神经元的作用都影响同一神经元的活动,这种联系方式有可能使作用的同一神经元兴奋发生总和,也可能使来源不同的神经元的兴奋和抑制在同一神经元上发生整合。聚合式是总和的结构基础,在传出通路中多见。

4. 链锁式 中间神经元轴突的侧支兴奋另一神经元,后者再通过轴突侧支直接或间接与其他神经元建立突触联系的方式,称为**链锁式**（chain circuit）。其意义在于可在空间上扩大作用范围。

5. 环式 一个神经元与中间神经元发生突触联系,中间神经元反过来直接或间接地再作用于该神经元的方式,称为**环式(recurrent circuit)**。环状方式联系是反馈调节和后放现象的结构基础。兴奋通过环状联系时,如果环路内是兴奋性中间神经元参与,则兴奋得到加强和延续,产生正反馈效应;如果环路内是抑制性中间神经元参与,通过回返性抑制使原神经元活动减弱或终止,产生负反馈效应。在环式联系中,即使刺激已经停止,反射活动仍能继续一段时间,这种现象称为后发放或**后放(after discharge)**。后放现象也可见于各种神经反馈活动。

(三)反射中枢兴奋传递的特征

兴奋在中枢内的化学性突触传递,明显不同于神经纤维上的兴奋传导,其特征主要表现以下几方面:

1. 单向传递　兴奋只能由突触前神经元向突触后神经元方向传导,而不能逆传。这是因为只有突触前膜才能释放神经递质。电突触传递可以是双向的。

2. 中枢延搁　兴奋通过中枢部分的传递需要时间较长,称为**中枢延搁(central delay)**。这是因为兴奋通过突触时需要经历递质释放、递质弥散、与突触后膜受体结合、产生突触后电位等一系列过程所致。兴奋通过一个化学性突触通常需要 0.3~0.5 毫秒,这比兴奋在同样长的神经纤维上传导要慢得多。如果反射通路上通过的化学性突触数目越多,则兴奋传递所需的时间也越长。兴奋通过电突触传递时无时间延搁,因而可在多个神经元的同步活动中起重要作用。

3. 总和　EPSP 和 IPSP 均可发生总和。总和可分时间总和及空间总和两种,即前一次冲动引起的突触后电位与相继来的冲动所引起的突触后电位可以相加(**时间总和,temporal summation**),一个突触后神经元同时或几乎同时接受不同轴突末梢传来的冲动所产生的突触后电位也可以相加(**空间总和,spatial summation**)。在反射活动中,若兴奋产生的 PSP 去极化总和达到阈电位,即可爆发动作电位;如果总和未到达阈电位,此时突触后神经元虽未出现兴奋,但其兴奋性有所提高,即表现为**易化(facilitation)**。

4. 兴奋节律的改变　在反射活动中,传出神经发出的冲动频率往往与传入神经上的冲动频率不同。这是因为传出神经元的兴奋节律不仅受传入冲动频率影响,还与其自身功能状态、中间神经元的功能状态和联系方式有关。

5. 后放　如前所述,在反射活动中,当刺激停止后,传出神经仍可在一定时间内发放神经冲动,这种现象叫后放。后发放可发生在环式联系的反射通路中。此外,效应器(如骨骼肌肌梭)受到刺激后也可产生冲动传入中枢,使反射活动的传出增加。

6. 对内环境变化的敏感性和易疲劳性　突触间隙与细胞外液相通,容易受内环境理化因素变化的影响。是反射弧中最易疲劳的部位。缺氧、CO_2 过多、麻醉剂等因素均可影响突触兴奋传递,改变突触传递活动。突触疲劳可能与突触处递质耗竭有关。疲劳的出现可制止过度兴奋,有一定的保护作用。

(四)中枢抑制

在任何反射活动中,反射中枢既有兴奋又有抑制,反射活动才能得以协调进行。神经中枢内的抑制活动称为**中枢抑制(central inhibition)**,按产生机制不同,可分为**突触后抑制(postsynaptic inhibition)**和**突触前抑制(presynaptic inhibition)**两类。

1. 突触后抑制　突触后抑制是由抑制性中间神经元释放抑制性递质,在突触后膜上产生超极化而出现 IPSP,使突触后神经元受到抑制。因而,突触后抑制又称为**超极化抑制**

（hyperpolarization inhibition）。突触后抑制有传入侧支性抑制和回返性抑制两种形式。

（1）传入侧支性抑制：传入纤维进入中枢后，一方面通过突触联系兴奋某一中枢神经元，另一方面通过侧支兴奋抑制性中间神经元，再通过后者的活动抑制另一中枢神经元。这种抑制称为**传入侧支性抑制**（afferent collateral inhibition）。例如，伸肌肌梭的传入纤维进入脊髓后，直接兴奋伸肌运动神经元，同时发出侧支兴奋一个抑制性中间神经元，转而抑制屈肌运动神经元，导致伸肌收缩而屈肌舒张（图9-12）。其意义在于使不同中枢之间的活动得到协调。

（2）回返性抑制：中枢神经元兴奋时，传出冲动经轴突侧支兴奋另一个抑制性中间神经元，后者释放抑制性递质，返回来抑制原先发动兴奋的神经元及同一中枢的其他神经元。这种抑制称为**回返性抑制**（recurrent inhibition）。例如，脊髓前角运动神经元的轴突支配骨骼肌并发动运动，同时其轴突发出侧支与闰绍细胞构成突触联系；闰绍细胞兴奋时释放甘氨酸，回返性抑制原先发动兴奋的运动神经元和同类的其他运动神经元（图9-13）。其意义在于及时终止神经元的活动，或使同一中枢内许多神经元的活动协调一致。若用甘氨酸受体的拮抗剂士的宁或**破伤风毒素**（tetanus toxin）破坏闰绍细胞的功能，将出现强烈的肌痉挛。

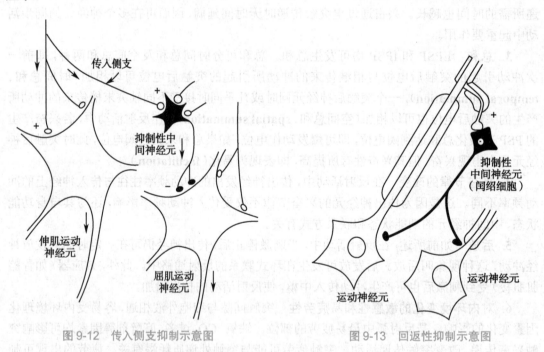

图9-12　传入侧支抑制示意图　　　　　　　　图9-13　回返性抑制示意图

2. 突触前抑制　突触前抑制（presynaptic inhibition）是发生在突触前膜的一种去极化抑制现象。不同于突触后抑制，不经过抑制性中间神经元，而是通过轴突-轴突突触活动，使突触前膜释放兴奋性递质减少，导致突触后膜上的EPSP下降引起抑制，又称为**去极化抑制**（depolarization inhibition）（图2-6）。

突触前抑制的结构基础是具有轴突-轴突式突触联系（图2-6）。这种抑制形式产生机制比较复杂。目前认为突触前抑制的发生是由于一个兴奋性突触的突触前末梢与另一神经元发生了轴突-轴突式突触联系，当神经元A兴奋时，使轴突B末梢发生了部分去极，膜电位减少,当轴突 B 兴奋传来时,形成的动作电位幅度也小,Ca^{2+} 内流也少,于是 B 的末梢释放的兴奋性递质减少,导致 C 的 EPSP 减少,兴奋性增加有限。由于这种抑制是使突触前膜发生去极化后兴奋性递质释放数量减少,EPSP 下降所造成的传递抑制,故称为突触前抑制。又因为这种抑制发生时,突触前膜产生的不是超极化,而是去极化,形成的不是 IPSP,而是 EPSP 的下降,所以也称为去极化抑制。突触前抑制在中枢内广泛存在,尤其多见于感觉传入途径中,对调节感觉传入活动具有重要作用。

突触前抑制与突触后抑制的比较见表 9-6。

表 9-6　突触前抑制与突触后抑制的主要区别

项目	突触前抑制	突触后抑制
结构基础	轴 - 轴突触和轴 - 胞突触联合	轴 - 树突触,或轴 - 胞突触
发生部位	突触前膜	突触后膜
递质	兴奋性递质	抑制性递质
PSP	去极化,产生 EPSP	超极化,产生 IPSP
机制	突触前膜释放兴奋性递质减少,使 EPSP 减少	IPSP
与 TP 距离	与 TP 距离变近但未达到	与 TP 距离变远
生理意义	调节感觉传入活动	通过交互抑制与负反馈作用协调中枢活动

（王桂英）

第二节　躯体感觉和内脏感觉

躯体感觉（somatic sensation）包括浅感觉和深感觉两大类,浅感觉又包括触 - 压觉、温度觉和痛觉;深感觉即为本体感觉,主要包括位置觉和运动觉。**内脏感觉**（visceral sensation）主要是痛觉,这是因为内脏中除含痛觉感受器外,温度觉和触 - 压觉感受器分布很少,本体感受器则不存在。

一、感觉传入通路

（一）躯体感觉传入通路

躯体感觉的初级传入神经元胞体位于后根脊神经节或脑神经节中,其周围突（长树突）与感受器相连,中枢突（轴突）进入脊髓和脑干后发出两类分支:一类在不同水平直接或间接通过中间神经元与运动神经元相连而构成反射弧,完成各种反射;另一类经多级神经元接替后向大脑皮质投射而形成感觉传入通路,产生各种不同感觉。

1. 丘脑前的传入系统　深感觉的传入纤维进入脊髓后沿后索上行,在延髓下部的薄束核和楔束核更换神经元（简称换元）,换元后的第二级神经元发出纤维交叉至对侧组成内侧丘系,后者抵达丘脑的特异感觉接替核后外侧腹核,此处存在第三级神经元。这条通路称为后索 - 内侧丘系传入系统。精细触 - 压觉的传入纤维也走行于该系统中。浅感觉的传入纤维,第二级神经元发出纤维经白质前连合交叉至对侧,在脊髓前外侧部上行,形成前外侧索。其中,传导痛觉和温度觉的纤维走行于外侧而形成脊髓丘脑侧束;传导粗略触 - 压觉的纤维大部分交叉至对侧腹侧,小部分不交叉,形成脊髓丘脑前束。前外侧索传入系统中部分纤维终止于丘脑的特异感觉接替核(图9-14A),也有一部分纤维投射到丘脑非特异投射核。

由于传导痛觉、温度觉和粗略触 - 压觉的纤维先交叉后上行,而本体感觉和精细触 - 压觉的纤维则先上行后交叉,所以在脊髓半离断的情况下,离断水平以下的痛觉、温度觉和粗略触 - 压觉的障碍发生在健侧,而本体感觉和精细触 - 压觉障碍则发生在患侧。在脊髓空洞症患者,如果较局限地破坏中央管前交叉的感觉传导路径,可出现痛觉、温度觉和粗略触 - 压觉障碍的分离现象,即出现相应节段双侧皮节的痛觉和温度觉障碍,而粗略触 - 压觉基本不受影响。这是因为痛觉、温度觉传入纤维进入脊髓后,仅在进入水平的1~2个节段内换元并经前连合交叉到对侧,而粗略触 - 压觉传入纤维进入脊髓后则分成上行和下行纤维,可在多个节段内分别换元再交叉到对侧。

此外,上述两个传入系统内的上行纤维都有一定的空间分布。在前外侧索,从内向外依次为来自颈、胸、腰、骶区域的轴突;在后索,从内到外则依次为来自骶、腰、胸、颈部位的纤维(图9-14B)。所以,如果脊髓外的肿瘤压迫脊髓丘脑束,首先受压的是来自骶、腰部的纤维,病变早期可出现骶部或腰部痛觉和温度觉的缺失;如果肿瘤位于脊髓内,则首先缺失的感觉是来自颈部或胸部的浅感觉。

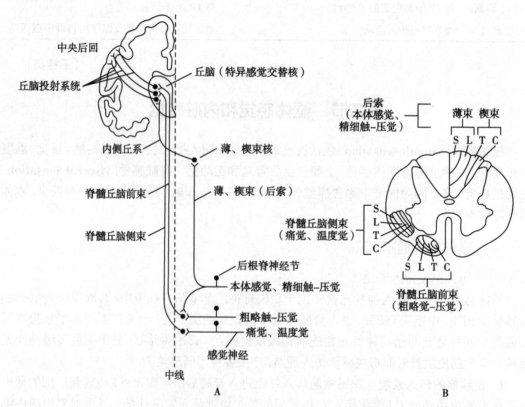

图9-14　躯体感觉传导通路(A)和感觉通路的脊髓横断面(B)示意图
S:骶;L:腰;T:胸;C:颈

接受头面部浅感觉的第一级神经元为三叉神经节,冲动进入中枢后,触 - 压觉由三叉神经主核中继,而痛觉和温度觉则由三叉神经脊束核中继。它们沿着由这些核团发出的纤维大部分交叉到对侧并沿三叉丘系上行至丘脑,到达丘脑后内侧腹核,最终抵达大脑皮质中央后回的下部。头面部深感觉也由三叉神经传导,三叉神经中脑核可能是其第一级神经元的所在部位,其上行途径目前仍不十分清楚。

2. 丘脑的核团　丘脑是除嗅觉外的各种感觉传入通路的重要中继站,并能对感觉传入进行初步的分析和综合。丘脑的核团或细胞群可分为以下三大类。

(1)第一类细胞群:这类细胞群称为**特异感觉接替核**(specific sensory relay nucleus),它们接受第二级感觉投射纤维,换元后投射到大脑皮质感觉区。在这类核团中,后腹核是躯体感觉的中继站。来自躯体不同部位的纤维在后腹核内换元,其空间分布有一定的规律:后外侧腹核接受来自躯干四肢的传入纤维,后内侧腹核接受来自头面部的传入纤维。此外,内侧膝状体和外侧膝状体也归入此类核团,它们分别是听觉和视觉传导通路的换元站,发出的纤维分别向听皮层和视皮层投射。

(2)第二类细胞群:这类细胞群称为**联络核**(associated nucleus),它们接受来自特异感觉接替核和其他皮层下中枢的纤维,换元后投射到大脑皮质的特定区域,其功能与各种感觉在丘脑和大脑皮质之间的联系协调有关。在这类核团中,丘脑前核接受来自下丘脑乳头体的纤维,并发出纤维投射到大脑皮质扣带回,参与内脏活动的调节;丘脑外侧核主要接受来自小脑、苍白球和后腹核的纤维,而后发出纤维投射到大脑皮质运动区,参与运动调节;丘脑枕核接受内、外侧膝状体的纤维,再发出纤维投射到皮层顶叶、枕叶和颞叶联络区,参与各种感觉的联系功能。此外,丘脑还有些细胞群发出的纤维投射到下丘脑、皮层前额叶和眶区或顶叶后部联络区。

(3)第三类细胞群:这类细胞群称为**非特异投射核**(nonspecific projection nucleus),是指靠近丘脑中线的髓板内各种结构,主要是髓板内核群,包括中央中核、束旁核、中央外侧核等。这些细胞群通过多突触换元后弥散地投射到整个大脑皮质,具有维持和改变大脑皮质兴奋状态的作用。

3. 感觉投射系统　根据丘脑各部分向大脑皮质投射特征的不同,可把**感觉投射系统**(sensory projection system)分为以下两个不同系统。

(1)特异投射系统:**特异投射系统**(specific projection system)是指丘脑特异感觉接替核及其投射至大脑皮质的神经通路。它们投向大脑皮质的特定区域,与大脑皮质具有点对点的投射关系。投射纤维主要终止于皮层的第四层,与该层内神经元构成突触联系,引起特定感觉。另外,这些投射纤维还通过若干中间神经元接替,与大锥体细胞构成突触联系,从而激发大脑皮质发出传出冲动。联络核在结构上大部分也与大脑皮质有特定的投射关系,因而也归入该系统。

(2)非特异投射系统:**非特异投射系统**(nonspecific projection system)是指丘脑非特异投射核及其投射至大脑皮质的神经通路。该系统一方面经多次换元并弥散性投射到大脑皮质的广泛区域,因而与皮层不具有点对点的投射关系;另一方面通过脑干网状结构,间接接受来自感觉传导路第二级神经元侧支的纤维投射,而网状结构是一个反复换元的部位。由于该系统没有专一的感觉传导功能,因而不能引起各种特定感觉,起维持和改变大脑皮质兴奋状态的作用。

两个投射系统虽在结构和功能上存在明显差异,但两者之间存在密切联系。若无非特异投射系统的上行唤醒作用,特异投射系统便不能很好地发挥作用;而非特异投射系统的上行冲动实际上来自特异感觉传导路的上传冲动，因为它接受来自脑干网状结构的纤维投射，而脑干网状结构又接受特异感觉传导路第二级神经元传入纤维的侧支投射。

（二）内脏感觉传入通路

机体的内脏器官除有交感和副交感神经支配外，也有感觉神经分布。**内脏感觉神经**（**visceral sensory nerve**）将来自内脏的各种刺激传导至中枢，中枢可直接通过内脏运动神经或间接通过体液调节各内脏器官的活动。

同躯体感觉神经一样，内脏感觉神经元胞体位于脑神经节和脊神经节内，也是假单极神经元，其周围突是粗细不等的有髓或无髓纤维。传导内脏感觉的脑神经节包括膝神经节、舌咽神经下节、迷走神经下节，其周围突随同面、舌咽、迷走神经分布于内脏器官，中枢突随同面、舌咽、迷走神经进入脑干，终止于孤束核。而传导内脏感觉的脊神经节细胞的周围突，随同交感神经和骶部副交感神经分布于内脏器官，中枢突随交感神经和盆内脏神经进入脊髓，终于灰质后角。

内脏感觉冲动进入中枢后，一方面通过中间神经元与内脏运动神经元相联系，以完成内脏-内脏反射，也可与躯体运动神经元联系，形成内脏-躯体反射；另一方面则可经过较复杂的传导途径，将冲动传导到背侧丘脑及大脑皮质，形成内脏感觉。

二、躯体和内脏感觉的皮层代表区

躯体感觉代表区主要包括体表感觉区和本体感觉区。内脏感觉代表区与躯体感觉代表区部分重叠，部分不重叠。

（一）体表感觉代表区

1. 第一感觉区　第一感觉区（somatic sensory area I）是最主要的感觉代表区，它位于中央后回，相当于 Brodmann 分区的 3-1-2 区。其感觉投射规律为：①躯干四肢部分的感觉为交叉性投射，即躯体一侧的传入冲动向对侧皮层投射，但头面部感觉的投射是双侧性的；②投射区域的大小与感觉分辨精细程度有关，分辨愈精细的部位，代表区愈大，如手，尤其是拇指和食指的代表区面积很大，相反，躯干的代表区则很小；③投射区域具有一定的分野，下肢的代表区在中央后回的顶部，而头面部则在中央后回的底部，总体安排是倒置的，但在头面部的代表区内部，其安排却是正立的。

中央后回皮层的细胞呈纵向柱状排列，从而构成感觉皮层最基本的功能单位，称为**感觉柱**（**sensory column**）。同一个柱内的神经元对同一感受野的同一类感觉刺激起反应，是一个传入-传出信息整合处理单位。一个细胞柱兴奋时，则其相邻细胞柱受抑制，形成兴奋和抑制镶嵌模式。这种形态和功能的特点，在其他感觉区和运动区中也同样存在。

此外，感觉皮层具有可塑性，表现为感觉区神经元之间的广泛联系可发生较快的改变。若截去猴的一个手指，该被截手指的皮层感觉区将被其邻近手指的代表区所占据。反过来，若切除皮层上某手指的代表区，则该手指的感觉投射将移向此被切除的代表区的周围皮层。如果训练猴的手指，使之具有良好的辨别振动的感觉，则该手指的皮层代表区将扩大。人类的感觉皮层也有类似的可塑性改变。例如，盲人在接受触觉和听觉刺激时，其视皮层的代谢活动增加；而聋人对刺激视皮层周边区域的反应比正常人更为迅速而准确。这种可塑性改变也发生在其他感觉皮层和运动皮层。皮层的可塑性表明大脑具有较好的适应能力。

2. 第二感觉区　第二感觉区（somatic sensory area II）位于大脑外侧沟的上壁，由中央后回底部延伸到脑岛的区域。其面积远较第一感觉区小。在第二感觉区，头部的代表区位于和中央后回底部相连的区域，足部的代表区则位于外侧沟上壁的最深处。身体各部分的定位不如中央后回那么完善和具体。切除人脑第二感觉区并不产生显著的感觉障碍。此外，第二感觉区还接受痛觉传入的投射。

（二）本体感觉代表区

中央前回（4区）是运动区，也是本体感觉代表区。在猫、兔等较低等的哺乳动物，体表感觉区与运动区基本重合在一起，称为**感觉运动区**（sensorimotor area）。在猴、猩猩等灵长类动物，体表感觉区和运动区逐渐分离，前者位于中央后回，后者位于中央前回，但这种分化也是相对的。应该指出，运动区主要接受从小脑和基底神经节传来的反馈投射，这可能与随意运动的形成有关。

（三）内脏感觉代表区

内脏感觉代表区混杂在体表第一感觉区中。人脑的第二感觉区和位于大脑半球内侧面延续于运动前区的**运动辅助区**（supplementary motor area）也参与内脏感觉。此外，边缘系统皮层也接受内脏感觉的投射。

三、感觉信息的分析处理

（一）本体感觉

本体感觉（proprioception）是指来自肌肉、肌腱和关节等组织，主要对躯体的空间位置、姿势、运动状态和运动方向的感觉。感受器主要有肌梭、腱器官和关节感受器等。

肌梭能感受骨骼肌的长度变化、运动方向、运动速度及其变化率，这些信息传入中枢后一方面产生相应的本体感觉，另一方面反射性引起腱反射和维持肌紧张，并参与对随意运动的精细调节。腱器官感受骨骼肌的张力变化，对过度的肌牵张反射有保护意义。在关节囊、韧带及骨膜等处，一些由皮肤感受器变形而来的感受器，如鲁菲尼小体能感受关节的屈曲和伸展，而环层小体则能感受关节的活动程度等。本体感觉的传入对躯体平衡感觉的形成具有一定作用。

经脊髓后索上行的本体感觉传入冲动中，有相当一部分进入小脑，故后索疾患时产生运动共济失调是因为本体感觉至小脑的传导受阻。有些冲动经内侧丘系和丘脑投射到大脑皮质的本体感觉区，与躯体各部分空间位置的意识感知有关，并参与协调躯体运动。

（二）触-压觉

给皮肤施触、压等机械刺激所引起的感觉分别称为**触觉**（tactile sensation）和**压觉**（pressure sensation）。由于两者在性质上类似，统称为**触-压觉**（touch-pressure sensation）。

如果用两个点同时或相继触及皮肤时，相邻两个能引起触觉的点，即**触点**（touch point），两者的最小距离称为**两点辨别阈**（threshold of two-point discrimination）。引起触-压觉的最小压陷深度称为**触觉阈**（tactile sensation threshold）。触觉阈的高低与感受器的感受野大小和皮肤上感受器的分布密度有关。在人的鼻、口唇和指尖等处，触觉感受器的感受野很小，而感受器分布密度却很高；相反，腕和足等处的感受野较大，而感受器密度却很低。所以，触觉阈在鼻、口唇和指尖处很低，而在腕和足等处很高。

人的皮肤内存在多种触-压觉感受器，如**环层小体**（pacinian corpuscle）、**麦斯纳小体**（Meissner corpuscle）、**梅克尔盘**（Merkel disk）和**鲁菲尼小体**（Ruffini ending）等。它们在

皮肤上呈点状分布。麦斯纳小体和梅克尔盘的感受野较小，两点辨别阈较低，因而分辨力较强；而环层小体和鲁菲尼小体的感受野较大，两点辨别阈较高，因而分辨力较弱。

因触-压觉传入冲动在内侧丘系和前外侧系两条通路中上行，是中枢损伤中最不易缺损的感觉，但经两条通路传导的触-压觉类型是不同的；经内侧丘系传导的精细触-压觉与刺激的具体定位、空间和时间的形式等有关，而经脊髓丘脑束传导的粗略触-压觉仅有粗略定位的功能。两条通路损伤时都有触觉阈升高和感受野面积减小的表现，前者有振动觉和肌肉本体感觉功能减退的表现，触-压觉定位也受损；而后者的触-压觉缺损较轻微，触-压觉定位仍正常。

触压觉感受器的适宜刺激是机械刺激。机械刺激引起感觉神经末梢变形导致机械门控式 Na^+ 通道开放和 Na^+ 内流，产生感受器电位，当感受器电位使神经纤维膜去极化达到阈电位时，就产生动作电位，传入大脑皮质感觉区，引起触压觉。

（三）温度觉

热觉（heat sensation）和**冷觉**（cold sensation）合称为温度觉，温度觉对恒温动物极其重要，是调节体温的重要环节。冷热两种感受器一般是指分布于皮下的神经末梢，热感受器位于 C 类传入纤维的末梢上，而冷感受器则位于 A_δ 和 C 类传入纤维的末梢上。温度感受器在皮肤也呈点状分布。在人的皮肤上冷点明显多于热点，前者为后者的 5～11 倍。热感受器和冷感受器的感受野都很小。实验表明，当皮肤温度升至 30～46℃ 时，热感受器被激活而放电，放电频率随皮肤温度的升高而增高，所产生的热觉也随之增强。当皮肤温度超过 46℃ 时，热觉突然消失，代之出现痛觉。引起冷感受器放电的皮肤温度在 10～40℃ 之间，当皮肤温度降到 30℃ 以下时，冷感受器放电便增加，冷觉随之增强。

此外，皮肤的温度还受到皮肤的基础温度、温度的变化速度以及被刺激的皮肤范围等因素的影响：①受原有温度的影响：可通过 Weber 的"三碗实验"证实，取三只碗，分别放入冷水、温水和热水，并先把一只手浸入冷水中，另一只手浸入热水中，然后两只手同时浸入温水中，结果浸过冷水的手感觉是热的，而浸过热水的手感觉是冷的；②受温度的变化速度的影响：如果皮肤感受的温度变化快，人的主观感觉容易觉察，而变化慢时则不易觉察，这是由于感觉的阈值明显提高的缘故。生活中有时会不知不觉着凉而感冒往往与之有关；③在小范围内皮肤的温度改变，其感觉阈值往往高于大面积范围的温度改变。这说明在范围大的条件下，皮肤温度感受器活动时更容易发生空间总和。

近年来已有大量的有关**瞬时受体电位通道**（transient receptor potential channels，TRP channels）参与温度感觉的研究，TRP 通道是位于细胞膜上的一类重要的阳离子通道，依据氨基酸序列的同源性，将现已发现的 28 种哺乳动物 TRP 通道分为 6 个亚家族：TRPC、TRPV、TRPM、TRPA、TRPP 和 TRPML。温度的变化可直接激活多种 TRP 通道，并且不同的温度敏感型 TRP 通道激活阈值各异。其中热刺激激活的 TRP 通道亚型包括 TRPV1、TRPV2、TRPV3 和 TRPV4。TRPV1、TRPV2 的激活阈值很高，分别为 43℃ 和 52℃，而 TRPV3 和 TRPV4 的激活温度分别为 31～39℃ 和 25～35℃。冷刺激激活的 TRP 通道亚型有 TRPM8 和 TRPA1 两种，温度降至 28℃ 以下可激活 TRPM8，而要激活 TRPA1 则需降至 17℃ 以下。

来自丘脑的温度觉投射纤维除到达中央后回外，还投射到同侧的岛叶皮层，后者可能是温度觉的初级皮层。目前对丘脑和大脑皮质在温度信息加工中的具体作用尚不清楚。

（四）痛觉

痛觉（pain sensation）是一种与组织损伤有关的不愉快感觉和情感性体验，而引起痛觉的组织损伤可为实际存在的或潜在的（具体内容见本章第七节）。

（张绪东　李　丽）

第三节　特殊感觉

一、视觉

在人脑从外界环境获得信息的过程中，**视觉（Vision）**是最主要的途径，至少有 70% 的外界信息来自于视觉，眼是引起视觉的外周感觉器官，外界物体发出的可见光（波长为 380~760nm）经眼的折光系统成像在视网膜上，再经眼的感光换能系统将成像转变为生物电信号，视网膜可对这些信号进行初步处理，然后由视神经传入中枢，并在各级中枢，尤其是大脑皮质进一步分析处理，最终形成视觉。

（一）眼的折光系统及其调节

1. 眼折光系统的光学特征和简化眼

（1）眼的折光系统：眼的折光系统是一个复杂的光学系统，由角膜、房水、晶状体和玻璃体 4 种折射率不同的折光体，以及各折光体的前、后表面多个屈光度不等的折射界面组成。如图 9-15 所示，眼的折光系统有四个折射的**界面（refractive interface）**：①空气与角膜前表面的界面；②角膜后面与房水之间的界面；③房水与晶状体表面的界面；④晶状体与玻璃体之间的界面。在处于安静状态、不作任何调节情况下的正常人眼，其折光系统的后主焦点恰好落在视网膜上，由远处物体（来自 6m 以外）各发光点发出的平行光线可在视网膜上形成清晰的像。

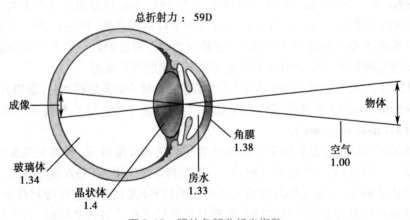

图 9-15　眼的各部分折光指数

根据光学原理，当光线从一种媒质进入另一种媒质时将发生折射，折射的程度取决于界面后对界面前两种不同媒质的折射率之比和界面的曲率大小。人眼光线的折射主要发生在角膜前表面，这是因为角膜的折射率明显高于空气的折射率，而眼内 4 种折光体之间的折射率以及各折射界面之间的曲率均相差不大的缘故。另一方面，当眼睛的晶状体前后都充满液体时,其总折射力只有 20D(diopter;折光度,某透镜将距其一米的平行光线聚焦,称为具有 1D 折光度),相当于眼折射系统总折射力的 1/3。但是如果将晶状体移到空气中,其折射力则可以增加 6 倍。这是因为晶状体与房水和玻璃体的折射率相近,大大地降低了晶状体界面对光线的折射能力。而晶状体调节的重要性在于可以响应大脑的神经信号,其曲率可以改变,以提供调节的能力。

(2)简化眼:根据人眼各折光体的光学参数,应用几何光学的一般原理,可画出光线在眼内行进的途径和成像情况,但十分复杂,为此,有人设计出一种与正常眼折光系统等效的简单模型,称为**简化眼(reduced eye)**。如图 9-16 所示,这种假想的模型由一个前后径为 20mm 的单球面折光体所构成,折射率为 1.333。曲率半径为 5mm,即**节点(nodal point)**在折射界面后方 5mm 处,后主焦点恰好位于该折光体的后极,相当于人眼视网膜的位置。

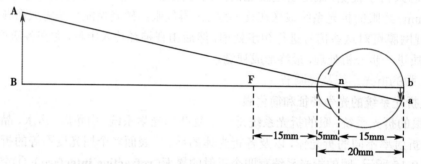

图 9-16　简化眼及其成像示意图

F 为前焦点,n 为节点,△AnB 和△anb 是两个相似直角三角形;如果物距(近似于 Bn)和物体大小(AB)为已知,则可根据相似三角形对应边的比例关系计算出视网膜上物像的大小(ab),也可计算出两三角形对顶角(即视角)的大小

2. 眼的调节　当眼注视 6m 以内的物体(近物)时,从物体发出的进入眼内的光线呈不同程度的辐射状,光线通过眼的折光系统将成像于视网膜之后,因而产生一个模糊的视觉影像。但正常眼在视近物时也非常清楚,这是因为眼在视近物时已进行了调节的缘故。眼的调节包括视近物时的近反射和对不同光照强度引起的瞳孔反射。

(1)眼的近反射:眼在注视 6m 以内的近物或被视物体由远及近移动时,**眼的调节(accommodation of the eyes)**主要是晶状体曲度增加,同时还发生瞳孔缩小和视轴汇聚,这些反应统称为**近反射(near response)**。

1)晶状体曲度增加:晶状体是由晶状体囊和晶状体纤维组成,囊内充满黏稠而透明的蛋白质物质,当晶状体处于松弛状态时,由于囊膜的弹性作用,其外表面呈球状。晶状体的四周有晶状体悬韧带,将晶状体外侧拉向视网膜的边界,悬韧带附着在睫状体上,悬韧带张力使得晶状体在休息时呈扁平状。睫状肌有环形肌纤维和放射状肌纤维,其中放射状肌纤维延伸到角膜巩膜结合处,当放射状肌纤维收缩时,悬韧带被拉向前方,环形肌纤维呈环形排列,收缩时产生具有类似括约肌的作用,使悬韧带松弛,所以睫状肌中两种平滑肌纤维的收缩都会使悬韧带松弛,晶状体的张力降低而变凸,形状接近球形。由于晶状体囊的中央处较薄,故晶状体前凸更为明显,晶状体的变凸使其表面曲率增加,折光力增强,从而使物像前移成于视网膜上(图 9-17)。

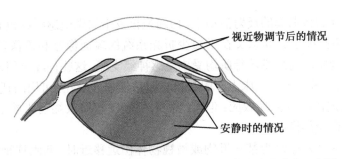

视近物调节后的情况

安静时的情况

图 9-17　睫状体位置和晶状体形态在眼的调节中发生改变示意图

眼视近物时,晶状体曲度增加是通过反射实现的。反射过程如下:当模糊的视觉信息到达视皮层时可使皮层发出下行冲动,冲动经皮层中脑束到达中脑的正中核,继而传至动眼神经缩瞳核,再经动眼神经中的副交感节前纤维输送到睫状神经节,最后经睫状神经抵达睫状肌,使该肌收缩,悬韧带松弛,因而晶状体曲度增加。被视物体离眼越近,人眼光线的辐散程度越大,需要晶状体曲度更大程度地增加,物像才能成于视网膜上。

正常人眼在安静未做调节的情况下就可使平行光线聚焦于视网膜上,因而能看清远处的物体,通常将眼不作任何调节时所能看清楚的最远物体所在之处称为**远点**(far point)。远点在理论上可在无限远处。但离眼太远的物体发出的光线过弱,由于这些光线在空间和眼内传播时被散射或吸收,它们在到达视网膜时已不足以兴奋感光细胞;或由于被视物体太远而使它们在视网膜上形成的物像过小,以至于超出感光细胞分辨能力的下限,在这些情况下,眼将不能看清楚这些离眼太远的物体。

眼作充分调节时所能看清楚的最近物体所在之处称**近点**(near point),表示晶状体的最大调节能力。近点离眼越近,说明晶状体的弹性越大,即眼的调节能力越强。当眼视近物时,在儿童,晶状体的折射力可以由 20D 增加到 34D,此时晶状体的形状变得更凸;正常人年龄增大以后,晶状体逐渐变大、变厚,且弹性逐渐丧失,这可能是由于蛋白质逐渐变性,晶状体呈现球形的能力逐渐丧失所导致,所以调节能力由儿童期的 14D 降为 45~50 岁时的 2D 以下,70 岁时几乎为 0,等于晶状体几乎完全不调节了,这种情况称**老花眼**(presbyopia)。一旦某人得了老花眼之后,眼的焦点就几乎保持在某个固定的距离且再无法调整远近,该距离视个人情况而定。

白内障(cataract)是一种老年人极常见的晶状体异常病变,形成早期与晶状体纤维中蛋白质变性有关,导致原本透明的晶状体形成不透明区域。当白内障严重地妨碍视力的时候,可以施行手术将晶状体摘除后佩戴凸透镜的方法或者另外植入人造弹性透镜取代摘除的晶状体。

2) 瞳孔缩小:**虹膜**(iris)的主要功能之一是在黑暗中增加入眼的光线,而在刺眼的亮光下减少入眼的光线。经由瞳孔入眼的光线量与瞳孔的面积或直径成正比,正常人眼的瞳孔直径可在 1.5~8.0mm 之间变动,因此,入眼的光量可经由瞳孔大小的改变而相差约 30 倍之多。

瞳孔的大小受自主神经的调控。交感神经兴奋时虹膜辐射状肌收缩,瞳孔扩大;副交感神经兴奋时虹膜环行肌收缩,瞳孔缩小。当眼视近物时,可反射性地引起双侧瞳孔缩小,称为**瞳孔近反射**(near reflex of the pupil)或**瞳孔调节反射**(pupillary accommodation reflex)。

在上述调节晶状体曲度的反射活动中，由缩瞳核发出的副交感纤维也到达虹膜环行肌，使之收缩，引起瞳孔缩小。其意义在于减少折光系统的球面像差和色像差，使视网膜成像更加清晰。由于睫状肌与虹膜环行肌均受副交感神经支配，这些神经末梢都释放乙酰胆碱，也都作用于 M 型胆碱受体。临床上行眼科检查时常需放大瞳孔，可用阿托品类眼药水滴眼以阻断其突触传递而产生扩瞳效应；但可因同时阻断睫状肌收缩而影响晶状体曲度增加，结果导致视网膜像变得模糊。

3）视轴会聚：当双眼注视某一近物或被视物体由远移近时，两眼视轴向鼻侧会聚的现象，称为视轴会聚，也称**辐辏反射（convergence reflex）**。在上述调节晶状体的反射活动中，当冲动传至动眼神经核后，经动眼神经的活动能使两眼球内直肌收缩，结果引起视轴会聚。其意义在于使物像始终能落在两眼视网膜的对称点上，从而产生清晰的视觉，防止**复视（diplopia）**。

（2）瞳孔对光反射：瞳孔在外界环境光线较强时可反射性缩小，而在光线较弱时则反射性增大，即瞳孔的大小随入射光量的多少而改变的反射活动，称为**瞳孔对光反射（pupillary light reflex）**。瞳孔对光反射的效应是双侧性的，光照一侧眼的视网膜时，双侧眼的瞳孔均缩小，这一现象又称**互感性对光反射（consensual light reflex）**。瞳孔对光反射是眼的一种重要的适应功能，其意义在于调节进入眼内的光量，使视网膜不至于因光照过强而受到损伤，也不会因光线过弱而影响视觉。该反射的神经通路为：强（或弱）光照射视网膜时产生的冲动沿视神经上传，冲动在双侧经上丘臂进入中脑并终止于顶盖前核，然后到达双侧的动眼神经缩瞳核，再沿动眼神经中的副交感纤维传向睫状神经节，最后经睫状神经到达睫状体。由于瞳孔对光反射的中枢位于中脑，因此临床上常通过检查该反射是否完好来判断麻醉的深度和病情的危重程度。

3. 眼的折光系统异常　经过调节的眼，只要物距不小于眼与近点之距离，也能看清 6m 以内的物体，这种眼称为**正视眼（emmetropia）**（图 9-18）。若眼的折光能力异常，或眼球的形态异常，使平行光线不能聚焦于安静未调节眼的视网膜上，这种眼则称为**非正视眼（ametropia）**，也称**屈光不正（error of refraction）**，包括近视眼、远视眼和散光眼。

（1）近视：**近视（myopia）**的发生是由于眼球前后径过长或折光系统的折光能力过强，故远处物体发出的平行光线被聚焦在视网膜的前方，因而在视网膜上形成模糊的图像（图 9-18）。近视眼看近物时，由于近物发出的是辐散光线，故不需调节或只需作较小程度的调节，就能使光线聚焦在视网膜上。因此，近视眼的近点和远点都移近。近视眼可用凹透镜加以矫正。

（2）远视：**远视（hyperopia）**的发生是由于眼球的前后径过短或折光系统的折光能力过弱，来自远物的平行光线聚焦在视网膜的后方，因而不能清晰地成像于视网膜上。新生儿的眼轴往往过短，多呈远视，在发育过程中眼轴逐渐变长，一般至 6 岁时成为正视眼。远视眼的特点是在视远物时就需要调节，视近物时则需要作更大程度的调节才能看清楚物体，因此远视眼的近点比正视眼远。远视眼可用凸透镜矫正。

（3）散光：**散光（astigmatism）**主要是由于角膜表面不同经线上的曲率不等所致。入射光线中，部分经曲率较大的角膜表面折射而聚焦于视网膜之前，部分经曲率正常的角膜表面折射而聚焦于视网膜上，还有部分经曲率较小的角膜表面折射而聚焦于视网膜之后（图 9-19）。因此，平行光线经过角膜表面的不同经线入眼后不能聚焦于同一焦平面上，造成视物不清或物像变形。

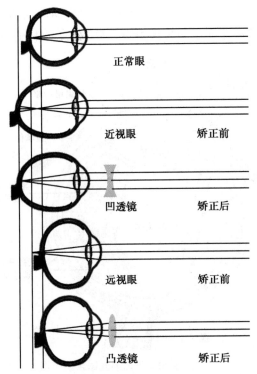

图 9-18 正视眼、近视眼和远视眼及其矫正示意图

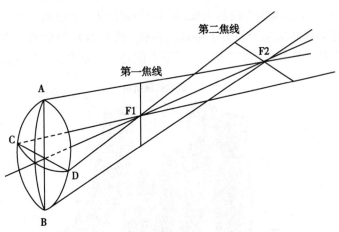

图 9-19 规则散光眼的示意图

图中 AB 和 CD 分别为散光眼的垂直和水平经线,沿 AB 的光线聚焦于第一焦线 F1 处,沿 CD 的光线聚焦于第二焦线 F2 处

　　矫正散光的一般程序是将一个球面透镜经过"试误"的方法矫正其中一个平面的焦点,然后用一个附加的圆柱面透镜来矫正另一个平面。在矫正过程中必须要知道该圆柱面透镜的曲率以及所在的轴。

4. 眼内的液体系统和眼内压

（1）眼内液体系统:眼球内充满眼内液体,这些液体主要是提供眼球内部足够的压力,以维持眼球的扩张状态（图 9-20）。房水是透明、可以自由流动的液体；玻璃体是由糖蛋白分子所构成的极细状纤维凝聚而成的胶状团块，物质在玻璃体内只能缓慢地扩散。

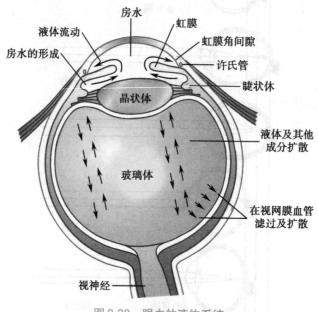

图 9-20　眼内的液体系统

房水不断产生，也不断回流，产生和回流两者之间的平衡，可调节眼内液体的总体积和压力。房水基本上由睫状体脉络膜丛生成，睫状体脉络膜丛是睫状体向虹膜后方间隙突出的线状皱襞，也是晶状体悬韧带附着于眼球的部位（图 9-21），皱襞的构造使其表面积明显增大，这些突起的表面覆盖着上皮细胞，其正下方则是一个富含血管的区域。

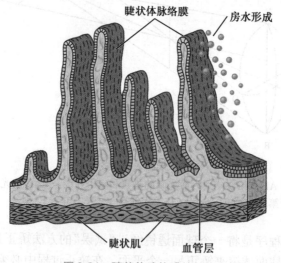

图 9-21　睫状体脉络膜的结构

房水是由睫状体脉络膜上皮主动分泌的。钠离子经主动转运至上皮细胞间隙，氯离子和碳酸氢根离子同时移动，以维持电中性。这些离子的移动引起水从组织内渗透到相同的上皮细胞间隙,最后到睫状体脉络膜的表面。另外,氨基酸、维生素和葡萄糖等物质也可以主动转运方式或扩散方式通过上皮。

房水具有营养角膜、晶状体及玻璃体的功能,其生成后,由后房经瞳孔进入前房,然后流过前房角的小梁网,经许氏(Schlemm)管进入静脉,从而形成房水循环。房水的生成和回流保持动态平衡。维持一定的眼内压。

(2)眼内压:正常的眼内压平均为15mmHg,在一生中几乎均为定值,变动范围不超过±2mmHg。压力的调节主要是决定于房水由前房流入许氏管的阻力,此阻力来自于液体穿过前房外角至许氏管壁时,需经过小梁构成的筛孔过滤。这些筛孔的孔道只有2~3μm,眼内压增大超过15mmHg,可使液体流通的孔道变大。

青光眼(glaucoma)是一种眼疾病,常导致失明,其特征是眼内压病理性升高,有时可高至60~70mmHg。当压力升高至20~30mmHg时,会丧失视觉一段时间。若压力再升高,则可导致失明数小时或数天。当压力升高时,由于视神经的轴突被压迫,阻断了神经的营养性作用而导致视网膜视神经细胞死亡。

大部分青光眼病例异常高眼压,均是由于房水在虹膜与角膜的交界处流入许氏管受阻所导致。例如急性眼炎,此时白细胞和组织碎屑会阻塞房水外流通道,使眼内压升高;大部分慢性情况是因为小梁筛孔的纤维化而导致通道阻塞,尤其常见于老年人。

青光眼的治疗可通过药物治疗,减少房水的分泌或增加房水的吸收来降低眼内压。若药物仍不能改善症状时,则必须借助手术将小梁间隙打开或是在前房与眼球间做一通道,使房水能流出眼球,而有效地降低眼内压。

(二)眼的感光换能功能

眼的感光系统由视网膜构成,其基本功能是感受外界光刺激,并将这种刺激能量转换成神经冲动传入中枢,经中枢分析形成主观意识上的感觉。

1. 视网膜的功能结构 视网膜(retina)位于脉络膜的内面,是眼球壁最内层的神经组织,其厚度仅0.1~0.5mm,但结构十分复杂。视网膜在组织学上可分成10层结构,由最外到最内依次为:①**色素上皮层(retinal pigment epithelium)**;②**感光层(photoreceptor layer)**;③**外界膜(external limiting membrane)**;④**外核层(outer nuclear layer)**;⑤**外网层(outer plexiform layer)**;⑥**内核层(inner nuclear layer)**;⑦**内网层(inner plexiform layer)**;⑧**神经节细胞层(ganglion cell layer)**;⑨**神经纤维层(nerve fiber layer)**;⑩**内界膜(inner limiting membrane)**。按主要的细胞层次,由外向内依次是:色素细胞层、感光细胞层、双极细胞层和神经节细胞层,其主要细胞层次见图9-22。

光线通过眼的折光系统,最后到达视网膜,所以在光线到达视网膜外层的视杆细胞与视锥细胞之前,必须先通过神经节细胞、双极细胞及核层等。这一段距离的厚度有数百微米,所以视觉灵敏度必然因为光线要通过这一段非均质性的组织而受影响,在视网膜的中央区域,许多组织都被推向外围,使视觉敏感度不至于受影响。

(1)色素细胞层及其功能:视网膜的最外层是色素上皮层,由色素上皮细胞所组成,其胞质和突起内有大量粗大的圆形或卵圆形黑素颗粒,胞质内还有大量的溶酶体、吞噬体等。其功能为:①调节光线强度,当强光照射视网膜时,色素上皮细胞能伸出伪足样突起,包被视杆细胞外段,使其相互隔离;当入射光线较弱时,伪足样突起缩回胞体,暴露出视杆细胞外段,有助于充分接受光刺激。②吞噬感光细胞外段脱落的膜盘和代谢产物,并由溶酶体

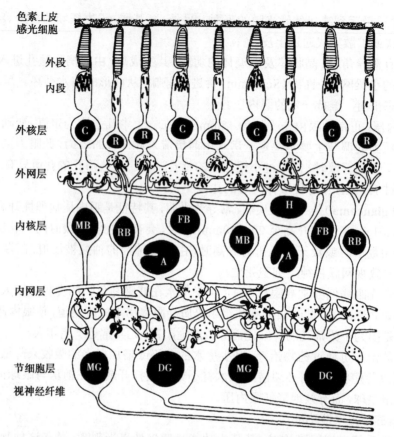

图 9-22　视网膜中央凹以外部分的主要细胞层次及其联系模式图

C：视锥细胞；R：视杆细胞；MB：侏儒双极细胞；RB：视杆双极细胞；FB：扁平双极细胞；
DG：弥散节细胞；MG：侏儒节细胞；H：水平细胞；A：无长突细胞

将其消化。③接受来自脉络膜一侧的血液供应，并能为视网膜外层输送来自脉络膜的养分，相邻色素上皮细胞之间的紧密连接构成**血 - 视网膜屏障（blood-retina barrier）**，可阻挡脉络膜内层毛细血管中的大分子物质及有害物质进入视网膜。④有储存维生素 A 及参与视紫红质再生功能。

（2）感光细胞层及其特征：感光细胞又称为视细胞，属于特殊分化的神经细胞，可将光刺激转变为神经冲动。人和哺乳动物的视网膜中存在**视杆细胞（rod cell）**和**视锥细胞（cone cell）**两种感光细胞，其内部含有大量的感光色素，在形态上由外段、内段和终足三部分构成（图 9-23）。

1）视杆细胞：感光细胞的外段是一种发生特殊改变的纤毛。视杆细胞数量较多，外段内胞质很少，绝大部分空间被一些圆盘状结构所占据，这种圆盘状结构称为**膜盘（membranous disk）**，它们重叠成层，排列整齐。膜盘膜与质膜一样，以脂质双分子层为基架，上面镶嵌有大量蛋白质（图 9-24）。视色素

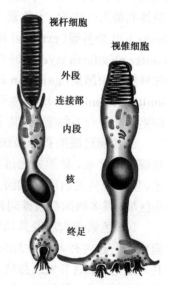

图 9-23　哺乳动物视杆细胞和视锥细胞模式图

是接受光刺激而产生视觉的物质基础,视杆细胞内的视色素为**视紫红质(rhodopsin)**。视杆细胞的视色素蛋白约占膜盘上蛋白质总量的90%。人体每个视杆细胞的外段内约有1 000个膜盘,每个膜盘约含100万个视紫红质分子。因此,单个视杆细胞即可对入射光线发生反应。此外,视杆细胞对光的反应较慢,因而有利于更多的光反应得以总和,这在一定程度上可提高单个视杆细胞对光的敏感度,使视网膜能察觉出单个光量子的强度。在夜间活动的动物,如猫头鹰等,其视网膜中只有视杆细胞。

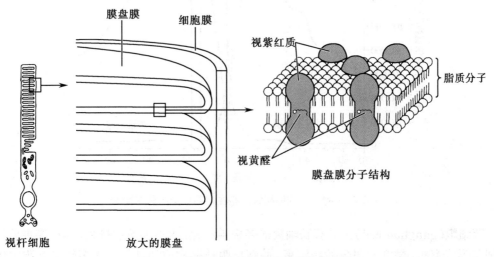

图 9-24　视杆细胞外段的超微结构示意图

视杆细胞外段有许多膜盘,膜盘上镶嵌着大量的视紫红质,视紫红质是结合有视黄醛分子的跨膜蛋白质

2)视锥细胞:视锥细胞数量较少,外段呈圆锥状。与视杆细胞相比,视锥细胞的外段较短,所含视色素较少,也有类似膜盘结构。每个视锥细胞外段有1 000～12 000个膜盘,人和哺乳动物的视锥细胞有三种类型,其膜盘上分别含有3种不同的感光色素(红、蓝、绿)。某些只在白昼活动的动物,如鸡、鸽、松鼠等,其光感受器以视锥细胞为主。

视杆细胞和视锥细胞在视网膜上分布不均匀。在黄斑中央凹处只有视锥细胞分布,无视杆细胞,该处视锥细胞的密度可高达150 000个/mm²,而其周围区域密度减少仅为4 000～5 000个/mm²。视杆细胞在中央凹的外缘开始出现,最高密度在偏离中央凹6mm处(即视角20°)处可达150 000个/mm²,至视网膜周边区域逐渐下降为30 000～40 000个/mm²(图9-25)。与上述细胞分布相一致的功能是,在明处,人眼具有良好的颜色分辨能力和对被视物体细微结构较高的分辨能力,其分辨能力以中央凹处最强;在暗处,人眼不能分辨颜色,对所视物体只能辨别其大体轮廓和亮度差别,对光的敏感度以视网膜周边区为高。所以在黑暗中看物体时,正盯着物体观看(成像在中央凹)反倒不如稍旁开些看得清楚,如夜间看夜光表即如此。

(3)视网膜内细胞的联系:**双极细胞(bipolar cell)**是连接视细胞和节细胞的纵向中间神经元。其树突与视细胞的内突形成突触,轴突与节细胞形成突触。人的多数双极细胞可与多个视细胞和节细胞形成突触联系;但也有少数细胞只与一个视锥细胞和一个节细胞联系,称**侏儒双极细胞(midgetbipolar cell)**,它们位于视网膜中央凹边缘。此层还有多种其他中间神经元,目前比较明确的有**水平细胞(horizontal cell)、无长突细胞(amacrine cell)**和网间细胞(**interplexiform cell**)。它们与其他细胞之间以及相互之间存在广泛的突触联系，构成局部环路，参与视觉信号的传导和调控。

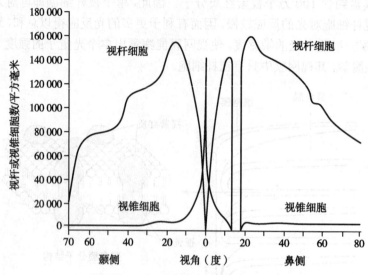

图 9-25　视杆细胞和视锥细胞在视网膜上的分布情况

节细胞(ganglion cell)是具有长轴突的多极神经元，大多为单层排列，其树突主要与双极细胞形成突触，轴突向眼球后极汇聚，并穿出眼球壁构成视神经。大多数节细胞胞体较大，与多个双极细胞形成突触联系，少数为胞体较小的**侏儒节细胞(midget ganglion cell)**，只和一个侏儒双极细胞联系。

黄斑(macula lutea)与中央凹(central fovea)：黄斑是视网膜后极的一浅黄色区域，正对视轴处，呈横向椭圆形，直径 1～3mm，其中央有一浅凹，称中央凹。中央凹为视网膜最薄的部分，厚度仅 0.1mm，只有色素上皮和视锥细胞。其视锥细胞与侏儒双极细胞、后者与侏儒节细胞之间形成一对一的联系，能精确地传导信号。因此，中央凹是视觉最敏锐的部位。

视盘(optic disc)：又称**视神经乳头(papilla of optic nerve)**，位于黄斑鼻侧，网盘状，呈乳头状隆起，中央略凹。所有节细胞的轴突在此处汇集，并穿出眼球壁形成视神经。由于此处无感光细胞分布，落在此处的光线不能被感受而成为视野中的一个盲区，故称为**生理盲点(blind spot)**。但人们平时都用双眼视物，一侧眼视野中的盲点可被对侧眼的视野所补偿，因此人们并不感觉到自己的视野中存在盲点。

2. 视网膜中的感光换能系统　在人和大多数脊椎动物的视网膜中存在两种感光换能系统，即视杆系统和视锥系统。

（1）视杆系统：又称晚光觉或暗视觉系统，由视杆细胞和与它们相联系的双极细胞以及神经节细胞等组成，其功能特点是，对光的敏感度较高，能在昏暗环境中感受弱光刺激而引起暗视觉，但无色觉，对被视物细节的分辨能力较低。

（2）视锥系统：又称昼光觉或明视觉系统，由视锥细胞和与它们相联系的双极细胞以及神经节细胞等组成。它们对光的敏感性较低，只有在强光条件下才能被激活，但视物时可辨别颜色，且对被视物体的细节具有较高的分辨能力。

3. 视杆细胞的感光换能机制

(1) 视紫红质的分子结构：人和大多数哺乳动物视杆细胞的视色素都由**视蛋白（opsin）**和**视黄醛（retinene）**结合而成。视黄醛也称维生素 A 醛，由**维生素 A（vitamine A）**转变而来，后者属于醇类，故又称**视黄醇（retinol）**。视紫红质的视蛋白称为视暗蛋白（scotopsin），其分子量为 41 000。它是一个由 348 个氨基酸残基组成的单链，有 7 个螺旋区（类似于 α-螺旋）反复穿越外段内膜盘的膜结构，螺旋区之间有若干个非螺旋区连接。在暗处，视黄醛分子以 11- 顺型的构型（视黄醛有多种异构体，在视觉生理中有意义的有 11- 顺型和全反型两种）连接在视蛋白第 7 个螺旋区的赖氨酸残基上，它位于膜的中心附近，其长轴与膜平面平行（图 9-26）。

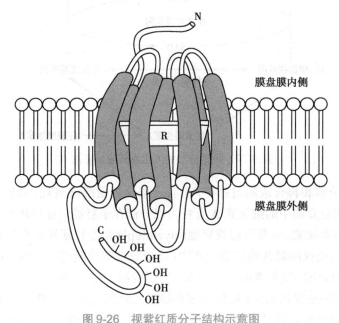

图 9-26　视紫红质分子结构示意图

图中示视紫红质为 7 次跨膜的蛋白质分子，它所结合的视黄醛分子（R）
位于膜盘膜的中心附近，其长轴与膜平面行平。C 和 N：分别表示视紫
红质蛋白分子的羧基端和氨基端；R：表示视黄醛

(2) 视紫红质的光化学反应：视紫红质在光照时能迅速分解为视蛋白和视黄醛，这是一个多阶段反应。首先是视黄醛分子构型的改变，即由一种较为弯曲的分子构型（11- 顺型视黄醛）转变为一种分子较为直挺的分子构型（全反型视黄醛）。视黄醛分子构型的改变即可引起与它相结合的视蛋白分子构象的改变，由此而引起有关信号转导系统的活动，诱发视杆细胞产生感受器电位（见图 9-27）。在此过程中，视紫红质将失去原先（在暗处时）的紫红色而变为无色透明，故称为漂白。据计算，一个光量子被视紫红质吸收后即能使生色基团的构型发生改变，并最终导致视紫红质的分解。

视紫红质的光化学反应是可逆的，在暗处又可重新合成。视紫红质的重新合成有两条途径，其一是先由全反型视黄醛异构为 11- 顺型视黄醛，这一反应需要耗能，而且需要视黄醛异构酶的催化，而色素上皮细胞能为这一反应提供能量和必需的酶。所以，全反型视黄醛须从视杆细胞释出，再由色素上皮细胞摄取，通过异构而生成的 11- 顺型视黄醛，最后回到视杆细胞与视蛋白结合,重新合成视紫红质。其二是全反型视黄醛先还原为全反型视黄醇,后者经异构酶催化而转变为 11- 顺型视黄醇,然后氧化为 11- 顺型视黄醛,最终使视紫红质得以重新合成(图 9-27)。

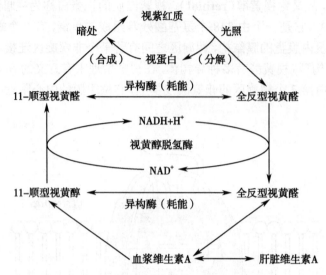

图 9-27 视紫红质的光化学反应示意图

在视紫红质分解和再合成的过程中,总有一部分视黄醛被消耗,须依赖于食物中的维生素 A 来补充,来自食物中的维生素 A 有相当部分储存于肝脏。如果维生素 A 长期摄入不足,将影响人们的暗视觉,早期引起**夜盲症(nyctalopia)**,若长期缺乏维生素 A 导致感光细胞的形态学改变以及视网膜其他细胞的变性,将导致视觉功能的严重损害;另外,当发生视网膜与色素上皮分离时,视色素的重新合成将明显受阻,视觉也将受到影响。

(3)视杆细胞的感受器电位:视杆细胞在暗处的静息电位为 $-30 \sim -40 mV$,明显小于大多数神经元的静息电位。视杆细胞在暗环境中主要存在两种电流,一是由 Na^+ 经过外段膜中的 cGMP 门控通道内流而产生,这一内向电流可使膜发生去极化;二是由 K^+ 通过内段膜中的非门控钾敏感通道外流所引起,该外向电流可使膜发生超极化。视杆细胞依靠其内段膜中高密度钠泵活动,能保持细胞内 Na^+、K^+ 浓度的相对稳定。上述 cGMP 门控通道受控于胞质内的 cGMP 浓度,在暗处,胞质内的 cGMP 浓度较高,能维持 cGMP 门控通道处于开放状态,因而可产生稳定的内向电流,这个电流称为**暗电流(dark current)**(图 9-28)。这就是视杆细胞静息电位较低的原因。

当视网膜受到光照时,视杆细胞外段膜盘膜中的视紫红质在光量子的作用下发生光化学反应,最终使视紫红质分解为视黄醛和视蛋白。与此同时,膜盘膜中的一种称为**转导蛋白(transducin, Gt)**的 G 蛋白被激活,进而激活附近的磷酸二酯酶,后者使外段胞质内的 cGMP 被大量分解为无活性的 5′-GMP。由于 cGMP 是控制 cGMP 门控通道开放的重要因子,当光照引起胞质内 cGMP 浓度下降时,外段膜中的 cGMP 门控通道关闭,暗电流减小或消失,而内段膜中的非门控钾敏感通道仍继续允许 K^+ 外流,于是膜电位就向着 K^+ 平衡电位(约 $-70 mV$)方向变化,因而出现膜的超极化。这就是视杆细胞产生超极化型感受器电位的机制。视杆细胞外段膜中的 cGMP 门控通道除允许 Na^+ 通透外,也允许 Ca^{2+} 通透,

进入细胞内的 Ca^{2+} 能抑制鸟苷酸环化酶的活性（图 9-29）。光照可使胞质内 cGMP 减少，cGMP 门控通道关闭而使 Na^+ 内流减少，但光照也能使 Ca^{2+} 内流减少。由于胞质内 Ca^{2+} 浓度降低，使之对鸟苷酸环化酶活性的抑制减弱，结果使 cGMP 合成增加，从而对稳定胞质内 cGMP 浓度，保持 cGMP 门控通道的开放具有一定的调节作用。

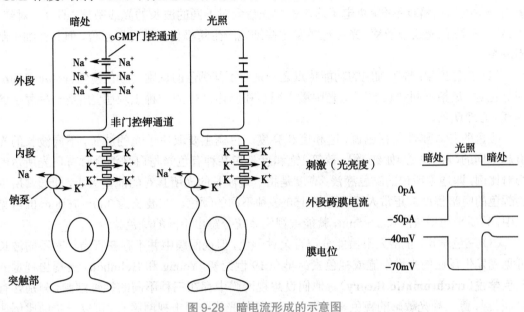

图 9-28 暗电流形成的示意图

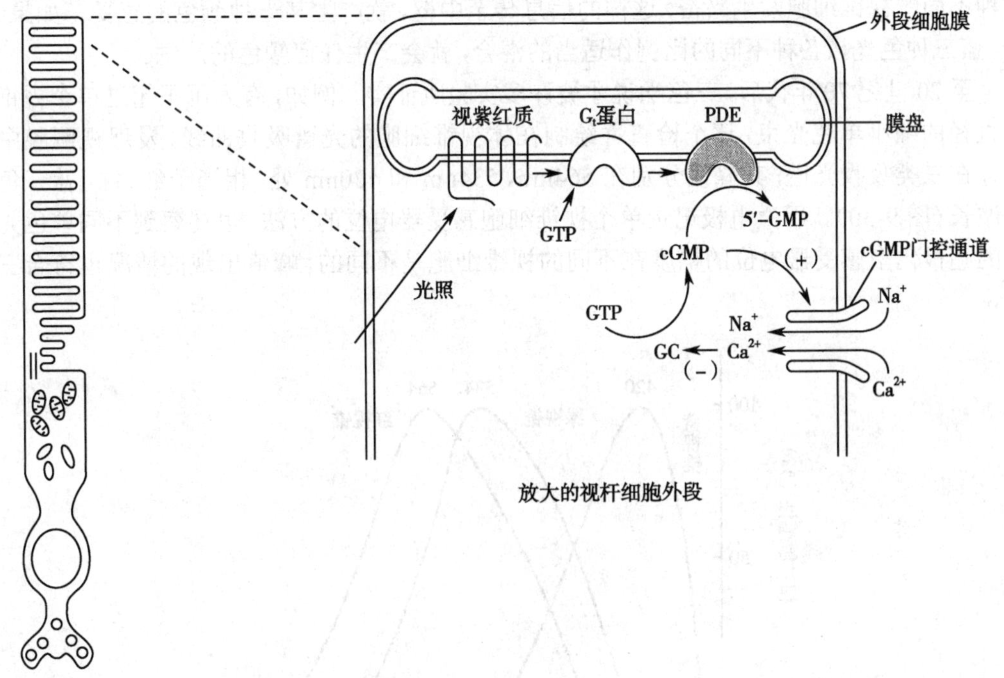

图 9-29 视杆细胞感受器电位产生机制示意图

PDE：磷酸二酯酶；GC：鸟苷酸环化酶

（+）兴奋；（−）抑制

4. 视锥系统的感光换能机制和色觉

（1）视锥系统的感光原理：视锥细胞的感光原理与视杆细胞相似。视锥细胞的外段具有和视杆细胞类似的盘膜结构，也含有特殊的感光色素。大多数脊椎动物都有三种不同的感光色素，分别存在于三种不同的视锥细胞中。三种感光色素中都含有 11- 顺黄醛，只是视蛋白分子的结构稍有不同，决定了这三种感光色素对不同的波长的光线敏感，即分别对红、蓝、绿三种颜色光线最敏感，光照能激发这些细胞产生超极化型感受器点位，但其详细机制不清楚。

（2）颜色色觉：视锥细胞的功能特点之一是对不同颜色的识别。颜色**视觉（color vision）**简称色觉，是指不同波长的可见光刺激人眼后在脑内产生的一种主观感觉，是一种复杂的物理 - 心理现象。

颜色的基本属性包括色调、饱和度和亮度。色调主要取决于光的波长，不同波长的光引起不同的颜色视觉，如红、绿、蓝等；饱和度是指某种有色光与白光混合时有色光所占的相对比例，即通常所说的颜色深浅；亮度是指一定波长的光所具有的能量大小，即通常所说的颜色的明暗程度。正常人眼能分辨 150 多种不同的颜色。在波长为 380～760nm 的可见光中，只要平均增减波长 3～5nm，就能被视觉系统分辨出不同的颜色。

（3）三色学说：正常人眼虽能分辨百余种颜色，但视网膜中并不存在百余种对不同波长可见光发生反应的视锥细胞或视色素。早在 19 世纪初，Young 和 Helmholtz 就提出视觉的**三色学说（trichromatic theory）**。他们设想视网膜中存在三种不同的视锥细胞，分别含有对红、绿、蓝三种光敏感的视色素。当某一波长的光线作用于视网膜时，可以一定的比例使三种不同的视锥细胞发生兴奋，这样的信息传至中枢，就产生某一种颜色的感受。如果红、绿、蓝三种色光按各种不同的比例作适当的混合，就会产生任何颜色的感觉。

至 20 世纪 70 年代后，三色学说才被许多实验所证实。例如，有人用不超过单个视锥细胞直径的细小单色光束，逐个检查并绘制在体视锥细胞的光谱吸收曲线，发现视网膜中确实存在三类吸收光谱，其峰值分别在 564nm、534nm 和 420nm 处，相当于红、绿、蓝三色光的波长（图 9-30）。用微电极记录单个视锥细胞感受器电位的方法，也观察到不同单色光引起的超极化型感受器电位的幅度在不同的视锥细胞是不同的，峰值出现的情况也符合三色学说。

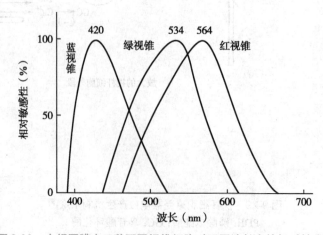

图 9-30　人视网膜中三种不同视锥细胞对不同波长光的相对敏感性

用三色学说也大体上可解释色盲与色弱的发生。**色盲（color blindness）**是一种对全部颜色或某些颜色缺乏分辨能力的色觉障碍。全色盲表现为只能分辨光线的明暗，呈单色视觉，但全色盲极少见。部分色盲可分为红色盲、绿色盲和蓝色盲，其中以红色盲和绿色盲为多见。有些色觉异常的产生并非由于缺乏某种视锥细胞，而是由于某种视锥细胞的反应能力较弱，这就使患者对某种颜色的识别能力较正常人稍差（辨色功能不足），这种色觉异常称为**色弱（color weakness）**。色弱常由后天因素引起。

（4）对比色学说：三色学说虽能合理解释许多色觉现象，但无法解释颜色对比现象。如将蓝色块置于黄色背景上，人们将感觉此蓝色块特别蓝，而黄色背景也特别黄，这种现象称为颜色对比，而黄色和蓝色则互为对比色或互补色。Hering 于 1876 年提出了**对比色学说（opponent color theory）**。色觉的形成十分复杂，三色学说所描述的是颜色信息在感光细胞水平的编码机制，而对比色学说却阐述了颜色信息在光感受器之后神经通路中的编码机制。

（三）视觉通路和视皮层的分析功能

1. 传入通路与皮层代表区　视神经入颅后，来自两眼鼻侧视网膜的视神经纤维交叉而形成视交叉，来自颞侧视网膜的纤维则不交叉。因此，左眼颞侧视网膜和右眼鼻侧视网膜的纤维汇集成左侧视束，投射到左侧外侧膝状体；而右眼颞侧视网膜和左眼鼻侧视网膜的纤维则汇集成右侧视束，投射到右侧外侧膝状体。左、右外侧膝状体各自经同侧膝状体距状束投射到同侧初级视皮层。初级视皮层位于枕叶皮层内侧面的距状沟之上、下缘（17 区）。距状沟上缘接受视网膜上半部的投射，而距状沟下缘则接受视网膜下半部的投射；距状沟后部接受视网膜中央凹黄斑区的投射，而距状沟前部则接受视网膜周边区的投射（图 9-31）。视觉通路的损伤常可引起视野的缺损。图 9-31 中显示视觉通路各个水平（分别用 a、b、c、d 标示）受损时的视野缺损情况，故临床上检查视野有助于眼和视觉通路受损的诊断。

2. 中枢对视觉的分析

（1）外侧膝状体内部细胞空间分布：灵长类动物的外侧膝状体可分为 6 个细胞层。第 1～2 层（腹侧）为**大细胞层（magnocellular layer）**，第 3～6 层（背侧）为**小细胞层（parvocellular layer）**。视网膜神经节细胞的轴突在外侧膝状体的投射具有一定的空间分布规律。第 2、3、5 层接受来自同侧视网膜的纤维投射，而第 1、4、6 层则接受来自对侧视网膜的纤维投射。外侧膝状体的每一层与视网膜都有点对点的投射关系，每一层中在一条垂直线上的所有细胞接受同一感受野的投射。值得一提的是，外侧膝状体所接受的投射纤维中仅 10%～20% 来自视网膜，其余大部分都来自视皮层和其他脑区。皮层的反馈信号与视觉活动中的眼球运动和方位功能有关。

（2）M 通路和 P 通路：根据外形、突触联系和电生理特性，在人和恒河猴的视网膜中的神经节细胞可分为两种：一是形体较大的 M 节细胞；二是较小的 P 节细胞，外侧膝状体的大细胞层接受 M 节细胞的投射，而小细胞层则接受 P 节细胞的投射。外侧膝状体的大、小细胞层分别通过各自的通路，即 **M 通路（M pathway）**和 **P 通路（P pathway）**，投射到初级视皮层。M 通路的传导较快，明暗对比的敏感度高，但空间分辨能力较低，不能分辨颜色，其功能与检测移动的、立体（空间深度）的和闪光的视觉信息有关。P 通路的传导较慢，感受野较小，但空间分辨能力较高，其功能与传递颜色、纹理、物体的形状和细节等视觉信息有关。外侧膝状体层间区的细胞可能通过其穿入小细胞层的树突接受来自 P 节细胞的输入信

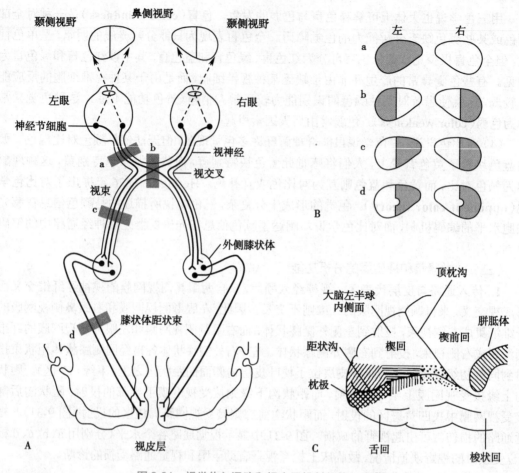

图 9-31　视觉传入通路和视皮层投射规律示意图

A. 视觉传入通路；B. a、b、c、d 分别表示视觉传入通路不同水平横断（见于 A 图中标有 a、b、c、d 的灰色长方形小条块处）后出现的各种不同视野缺损情况，视野缺损在图中用灰色表示；C. 表示枕叶皮层内侧面距状沟上、下缘的初级视皮层，距状沟上、下缘分别接受来自视网膜上、下半部的投射，距状沟后部（上、下缘分别用斜线和网格线表示）接受视网膜中央凹黄斑区的投射，距状沟中部（上、下缘分别用横线和竖线表示）接受视网膜中央凹黄斑区周围的投射，而距状沟前部（上、下缘分别用粗点和细点表示）接受视网膜周边区的投射

息，它仍通过 P 通路的投射纤维到达初级视皮层的 blob 细胞（见后），blob 细胞可能与色觉有关（图 9-32）。

（3）初级视皮层：与外侧膝状体一样，初级视皮层（17 区）也有 6 层结构。外侧膝状体与初级视皮层之间也具有点对点的投射关系。来自 M 通路的投射纤维到达视皮层的第 4 层，尤其是其最深部分 4C 层。许多来自 P 通路的纤维也投射到 4C 层，而来自层间区的纤维则投射到第 2、3 层。在第 2、3 层内以嵌合的方式分布着一些与众不同的细胞群，称为 blob 细胞，其直径约 0.2mm，线粒体内含高浓度的细胞色素氧化酶，它们在功能上与色觉有关。P 通路也携带对不同颜色拮抗的信息到达第 4 层深部。

（4）其他脑区视皮层：近年来的研究指出，视皮层的范围并不局限于传统认识的枕叶，还扩展到顶叶、颞叶和部分额叶等新皮层区，约占大脑新皮层总面积的 55%。来自初级视皮层和许多其他部位的视觉信息通过平行的通路到达皮层的许多区域。例如，有关运动视觉的信息在人脑的顶叶皮层进行处理，与色觉有关的信息在枕叶梭状回和舌回以及 17 区和 18 区处理。颞叶前下部皮层对识别被视物是必需的。此外，额叶也与视觉信息的处理有关。

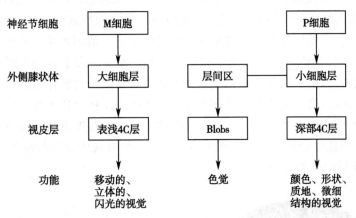

图 9-32 M 通路和 P 通路及其功能的示意图

（四）与视觉有关的若干生理现象

1. 视敏度　眼对物体细小结构的分辨能力，称为**视敏度（visual acuity）**，又称视力或视锐度。正常人眼的视力是有限度的，如前所述，这个限度是视网膜像不小于中央凹处一个视锥细胞的平均直径。视力表就是根据这一原理设计的。视力的量度通常以视角的倒数来表示。视角是指物体上两个点发出的光线入眼后通过节点所形成的夹角。视角的大小与视网膜像的大小成正比。在眼前 5m 处，两个相距 1.5mm 的光点所发出的光线入眼后形成的视角正好为 1 分角，此时的视网膜像约 4.5mm，正相当于一个视锥细胞的平均直径。国际标准视力表上视力为 1.0（1/1 分角）的那一行正是表达了这种情况。受试者能分辨的视角越小（视力 >1.0）表明其视力越好；相反，视角越大（视力 <1.0）则表明视力越差。但国际标准视力表各行的增率并不相等，故不能很好比较视力的增减程度。我国眼科医师缪天荣于1959 年设计了一种对数视力表，这种视力表是在上述国际标准视力表的基础上，将任何相邻两行视标大小之比恒定为 $10^{0.1}$（$10^{0.1} = 1.258\,9$），即视标每增大 1.258 9 倍，视力记录就减少 0.1（$\lg 10^{0.1}$）。如此，视力表上各行间的增减程度都相等。对数视力表已在我国推广使用。

2. 暗适应和明适应　当人长时间在明亮环境中而突然进入暗处时，最初看不见任何东西，经过一定时间后，视觉敏感度才逐渐增高，能逐渐看见在暗处的物体，这种现象称为**暗适应（dark adaptation）**。相反，当人长时间在暗处而突然进入明亮处时，最初感到一片耀眼的光亮，也不能看清物体，稍待片刻后才能恢复视觉，这种现象称为**明适应（light adaptation）**。

暗适应是人眼在暗处对光的敏感度逐渐提高的过程。一般是在进入暗处后的最初 5～8 分钟之内，人眼感知光线的视觉阈出现一次明显的下降，以后再次出现更为明显的下降；大约进入暗处 25～30 分钟时，视觉阈下降到最低点，并稳定于这一水平。上述视觉阈的第一次下降，主要与视锥细胞视色素的合成增加有关；第二次下降即暗适应的主要阶段，则与视杆细胞中视紫红质的合成增强有关。

明适应的进程很快，通常在几秒内即可完成。其机制是视杆细胞在暗处蓄积了大量的视紫红质,进入亮处遇到强光时迅速分解,因而产生耀眼的光感。只有在较多的视杆色素迅速分解之后,对光相对不敏感的视锥色素才能在亮处感光而恢复视觉。

3. 视野 用单眼固定地注视前方一点时,该眼所能看到的空间范围,称为**视野**(visual field)。视野的最大界限以它和视轴形成的夹角的大小来表示。在同一光照条件下,用不同颜色的目标物测得的视野大小不一,白色视野最大,其次为黄蓝色,再次为红色,绿色视野最小。视野的大小可能与各类感光细胞在视网膜中的分布范围有关。另外,由于面部结构(鼻和额)阻挡视线,也影响视野的大小和形状。如一般颞侧和下方的视野较大,而鼻侧与上方的视野较小。但由于人的双眼位于头部额面,双眼视野大部分重叠,因而正常情况下不会出现鼻侧盲区。视野对人的工作和生活有重要影响,视野狭小者不应驾驶交通工具,也不应从事本身或周围物体有较大范围活动的劳动,以防发生事故。世界卫生组织规定,视野小于 10° 者即使中心视力正常也属于盲。临床上检查视野可帮助诊断眼部和中枢神经系统的一些病变(图9-33)。

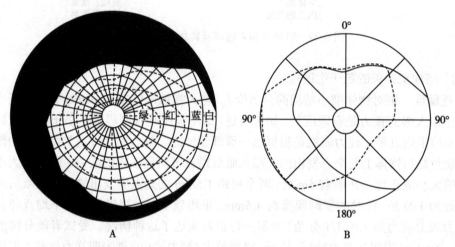

图 9-33　人眼视野示意图

A. 单眼(右眼)视野,白色区中各环形虚线范围内为各种不同颜色视野,黑色区为盲区;
B. 双眼视野,虚线范围内为左眼视野,实线范围内为右眼视野,两眼鼻侧视野相互重叠

4. 视觉融合现象和视后像 用闪光重复刺激人眼,若闪光频率较低,在主观上常能分辨出彼此分开的光感;当闪光频率增加到一定程度(超过几十次/秒)时,在主观上将产生连续光感,这一现象称为**融合现象**(fusion phenomenon)。这是由感觉的时间分辨特性所决定的,因为感觉器官反应的频率响应一般都不很高,刺激频率过高必然导致刺激间隔时间过短,因而感觉器官将不能分辨出前后两次刺激的时间差,从而在时间上发生了融合。

能引起闪光融合的最低频率,称为**临界融合频率**(critical fusion frequency,CFF)。研究表明,临界融合频率与闪光刺激的亮度、闪光光斑的大小以及被刺激的视网膜部位等因素有关。在光线较暗时,闪光频率低至 3～4 次/秒即可发生融合;在中等光照强度下,临界融合频率约为 25 次/秒;而光线较强时,临界融合频率可高达 100 次/秒。电影每秒放映 24个画面,电视每秒播放 60 个画面,因此,观看电影和电视时主观感觉其画面是连续的。在测定视网膜不同部位的临界融合频率时也发现,愈靠近中央凹,其临界融合频率愈高。此外，闪光的颜色、视角的大小、受试者的年龄以及某些药物等均可影响临界融合频率，尤其是中枢神经系统疲劳可使临界融合频率下降。因此，在劳动生理中常将临界融合频率作为中枢疲劳的指标。

与视觉时间分辨特性有关的另一个现象是视后像。注视一个光源或较亮的物体，然后闭上眼睛，这时可感觉到一个光斑，其形状和大小均与该光源或物体相似，这种主观的视觉后效应称为**视后像（afterimage）**。视后像通常持续几秒到几分钟，但若持续时间很长或（和）光刺激很强，则视后像可持续几天乃至几周时间。

5. 双眼视觉和立体视觉　在某些哺乳动物，如牛、马、羊等，它们的两眼长在头部两侧，因此两眼的视野完全不重叠，左眼和右眼各自感受不同侧面的光刺激，这些动物仅有**单眼视觉（monocular vision）**。人和灵长类动物的双眼都在头部的前方，两眼的鼻侧视野相互重叠，因此，凡落在此范围内的任何物体都能同时被两眼所见，两眼同时看某一物体时产生的视觉称为**双眼视觉（binocular vision）**。双眼视物时，两眼视网膜上各形成一个完整的物像，由于眼外肌的精细协调运动，可使来自物体同一部分的光线成像于两眼视网膜的对称点上，并在主观上产生单一物体的视觉，称为单视。眼外肌瘫痪或眼球内肿瘤压迫等都可使物像落在两眼视网膜的非对称点上，因而在主观上产生有一定程度互相重叠的两个物体的感觉，称为**复视（diplopia）**。双眼视觉的优点是可以弥补单眼视野中的盲区缺损，扩大视野，并产生立体视觉。

双眼视物时，主观上可产生被视物体的厚度和空间的深度或距离等感觉，称为**立体视觉（stereoscopic vision）**。其主要原因是两眼存在一定距离，同一被视物体在两眼视网膜上的像并不完全相同，左眼从左方看到物体的左侧面较多，而右眼则从右方看到物体的右侧面较多，由于两眼视差造成的并不完全相同的图像信息经中枢神经系统处理后，才形成具有立体感的视觉形象。但在单眼视物时也能在一定程度产生立体感觉，除与生活经验有关外，主要原因有：①头部和眼球的运动引起远近物体表象的相对移动，即当头部右移时，近物似乎在左移，而远物则似乎在右移；②物体阴影的变化，近物的感觉较鲜明而远物的感觉较模糊；③眼的调节活动在视远物时不明显，而在视近物时则加强。

二、听觉

听觉（hearing）对动物适应环境和人类认识自然有着重要的意义。在人类，有声语言更是交流思想、互通信息的重要工具。耳是听觉的外周器官，包括外耳、中耳的传音系统和内耳的感音系统。人耳的适宜刺激是空气振动的疏密波，声波通过外耳道和中耳的传音系统传递到内耳，经内耳螺旋器中毛细胞的换能作用，将声波的机械能转变为听神经上的电信号，并以神经冲动的不同频率和组合形式对声音信息进行编码，传递到大脑皮质听觉中枢，产生听觉。因此，听觉是由耳、听神经和听觉中枢的共同活动来完成的。

（一）人耳的听阈和听域

声音是由物体振动产生的。在空气、液体或固体等介质中，某一质点发生的振动将带动周围的质点也发生振动。能产生声音感觉的振动波为音频声波。人耳能感觉到的声波频率在20～20 000Hz的范围内。声波的强度一般用**贝尔（bel）**作为单位，但在实际应用中，常用**分贝（decibel，db）**作单位。贝尔是一个相对单位，是一个要测定的声波强度与标准声波强度的比值的对数值。

　　声音达到一定强度才能产生听觉,这种刚好能引起听觉的最小强度称为**听阈**(hearing threshold)。当声音的强度在听阈以上继续增加时,听觉的感受也相应增强,但当强度增加到某一限度时,引起的将不单是听觉,同时还会引起鼓膜的疼痛感觉,这个限度称为**最大可听阈**(maximal hearing threshold),这样强度的声波有可能对内耳造成损伤。图 9-34 是以声波的频率为横坐标,以声音的强度或声压为纵坐标绘制而成的听力曲线,该曲线反映了整个听觉系统的频率响应特性。图中下方的曲线表示不同频率的听阈,上方的曲线表示其最大可听阈,两者所包含的面积为**听域**(hearing span)。在这个区域内,听觉器官能感受不同强度与不同频率的全部声音。从图 9-34 可以看出,人耳最敏感的声波频率在 1 000～3 000Hz 之间,人类的语言频率也主要分布在 300～3 000Hz 的范围内。

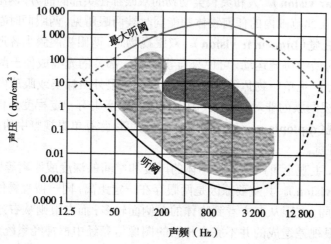

图 9-34　人的正常听域图

中央浅灰色区域是通常的语言听域区,较大的深灰色区域是次要的语言听域

　　国际上规定,作为 0dB 的标准声波压强为 0.000 2dyn/cm^2。在 1 000～4 000Hz 的范围内,这个声压强度相当于正常人的平均听阈。需要指出的是,分贝是一个对数单位,因此 0dB 并非表示没有声刺激,而是表示声波的压强等于标准声波的压强。从听阈到最大可听阈之间,声波强度的变化约一千万(10^7)倍。

　　听觉系统不仅具有感受声音刺激的功能,而且更重要的是还能根据强度和频率的不同将声音区别开来。听觉系统能分辨两个不同声音在某种特性上最小差异的能力,称为**辨别阈**(discrimination threshold)。能够辨别两个声音的最小频率差异称频率辨别阈,在人类又称为音调辨别阈。当声音强度在阈上 60dB 时,在 250～4 000Hz 的范围内,音调辨别阈为 0.1%～0.45%,并且随着声音频率的增高而下降;随着声音刺激强度的增加,人耳辨别频率的能力也下降,即频率辨别阈提高。

(二) 外耳的功能

　　外耳由耳郭和外耳道组成。人的耳郭虽较某些哺乳动物的小,且不活动,但耳郭的形状有利于声波能量的聚集,并具有辨别声源方向的功能。动物的耳郭可以转动,以探测声源的方向。外耳道是声波传入的通路,同时兼做共鸣腔,对特定频率的声波可产生一定程度的共振,提高声音的强度。

外耳道是声波传导的通路,其一端开口于耳郭,另一端终止于鼓膜。根据物理学原理,一端封闭的管道对于波长为其长度4倍的声波能产生最大的共振作用,即增压作用。人类的外耳道长约2.5cm,其共振频率约3 800Hz,在外耳道口与鼓膜附近分别测量不同频率声波的声压时,对于频率为3 000~5 000Hz的声波当其传至鼓膜时,其强度要比外耳道口增强10dB。

(三)中耳的功能

中耳包括鼓膜、鼓室、听骨链、咽鼓管等主要结构。中耳的主要功能是将空气中的声波振动能量高效地传递到内耳淋巴液,其中鼓膜和听骨链在传音过程中起着重要作用。

1. 鼓膜 鼓膜为椭圆形半透明薄膜,面积50~90mm^2,厚度约0.1mm,它的形状如同一个浅漏斗,其顶点朝向中耳,内侧与锤骨柄相连。从声学特性看,鼓膜的特有结构决定了它具有较好的频率响应和较小的失真度,其形状有利于将空气振动传递给锤骨柄,而且鼓膜的振动与声波同始终,无残余振动。

2. 听骨链 听骨链由锤骨、砧骨和镫骨依次连接而成,锤骨柄附着于鼓膜,镫骨脚板与卵圆窗相接,砧骨居中,将锤骨和镫骨连接起来,使之成为一个固定角度的杠杆系统,长臂为锤骨柄,短臂为砧骨长突,两臂长度之比为1.3:1。该杠杆的支点恰好在听骨链的重心上(图9-35),因而在能量传递过程中惰性最小,效率最高。鼓膜振动时,如锤骨柄内移,则砧骨的长突和镫骨脚板也作相同方向的内移。

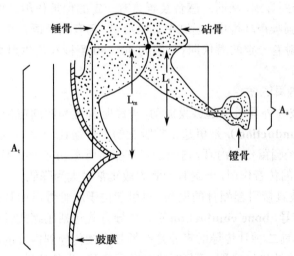

图9-35 中耳的传音和增压功能

A_t 和 A_s 分别表示鼓膜和镫骨板面积;L_m 和 L_i 分别表示杠杆长臂
(锤骨柄)和短臂(砧骨长突)的长度;圆点为杠杆的支点

声波在由鼓膜经过听骨链向卵圆窗的传递过程中,可使振动的振幅减小而使压强增大,这样,既可提高传音效率,又可避免对内耳和卵圆窗膜造成损伤。使压强增大的原因主要有两个方面:一方面是由于鼓膜面积和卵圆窗膜面积的差别造成的,鼓膜振动时,实际发生振动的面积为55mm^2,而卵圆窗膜的面积只有3.2mm^2,两者之间相差约17.2倍;另一方面是由于听骨链的杠杆原理造成的,在听骨链的杠杆系统中,长臂与短臂的长度比约为1.3:1,这样,经杠杆作用后,短臂一侧的压力将增大到原来的1.3倍。通过以上两方面的共同作用后,卵圆窗上的振动压强将是鼓膜上的 22.4 倍左右(17.2×1.3),从而大大提高了声波传递的效率。

3. 咽鼓管 咽鼓管是连通鼓室和鼻咽部的小管道,也称耳咽管,借此使鼓室内的空气与大气相通。在通常情况下,其鼻咽部的开口处于闭合状态,在吞咽或打哈欠时,由于鼻咽部某些肌肉的收缩,可使管口开放。咽鼓管的主要功能是调节鼓室内空气的压力,使之与外界大气压保持平衡,这对于维持鼓膜的正常位置、形状和振动性能具有重要意义。如果由于某种原因(如炎症等)使咽鼓管发生阻塞,鼓室内的空气将由于被组织吸收而使压力降低,引起鼓膜内陷,会使听力受到影响。在日常生活中,由于某些情况,可造成鼓室内外空气的压力差发生变化,如人体的空间位置快速大幅度地升降过程,若咽鼓管鼻咽部的开口不能及时开放,也会引起鼓室内外气体压力的不平衡。此时,如果做吞咽动作,常可避免此类情况的发生。

4. 中耳肌 如上所述,中耳具有增益放大作用。但是,当强度很大的声音传入时,中耳又具有衰减声音、阻止过强声波传入内耳的作用。这是通过反射性鼓膜张肌和镫骨肌收缩而实现的。中耳肌反射的感受器是耳蜗螺旋器(主要是内毛细胞)。当声强过大时(70dB 以上),耳蜗螺旋器的传入冲动通过听神经纤维传至延髓的蜗腹侧核,通过面神经和三叉神经传至鼓膜张肌和镫骨肌,反射性引起这两块肌肉的收缩,结果使鼓膜的紧张度增加,各听小骨之间的连接更为紧密,听骨链的劲度增大,导致听骨链传递振动的幅度减小,阻力加大,可阻止较强的振动传到耳蜗,从而对感音装置具有一定的保护作用。由于衰减的声音主要是低频部分,因此在强噪声环境中,通过中耳肌反射,仍有利于语言声(中频部分)的分辨。另外,由于中耳肌反射有一定的潜伏期(一般为 40~80 毫秒),所以对突发性爆炸声的保护作用不大。

(四)声音传入内耳的途径

1. 气传导 声波经外耳道引起鼓膜振动,再经听骨链和卵圆窗传入内耳,这一传导途径称为**气传导(air conduction)**,是引起正常听觉的主要途径。此外,鼓膜的振动也可引起鼓室内空气振动,再经圆窗传入内耳,这一途径在正常听觉功能中并不重要,只有在听骨链受损时才可发挥一定的传音作用,但这时的听力较正常时大为降低。

2. 骨传导 声波直接引起颅骨的振动,再引起位于颞骨骨质中耳蜗的内淋巴振动,这个传导途径称为**骨传导(bone conduction)**;骨传导方式包括压缩式骨传导、移动式骨传导和骨鼓途径骨传导。前二种骨传导的声波是经颅骨直接传导到内耳的,是骨传导的主要途径;后一种骨传导的声波先经颅骨、再经鼓室才传入内耳,为骨传导的次要途径。

(五)内耳耳蜗的功能

内耳又称**迷路(labyrinth)**,由**耳蜗(cochlea)**和**前庭器官(vestibular apparatus)**组成。耳蜗的主要作用是把传递到耳蜗的机械振动转变为听神经纤维的神经冲动。

1. 耳蜗的结构 耳蜗形似蜗牛壳,由一条骨质管道围绕一锥形骨轴旋转 2 周半,在耳蜗的横断面上可见两个分界膜,一为斜行的前庭膜,一为横行的基底膜,两膜将管道分为 3个腔,即前庭阶、鼓阶和蜗管。前庭阶在耳蜗底部与卵圆窗膜相接,鼓阶在耳蜗底部与圆窗膜相接,前庭阶与鼓阶通过耳蜗顶部的蜗孔相通,内充满外淋巴。蜗管是一个充满内淋巴的盲管。声音的感受器—螺旋器位于基底膜上,由毛细胞及支持细胞组成,毛细胞是听觉感受器细胞,分为内毛细胞和外毛细胞。在蜗管的近蜗轴侧有一行纵向排列的内毛细胞,靠外侧有 3～5 行纵向排列的外毛细胞；在毛细胞顶部有上百条排列整齐的听毛，外毛细胞中较长的一些纤毛埋植于盖膜的胶冻状物质中。盖膜的内侧连耳蜗轴，外侧悬浮于内淋巴液中，毛细胞顶部与内淋巴液接触，其底部则与外淋巴液相接触。毛细胞的底部与听神经末梢建立突触联系（图 9-36）。在某些病理情况下，内、外淋巴液混合，将导致毛细胞死亡，影响听觉功能。

2. 耳蜗的感音换能作用

（1）基底膜振动与行波理论：当声波振动通过听骨链到达卵圆窗膜时，压力变化立即传给耳蜗内的液体和膜性结构。如果卵圆窗膜内移，前庭膜和基底膜也将下移，最后鼓阶的外淋巴压迫圆窗膜，使圆窗膜外移；相反，当卵圆窗膜外移时，整个耳蜗内的液体和膜性结构又作相反方向的移动，如此反复，形成振动。在正常气传导的过程中，圆窗膜起着缓冲耳蜗内压力变化的作用，是耳蜗内结构发生振动的必要条件。振动从基底膜的底部开始，按照物理学中的**行波**(traveling wave)原理向耳蜗的顶部方向传播，就像人在抖动一条绸带时，有行波沿着绸带向其远端传播一样。不同频率的声波引起的行波都是从基底膜的底部开始，但声波频率不同，行波传播的远近和最大振幅出现的部位也不同。声波频率愈高，行波传播愈近，最大振幅出现的部位愈靠近卵圆窗处；换句话说，靠近卵圆窗的基底膜与高频声波发生共振；相反，声波频率愈低，行波传播的距离愈远，最大振幅出现的部位愈靠近蜗顶（图 9-37）。因此，对于每一个振动频率来说，在基底膜上都有一个特定的行波传播范围和最大振幅区，位于该区域的毛细胞受到的刺激就最强，与这部分毛细胞相联系的听神经纤维的传入冲动也就最多。起自基底膜不同部位的听神经纤维的冲动传到听觉中枢的不同部位，就可产生不同的音调感觉。这就是耳蜗对声音频率进行初步分析的基本原理。在动物实验和临床研究中都已证实，耳蜗底

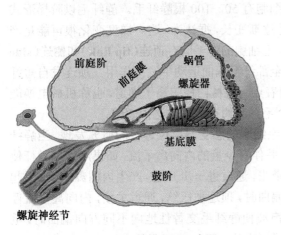

图 9-36 耳蜗管横断面示意图

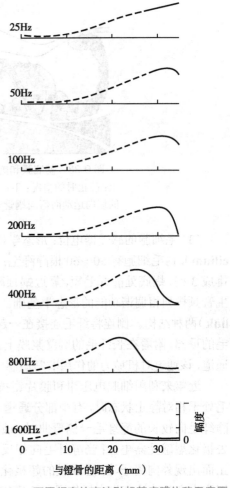

图 9-37 不同频率的声波引起基底膜位移示意图

部受损时主要影响对高频声音的听力，而耳蜗顶部受损时主要影响对低频声音的听力。

（2）毛细胞的换能作用：如图 9-38 所示，外毛细胞顶端有些纤毛埋植于盖膜的胶状物中，由于基底膜与盖膜的附着点不在同一个轴上，故当行波引起基底膜振动时，盖膜与基底膜便各自沿着不同的轴上、下移动，于是在两膜之间便发生交错的移行运动，使纤毛受到一个**剪切力（shearing force）**的作用而发生弯曲或偏转；内毛细胞的纤毛较短，不与盖膜接触，呈游离状态，由内淋巴液的运动使其弯曲或偏转。毛细胞顶部纤毛的弯曲或偏转是对声波振动刺激的一种特殊反应形式，也是引起毛细胞兴奋并将机械能转变为生物电的开始。

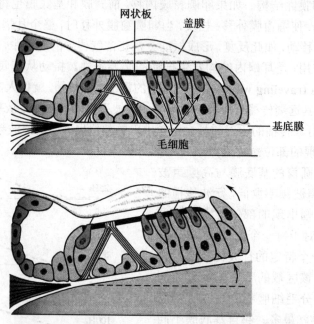

图 9-38　基底膜和盖膜振动时毛细胞顶部纤毛受力情况
上：静止时的情况；下：基底膜在振动中上移时，听毛因与盖膜
间切向运动而弯向蜗管外侧

（3）毛细胞的感受器电位：形态学研究表明，内、外毛细胞的顶部都含有**静纤毛（stereocilium）**，内毛细胞有 50～60 根静纤毛；外毛细胞有 50～100 根静纤毛。静纤毛以阶梯形式排成 3 列，蜗底处静纤毛短，靠近蜗顶静纤毛逐渐变长，据认为，这一梯度变化很可能是产生音频排列相调谐功能的形态学基础。另外，毛细胞的纤毛间有**顶连（tip link）**和**侧连（side link）**两种结构。侧连将纤毛连接在一起，在全部纤毛偏曲运动中发挥作用。顶连发自短纤毛的顶部，附着在长纤毛的侧壁浆膜上，该附着点为机械门控阳离子通道，也称机械电换能通道，该通道对机械力的作用非常敏感。每个毛细胞约有数百个这种通道。

近年来利用细胞电压钳和膜片钳技术对毛细胞的感受器电位进行的研究发现，当静纤毛处于相对静止状态时，有少部分通道开放，并伴有少量的内向离子流，如果用玻璃微杆使静纤毛向较长的静纤毛一侧弯曲时，顶连被牵张，通道进一步开放，产生内向离子流，引起去极化型感受器电位；当静纤毛向相反方向偏曲时，顶连被压缩，通道关闭，内向离子流停止而出现外向离子流，造成膜的超极化。当声波使静纤毛交替性地向不同方向偏曲时，毛细胞也交替性地产生去极化型和超极化型感受器电位。

Russell 等用细胞内微电极技术成功地记录了豚鼠内、外毛细胞的感受器电位,并观察了毛细胞对不同频率声刺激的反应特性。实验表明,声音引起的内毛细胞感受器电位包括交流与直流两种成分。交流成分与细胞外记录的**微音器电位（cochlear microphpnic potential，CM）**一样（见后文）,与声波图形相似;直流成分则与细胞外记录的**总和电位（summating potential, SP）**一样。CM 与 SP 都是毛细胞的感受器电位。内毛细胞对低频和中频声刺激产生交流成分,而对 4 000Hz 以上的高频声引起的反应主要是直流成分。当声音频率从 100Hz 增加到 4 000Hz 的过程中,交流成分逐渐减少,并逐渐出现直流成分。外毛细胞感受器电位中的交流成分振幅较小,约 5mV,并且在高频声作用时不出现直流成分;但在高强度的声音作用下也产生交流与直流两种成分的感受器电位。

近年来在对豚鼠的实验中发现,与外淋巴接触的毛细胞的底部和侧面的细胞膜上有两种被 Ca^{2+} 激活的钾通道,两者的开放均依赖于细胞内 Ca^{2+} 浓度的升高。纤毛的弯曲使毛细胞顶部的机械门控阳离子通道开放,导致纤毛外的环境（即内淋巴液）中高浓度的 K^+ 流向细胞内,使毛细胞发生去极化。此时位于侧膜上的电压门控钙通道开放,导致 Ca^{2+} 内流。毛细胞内的 Ca^{2+} 浓度升高,使毛细胞底部的递质向突触间隙释放,同时又激活毛细胞基底侧膜上的 Ca^{2+} 激活钾通道,造成 K^+ 外流,使毛细胞的电位接近于 K^+ 平衡电位,为毛细胞顶部的机械门控通道提供最大的电 - 化学驱动力,有助于毛细胞的机械 - 电换能作用（图 9-39）。

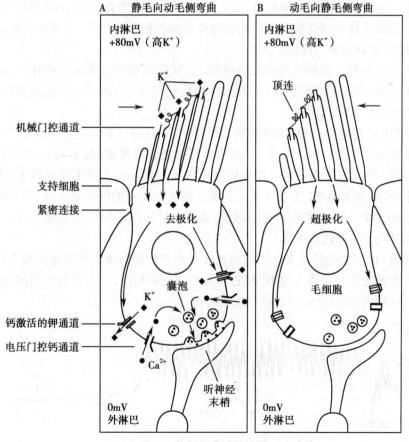

图 9-39　毛细胞离子通道及其作用示意图

3. 耳蜗的生物电现象

（1）耳蜗内电位：耳蜗的前庭阶和鼓阶中充满外淋巴，而蜗管中则为内淋巴。在毛细胞之间有紧密连接，因此蜗管中的内淋巴不能到达毛细胞的基底部。内淋巴中的 K^+ 浓度比外淋巴高 30 倍，而外淋巴中的 Na^+ 浓度则比内淋巴中高 10 倍。因此，静息状态下耳蜗不同部位之间存在一定的电位差。在耳蜗未受刺激时，如果以鼓阶外淋巴的电位为参考零电位，则可测出蜗管内淋巴的电位为 +80mV 左右，称为**耳蜗内电位**（endocochlear potential，EP），又称**内淋巴电位**（endolymphatic potential）；此时毛细胞的静息电位为 $-70 \sim -80mV$。由于毛细胞顶端浸浴在内淋巴中，而其他部位的细胞膜则浸浴在外淋巴中，因此，毛细胞顶端膜内、外的电位差可达 $150 \sim 160mV$。由于外淋巴较易通过基底膜，因此毛细胞基底部的浸浴液为外淋巴，所以在该部位毛细胞膜内、外的电位差仅约 80mV。这是毛细胞电位与一般细胞电位的不同之处。另外，检查外淋巴与内淋巴的离子成分时发现，前庭阶与鼓阶外淋巴的离子组成与一般的体液成分很相似，但蜗管中的内淋巴则是高 K^+、低 Na^+、低 Ca^{2+}。

目前已证明，内淋巴中正电位的产生和维持与蜗管外侧壁血管纹细胞的活动密切相关。实验表明，在**血管纹细胞**（marginal cell）的细胞膜上含有大量活性很高的钠泵。钠泵和 Na^+-Cl^--K^+ 转运体的活动将血浆中的 K^+ 转入内淋巴，将内淋巴中的 Na^+ 摄回血浆。这就使内淋巴中有大量的 K^+ 蓄积，从而保持较高的正电位，同时也造成内淋巴中高钾、低钠的离子分布情况。实验还证明，任何影响 ATP 生成和利用的因素均可使耳蜗内正电位消失甚至出现负电位。血管纹细胞对缺氧或哇巴因非常敏感，缺氧可使 ATP 生成及钠泵活动受阻；临床上常用的依他尼酸和呋塞米等利尿药也具有抑制钠泵的作用，因而也可引起内淋巴正电位不能维持，常导致听力障碍。

耳蜗内电位对基底膜的机械位移很敏感，当基底膜向鼓阶方向位移时，耳蜗内电位可增高 $10 \sim 15mV$；当向前庭阶位移时，耳蜗内电位约可降低 10mV。当基底膜持续位移时，耳蜗内电位亦保持相应的变化。

（2）耳蜗微音器电位：当耳蜗受到声音刺激时，在耳蜗及其附近结构所记录到的一种与声波的频率和幅度完全一致的电位变化，称为**耳蜗微音器电位**（图 9-40）。耳蜗微音器电位呈等级式反应，即其电位随刺激强度的增强而增大。耳蜗微音器电位无真正的阈值，没有潜伏期和不应期，不易疲劳，不发生适应现象。在人和动物的听域范围内，耳蜗微音器电位能重复声波的频率。在低频范围内，耳蜗微音器电位的振幅与声压呈线性关系，当声压超过一定范围时则产生非线性失真。

实验证明，微音器电位是多个毛细胞在接受声音刺激时所产生的感受器电位的复合表现。耳蜗微音器电位与动作电位不同，它具有一定的位相性，当声音的位相倒转时，耳蜗微音器电位的位相也发生逆转，但动作电位则不能。

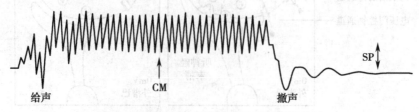

图 9-40　耳蜗微音器电位及总和电位模式图

在记录单一毛细胞跨膜电位的情况下，发现静纤毛只要有 0.1 度的角位移，就可引起毛细胞出现感受器电位，而且电位变化的方向与纤毛受力的方向有关，即当静纤毛朝向较长的静纤毛的方向弯曲时，出现去极化电位；反之，当静纤毛向背离较长的静纤毛的一侧弯曲时，则出现超极化电位。这就是为何微音器电位的波动能与声波振动的频率和幅度相一致的原因。

（3）总和电位：在高频率、高强度的短纯音刺激期间，在蜗管或鼓阶内可记录到一种直流性质的电位变化，即总和电位（SP）。它是一个多种成分的复合电位，包括毛细胞感受器的电活动和听神经末梢的兴奋性突触后电位，前者为主要成分。将毛细胞完全破坏后，总和电位基本消失。总和电位有正 SP 和负 SP 两种成分，总和电位的极性和幅度与刺激频率、刺激强度有关。例如，声刺激强度较低时，正 SP 明显，随着声刺激强度的增大，负 SP 占优势；声音刺激的持续时间长，总和电位的幅度大，声音刺激的持续时间短，则总和电位的幅度小。在 40 毫秒至 2 秒的范围内，总和电位的幅度与声音持续时间的对数呈线性关系。

总和电位的阈值较高，无不应期，亦无潜伏期，不易疲劳和适应，对缺氧、损伤以及外淋巴中离子成分改变的抵抗力较强。在动物实验中发现，当豚鼠链霉素中毒时，其外毛细胞先发生损害或破坏，但内毛细胞仍接近正常，此时耳蜗微音器电位明显减小，但总和电位仍很大。现已证实，SP 主要是内毛细胞感受器电位中的直流成分在细胞外记录的表现形式。

（六）听神经动作电位

听神经动作电位是耳蜗对声音刺激的一系列反应中最后出现的电变化。它是由耳蜗毛细胞的微音器电位触发产生的。耳蜗神经动作电位是耳蜗对声波刺激进行换能和编码作用的总结，它的作用是传递声音信息。根据引导方法的不同，可记录到听神经复合动作电位和单纤维动作电位。

1. 听神经复合动作电位　听神经复合动作电位是从整根听神经上记录到的复合动作电位，它是听神经中听神经纤维产生的动作电位的总和。持续的声刺激所产生的复合听神经动作电位和微音器电位重叠在一起，难以分离；而脉冲声刺激（如短声）产生的反应中，只要声音持续的时间足够短，听神经复合动作电位就能由于时程上的差异而和微音器电位区分开，此时记录到的反应波形的起始部分为微音器电位，其形状和极性都与刺激声波的形状和极性相同，而经过一定的潜伏期后，便出现了数个听神经动作电位，图 9-41 中的 N_1、N_2、N_3 就是从整个听神经上记录到的复合动作电位，其振幅取决于声音的强度、兴奋的纤维数目以及不同神经纤维放电的同步化程度。

2. 听神经单纤维动作电位　如果把微电极刺入听神经纤维内，可记录到单一听神经纤维的动作电位，它是一种"全或无"式的反应，安静时有自发放电，声音刺激时放电频率增加。仔细分析

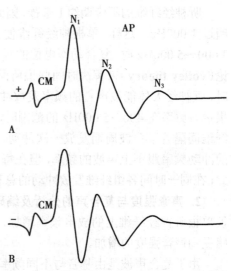

图 9-41　耳蜗微音器电位及听神经动作电位
CM: 微音器电位；AP: 听神经动作电位，包括 N_1、N_2、N_3 三个负电位，A 与 B 对比表明，声音位相改变时，微音器电位位相倒转，但听神经动作电位位相不变

每一条听神经纤维的放电特性与声音频率之间的关系时可以发现，不同的听神经纤维对不同频率的声音敏感性不同，用不同频率的纯音进行刺激时，某一特定的频率只需很小的刺激强度便可使某一听神经纤维发生兴奋，这个频率即为该听神经纤维的特征频率或最佳频率。随着声音强度的增加，能引起单一听神经纤维放电的频率范围也增大。每一条听神经纤维都具有自己特定的特征频率。听神经纤维的特征频率与该纤维在基底膜上的起源部位有关，特征频率高的神经纤维起源于耳蜗底部，特征频率低的神经纤维则起源于耳蜗顶部。由此可以认为，当某一频率的声音强度增大时，能使更多的纤维兴奋，由这些纤维传递的神经冲动，共同向中枢传递这一声音的频率及其强度的信息。在自然情况下，作用于人耳的声音的频率和强度的变化是十分复杂的，因此基底膜的振动形式和由此引起的听神经纤维的兴奋及其组合也很复杂，人耳之所以能区别不同的音色，其基础亦可能在于此。

（七）声音编码

动作电位的振幅与波形不能反映声音的特性，只能依据神经冲动的节律、冲动的间隔时间以及发放神经冲动的纤维在基底膜的起源部位来传递不同形式的声音信息。那么听神经是怎样对声音的特征进行编码的？以下分别从声音频率和强度两个方面加以叙述。

1. 声音频率的分析及编码　目前有关声音频率的编码大体上可归纳为两类：一类是部位原则，另一类则是频率原则。部位原则是指不同频率的声音可兴奋基底膜上不同部位的毛细胞，并能引起相应听神经纤维的放电，因而听觉系统通过部位对声音频率进行编码。这种编码形式称为**部位编码（place coding）**。频率原则，即不同频率的声音可引起相应听神经纤维产生动作电位，而且随着声波强度的增加，能引起单一听神经纤维放电频率的增加，同时有更多的神经纤维被募集参与相同频率的声波信息传导。冲动的频率是分析声音频率的依据。根据声音的频率，听神经发放不同频率的冲动来传递声音频率信息，这就是**频率编码（frequency coding）**。

听神经纤维的不应期约1毫秒，因此从理论上说，单根神经纤维发放冲动的最大频率不超过1 000Hz。这样，单根神经纤维便无法对高频声音进行编码。但实际上当纯音频率达3 000～5 000Hz时，复合动作电位的频率仍能与纯音频率相同步。对此Wever提出用**排放论（volley theory）**来解决时间假说所面临的困难。排放论认为，如果声音频率低于400Hz时，听神经大体能按声音的频率发放冲动，即以冲动的周期来传递低频音的频率信息。如果声音频率在400～5 000Hz的范围时，则听神经中的纤维会分成若干个组发放冲动，每组纤维间隔若干声波周期发放一次冲动，各组互相错开，依次进行。虽然每一组纤维所发放的冲动频率跟不上声波的频率，但在每个声波周期内总会有一定数目的纤维发放冲动。因此，在同一时间各组纤维发放冲动的总和与声音频率相近。排放论得到了一些实验的证实。

2. 声音强度与复合声的分析及编码　当声音的强度增大时，随着声音强度的增加，不仅单根听神经纤维上的放电频率增加，同时在空间上活动的纤维数目也增多，因而中枢能感受到声音强度的增加。

由于复合声波是由基音与不同频率的谐波所组成。而组成复合波的各个成分分别引起基底膜相应部位发生反应。这些个别成分引起中枢神经细胞反应的总和，便是中枢能对复合声波进行分析的依据。

（八）听觉传导通路与听皮层

1. 听觉传导通路　第一级神经元为耳蜗听神经元（又称耳蜗螺旋神经节细胞），位于耳蜗的骨性蜗螺旋小管内。第二级神经元的胞体位于耳蜗腹侧核和耳蜗背侧核，发出的纤维大部分在脑桥内形成斜方体，并交叉至对侧，至上橄榄核外侧折向上行，组成外侧丘系。外侧丘系的纤维经中脑被盖的背外侧部，大多数终止于下丘。第三级神经元的胞体位于下丘，其纤维经下丘臂止于内侧膝状体。后者发出纤维组成**听辐射**(acoustic radiation)，经内囊到达大脑皮质颞横回的听区。

少数耳蜗腹侧核和耳蜗背侧核发出的纤维不交叉，进入同侧外侧丘系。也有少数外侧丘系的纤维直接到达内侧膝状体。还有一些耳蜗神经核发出的纤维在上橄榄核交换神经元，然后加入同侧的外侧丘系。

听觉传导通路中的一个重要特点，就是在延髓耳蜗神经核以上各级中枢都接受双侧耳传来的信息，因此，若一侧通路在外侧丘系以上受损，不会产生明显的症状；但若损伤了耳蜗神经、内耳或中耳，则将导致听觉障碍。

听觉的反射中枢在下丘。听觉的传入冲动到达下丘后，下丘神经元发出纤维到达上丘，后者发出的纤维经顶盖脊髓束下行至脊髓，控制脊髓前角细胞的活动，完成听觉反射。

2. 听皮层　人的听觉代表区位于颞横回和颞上回（41 和 42 区），电刺激上述区域能引起受试者产生铃声或吹风样的主观感觉。在动物，给予不同频率的声刺激，可在听皮层记录电反应，则听皮层上各音调定位的分布如同一个展开的耳蜗。在人类，低音调的代表区分布在听皮层的前外侧，而高音调的代表区则分布于听皮层的后内侧。听皮层的各个神经元能对听觉刺激的激发、持续时间、重复频率诸参数，尤其是声源的方向做出反应。这与视皮层神经元的某些特性具有相似之处。

三、平衡觉

内耳迷路中的椭圆囊、球囊和三个半规管合称为前庭器官，其主要功能是感受机体姿势和运动状态以及头部在空间的位置，这些感觉合称为**平衡觉**(equilibrium sensation)。正常姿势的维持依赖于前庭器官、视觉器官、本体感觉和皮肤触压觉感受器的协同活动来完成，其中前庭器官的作用最为重要。

（一）前庭器官的感受细胞

前庭器官的感受细胞都是毛细胞，它们具有类似的结构和功能。在电子显微镜下，前庭毛细胞分为两型：Ⅰ型毛细胞类似于螺旋器的内毛细胞，Ⅱ型毛细胞形似螺旋器的外毛细胞。Ⅰ型和Ⅱ型毛细胞的顶部均有两种感觉纤毛（图 9-42），其中有一条最长，位于细胞顶端一侧的边缘处，称为**动纤毛**(kinocilium)；其余的纤毛较短，数量较多，每个细胞有 40～200 条，称为**静纤毛**(stereocilium)。静纤毛以递减式的顺序规则排列，即越接近动纤毛的静纤毛越长，距离动纤毛越远的静纤毛越短。动、静纤毛均嵌入壶腹帽或囊斑上的位砂膜内，并因角加速度或直线加速度的刺激一起发生运动。动纤毛与近旁最长的静纤毛之间有细丝相连。感受细胞的底部有感觉神经纤维末梢分布。实验证明，各类毛细胞的适宜刺激都是与纤毛的生长面呈平行方向的机械力的作用。

当纤毛都处于自然状态时，细胞膜内存在约 -80mV 的静息电位；同时，与毛细胞相连的神经纤维上有一定频率的持续放电。此时如果外力使静纤毛朝动纤毛一侧弯曲时，细胞膜上离子通道开放，K^+ 内流，毛细胞的膜电位即发生去极化，如果去极化达到阈电位（-60mV）水平，支配毛细胞的传入神经冲动发放频率增加，表现为兴奋效应；相反，当外力

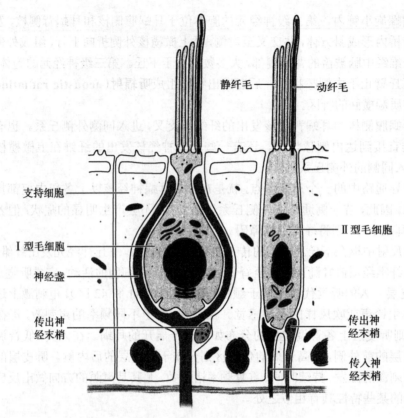

静纤毛 动纤毛

支持细胞

I 型毛细胞

神经盏

传出神
经末梢

II 型毛细胞

传出神
经末梢

传入神
经末梢

图 9-42 毛细胞超微结构模式图

使静纤毛向背离动纤毛的一侧弯曲时，则毛细胞的膜电位发生超极化，传入纤维的冲动频率降低，表现为抑制效应（图 9-43）。这是前庭器官中所有毛细胞感受外界刺激的一般规律，其换能机制与耳蜗毛细胞相似。静纤毛束的活动非常灵敏，其顶端移动 1μm 引起的倾斜可达 3°～6°，因此刺激量不需太大即可引起较强的反应。在正常条件下，机体的运动状态和头部空间位置的改变都能以特定的方式改变毛细胞纤毛的倒向，使相应神经纤维的冲动发放频率发生改变，把这些信息传输到中枢，可引起特殊的运动觉和位置觉，并出现相应的躯体和内脏功能的反射性变化。

人体两侧内耳各有上、外、后三个**半规管（semicircular canal）**，分别处于空间的三个平面。当头向前倾 30° 时，外半规管与地面平行，其余两个半规管则与地面垂直，因此外半规管又称水平半规管。每个半规管与椭圆囊连接处都有一个膨大的部分，称为**壶腹（ampulla）**，壶腹内有一块隆起的结构，称为**壶腹嵴（crista ampularis）**，其中有一排毛细胞面对管腔，毛细胞顶部的纤毛都埋植在一种胶质的圆顶形**壶腹帽（cupula）**之中。毛细胞上动纤毛与静纤毛的相对位置是固定的。在水平半规管内，当内淋巴由管腔朝壶腹的方向移动时，能使毛细胞的静纤毛向动纤毛一侧弯曲，引起毛细胞兴奋，而内淋巴离开壶腹时则静纤毛向相反的方向弯曲，使毛细胞抑制。在前半规管和后半规管，因毛细胞的排列方向不同，内淋巴流动的方向与毛细胞反应的方式刚好相反，即离开壶腹方向的流动引起毛细胞兴奋，朝向壶腹的流动引起毛细胞抑制。

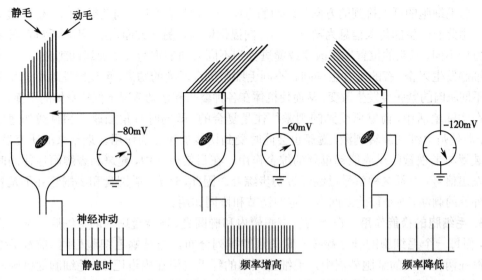

图9-43 前庭器官中毛细胞顶部纤毛受力情况与电位变化关系示意图

（二）前庭器官的适宜刺激与功能

1. 半规管的适宜刺激 半规管壶腹嵴的适宜刺激是正、负角加速度，其感受阈值为 $1°\sim3°/s^2$。人体三个半规管所在的平面相互垂直，因此可以感受空间任何方向的角加速度。当人体直立并以身体的中轴为轴心进行旋转运动时，水平半规管的感受器受到的刺激最大。当头部以冠状轴为轴心进行旋转时，前半规管及后半规管受到的刺激最大。旋转开始时，由于半规管腔中内淋巴的惯性，它的启动将晚于人体和半规管本身的运动，因此当人体向左旋转时，左侧水平半规管中的内淋巴将向壶腹的方向流动，使该侧毛细胞兴奋而产生较多的神经冲动；与此同时，右侧水平半规管中内淋巴的流动方向是离开壶腹，于是右侧水平半规管壶腹传向中枢的冲动减少。当旋转进行到匀速状态时，管腔中的内淋巴与半规管呈相同角速度的运动，于是两侧壶腹中的毛细胞都处于不受刺激的状态，中枢获得的信息与不进行旋转时无异。当旋转突然停止时，由于内淋巴的惯性，两侧壶腹中毛细胞纤毛的弯曲方向和冲动发放情况正好与旋转开始时相反。内耳迷路的其他两对半规管也接受与它们所处平面方向相一致的旋转变速运动的刺激。

综上所述，头部两侧的三个半规管互为镜像。因此，当旋转使一个半规管中的毛细胞兴奋，它必然使对侧的另一个半规管中的毛细胞受到抑制。前庭轴突在静息时有一定频率的放电，半规管的活动可因旋转方向而使放电频率增多或减少，即每个旋转动作总使一侧半规管的毛细胞兴奋而另一侧的抑制，此信息传入中枢可使大脑精确地判断头部的运动状况。

2. 椭圆囊和球囊的适宜刺激 椭圆囊（**utricle**）和球囊（**saccule**）的毛细胞位于**囊斑**（**macula**）上，毛细胞的纤毛埋植于位砂膜中。位砂膜是一种胶质板，内含位砂，位砂主要由蛋白质和碳酸钙组成，密度大于内淋巴，因而具有较大的惯性。椭圆囊和球囊囊斑的适宜刺激是直线加速度运动。当人体直立而静止不动时，椭圆囊囊斑的平面与地面平行，位砂膜在毛细胞纤毛的上方，而球囊囊斑的平面则与地面垂直，位砂膜悬在纤毛的外侧。在椭圆囊和球囊的囊斑上，几乎每个毛细胞的排列方向都不完全相同。毛细胞纤毛的这种配置有利于分辨人体在囊斑平面上所进行的变速运动的方向。例如，当人体在水平方向做直线变速运动时，总有一些毛细胞的纤毛排列的方向与运动的方向一致，使静纤毛朝向动纤毛的一侧作最大的弯曲。由此而产生的传入信息为辨别运动方向提供依据。另一方面，由于不同毛细胞纤毛排列的方向不同，当头的位置发生改变或囊斑受到不同方向的重力及变速运动刺激时，其中有的毛细胞发生兴奋，有的则发生抑制。不同毛细胞综合活动的结果，可反射性地引起躯干和四肢不同肌肉的紧张度发生改变，从而使机体在各种姿势和运动情况下保持身体的平衡。

在实际生活中，前庭所受到的刺激往往是复合的，即同时有角加速度和直线加速度的刺激，即使是单纯的旋转刺激，囊斑也会同时受到切线加速度的作用。近年来的研究发现，位砂装置与半规管的反应能起重要的综合作用。在日常生活中，囊斑和壶腹嵴往往同时向中枢发出信号，而且这种信号已经经过初步综合。因此，球囊、椭圆囊和半规管并不是各自反应外界的刺激，而是彼此之间有一定的调节和协同作用。

3. 毛细胞的换能作用　在半规管壶腹嵴内和椭圆囊、球囊囊斑内的毛细胞顶端有许多纤毛，而每一个毛细胞的纤毛都按一定的规律排列分布。与耳蜗毛细胞相同，前庭毛细胞也浸润在两种不同的细胞外液中。毛细胞顶端的纤毛浸浴在内淋巴中，毛细胞的侧膜与底部则浸浴在外淋巴中。当头部转动时，半规管内的内淋巴产生与旋转方向相反的压力，作用于壶腹内的毛细胞纤毛，使其发生偏转。

近年来的研究证明，毛细胞的换能与细胞顶端的机械门控通道的开闭有关，其机制与耳蜗毛细胞相似。当毛细胞的静纤毛朝向动纤毛一侧偏转时，纤毛顶端的机械门控通道开放，内淋巴中高浓度的 K^+ 便顺浓度梯度流入毛细胞内，使毛细胞发生去极化。当静纤毛向着背离动纤毛的一侧偏转时，毛细胞顶端的离子通道关闭，内向离子流停止，并出现外向离子流，造成毛细胞超极化。

（三）前庭器官反射

1. 前庭器官的姿势反射　人体的前庭器官受到刺激时，会出现一些姿势调节反应，例如人乘电梯突然上升时，椭圆囊中的位砂对毛细胞施加的压力增加，球囊中的位砂使毛细胞纤毛向下方弯曲，会出现肢体的屈肌收缩而两腿屈曲；当电梯突然下降时位砂对囊斑的刺激作用使伸肌收缩而两腿伸直。又如人乘车而车突然加速时，由于惯性，身体会向后倾倒，可是当身体向后倾倒之前，椭圆囊的位砂因其惯性而使囊斑毛细胞的纤毛向后弯曲，其传入信息即反射性地使躯干部的屈肌和下肢的伸肌的张力增加，从而使身体向前倾以保持身体的平衡，车突然停止时则出现相反的情况。前庭器官的姿势反射意义是维持机体一定的姿势和保持身体的平衡。

2. 前庭器官的自主神经反应　前庭自主神经反应是一种以迷走神经兴奋占优势的反应。当半规管感受器受到过强或长时间的刺激时，可通过前庭神经核与网状结构的联系而引起自主神经功能失调，导致心率加速、血压下降、呼吸频率增加、出汗以及皮肤苍白、恶心、呕吐、唾液分泌增多等现象，称为**前庭自主神经反应**（vestibular autonomic reaction）。主要表现为以迷走神经兴奋占优势的反应。在实验室和临床上都能观察到这些现象，但临床上的反应比实验室中观察到的更加复杂。在前庭感受器过度敏感的人，一般的前庭刺激也会引起自主神经反应。晕船反应就是因为船身上下颠簸及左右摇摆使上、后半规管的感受器受到过度刺激所造成的。

壶腹嵴受刺激后发生一种外景及自身位移的错觉，称为**眩晕**（vertigo）。典型的眩晕是一种反旋转错觉，现以旋转刺激为例说明眩晕的发生过程。让受试者坐在转椅上，头前倾

30°，以等速顺时针方向（从左向右）进行旋转。旋转开始时，内淋巴因其惯性而向旋转的相反方向流动。此时左侧水平半规管毛细胞上的纤毛向着背离动纤毛一侧的方向倾倒，传入放电减少，呈抑制状态；而右侧水平半规管的纤毛则向动纤毛的一侧倾倒，传入放电增多，呈兴奋状态。这样的神经冲动传入大脑皮质后，受试者会感到身体在按顺时针方向转动，而外景则以逆时针方向转动。继续以等速顺时针旋转时，旋转虽在继续，内淋巴的流动逐渐停止，壶腹帽也逐渐恢复自然位置。此时如果消除对视觉与本体感觉的刺激，可以感觉不到身体在旋转。当旋转突然停止时，产生的反方向的角加速度作用于内淋巴，使内淋巴在半规管内按旋转开始时的方向（即顺时针方向）流动，壶腹帽和纤毛倾斜的方向则与旋转开始时的情况相反，即左侧半规管毛细胞兴奋，右侧半规管毛细胞抑制。受试者感到身体在作逆时针（即从右到左）方向旋转，而外景则作顺时针方向旋转。实际上此时外景与人体并无相对运动，纯属一种错觉。这种典型的眩晕又称"反旋转错觉"。这种错觉只在双侧前庭的兴奋活动有较大差异时才会发生。

3. 眼震颤　前庭反应中最特殊的是躯体旋转运动时引起的眼球运动，称为**眼震颤**（**nystagmus**）。眼震颤是眼球不自主的节律性运动。在生理情况下，两侧水平半规管受到刺激（如以身体纵轴为轴心的旋转运动）时，可引起水平方向的眼震颤，前半规管受刺激（如侧身翻转）时可引起垂直方向的眼震颤，后半规管受刺激（如前、后翻滚）时可引起旋转性眼震颤。人类在地平面上的活动较多（如转身、头部向后回顾等），故下面以水平方向的眼震颤为例说明眼震颤出现的情况。当头与身体开始向左旋转时，由于内淋巴的惯性，使左侧半规管壶腹嵴的毛细胞受刺激增强，而右侧半规管正好相反，这样的刺激可反射性地引起某些眼外肌的兴奋和另一些眼外肌的抑制，于是出现两侧眼球缓慢向右侧移动，这一过程称为眼震颤的**慢动相**（**slow component**）；当眼球移动到两眼裂右侧端时，又突然快速地向左侧移动，这一过程称为眼震颤的**快动相**（**quick component**）；以后再出现新的慢动相和快动相，反复不已。当旋转变为匀速转动时，旋转虽在继续，但眼震颤停止。当旋转突然停止时，又由于内淋巴的惯性而出现与旋转开始时方向相反的慢动相和快动相组成的眼震颤（图9-44）。眼震颤慢动相的方向与旋转方向相反，是由对前庭器官的刺激而引起的，而快动

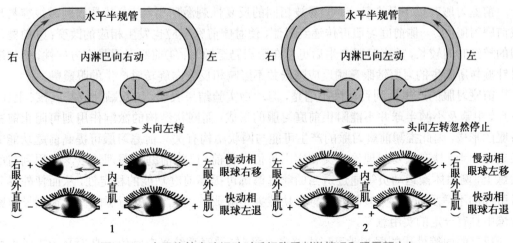

图 9-44　水平旋转变速运动时毛细胞受刺激情况和眼震颤方向
1. 头前倾30°、旋转开始时的眼震颤方向；2. 旋转突然停止后的眼震颤方向

相的方向与旋转方向一致，是中枢进行矫正的运动。临床上用快动相来表示眼震颤的方向。进行眼震颤试验时，通常是在 20 秒内旋转 10 次后突然停止旋转，检查旋转后的眼震颤。眼震颤的正常持续时间为 20～40 秒，频率为 5～10 次。如果眼震颤的持续时间过长，说明前庭功能过敏。前庭功能过敏的人容易发生晕车、晕船及航空病等；如果眼震颤的持续时间过短，说明前庭功能减弱。某些前庭器官有病变的患者，眼震颤消失。

（四）平衡觉的传入及中枢分析

传导平衡觉的第一级神经元是前庭神经节内的双极细胞，其周围突分布于内耳半规管的壶腹嵴、球囊囊斑和椭圆囊囊斑，中枢突组成前庭神经，与耳蜗神经一起，经延髓和脑桥交界处入脑，止于前庭神经核。由前庭神经核群发出纤维在中线的两侧组成内侧纵束，其中上行的纤维止于动眼、滑车和外展神经核，完成眼肌前庭反射（如眼震颤）；下行的纤维至副神经脊髓核和上段颈髓前角细胞，完成转眼、转头的协调运动。此外，由前庭外侧核发出纤维组成前庭脊髓束，完成躯干、四肢的姿势反射（伸肌兴奋、屈肌抑制）。由前庭神经核群发出的纤维与部分由前庭神经直接来的纤维，共同经小脑下脚（绳状体）进入小脑，参与对身体平衡的调节。前庭神经核还发出纤维与脑干网状结构、迷走神经背核及疑核发生联系，故当平衡觉传导通路或前庭器官受刺激时，可引起眩晕、恶心、呕吐等症状。

目前对前庭到大脑皮质的投射径路还不清楚。生理学实验表明，前庭核与大脑皮质有联系，前庭系统在大脑皮质也确有一定的投射区。例如，刺激前庭感受器时，可在大脑皮质记录到潜伏期很短的单相动作电位，说明来自前庭感受器的冲动可直接传递到大脑皮质。另外，弱电流刺激某些皮层区域可引起旋转、沉降或摇晃的感觉；某些皮层的病变可引起明显的定向紊乱。这些实验均证明前庭纤维有在皮层的直接投射区，但其具体部位和范围还不明确，也还未能从解剖学上证实这方面的神经通路。

（五）前庭习服

早在 20 世纪 20 年代就有人发现，反复用冷水灌注家兔的一侧耳孔可使眼震颤反应降低，起初人们认为这是一种适应或疲劳现象。随着感觉生理学和心理生理学的发展，人们认识到这是前庭中枢对无关刺激的排除作用，属于一种中枢抑制现象，并将其称为"前庭习服"。

前庭习服有以下几个特点：①易被相同的反复性刺激所引起，尤其是弱刺激很容易形成前庭习服；②一侧前庭习服可传递到对侧，使对侧前庭反应也发生相应的改变；③前庭习服的持续时间较长，前庭习服产生后可存在数周乃至数月；④前庭习服具有方向性，例如顺时针旋转所产生的习服性眼震颤反应降低并不影响相反方向旋转时产生的眼震颤。

前庭习服的产生机制目前尚不清楚，但动物实验结果表明，切除颞叶或基底核、上丘、下丘、中脑及小脑半球并不能阻止前庭习服的形成；而网状结构的激醒作用则可阻止前庭习服的形成，因此推测前庭习服的产生可能与网状结构有关。前庭习服可提高前庭功能的稳定性，因而具有重要的理论意义和实用价值。目前，已将前庭习服理论广泛应用到前庭锻炼上，例如体操运动员等通过适当的前庭锻炼可提高前庭功能的稳定性，从而使外界刺激引起的不适反应减少，但前庭的感觉功能并不减弱。因此，前庭习服的理论在指导前庭锻炼中具有一定的实用意义。

反复的同等性质的弱刺激可形成前庭习服，使前庭系统兴奋阈值提高而又无损于平衡功能，利用这一原理进行前庭锻炼可达到如下目的：①提高前庭功能的稳定性，以适应特殊职业的需要。例如芭蕾舞演员、花样滑冰运动员及京剧武生等通过适当的锻炼可提高前庭系统兴奋阈值，为完成高难度动作提供保证；②可防治运动病、自主神经不稳定、前庭反应过敏等。例如，晕船、晕车者可通过反复而适宜的前庭锻炼使前庭反应的程度减轻。

四、嗅觉

（一）嗅觉感受器

嗅觉（olfaction）的感受器位于上鼻道及鼻中隔后上部的**嗅上皮（olfactory epithelium）**中，两侧总面积约 5cm^2。嗅上皮由**嗅细胞（olfactory cell）**、支持细胞、基底细胞和 Bowman 腺组成。嗅细胞属于神经元。每个嗅细胞的顶部有 6～8 条短而细的纤毛，埋于 Bowman 腺所分泌的黏液之中；细胞的底端（中枢端）是由无髓纤维组成的嗅丝，穿过筛骨直接进入嗅球。

（二）嗅觉的适宜刺激

嗅觉感受器的适宜刺激几乎都是有机的、挥发性化学物质。通过呼吸，这些嗅质分子被嗅上皮的黏液吸收，并扩散到嗅细胞的纤毛，与纤毛表面膜上的特异性受体结合后，激活 G 蛋白，后者再激活腺苷酸环化酶，结果引起胞内 cAMP 大量增加，从而使钠/钙通道打开，Na^+、Ca^{2+} 流入细胞内，引起感受器细胞去极化，并以电紧张的方式扩布至感受器细胞的轴丘处，触发动作电位的产生。动作电位沿轴突将嗅信号传至嗅球，进而传向更高级的嗅觉中枢，产生嗅觉。嗅感受器的这一转导过程，并不经过膜蛋白磷酸化过程，而是 cAMP 直接作用于离子通道。

（三）嗅觉产生基础

自然界能够引起嗅觉的有气味物质可达两万余种，人类能够辨别的气味约 1 万种。人体如何能够识别 1 万种不同的气味一直是个谜。科学家们推测，在鼻黏膜内嗅感觉神经元的纤毛上一定有能够识别并结合气味分子的受体蛋白，而这些受体蛋白可能就是回答嗅觉问题的关键。2004 年诺贝尔生理学或医学奖的获奖者阿克塞尔（Axel）和巴克（Buck）终于解决了这一难题。他们发现，人体大约有 1 000 种嗅感受器基因。这是一个很大的基因家庭，约占人体基因总数的 3%。进一步研究发现，每个嗅感受器基因在结构上和其他基因都有些不同，所以这些基因编码的每个受体蛋白和嗅质结合的能力也都有所不同。不仅如此，每个嗅感受器细胞似乎只表达这 1 000 种嗅感受器基因中的一种，因此有大约 1 000 种嗅感受器细胞。那么，这 1 000 种感受器细胞是怎样对 1 万种气味进行辨识的呢？研究发现，嗅觉具有群体编码的特性。每个受体与不同嗅质的结合程度不同，一个受体可对多种嗅质起反应，而一个嗅质又可激活多个受体（图 9-45），因此可以产生大量的组合，形成大量的气味模式，这就是人们能够辨别 1 万种不同气味的基础。另外，虽然嗅感受器可对多种气味起反应，但敏感度不同。例如，某嗅感受器对气味 A 有强烈反应，而对气味 B 只有微弱的反应。嗅觉系统也同其他感觉系统类似，不同性质的气味刺激有其专用的感受位点和传输线路，非基本气味则由于它们在不同线路上引起不同数量的神经冲动的组合，在中枢引起特有的主观嗅觉。

嗅觉的灵敏度差异很大，嗅敏度与嗅上皮面积密切相关，一般嗅上皮面积越大，嗅敏度越高。**嗅敏度（olfactory acuity）**是指引起嗅觉的气味物质在空气中的最小浓度（mg/L）。有些狗的嗅上皮面积可达 170cm^2，而且每平方厘米嗅上皮中嗅感受器的数量大约是人的 100

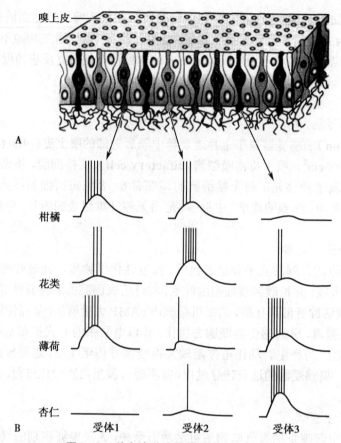

图 9-45　单个嗅觉感受器细胞的反应特性

A. 每个感受器细胞表达一种嗅受体蛋白,不同的细胞随机分布在表皮的一定区域;
B. 微电极记录显示了每个细胞能对多种气味产生反应,但是选择性有所不同。通过对这 3 种细胞的反应特性进行分析,4 种气味中的任何一种都能清晰地被分辨出来

多倍,因此狗的嗅觉非常灵敏,对醋酸的敏感度要比人高 1 000 万倍。人对不同气味物质的嗅敏度不同,对相同气味的嗅敏度也会因人而异;即使是同一个人其嗅敏度的变化范围也很大。例如,感冒或鼻腔阻塞时的嗅敏度就会明显降低。嗅觉的另一个明显特点是适应较快,当某种气味突然出现时,可引起明显的嗅觉,如果这种气味的物质继续存在,感觉很快减弱,甚至消失。嗅觉的这种适应现象不等于嗅觉的疲劳,因为对某种气味适应后对其他气味仍能感受。

（四）嗅觉的传入和中枢分析

传导嗅觉的第一级神经元为位于鼻腔黏膜内的嗅细胞,其外周轴突分布于嗅黏膜,中枢突形成嗅丝,穿筛骨的筛板入颅腔,止于**嗅球(olfactory bulb)**。由嗅球发出的第二级纤维组成嗅束,再经嗅三角和外侧嗅纹将嗅觉冲动传递至梨状前区(初级嗅皮层)和部分杏仁核,在梨状前区换神经元后,再投射到丘脑、下丘脑、杏仁核、眶面皮层,继而投射到眶前皮层和海马。人和动物通过嗅球与前脑的广泛联系,可对求食、求偶和相关的肢体行为进行间接的控制。

五、味觉

(一)味觉感受器

味觉(gustation)的感受器是**味蕾**(taste bud),主要分布在舌背部的表面和舌缘,口腔和咽部黏膜的表面也有散在的味蕾存在。分布在人的舌部的味蕾平均为 5 235 个,每一个味蕾都由**味细胞**(gustatory cell)、支持细胞和基底细胞组成。味细胞的顶端有纤毛,称味毛,是味觉感受的关键部位。味细胞的更新率很高,平均每 10 天更新一次。

(二)味觉的特点

人舌表面的不同部位对不同味刺激的敏感程度不一样,一般是舌尖部对甜味比较敏感,舌两侧对酸味比较敏感,而舌两侧的前部则对咸味比较敏感,软腭和舌根部对苦味比较敏感。味觉的敏感度往往受食物或刺激物本身温度的影响,在 20~30℃ 之间,味觉的敏感度最高。另外,味觉的分辨力和对某些食物的偏爱,也受血液中化学成分的影响,例如肾上腺皮质功能低下的病人,血液中钠离子减少,这种病人喜食咸味食物。动物实验证实,正常大鼠能辨出 1:2 000 的氯化钠溶液,而切除肾上腺皮质的大鼠,可能是由于血液中低 Na^+ 的缘故,能辨别出 1:33 000 的氯化钠溶液,并主动选饮含盐多的溶液。

味觉强度与物质的浓度有关,浓度越高,所产生的味觉越强。此外,味觉强度也与唾液腺的分泌有关,唾液可稀释味蕾处的刺激物质,从而改变味觉强度。

(三)味觉产生的基础

尽管化学物质的种类是无限的,而且味道也是千变万化。但是,我们却似乎只能辨别出四种或五种基本的味道,即酸、甜、苦、咸,第五种是"鲜味"。不同物质的味道与它们的分子结构有关,但也有例外。通常 NaCl 能引起典型的咸味,H^+ 是引起酸味的关键因素,有机酸的味道也与它们带负电的酸根有关;甜觉的引起与葡萄糖的主体结构有关;而奎宁和一些有毒植物的生物碱结构能引起典型的苦味。**"鲜味"**(umami)的命名来源于日本语,是指**谷氨酸钠**(monosodium glutamate, MSG)所产生的味道。尽管目前对 umami 的认识远不如对其他四种基本味觉清楚,但它确实是一种独特的、能够清楚区分的味觉。另外,即使是同一种味质,由于其浓度不同,所产生的味觉也不相同,如 0.01~0.03mol/L 的食盐溶液呈微弱的甜味,只有当其浓度大于 0.04mol/L 才引起纯粹的咸味。

近年来通过对单一味细胞的研究证明,味细胞上存在多种电压门控离子通道。静息时,味细胞的膜电位为 −40~−60mV,当给予味刺激时,不同离子的膜电导增加或减小,从而产生去极化感受器电位。目前已成功地用微电极在动物的单一味细胞上记录到感受器电位。实验证明,一个味感受器并不只对一种味质起反应,而是对酸、甜、苦、咸均有反应,只是反应的程度不同而已。

(四)味觉的传入和中枢分析

味觉的传导通路由三级神经元构成,第 1 级神经元位于面神经、舌咽神经的神经节内,周围突分布于舌的味蕾,中枢突止于延髓的孤束核。在此处与第二级神经元形成突触联系,后者的轴突越过中线经内侧丘系与丘脑后内侧腹核联系,孤束核也有纤维投射至杏仁体和下丘脑。第三级神经元经内囊终止于大脑皮质的额叶和岛叶。

味信息的处理可能在孤束核、丘脑和味皮层等不同区域进行。实验表明,损伤丘脑后内侧腹核或味觉中枢,可引起失味症,即对味质的知觉缺失。味皮层中有不少对味觉刺激有高度特异性的神经元,有些皮层细胞仅对单一味质有反应,有些神经元不仅对味觉刺激发生反应,而且也对热刺激或机械刺激有反应,表现为一定程度的信息整合。

(张绪东 李 丽)

第四节 神经系统对躯体运动的调节

骨骼肌舒缩活动及肌群间的相互协调有赖于各级神经系统的调节,是人体的姿势和躯体运动的基础。各种躯体运动,都需要中枢神经系统各级中枢,特别是高级中枢的精细调节。中枢从高级到低级,可分为大脑皮质运动区、脑干下行系统和脊髓三个水平,并接受小脑和基底神经节的调节。

一、脊髓对躯体运动的调节

脊髓是调节躯体运动的最基本中枢。脊髓单独存在时只能完成比较简单的运动反射,如屈反射、牵张反射等,但这些反射是正常机体复杂的躯体反射的基础。脊髓包括两方面的功能,即传导功能和反射功能。

(一)脊髓前角的运动神经元和运动单位

脊髓前角存在大量的运动神经元,即 α、β 和 γ 神经元,它们的轴突经前根离开脊髓后直达所支配的骨骼肌。它们末梢释放的递质都是乙酰胆碱。

1. α 运动神经元和运动单位 α 运动神经元的胞体较大、纤维较粗,其轴突分出许多小支,每一小支支配一根骨骼肌纤维(梭外肌纤维)。由一个 α 运动神经元及其所支配的全部肌纤维组成的功能单位,称为**运动单位(motor unit)**。一般是肌肉越粗大,运动单位越大,例如一个四肢肌的运动神经元所支配的肌纤维可达 2 000 根,一个眼外肌运动神经元,只支配 6～12 根肌纤维。由于 α 神经元传出纤维直接支配骨骼肌,因此,α 运动神经元可称为脊髓反射的最后公路。

2. γ 运动神经元 γ 运动神经元的胞体较小,传出纤维也较细,γ 传出纤维支配骨骼肌肌梭内的梭内肌。γ 神经元兴奋时,引起梭内肌纤维收缩。γ 运动神经元兴奋性较高,常以较高频率持续放电。其主要功能是调节肌梭的敏感性和反应性。

此外,β 运动神经元发出的纤维支配梭内肌和梭外肌。

(二)脊髓反射

1. 牵张反射 牵张反射(stretch reflex)是指有神经支配的骨骼肌受外力牵拉而伸长时,能反射性引起受牵拉的同一肌肉的收缩的反射活动(图 9-46)。

(1)牵张反射的类型:由于牵拉的形式与肌肉收缩的反射效应不同,牵张反射分为**腱反射(tendon reflex)**和**肌紧张(muscle tonus)**两种。①腱反射:是指快速牵拉肌腱时发生的牵张反射,又称**位相性牵张反射(phasic stretch reflex)**,表现为被牵拉肌肉迅速而明显地缩短。例如膝反射,若快速叩击股四头肌肌腱,可使股四头肌受到牵拉而发生一次快速收缩,引起膝关节伸直。此外,跟腱反射和肘反射,都属于腱反射。由于腱反射的传入纤维粗,传导速度快,反射的潜伏期很短,只相当于一次突触接替的时间延搁,因此腱反射是单突触反射。腱反射的感受器是肌梭,中枢在脊髓前角。在整体内,牵张反射受高位中枢的调节,腱反射的减弱或消失,常提示反射弧的传入、传出通路或脊髓中枢的损害或中断;而腱反射的

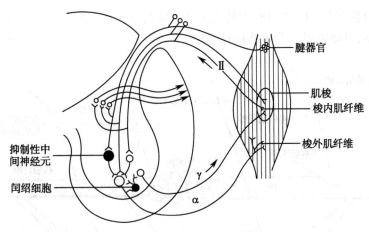

图 9-46 肌牵张反射示意图

亢进,则提示高位中枢可能有病变,因此,临床上通过对腱反射的检查了解神经系统的功能状态。②肌紧张:是指缓慢持续牵拉肌腱时发生的牵张反射,又称**紧张性牵张反射(tonic stretch reflex)**。其表现为受牵拉的肌肉发生持续、微弱收缩,阻抗肌肉被拉长。肌紧张是维持躯体姿势最基本的反射活动,是姿势反射的基础。例如,人体取直立位时,由于重力的作用,关节趋于弯曲,使伸肌肌腱受到牵拉,从而发生牵张反射,使伸肌的紧张性增强,对抗屈曲而保持直立的姿势。肌紧张反射弧的中枢为多突触接替,属于多突触反射。肌紧张只抵抗肌肉被牵拉,受牵拉同一肌肉的不同运动单位的非同步交替收缩,因而收缩力量小,无明显动作,故能持久维持而不易发生疲劳。腱反射与肌紧张比较见表 9-7。

表 9-7　腱反射与肌紧张比较

项目	腱反射	肌紧张
突触联系	单突触反射	多突触反射
特点	全部肌纤维的同步收缩	部分肌纤维的非同步交替收缩
	抵抗阻力发生位移	无位移,不做功
	反射中枢仅局限于 1～2 个脊髓节段	不易疲劳
意义	临床常用于中枢定位	维持身体姿势和平衡

(2)牵张反射的感受器:肌牵张反射的感受器是**肌梭(muscle spindle)**。肌梭是一种感受肌肉长度变化或牵拉刺激的梭形感受装置,属于本体感受器。肌梭呈梭形、两端细小中间膨大;长约几毫米,外层为一结缔组织囊。囊内所含特殊肌纤维,称为**梭内肌纤维(intrafusal fiber)**。囊外的一般肌纤维称为**梭外肌纤维(extrafusal fiber)**。肌梭附着于梭外肌,两者平行排列呈并联关系。当梭外肌收缩时,梭内肌被放松,所受牵拉制激减少;而当梭外肌被拉长或梭内肌收缩时,均可使肌梭受到牵拉刺激而兴奋。

梭内肌纤维分为**核袋纤维(nuclear bag fiber)**和**核链纤维(nuclear chain fiber)**两种类型。核袋纤维的传入神经纤维是直径较粗的 I a 纤维,末梢以螺旋形式环绕于核袋纤维中间部(也环绕核链纤维)。核链纤维的细胞核分散于整个纤维,传入神经是直径较细的 II 类纤维,其末梢花枝样分布于核链纤维的中部。肌梭的传入纤维 I a 和 II 类纤维从后根进入脊髓后，都终止于脊髓前角，Ⅰa类纤维的传入冲动可能与位相性和紧张性牵张反射都有关，Ⅱ类纤维的传入冲动可能主要与本体感觉有关（图9-47）。

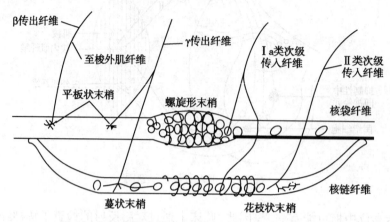

图 9-47　肌梭的组成示意图

当肌肉受到外力牵拉而拉长时，肌梭也受到牵拉，肌梭内的Ⅰa纤维传入冲动增多，冲动的频率与肌梭被牵张的程度成正比。Ⅰa纤维的传入冲动引起同一肌肉的α运动神经元兴奋，α运动神经元的传出纤维将兴奋传到梭外肌，从而完成一次肌牵张反射。

（3）γ运动神经元对牵张反射的调节：γ运动神经元兴奋时，并不能直接引起肌肉的收缩，因为梭内肌收缩的强度不足以使整块肌肉缩短。γ运动神经元的传出活动仅可使梭内肌收缩，并通过Ⅰa传入使α运动神经元兴奋，从而导致肌肉收缩。这种由γ运动神经元→梭内肌纤维→Ⅰa传入纤维→α运动神经元→梭外肌形成的反馈环路，称为**γ环路（γ-loop）**。故γ运动神经元的传出冲动可通过肌梭调节肌紧张。生理情况下，γ运动神经元主要接受上位中枢的调节，例如脑干网状结构对肌紧张的调节就是通过兴奋或抑制γ神经元来实现的。

2. 屈反射与交叉伸肌反射　伤害刺激作用于皮肤感受器时，受刺激的一侧肢体屈肌收缩而伸肌舒张，称为**屈反射（flexor reflex）**。屈反射使受刺激肢体避开有害刺激，对机体有保护意义。屈反射是一种以脊髓为基本反射中枢的多突触反射，反射的强弱和强度与刺激强度有关。在屈反射的基础上，加大刺激强度，可引起对侧伸肌收缩，这个反射称为**交叉伸肌反射（crossed extensor reflex）**。该反射是一种姿势反射，其意义在于维持身体姿势和平衡而不至于跌倒。

（三）脊休克

脊髓与高位中枢离断的动物称为脊动物。**脊休克（spinal shock）**是指人和动物的脊髓与高位中枢离断后，暂时丧失反射活动能力而进入无反应状态的现象。其主要表现为：横断面以下脊髓所支配的躯体反射和内脏反射活动均减退以至消失，如脊髓反射，骨骼肌紧张性降低甚至丧失，外周血管扩张，血压下降、发汗反射消失，尿便潴留。脊休克是一过现象，一些以脊髓为基本中枢的反射活动可逐渐恢复。反射恢复的速度与不同动物脊髓反射对高位中枢的依赖程度有关。低等动物依赖程度低，恢复较快，如蛙在数秒或数分钟可恢复；犬在数天后恢复；人的脊休克期持续数周甚至数月才能恢复。比较原始、简单的反射，如腱反射，屈反射先恢复，而较复杂的反射恢复较晚；在脊髓躯体反射恢复后，部分内脏反射活动也随之恢复，如血压逐渐回升到正常，发汗，排尿，排便反射亦有不同程度的恢复，由此可见，脊髓本身可完成一些简单的反射，即存在着低级的躯体反射和内脏反射中枢。但脊髓横断后，失去与高位中枢的联系，因此，断面下的躯体感觉和随意运动则永久丧失。

脊休克的产生不是由于横断脊髓的损伤性刺激引起，因为在动物脊反射恢复后，在原断面以下再次切断脊髓，脊休克不会再次出现。脊休克产生的原因是当脊髓突然失去了高位中枢的调节，特别是失去了大脑皮质、脑干网状结构的下行易化作用，断面以下的脊髓反射活动暂时丧失而进入无反应状态。

高位中枢对脊髓反射既有易化作用，也有抑制作用，脊休克的恢复，说明脊髓能独立完成某些简单的反射，切断脊髓后，屈反射增强而伸肌反射减弱，说明正常情况下高位中枢有易化伸肌反射而抑制屈肌反射的作用。

二、脑干对肌紧张的调节

正常情况下，脑干网状结构对脊髓运动神经元的调节具有两重性，既有易化作用，又有抑制作用，这是通过脑干网状结构的易化区和抑制区的活动实现的。

（一）脑干网状结构的易化区

脑干网状结构中能加强牵张反射的区域，称为**易化区（facilitory area）**。易化区范围较广，包括延髓网状结构的背外侧部分、脑桥被盖、中脑的中央灰质与被盖等脑干中央区域。易化区的作用主要通过网状脊髓束和前庭脊髓束兴奋 γ 运动神经元通过 γ- 环路，增强肌紧张与肌肉运动。

（二）脑干网状结构的抑制区

延髓网状结构的腹内侧部分具有抑制肌紧张的作用，称为**抑制区（inhibitory area）**。它通过网状脊髓束经常抑制脊髓 γ 运动神经元。脑干网状结构抑制区较小，通过抑制 γ 运动神经元，减弱 γ- 环路的活动。一般而言，网状结构抑制区本身无自发活动，只有在接受上位中枢传入的始动作用时，才能发挥下行抑制作用（图 9-48）。

在正常情况下，易化区和抑制区的活动相互拮抗，在肌紧张的平衡调节中，易化区略占优势，从而维持正常的肌紧张。若两者平衡失调，将出现肌紧张亢进或减弱。

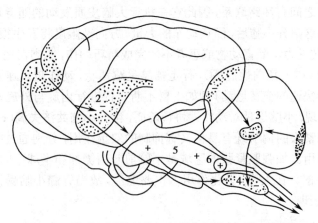

图 9-48 猫脑干网状结构下行易化和抑制系统示意图
+ 表示易化区，− 表示抑制区；1. 运动皮层；2. 基底神经节；
3. 小脑；4. 网状结构抑制区；5. 网状结构易化区；6. 前庭核

（三）去大脑僵直

在中脑上、下丘之间横断脑干，动物出现全身肌紧张特别是伸肌肌紧张过度亢进，表现为四肢伸直、脊柱后挺、头尾昂起的角弓反张现象，称为**去大脑僵直**（decerebrate rigidity）。去大脑僵直是由于切断了大脑皮质和纹状体等部位与网状结构的功能联系，抑制区失去了上位中枢的始动作用，而使易化区的活动明显占优势的结果。

去大脑僵直有α僵直和γ僵直。α僵直是由于高位中枢直接或间接提高了α运动神经元的活动而出现僵直；γ僵直是由于高位中枢首先提高γ神经元的兴奋性，通过加强γ环路来增强α运动神经元的活动而出现僵直。

三、小脑对躯体运动的调节

小脑是中枢神经系统中最大的运动结构。小脑对维持身体平衡、调节肌紧张、协调随意运动和参与随意运动设计等均有重要作用。根据小脑的传入、传出纤维联系，可将小脑分为前庭小脑、脊髓小脑和皮层小脑三个功能部分。

（一）维持身体平衡

维持身体平衡是**前庭小脑**（vestibulocerebellum）的主要功能。前庭小脑主要由绒球小结叶构成，由于绒球小结叶直接和前庭核发生联系，故其平衡功能与前庭器官和前庭核的活动密切相关。前庭小脑接受前庭器官传入的有关头部位置改变和直线或旋转加速度运动情况的平衡感觉信息，从而通过脊髓运动神经元调节躯干和四肢近端肌肉的活动，以维持身体平衡。第四脑室附近患有肿瘤的病人，由于肿瘤往往压迫、损伤绒球小结叶，患者表现为站立不稳，步态蹒跚和容易跌倒等症状，但随意运动仍能协调进行。

（二）调节肌紧张与协调随意运动

主要由**脊髓小脑**（spinocerebellum）完成调节肌紧张与协调随意运动的功能。脊髓小脑主要接受脊髓小脑束和三叉小脑束传入纤维的投射，也接受视觉、听觉及皮层脊髓束侧支的纤维投射。其传出纤维分别通过网状脊髓束、前庭脊髓束及腹侧皮层脊髓束的下行系统调节肌紧张；前叶与调节肌紧张有关，且既有抑制又有易化的双重作用。后叶中间带也有控制肌紧张的功能，刺激该区能使双侧肌紧张加强。由于后叶中间带还接受脑桥纤维的投射，并与大脑皮质运动区之间有环路联系，因此它在执行大脑皮质发动的随意运动方面有重要作用。当切除或损伤这部分小脑后，随意动作的力量、方向及限度将发生很大紊乱，同时肌张力减退，表现为四肢乏力。受害动物或患者不能完成精巧动作，肌肉在完成动作时抖动而把握不住动作的方向（称为意向性震颤），行走摇晃呈蹒跚状，动作越迅速则协调障碍也越明显。患者不能进行快速的交替运动（例如上臂不断交替进行内旋与外旋），但当静止时则无异常的肌肉运动出现，小脑这种对动作性协调障碍，称为**小脑共济失调**（cerebellar ataxia）。

脊髓小脑对肌紧张的调节既有易化又有抑制的双重作用，分别通过脑干网状结构易化区和抑制区发挥作用。加强肌紧张的区域是小脑前叶两侧部和半球中间部，抑制肌紧张的区域是小脑前叶蚓部。在人类，易化作用占主要地位，故当脊髓小脑受损后可出现肌张力减退、四肢乏力等表现。

（三）参与随意运动设计

新小脑也称**皮层小脑**（cerebrocerebellum），指后叶的外侧部。皮层小脑接受来自大脑皮质感觉区、运动区、联络区等广大区域传来的信息，传出冲动又回到大脑皮质运动区。小脑不断接受外周感觉传入冲动。皮质小脑的主要功能是参与随意运动的设计和编程。一个随意运动的产生包括运动设计和执行两个阶段。皮质小脑与基底神经节参与随意运动的设计过程，而脊髓小脑则参与运动的执行过程。当大脑皮质发动精巧运动时，首先通过皮层小脑与大脑皮质的环路联系，提取储存的程序，回输到大脑皮质运动区，再通过皮层脊髓束和皮层脑干束发动运动，此时所发动的运动可以非常协调、迅速和精巧。

四、基底神经节对躯体运动的调节

基底神经节（basal ganglia）是皮层下一些核团的总称，主要包括纹状体、丘脑底核和黑质，而纹状体又包括尾核、壳核和苍白球。尾核和壳核在发生上称为新纹状体；苍白球可分为内侧和外侧两部分，在发生上称为旧纹状体。黑质可分为致密部和网状部两部分。基底神经节是鸟类以下动物运动调节最高中枢；而在哺乳类动物，基底神经节则降为皮层下调节结构。

（一）基底神经节的组成和神经联系

基底神经节各个核团之间以及它们与大脑皮质、皮层下有关结构之间存在着广泛而复杂的纤维联系（图 9-49A），这些纤维联系构成了基底神经节控制运动的重要环路。其中重要的两条：一是大脑皮质（新皮层）→新纹状体→苍白球→丘脑→大脑皮质，该环路可能作为反馈系统而控制运动。另一条是新纹状体黑质的双向性抑制环路（图 9-49B）。新纹状体可看作是基底神经节的信息输入部位，可接受来自大脑皮质、黑质、丘脑髓板内核群和中缝核群等结构的传入；而苍白球可看作是传出的输出核，其传出纤维可投射到丘脑和脑干，再达大脑皮质；大脑皮质通过下行运动通路到达脊髓；投射到脑干的信息可通过脑干网状结构发出的网状脊髓束到达脊髓，以控制躯体运动功能。

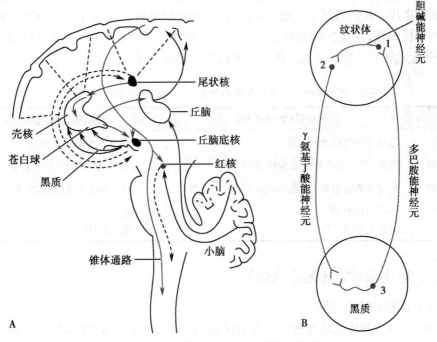

图 9-49　基底神经节及其纤维联系示意图

（二）基底神经节的功能

基底神经节的功能复杂，仍不十分清楚。其主要功能是调节运动，对随意运动的产生和稳定、肌紧张的调节、本体感受传入冲动信息的处理等可能都有关，可能也参与运动的设计和程序编制，将一个抽象的设计转换为一个随意运动。此外，基底神经节中某些核团还参与自主神经活动的调节、感觉传入、行为和学习记忆等功能活动。在临床上，基底神经节功能紊乱损害的主要表现可分为肌张力和动作异常，分为两大类：一类是具有运动过少而肌紧张过强的综合征，另一类是具有运动过多而肌紧张不全的综合征。前者是主要病变位于黑质的**震颤麻痹**（**paralysis agitans**）等，后者是主要病变位于纹状体的**舞蹈病**（**chorea**）与**手足徐动症**（**athetosis**）等（表 9-8）。

1. 肌紧张过强而运动过少综合征　这类疾病的典型代表是震颤麻痹又称**帕金森病**（**Parkinson disease**），其主要症状是全身肌紧张增高、肌肉强直、随意运动减少、动作缓慢、面部表情呆板，常伴有**静止性震颤**（**static tremor**），多见于上肢，其次是下肢与头部，静止时明显，动作一旦启动后自主运动减少。现已明确，帕金森病的病因是双侧黑质病变，多巴胺能神经元变性受损。由于黑质 - 新纹状体多巴胺递质系统可通过 D_1 受体增强直接通路的活动，亦可通过 D_2 受体抑制间接通路的活动。所以，当该递质系统受损时，可引起直接通路活动减弱而间接通路活动增强，于是运动皮层活动减少，从而导致上述症状的出现。因此，临床上给予多巴胺的前体左旋多巴（L-Dopa）或 M 受体拮抗剂东莨菪碱或安坦等能明显改善肌肉强直和动作缓慢的症状。但左旋多巴和 M 受体拮抗剂对静止性震颤均无明显疗效，该症状可能与丘脑外侧腹核等结构的功能异常有关。震颤麻痹患者的丘脑外侧腹核兴奋性增高，使外侧腹核与运动皮层间的反馈回路异常而引起静止性震颤。

2. 肌紧张不全而运动过多综合征　这类疾病有**亨廷顿病**（**Huntington disease**）和手足徐动症等。亨廷顿病又称舞蹈病，其主要表现为不自主的上肢和头部的舞蹈样动作，伴肌张力降低等症状。其病因是双侧新纹状体病变，新纹状体内 γ- 氨基丁酸（GABA）能神经元变性或遗传性缺损，引起间接通路活动减弱而直接通路活动相对增强，于是运动皮层活动增强，导致运动过多的症状出现。用利血平耗竭多巴胺可缓解此症状。

表 9-8　基底神经节功能紊乱时两种肌张力和动作异常的类型及特点

类型	震颤麻痹（帕金森症）	舞蹈病、手足徐动症
肌张力	运动过少而肌紧张过强	运动过多而肌紧张过低
病变部位	黑质，多巴胺能神经元变性受损	纹状体，胆碱能神经元损伤
主要症状	全身肌紧张增高、随意运动减少、静止性震颤	不自主的上肢和头部的舞蹈样动作
治疗	M 受体拮抗剂 或左旋多巴	利血平 或拟胆碱药

五、大脑皮质对躯体运动的调节

（一）大脑皮质的运动区

大脑皮质中与躯体运动有密切关系的区域，称为大脑皮质运动区，是调节躯体运动的最高级中枢，包括中央前回、运动前区、运动辅助区和后部顶叶皮层等区域。大脑皮质运动区的功能单位是**运动柱(motor column)**，一个运动柱可控制同一关节几块肌肉的活动，而同一关节的每块肌肉又可接受几个运动柱的控制。

1. 主要运动区　主要位于中央前回和运动前区，相当于 Brodmann 分区的 4 区和 6 区。4 区主要控制肢体远端运动，6 区主要控制肢体近端运动。主要运动区具有下列功能特征：①交叉支配：一侧皮层主要支配对侧躯体的运动，但除了在头面部的下部面肌和舌肌主要受对侧面神经和舌下神经支配外，其余多数部分为双侧性支配，如咀嚼运动，喉及面上部的运动是双侧支配。②倒置支配：皮层的一定区域支配一定部位的肌肉，定位呈倒置发布，与感觉区类似。下肢代表区在顶部，上肢、躯干部在中间，头面部肌肉代表区在底部，但头部代表区内部的安排仍为正立。③运动区的大小与运动的精细、复杂程度呈正相关，即运动越精细、复杂，皮层运动区面积就越大，例如：手和五指所占的皮层区域与整个下肢所占面积相当。

2. 运动辅助区　运动辅助区(supplementary motor area)位于两半球纵裂的内侧壁，扣带回以上、运动区之前的区域。一般为双侧性。

3. 第二运动区　位于中央前回与岛叶之间，即第二感觉区的位置，用较强的电刺激能引起双侧的运动反应，定位也与第二感觉区类似。

（二）运动传导通路

大脑皮质对躯体运动的调节是通过锥体系与锥体外系两个传出系统的协调活动而实现的。

1. 锥体系及其功能　锥体系(pyramidal system)是指由皮层运动区发出的控制躯体运动的下行系统，包括皮层脊髓束和皮层脑干束。锥体束是指由皮层发出，经内囊和延髓锥体下达脊髓前角的传导束；而由皮层发出抵达脑神经运动核的皮质脑干束，虽不通过延髓锥体，在功能上与皮质脊髓束相似，也包括在锥体系的概念之中。皮质脊髓束通过脊髓前角运动神经元支配四肢和躯干的肌肉，皮质脑干束则通过皮层运动神经元支配头面部的肌肉。

皮层脊髓束中约 80% 的纤维在延髓锥体跨过中线到达对侧，在脊髓外侧索下行，纵贯脊髓全长，形成皮层脊髓侧束；其余约 20% 的纤维不跨越中线，在脊髓同侧前索下行，形成皮层脊髓前束。前束一般只下降到胸部，大部分逐节段经白质前连合交叉，终止于对侧的前角运动神经元。通常将锥体系发自皮层的神经元称为**上运动神经元(upper motor neuron)**，而将下达脊髓前角的运动神经元称为**下运动神经元(lower motor neuron)**。传统上认为，锥体系由上、下两个运动神经元组成。在人类，皮质脊髓前束在种系发生上较古老，它们经中间神经元接替后，再与脊髓前角内侧部分的运动神经元形成突触联系。这部分神经元控制躯干和四肢近端的肌肉，尤其是屈肌，与姿势的维持和粗大的运动动作有关。皮质脊髓侧束在种系发生上较新，它们的纤维与终止于脊髓前角外侧部分的运动神经元形成单突触联系。这些神经元控制四肢远端的肌肉，与精细的、技巧性的运动有关。

2. 锥体外系及其功能　锥体外系(extrapyramidal system)是指锥体系以外的调节躯体运动的下行系统。锥体外系的皮层起源比较广泛，几乎包括全部大脑皮质，但主要来自额叶和顶叶的感觉区、运动区和运动辅助区。故皮层的锥体系和锥体外系的起源是相互重叠的。皮层锥体外系的细胞一般属于中、小型锥体细胞，它们的轴突较短，离开大脑皮质后终止于皮层下基底神经节、丘脑、脑桥和延髓的网状结构，通过一次以上神经元的接替，最后经网状脊髓束、顶盖脊髓束、红核脊髓束和前庭脊髓束下达脊髓,控制脊髓的运动神经元。锥体外系对脊髓反射的控制常是双侧性的,其功能主要与调节肌紧张、维持身体姿势和协调肌群的运动有关。锥体系和锥体外系的区别见图9-50和表9-9。

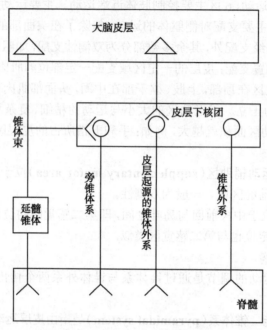

图 9-50　锥体系和锥体外系示意图

表 9-9　锥体系和锥体外系的区别

锥体系	锥体外系
经延髓锥体	不经延髓锥体
由皮质直达脊髓	经多突触联系达脊髓
常无反馈回路达皮质	有反馈回路达皮质(抑制性作用)
支配性作用,发动运动	调节性作用、协调运动,与技巧性动作有关

3. 锥体系功能障碍对运动的影响　运动传导通路损伤后,在临床上常出现柔软性麻痹(软瘫)和痉挛性麻痹(硬瘫)两种表现(表9-10)。两者都有随意运动的丧失,但前者伴有牵张反射减退或消失;而后者则伴有牵张反射亢进。目前认为,单纯损伤皮层脊髓束和皮层脑干束时可能仅出现软瘫,当合并损伤姿势调节通路后才出现硬瘫。此外,在人类,损伤皮层脊髓侧束后将出现巴宾斯基征(Babinski sign)阳性体征。婴儿因皮层脊髓束发育尚不完全,以及成人在深睡或麻醉状态下,都可出现巴宾斯基征阳性。临床上常用此体征来检查皮层脊髓侧束功能是否正常。一般来说,上运动神经元或锥体系损伤将引起中枢性瘫痪(硬瘫)。临床上把涉及锥体束损害的一系列表现称为锥体束综合征(上运动神经元麻痹)。由皮层到脑干之间的通路损伤而引起的运动障碍往往分不清究竟是单纯的锥体系功能缺损,还是单纯的锥体外系功能缺损。临床上中枢神经系统的损伤常合并有两个系统的损伤。

表 9-10 上、下运动神经元麻痹的区别

表现	上运动神经元麻痹 （硬瘫、痉挛性瘫、中枢性瘫）	下运动神经元麻痹 （软瘫、萎缩性瘫、周围性瘫）
损害部位	皮层运动区或锥体束	脊髓前角运动神经元或运动神经
麻痹范围	常为广泛的	常为局限的
肌紧张	张力过强、痉挛	张力减退、松弛
腱反射	增强	减弱或消失
浅反射	减弱或消失	减弱或消失
病理反射	巴宾斯基征阳性	无
肌萎缩	不明显	明显（肌肉失去了神经的营养性作用）

（王桂英）

第五节 神经系统对内脏活动的调节

自主神经系统是指调节内脏功能的神经装置，内脏活动的调节不受意识的控制，也可称为植物性神经系统或内脏神经系统。实际上，自主神经系统还是接受中枢神经系统的控制，并不是完全独立自主的。它分为中枢和外周两部分，中枢包括从脊髓到大脑的有关神经组织结构，外周部分包括传入和传出神经。自主神经一般指传出神经，其又可分为交感和副交感神经。

一、交感和副交感神经的结构特点

从中枢发出的自主神经在抵达效应器官前必须先进入外周神经节（肾上腺髓质的交感神经支配是一个例外），此纤维终止于节内神经元，由节内神经元再发出纤维支配效应器官。由中枢发出的纤维称为节前纤维，由节内神经元发出的纤维称为节后纤维。节前纤维是有髓鞘 B 类神经纤维，传导速度较快；节后纤维是无髓鞘 C 类神经纤维，传导速度较慢。交感神经节离效应器官较远，因此节前纤维短而节后纤维长；副交感神经节离效应器官较近，有的神经节就在效应器官壁内，因此节前纤维长而节后纤维短。

交感神经起自脊髓胸腰段的外侧柱。副交感神经的起源比较分散，其一部分起自脑干的缩瞳核、上唾液核、下唾液核、迷走背核和疑核，另一部分起自脊髓骶部相当于侧角的部位。交感神经分布广泛，几乎所有内脏器官都受它支配；而副交感神经的分布较局限，某些器官不具有副交感神经支配，如皮肤和肌肉内的血管、一般的汗腺、竖毛肌、肾上腺髓质和肾就只有交感神经支配。

刺激交感神经的节前纤维，反应比较弥散；刺激副交感神经的节前纤维，反应比较局限，因为一根交感节前纤维往往和多个节内神经元发生突触联系，而副交感神经则不同。比如，猫颈上神经节内的交感节前与节后纤维之比为 1:（11～17），睫状神经节内的副交感节前与节后纤维之比为 1:2。

荧光组织化学研究发现哺乳动物的交感神经节后纤维不都是支配效应器官细胞的。在心脏和膀胱中，少量交感神经节后纤维支配器官壁内的神经节细胞；在胃和小肠中，多数交

感神经节后纤维支配器官壁内的神经节细胞。由此看来，交感和副交感神经的相互作用，可以发生在器官壁内神经节细胞水平上，而不一定发生在效应器官细胞水平上。

二、交感和副交感神经的功能特点

（一）双重支配作用

自主神经系统的功能在于调节心肌、平滑肌和腺体（消化腺、汗腺和部分内分泌腺）的活动。除少数器官外，一般组织器官都接受交感和副交感的双重支配。

（二）拮抗作用

在具有双重支配的器官中，交感和副交感神经的作用常具有拮抗的性质。例如，对于心脏，迷走神经具有抑制作用，而交感神经为兴奋作用；对于小肠平滑肌，迷走神经具有增强其运动作用，而交感神经却有抑制作用。这种拮抗性使神经系统能够从正反两方面来调节内脏的活动，拮抗作用的对立统一是神经系统对内脏活动调节的特点。在一般情况下，交感神经中枢的活动和副交感神经是对立的，也就是说当交感神经系统活动相对加强时，副交感神经系统活动就处于相对减弱的地位，而在外周方面却表现协调一致。但是，在某些情况下，也可出现交感和副交感神经系统活动都增强或减弱，然而两者间必有一个占优势。在某些外周效应器上，交感和副交感神经的作用是一致的，例如唾液腺的交感神经和副交感神经支配都有促进分泌的作用；但两者的作用有差别，前者的分泌物黏稠，后者的分泌物稀薄。

（三）紧张性作用

自主神经对效应器的支配，一般具有持久的紧张性作用，例如，切断支配心脏的迷走神经，则心率增加，说明心迷走神经本来有紧张性冲动传出，对心脏具有持久的抑制作用；切断心交感神经，则心率减慢，说明心交感神经也有紧张性冲动传出。又如，切断支配虹膜的副交感神经，则瞳孔散大；切断其交感神经，则瞳孔缩小，也说明自主神经的活动具有紧张性。自主神经中枢具有紧张性冲动传出的原因是多方面的，其中有反射性和体液性原因。例如来自主动脉弓和颈动脉窦区域的压力和化学感受器的传入冲动，对维持自主神经的紧张性活动有重要作用；而中枢神经组织内 CO_2 浓度，对维持交感缩血管中枢的紧张性活动与有重要作用。

（四）自主神经的外周性作用与效应器本身的功能状态有关

例如，刺激交感神经可引致动物无孕子宫的运动受到抑制，而对有孕子宫却可加强其运动（因为无孕与有孕子宫的受体不一样）；胃幽门处于收缩状态，则刺激迷走神经使之舒张，如处于舒张状态，则刺激迷走神经使之收缩。

（五）维持内环境的稳定

交感神经的活动一般比较广泛，常以整个系统参与反应。例如，当交感神经发生反射性兴奋时，除心血管功能亢进外，还伴有瞳孔散大、支气管扩张和胃肠活动抑制等反应。交感神经系统作为一个完整的系统进行活动时，其主要作用在于促使运动机体能适应环境的急剧变化。在剧烈肌肉运动、窒息、失血或冷冻等情况下，机体出现心率加速、皮肤与腹腔内脏血管收缩、血液储存库排出血液以增加循环血量、红细胞计数增加、支气管扩张、肝糖原分解加速以及血糖浓度上升、肾上腺素分泌增加等现象，这些现象大多是由于交感神经系统活动亢进所造成的。所以，交感神经系统在环境急剧变化的条件下，可以动员机体器官的潜在力量，以适应环境的急变。交感神经系统活动具有广泛性，但并不意味着毫无选择性，实际上交感神经系统发生反射反应时，各部位的交感神经活动还是有判断的。例如，失血后的开始 10 分钟内，交感神经传出的活动增加，主要表现为心脏活动增强与腹腔内脏血管的收缩；又如，加温刺激下丘脑引起体温调节反应时，皮肤血管的交感神经活动减弱而使皮肤血流增加，但内脏血管的交感神经活动却增强。这些都说明，交感神经系统的反应还是具有相对选择性的。

副交感神经系统的活动不如交感神经系统的活动那样广泛，而是比较局限的。其整个系统的活动主要在于保护机体、休整恢复、促进消化、积蓄能量以及加强排泄和生殖功能等方面。例如，心脏活动的抑制，瞳孔缩小避免强光的进入，消化道功能增强以促进营养物质吸收和能量补给等，这些都是副交感神经积蓄能量和保护机体的例子。

自主神经末梢是通过释放递质而发挥作用的，副交感神经节后纤维和支配汗腺的交感神经节后纤维的递质均为乙酰胆碱，且均属于 M 样作用；当有机磷中毒时，由于胆碱酯酶失去活性，乙酰胆碱不能被水解而失活，这时就会出现广泛的副交感神经系统兴奋的症状（支气管痉挛、瞳孔缩小、流涎和大小便失禁等），同时大汗淋漓。这些症状均可被大剂量 M 受体阻断剂（阿托品）所解除，起到抢救的作用。但是，阿托品并不能恢复胆碱酯酶的活性，也不能解除乙酰胆碱 N 样作用的症状（如骨骼肌颤动），因此抢救时要和胆碱酯酶复活剂（解磷定、氯磷定）联合使用，才能收到更好效果。

三、脊髓对内脏活动的调节

交感神经和部分副交感神经发源于脊髓的外侧柱及相当于外侧柱的部位，因此脊髓可以作为内脏反射活动的初级中枢。在脊髓颈第五节段以上离断的动物，脊休克过去以后，血压可以上升恢复到一定水平，说明脊髓中枢可以完成基本的血管张力反射，以维持血管的紧张性，保持一定的外周阻力；同时还可具有反射性排尿和排粪的能力，说明基本的排尿反射与排便反射可以在脊髓中枢内完成。在脊髓高位离断的患者，脊休克过去以后，也可见到血管张力反射、发汗反射、排便反射、勃起反射的恢复。但是，这种反射调节功能是初级的，不能很好适应生理功能的需要。例如，当由平卧位转成站立时，患者就感到头晕；因为这时体位性血压反射的调节能力很差，脊髓以上的心血管中枢活动已不能控制脊髓的初级中枢，血管的外周阻力不能及时发生改变。又如，损害性刺激虽可以引致发汗反射，但由下丘脑控制的体温调节性发汗功能区消失。再如，基本的排尿反射可以进行，但排尿不能受意识控制，而且排尿也不完全；但在脊髓离断的患者，搔爬骶部皮肤也可以反射性地引致膀胱收缩而排尿，这使病人能够在一定程度上自己掌握排尿反射。

四、低位脑干对内脏活动的调节

脑干网状结构中存在许多与内脏活动功能有关的神经元，其下行纤维支配脊髓，调节着脊髓的自主神经功能。因此，许多基本生命现象（如循环、呼吸等）的反射调节在延髓水平已能初步完成。临床观察和动物实验证明，延髓受损时，可迅速造成死亡，以致有人称延髓为基本生命中枢。此外，中脑是瞳孔对光反射的中枢部位。中脑和下丘脑、边缘前脑对自主神经功能的调节是不可分割的。

五、下丘脑对内脏活动的调节

下丘脑大致可分为四区，即前区、内侧区、外侧区与后区。前区的最前端为视前核，严格说来它属于前脑的范畴，稍后为视上核、视交叉上核、室旁核，再后是下丘脑前核，内侧区又称结节区，紧靠着下丘脑前核，其中有腹内侧核、背内侧核、结节核与灰白结节，还有弓状核与结节乳头核。外侧区有分解的下丘脑外侧核，其间穿插有内侧前脑束。后区主要是下丘脑后核与乳头体核。

下丘脑与边缘前脑及脑干网状结构紧密的形态和功能方面的联系，共同调节着内脏的活动。进入下丘脑的传入冲动可来自边缘前脑、丘脑、脑干网状结构；其传出冲动也可抵达这些部位，还可通过垂体门脉系统和下丘脑 - 垂体束调节垂体前叶和后叶的活动。垂体门脉是正中隆起（灰白结节的内侧前部）与腺垂体之间的门脉系统；许多含有分泌颗粒的神经末梢终止于正中隆起，其分泌物可通过这一门脉系统到达腺垂体，调节腺垂体的活动，下丘脑 - 垂体束是由视上核、室旁核和结节发出的神经纤维束，它经垂体柄到达神经垂体，与神经垂体的活动密切相关。

下丘脑不是单纯的交感和副交感神经中枢，而是将较高级的调节内脏活动和其他生理活动联系起来，调节着体温、食物摄取、水平衡、内分泌、情绪反应和生物节律等重要生理过程。

（一）体温调节

哺乳类动物在下丘脑以下部位横切脑干后，不能保持体温的相对稳定；而在间脑以上切除大脑皮质的动物，体温仍基本保持相对稳定。可见在间脑水平存在着体温调节中枢，即调节体温的中枢在下丘脑。有人认为，体温调节中枢内有些部位能感知温度，当血液温度超过或低于一定水平（这水平称为调定点）时，即可通过调节产热和散热活动使体温保持相对稳定。体温调节中枢内的另一些部位对温度变化不敏感，但在温度敏感区的作用下，发出传出冲动以改变与产热和散热有关器官的活动，从而保持体温的相对稳定。因此下丘脑的体温调节中枢，包括温度感受部分和控制产热和散热功能的整合作用部分。

（二）摄食行为调节

用埋藏电极刺激动物下丘脑外侧区，引致动物多食，而破坏此核后，则动物食欲增大而逐渐肥胖。由此认为，下丘脑外侧区存在摄食中枢。而腹内侧核存在饱中枢，后者可以抑制前者活动。用微电极分别记录下丘脑外侧区和腹内侧核的神经元放电，观察到动物在饥饿时，前者放电频率较高而后者放电频率较低；静脉注入葡萄糖后，则前者放电频率减少而后者放电频率增多。说明摄食中枢与饱中枢的神经元活动具有相互制约的关系，而且这些神经元对血糖敏感，血糖水平的高低可能调节着摄食中枢和饱中枢的活动。

（三）水平衡调节

水平衡包括水的摄入与排出两个方面，人体通过渴觉引起摄水，而排水则主要取决于肾的活动。损坏下丘脑可引致烦渴与多尿，说明下丘脑对水的摄入与排出调节均有关系。

下丘脑控制摄入的区域与上述摄食中枢极为靠近。破坏下丘脑外侧区后，动物除拒食外，饮水也明显减少；刺激下丘脑外侧区某引起部位，则可引致动物饮水增多。

下丘脑控制排水的功能是通过改变抗利尿激素的分泌来完成的。以高渗盐水注入动物的颈内动脉，则能刺激抗利尿激素的分泌；如注入低渗盐水则抑制抗利尿激素的分泌。下丘脑内存在着渗透压感受器，它能按血液的渗透压变化来调节抗利尿激素的分泌，此种感受器可能就在视上核和室旁核内。电生理研究观察到,当颈动脉内注入高渗盐水时,视上核内某些神经元放电增多,这一事实支持渗透压感受器就在视上核内的推测。下丘脑控制摄水的区域与控制抗利尿激素分泌的核团在功能上是有联系的,两者协同调节着水平衡。

(四)对腺垂体激素分泌的调节

丘脑内有些神经元(神经分泌小细胞)有调节腺垂体激素分泌的肽类物质,如促甲状腺激素释放激素和促性腺激素释放激素等。这些肽类物质经轴突运输并分泌到正中隆起,由此经垂体门脉系统到达腺垂体,促进或抑制某种腺垂体激素的分泌。此外,下丘脑还有些神经元对血液中某些激素浓度的变化比较敏感,称为监察细胞;例如,前区的某些神经元对卵巢激素敏感,内侧区的某些神经元对肾上腺皮质激素敏感,另有一些区域的某些神经元对各种垂体促激素很敏感。这些监察细胞在感受血液中激素浓度变化的信息后,可以反馈调节上述肽类物质的分泌,从而更好地控制腺垂体的激素分泌活动。

(五)对情绪反应的影响

情绪是人类一种心理现象,但伴随着情绪活动也发生一系列生理变化。这些客观的生理变化,称为情绪反应。自主神经系统的情绪反应,可以表现为交感神经系统活动相对亢进的现象,例如猫对痛刺激产生情绪反应时,可以出现心率加速、血压上升、胃肠运动抑制、脚掌出汗、竖毛、瞳孔散大、脾收缩而血液中红细胞计数增加、血糖浓度上升,同时呼吸往往加深加快。人类在发怒情况下,也可见到类似的现象。自主神经系统的情绪反应,在某些情况下也可表现为副交感神经系统活动相对亢进的现象。例如,食物性嗅觉刺激可引致消化液分泌增加和胃肠运动加强,动物发生性兴奋时则生殖器官血管舒张;人类焦虑可引致排尿排便次数加频,忧虑可引致消化液分泌加多,悲伤则流泪,某些人受惊吓会引致心率减慢。因此,情绪反应主要是交感和副交感神经系统活动两者对立统一的改变。持久的情绪活动会造成自主神经系统功能的紊乱。

(六)对生物节律的控制

机体内的各种活动常按一定的时间顺序发生变化,这种变化的节律称为生物节律。人体许多生理功能都有日周期节律,例如血细胞数、体温、促肾上腺皮质激素分泌等。身体内各种不同细胞都具有各自的日周期节律,但在自然环境中生活的人体器官组织却表现统一的日周期节律,这说明体内有一个总的控制生物节律的中心,它能使各种位相不同的生物节律统一起来,趋于同步化。下丘脑的视交叉上核可能是生物节律的控制中心,在小鼠中观察到视交叉上核神经元的代谢强度和放电活动都表现明确的日周期节律。在胚胎期,当视交叉上核与周围组织还未建立联系时,其代谢和放电活动的日周期节律就已存在。破坏小鼠的视交叉上核,可使原有的日周期节律性活动(如饮水、排尿)的日周期丧失。视交叉上核可通过视网膜 - 视交叉上核束与视觉感受装置发生联系,因此外环境的昼夜光照变化可影响视交叉上核的活动,从而使体内日周期节律与外环境的昼夜节律同步起来。

六、大脑皮质对内脏活动的调节

(一)新皮层

电刺激新皮层,可引致内脏活动的变化。刺激皮层内侧面4区一定部位,会产生直肠与膀胱运动的变化;刺激皮层外侧面一定部位,会产生呼吸、血管运动的变化;刺激4区底部,会产生消化道运动及唾液分泌的变化。刺激6区一定部位可引起竖毛与出汗,引致下肢血管舒缩反应的区域也与下肢躯体运动代表区相对应。说明新皮层与内脏活动有关,而且区域分布和躯体运动代表区的分布有一定关联。电刺激人类大脑皮质也得到类似的结果。

（二）边缘叶

大脑半球内侧面皮层与脑干连接部和胼胝体旁的环周结构,称为边缘叶。现已明确,其是调节内脏活动的重要中枢。由于边缘叶在结构和功能上与大脑皮质的岛叶、颞极、眶回,以及皮层下的杏仁核、隔区、下丘脑前核等是密切相关的,于是把边缘叶连同这些结构统称为边缘系统。更有人见到中脑的中央灰质、被盖等也与上述结构有密切的上下行纤维双向联系,于是把中脑的部分结构也包括在边缘系统的概念中。由此出现了边缘前脑与边缘中脑的概念,前者包括海马、穹窿、海马回、扣带回、杏仁核、隔区、梨状区、岛叶、颞极、眶回等结构,后者指中脑的中央灰质、被盖的中央部分及外侧部、脚间核等。

1. 对情绪反应的影响 杏仁核的活动与情绪反应有较密切的关系。杏仁核是由几个核群组成的复合体,从进化来看其中皮层内侧核群比较古老,基底外侧核群进化上较新。皮层内侧核群经终纹与下丘脑腹内侧核有联系,而基底外侧核群经腹侧杏仁传出系统和腹内侧核也有联系;前者有抑制腹内侧核神经元活动的作用,下丘脑的腹内侧区是防御反应区。

2. 对摄食行为的影响 下丘脑腹内侧核区既是防御反应区,也是饱中枢所在的部位。因此杏仁核除能影响防御反应外,也能影响摄食行为。实验观察到,破坏杏仁核的猫,由于摄食过多而肥胖;用埋藏电极刺激杏仁核的基底外侧核群,可抑制摄食活动;同时记录杏仁核基底外侧核群和下丘脑外侧区(摄食中枢)的神经元放电,可见到两者的自发放电呈相互制约的关系。杏仁核的基底外侧核群能易化饱中枢并抑制摄食中枢的活动。此外,刺激隔区也可观察到相似的结果,即易化饱中枢并抑制摄食中枢的活动。

3. 与记忆功能的关系 海马与记忆功能有关。手术切除双侧颞中回的患者,如损伤了海马及有关结构,则引致近期记忆功能的丧失;手术后对日常遇到的事件丧失记忆力,丧失的程度常决定于损伤部位的大小。手术切除第三脑室囊肿而损伤了穹窿,也能使患者丧失近期记忆能力;而且还观察到乳头体或乳头体丘脑束的疾患也会导致近期记忆能力的丧失。因此,可以认为与近期记忆功能有关的神经结构是一个环路结构,即海马→穹窿→下丘脑乳头体→丘脑前核→扣带回→海马,称为海马环路。

4. 对其他内脏活动反应的影响 刺激边缘前脑不同部位所引起的内脏活动反应是很复杂的,血压可以升高或降低,呼吸可以加快或抑制,胃肠运动可以加强或减弱,瞳孔可以扩大或缩小等。比如,刺激扣带回前部可出现患得患失抑制(刺激过强则呼吸加强)、血压下降或上升、心率变慢、胃运动抑制、瞳孔扩大或缩小;刺激杏仁核出现咀嚼、唾液分泌增加、胃酸分泌增加、胃蠕动增加、排便、心率减慢、瞳孔扩大;刺激隔区出现阴茎勃起、血压下降或上升、呼吸暂停或加强。这些结果说明边缘前脑的功能和初级中枢的功能不一样;刺激初级中枢反应比较肯定而一致,而刺激边缘前脑的结果变化较大。可以设想,初级中枢的功能比较局限,活动反应比较单纯;而边缘前脑是许多初级中枢活动的调节者,它能通过促进或抑制各初级中枢的活动,调节更为复杂的生理功能活动,因此活动反应也就复杂而多变。

七、小脑对内脏活动的调节

近年来神经解剖学、神经生理学以及行为学研究揭示了小脑这一传统意义上的皮层下运动调节中枢在内脏活动的调节中也发挥重要的作用。

（一）小脑对胃肠活动和摄食活动的调节

胃肠活动由中枢神经系统的多个部分参与调控。作为躯体运动调节中枢的小脑也参与对胃肠功能的调节。20世纪70年代对猫的研究发现，切除小脑某些部分可引起胃溃疡，而切除包括小节在内的部分小脑可消除由运动引起的恶心症状；并且小脑顶核可以通过调节交感和迷走神经的电活动增强或抑制胃及十二指肠的运动。例如：毁损小脑皮质可引起动物摄食行为变化、营养利用障碍和体重降低。

近年来神经解剖学研究揭示了小脑与下丘脑之间存在着双向、直接的纤维联系，即小脑-下丘脑投射和下丘脑-小脑投射，构成小脑-下丘脑神经环路。由于下丘脑是调节内脏活动的高级中枢，因此推测小脑很可能通过这一双向、直接的神经环路参与胃肠活动、摄食活动及其他内脏活动的调节。比如，电刺激猫或大鼠的小脑顶核和间位核可影响下丘脑外侧区、下丘脑腹内侧核、下丘脑室旁核神经元的电活动，并且顶核和间位核到下丘脑外侧区和室旁核的这种联系主要为单突触。

随着神经影像学和脑成像技术的发展，小脑参与摄食活动调节的推断在人受试者活体脑上得到了进一步的证实。MRI研究显示，饥饿将引起下丘脑及小脑第V小叶双侧旁蚓部等脑区的激活。fMRI技术发现受试者在摄入葡萄糖之后，小脑以及大脑皮质的辅助运动区、躯体感觉区、扣带回和前区被立即激活，而这些反应却与由进食引起的吞咽动作无关。

（二）小脑对心脑血管活动的调节

电刺激小脑顶核可有效地升高动脉血压，这一现象被称为顶核升压反应。电刺激小脑顶核和间位核，在引起大鼠动脉血压升高的同时还伴有下丘脑室旁核中压力感受性反射敏感神经元活动的增加，提示小脑-下丘脑直接投射通路可能也与顶核升压反应及心血管活动的调节相关。

与电刺激相反，微电泳L-谷氨酸或其他兴奋性氨基酸至顶核则不能引起动脉血压的升高。注入L-谷氨酸或其稳定类似物（如高半胱氨酸或海人藻酸）可剂量依赖且位点特异地引起大鼠动脉血压及心率的下降，即产生顶核降压反应。用兴奋性毒素选择性损毁顶核神经元后，这一化学刺激诱导的降压反应随之消失，但升压反应仍可持续。

基于上述发现，有人认为顶核升压反应与顶核降压反应具有不同的发生机制，即升压反应由支配和穿越顶核的轴突兴奋引起，而降压反应则由顶核自身神经元的兴奋引起。

刺激小脑顶核可增加局部脑血流量，从而调节脑循环。然而，这一反应的时程却与上述顶核升压反应的时程大相径庭。激光多普勒流量计的检测揭示，这种局部脑血流量的增加为一个渐进的过程。刺激小脑顶核将引起整个中枢神经系统（包括脊髓）血流量的增加，但各处的增加并不均衡：中枢血流量增幅最大的脑区为大脑皮质（近200%），其中特别是额叶皮层变化最大，而大脑白质的变化最小。

有证据表明延髓脑血管舒张区（MCVA）与喙端腹外侧延髓（RVLM）是介导由小脑顶核引起的体循环和脑循环反应中的重要中继核团。MCVA位于延髓网状结构膜侧，可介导RVLM中网状脊髓神经元刺激以及顶核刺激所引起的局部脑血流量的增高和大脑皮质脑电波的同步化，是联系小脑和延髓中局部脑血流量调节中枢与脑干和皮层中内脏中枢的重要结构。双侧损毁MCVA、RVLM或其邻近核团均可导致电刺激及化学刺激顶核所引起的血管反应消失。此外，RVLM神经元本身即为O_2感受器，可由氰化物、脑缺氧和脑缺血直接兴奋。这一发现提示小脑还可能通过调节脑的血液循环,参与由脑缺氧及脑缺血引起的神经保护反应。

（三）小脑对呼吸活动的调节

小脑前叶可以调节由化学和机械刺激引起的呼吸反应。迷走神经在呼吸调节中发挥重要作用,吸气时施以肺扩张以激活迷走有髓鞘纤维,或通过颈静脉给辣椒素进入肺循环以激活迷走无髓鞘 C 类纤维,都可导致吸气末的呼吸暂停。迷走神经传入纤维与小脑间的功能性联系早已揭示,例如,当刺激麻醉的猫颈部迷走神经时,可在小脑前叶观察到诱发电位;神经解剖学研究则证明,注射辣根过氧化物酶至猫小脑皮质和小脑核团的不同部分,可观察到迷走神经核至顶核的投射,这可能是小脑参与呼吸调节的形态学基础之一。

有研究发现,小脑(特别是小脑顶核)在呼吸的定时调节中发挥重要作用。在麻醉的猫上,随着刺激位点和刺激频率的变化,电刺激顶核可对呼吸产生兴奋或抑制效应,主要表现为吸气或呼气的提前终止;对长达几个呼吸周期的持续顶核刺激也可引起呼吸暂停或吸气 / 呼气的提前终止。因此,刺激顶核实际上可获得与刺激迷走传入神经同样的效果,即终止吸气并导致呼吸暂停。这一反应主要由迷走无髓鞘 C 类纤维介导。

总之,小脑对内脏功能的调节作用,实际上是机体经小脑环路而实现的躯体 - 内脏反应整合的一个组成部分,有利于机体产生一个协调的躯体内脏反应,以适应其内外环境的变化和自身功能状态的改变。因此,对小脑非躯体性功能的深入研究,不仅有助于重新思考和全面认识小脑的功能。而且有助于深入地了解机体的躯体 - 内脏反应整合机制。

（黄　诚）

第六节　脑的高级功能

一、脑电活动

脑的高级功能是指中枢神经系统的高级整合功能,中枢神经系统接受各种内外环境变化信息,通过分析整理和综合,发出指令支配各种功能活动,使机体适应环境变化而有利于生存。神经元的生物电活动是人脑调控各种生命活动的基础。睡眠与觉醒、学习和记忆、语言和思维、情绪和行为等高级神经活动都与神经元的电活动密切相关。

脑电活动包括单个神经细胞的生物电活动、自发脑电活动和诱发电位。将大脑作为一个整体来研究时,用电生理学的方法可以引导出连续不断的节律性电变化。这种脑电变化有两种形式,一种是在没有任何外加刺激时,大脑皮质自发产生的节律性电位变化。用脑电图仪在头皮表面记录到的自发脑电活动,称为**脑电图(electroencephalogram , EEG)**；如将引导电极直接置于皮层表面记录到的电活动称为**皮层电图(electrocorticogram , ECOG)**。皮层电图和脑电图都是一种自发性脑电活动,皮层电图的振幅比脑电图大 10 倍,而节律、波形的相位基本相同。另一种是在刺激的作用下,在皮层某一局限部位引导出的电位变化,称为**皮层诱发电位(evoked cortical potential)**。

（一）脑电图的基本波形

英国生理学家 Richard Caton 于 1875 年首先在动物脑记录到节律性脑电波,而人的脑电波是由德国精神病学家 Hans Berger 于 1928 年首次记录到的。人的脑电图可根据频率和振幅，分为α、β、θ和δ波四种基本波形（图9-51）。

1. α波　一般认为α波是大脑皮质安静时的主要脑电活动表现。α波的频率为8～13Hz，幅度为20～100μV，常表现为波幅由小变大、再由大变小，反复变化而形成α波的梭形。每一梭形持续时间1～2秒。α波在枕叶皮层最为显著，成年人在清醒、安静并闭眼时出现，睁眼或接受其他刺激时立即消失而呈快波（β波），这一现象称为**α波阻断（alpha block）**。

2. β波　在α波的基础上，如睁眼视物、思考问题或接受其他刺激，α波立即消失，出现频率增快、波幅减小的β波。β波的频率为14～30Hz，幅度为5～20μV。在额叶和顶叶较显著，是新皮层处于紧张活动状态的主要脑电活动表现。

3. θ波　是成年人困倦时的主要脑电活动表现，θ波的频率为4～7Hz，幅度为20～150μV，在颞叶和顶叶区明显。如在清醒成人的脑电图中出现θ波就不正常。

4. δ波　正常人在清醒时几乎没有δ波，只有在睡眠时才会出现。δ波的频率为0.5～3Hz，幅度为20～200μV，在颞叶和枕叶比较明显。此外，δ波常也出现在极度疲劳、麻醉或智力发育不全的人。一般认为δ波和θ波可能是大脑皮质处于抑制状态时的脑电表现。

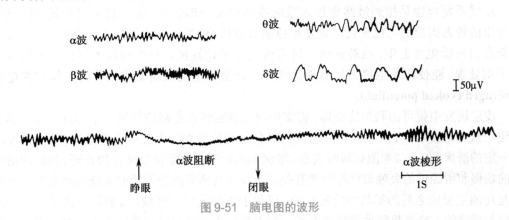

图9-51　脑电图的波形

由于脑电活动可作为大脑皮质活动状态直接和可测量的指标，因此，脑电图的记录不仅是研究脑功能活动的重要手段，而且对某些颅脑疾病具有重要的诊断价值。在临床上，癫痫患者或皮层有占位病变（如脑瘤等）的患者，其脑电波可出现棘波（频率高于12.5Hz，幅度50～150μV，升支和降支均极陡峭）、尖波（频率为5～12.5Hz，幅度为100～200μV，升支极陡，波顶较钝，降支较缓）、棘慢综合波（在棘波后紧随一个慢波或次序相反，慢波频率为2～5Hz，波幅为100～200μV）等变化。因此，可根据脑电波的改变特征，并结合临床资料，用于肿瘤发生部位或癫痫等疾病的判断。

（二）脑电波的形成机制

脑组织与其他机体组织一样，是电解质组成的容积导体。当神经元兴奋时，电流发出的部位称为电源，电流进入处称为电穴。由于神经元兴奋时，动作电位往往先产生于神经元的始端，因此，在动作电位所在处，膜外电位为负，相当于电穴，在它的前、后两端，膜外电位相对为正，相当于两个电源，这样两端都有局部电流流向兴奋区域，从而形成容积导体中的电场。

很显然，单一神经元的突触后电位变化不足以引起皮层表面电位的改变，只有大量皮层神经元同时产生突触后电位变化，才能同步起来引起皮层表面出现电位改变。大脑皮质由大约 100 亿个神经元所组成,大脑皮质的锥体细胞排列非常整齐,其顶树突都伸向皮层表面,因此,当这些锥体细胞进行同步活动时就会产生强大的电场,许多锥体细胞产生的电位自细胞体传向皮层表面就能在皮层表面记录出来。如各神经元的排列方向不一致,则冲动传导的方向也会不一致,因而所产生的电场就会相互抵消,不能形成强大的电场,记录不出电位变化。因此,节律性的脑电波是许多神经元同时活动和同时抑制的结果。从皮层表面记录出的电位是许多神经元活动时所产生的电场的总和。

动物实验研究表明,当切断大脑皮质与丘脑的联系后,皮层的 α 节律消失,而丘脑中类似 α 波的节律性活动依然存在;损毁丘脑后,大脑皮质也不再出现自发的节律性活动。因此可以认为,皮层自发的节律性活动来源于丘脑,然后从丘脑传递到大脑皮质。而 β 节律是由于脑干网状结构上行激活系统的上行冲动,扰乱了安静时丘脑非特异投射系统与皮层间的同步活动,出现去同步化的结果。θ 波与 δ 波出现时,是由于脑干网状结构上行激活系统的活动减弱,大脑皮质处于抑制状态,脑电活动节律减慢使电位进一步同步化的结果。

(三) 皮层诱发电位

皮层诱发电位是指刺激感觉传入系统或脑的某一部位时,在大脑皮质上某一区域所引导出的较为固定的电位变化。诱发电位的波幅较小,发生在自发脑电的基础上,其波形夹杂在自发脑电波之中,很难分辨。目前应用电子计算机信号平均技术将诱发电位叠加和平均处理,能使诱发电位突显出来。这种方法显示的皮层诱发电位称为**平均诱发电位**（averaged evoked potential）。

皮层诱发电位可由刺激感受器、感觉神经或感觉传入通路的任何一个部位引出。诱发电位一般包括主反应、次反应和后发放三部分。主反应为一先正后负的电位变化,主反应有一定的潜伏期,即与刺激有锁时关系,潜伏期的长短与感觉传导路径的长短、神经冲动传导的快慢和所经过的突触数目等因素有关。主反应与感觉的特异投射系统活动有关。次反应是尾随主反应之后的扩散性续发反应,可见于皮层的广泛区域,与刺激无锁时关系。次反应与感觉的非特异投射系统活动有关。后发放则为在主反应和次反应之后的一系列正相周期性电位波动,是非特异感觉传入和中间神经元引起的皮层顶树突去极化和超极化交替作用的结果。目前平均诱发电位已成为研究人类感觉功能、神经系统疾病、行为和心理活动的一种重要手段。

二、睡眠和觉醒

睡眠（sleep）与**觉醒**（wakefulness）都是正常的生理活动,是人体所处的两种不同状态,其周期性的转化伴随着呼吸、心率、动脉血压、体温、内分泌等其他生理功能的波动。人们只有在觉醒状态下才能进行各种体力和脑力活动,通过睡眠可以使人的精力和体力得到恢复,还能增强免疫、促进生长和发育、增进学习和记忆能力、有助于情绪的稳定。睡眠占据人类生命 1/3 左右的时间。一般情况下,成年人每天需要睡眠 7～9 小时,儿童需要更多睡眠时间,新生儿需要 18～20 小时,而老年人所需睡眠时间则较短。充足的睡眠对促进人体身心健康,保证人们正常从事各种活动至关重要。睡眠障碍常导致中枢神经系统功能活动,特别是大脑皮质功能紊乱。

(一) 觉醒状态的维持

各种感觉冲动的传入对觉醒状态的维持十分重要。脑干网状结构的上行激活系统对大脑皮质的兴奋性有激活作用,可维持觉醒状态,觉醒状态的维持与多种神经递质系统有关。

1. 乙酰胆碱 可作用于大脑皮质,促进唤醒。脑内存在两组乙酰胆碱系统,一组位于脑桥内,另一组位于基底前脑内。当这两组胆碱能神经元兴奋时激活皮层神经元,产生去同步化。

2. 去甲肾上腺素 中枢的去甲肾上腺素主要来源于中脑的蓝斑核的去甲肾上腺素能神经元,蓝斑核的纤维投射到大脑皮质、海马、丘脑、脑桥、延髓和小脑,故蓝斑核神经元兴奋可影响大部分脑区。动物实验发现觉醒时去甲肾上腺素能神经元的放电活动增强,而在睡眠期间,去甲肾上腺素能神经元的放电活动减弱。研究发现脑内的去甲肾上腺素能神经元与大脑皮质的警觉状态密切相关。

3. 5-羟色胺 脑内的5-羟色胺(5-HT)几乎都来源于中脑中缝核,中缝核内富含5-HT能神经元,这些神经元的轴突投射到丘脑、下丘脑、基底神经节、海马和大脑皮质等区域,中缝核神经元兴奋能导致皮层唤醒。

4. 组胺 组胺来源于下丘脑内的结节乳头核,结节乳头核的组胺能神经元的纤维投射到脑内的广泛区域,如基底神经节、基底前脑、丘脑及大脑皮质,组胺能神经元兴奋也能导致皮层唤醒。

(二)睡眠

1. 睡眠的时相 根据睡眠过程中脑电图、**眼电图**(electro-oculogram,EOG)、**肌电图**(electromyogram,EMG)的变化,可将睡眠分为**慢波睡眠**(slow wave sleep,SWS)和**快波睡眠**(fast wave sleep,FWS)或**异相睡眠**(paradoxical sleep,PS)。

(1)慢波睡眠:SWS期间脑电图呈同步化慢波,脑电频率减慢、幅度增高,以δ波所占的比例增加为特征。在SWS期视、嗅、听、触等感觉功能暂时减退,骨骼肌反射活动和肌紧张减弱,自主神经功能活动改变:如血压下降、心率减慢、尿量减少、体温下降、机体代谢减慢,而垂体的促激素分泌增多、生长激素的分泌增加等。由于此期眼球无快速运动表现,因此又称为**非快动眼睡眠**(non rapid eye movement sleep,NREMs)。SWS有利于机体的合成代谢和能量储备,促进体力恢复。

(2)快波睡眠:FWS期间脑电图呈去同步化快波,脑电频率加快、幅度减小,呈现与觉醒相似的不规则β波,但在行为上却表现为睡眠状态。由于此期出现快速眼球转动,故又将此期称为**快速眼动睡眠**(rapid eye movement sleep,REM sleep)。在REM睡眠期,机体的各种感觉进一步减退,肌紧张减弱;交感神经活动进一步降低;下丘脑体温调节功能明显减退,睡眠深度要比慢波睡眠更深。脑内蛋白质合成加快,脑的耗氧量和血流量增多,而生长激素分泌则减少。REM睡眠与幼儿神经系统的成熟和建立新的突触联系密切有关,因而能促进学习与记忆以及精力恢复。此外,REM睡眠阶段尚有躯体抽动、眼球快速运动及血压升高、心率加快、呼吸快而不规则等间断的阵发性表现。这些功能活动的变化有可能促进或诱发某些慢性疾病或潜在性疾病的发作或恶化。若在此期间被唤醒,74%~95%的人诉说正在做梦,但在被唤醒的人中仅有7%能回忆起梦中的情景。REM睡眠中的眼球运动和呼吸、循环等功能变化可能与梦境有关。

睡眠过程中,NREM睡眠和REM睡眠两个不同时相周期性交替。成年人睡眠开始后首先进入NREM睡眠,持续80~120分钟后转入REM睡眠,持续20~30分钟后又转入NREM睡眠,NREM睡眠和REM睡眠在整个睡眠过程中有4~5次交替。越接近睡眠后期，快波睡眠持续的时间越长。两个时相的睡眠均可直接转为觉醒状态，但在觉醒状态下只能进入 NREM 睡眠，而不能直接进入 REM 睡眠。

2. 睡眠发生的神经机制

（1）慢波睡眠的发生机制：睡眠是 CNS 内发生的主动过程。**腹外侧视前区（ventrolateral preoptic area，VLPA）**对入睡起到重要作用。视前区位于下丘脑的前端，动物实验表明破坏视前区会引发失眠症，接着会导致昏迷及死亡。电刺激这个区域会发生困倦、睡眠。VLPA 内存在着能分泌抑制性神经递质 γ- 氨基丁酸的神经元，这些神经元的轴突投射到多个与觉醒有关的部位，如蓝斑核（含去甲肾上腺素能神经元）、中缝核（含 5- 羟色胺能神经元）、脑桥头端被盖（含胆碱能神经元）、下丘脑结节乳头核（含组胺能神经元）等。当腹外侧视前区的 γ- 氨基丁酸能神经元兴奋后，其突触活动可抑制这些与觉醒有关的部位，从而抑制觉醒，促进觉醒向睡眠转化，产生 NREM 睡眠。此外，促进 NREM 睡眠的脑区还有位于延髓网状结构的**上行抑制系统（ascending inhibitory system）**，位于下丘脑后部、丘脑髓板内核群邻旁区和丘脑前核的间脑促眠区，以及位于下丘脑或前脑视前和 Broca 斜带区的前脑基底部促眠区。

（2）快速眼动睡眠的发生机制：脑内的胆碱能神经元对 REM 睡眠的出现发挥重要的作用。这些胆碱能神经元主要分布在脑桥被盖网状核和背外侧核（又称为旁臂区），这些神经元在快波睡眠期间放电活动很高，称为 REM 睡眠启动（REM-on）神经元，其电活动在觉醒时停止。当旁臂区损伤后 REM 睡眠急剧减少。在动物实验中，**桥膝枕波（ponto-geniculo-occipital wave，PGO wave）**是快速眼动睡眠的指标。它是短暂的突然出现的阶段性电位，这种电活动产生于脑桥，蔓延至外侧膝状体，最后扩展到视觉皮层。只有把电极安放到脑内才能观察到桥膝枕波，故目前还没有在人类记录到。当脑桥背外侧旁臂区的胆碱能神经元兴奋，这些神经元直接激活脑干的快速眼动机制，通过外侧膝状体引发桥膝枕波，同时也激活蓝斑周围的神经元，腹侧蓝斑发出的轴突到达内侧延髓的巨细胞核，再经网状脊髓腹外侧束兴奋脊髓的抑制性神经元，对运动神经元形成抑制性突触，抑制除呼吸肌外的骨骼肌，使肌张力呈迟缓状态，不会将梦中的行为付诸行动而发生意外。此外，蓝斑的去甲肾上腺素能神经元和中缝核的 5- 羟色胺神经元既能启动和维持觉醒，也可终止 REM 睡眠，因而称为 REM 睡眠关闭（REM-off）神经元，它们在觉醒时放电频率较高，在 NREM 睡眠时放电明显减少，REM 睡眠时放电停止。因此，REM 睡眠的发生和维持可能受控于 REM-off 神经元和 REM-on 神经元之间的相互作用。

（三）调节觉醒与睡眠的内源性物质

除上述有关神经递质外，已知调节觉醒与睡眠的内源性物质有几十种，下面主要介绍几种内源性促睡眠物质。

1. 前列腺素 D2　前列腺素 D2（PGD2）是目前已知的最强效的内源性促眠物质，诱导生理性睡眠。PGD2 由花生四烯酸在环氧酶作用下生成前列腺素 H2（PGH2），再在前列腺素 D 合成酶的作用下生成 PGD2。抑制前列腺素 D 合成酶可导致睡眠减少。PGD2 在脑脊液中的浓度呈昼夜节律变化，并在剥夺睡眠后明显增高。PGD2 可通过影响腺苷的释放而促进睡眠。

2. 腺苷　脑细胞外液腺苷（adenosine）水平的变化，直接影响睡眠和觉醒过程。大脑的主要营养物质是葡萄糖，如果某一脑内的神经活动活跃，那么那个脑区的细胞消耗葡萄糖量就会增大。葡萄糖的代谢促进腺苷水平的增长。因此,脑内腺苷的含量随脑组织代谢水平的不同而发生变化。大脑内腺苷水平在觉醒时增高,在睡眠状态时缓慢降低。许多实验证实腺苷具有促进睡眠的作用。腺苷可通过作用于前脑基底部腺苷 A1 受体,抑制胆碱能神经元活动而抑制觉醒;觉醒状态时的腺苷积累升高可引起这些神经元的抑制,从而促进睡眠。腺苷也能通过作用于 VLPA 的腺苷 A2 受体,激活 VLPA 内 γ- 氨基丁酸能神经元,通过抑制多个促觉醒脑区的活动,尤其是抑制下丘脑乳头体核组胺的释放,从而促进睡眠。

3. 生长激素释放激素 下丘脑的生长激素释放激素(GHRH)含量及 mRNA 水平随昼夜波动。GHRH 可以促进大鼠、小鼠、家兔和人的 NREM 睡眠。但对 REM 睡眠的调节作用依据给药剂量、方式和给药对象不同而有较大差异。GHRH 脑室内注射可增加 NREM 睡眠,同时也能增加 REM 睡眠,而脑室内注射生长激素释放激素的抗体则引起相反的结果。

4. 细胞因子 细胞因子除参与机体的防御反应外,在睡眠和觉醒调节中也发挥重要作用。其中,关于 IL-1 和 TNF 促眠作用的研究最为广泛。IL-1 家族包括 IL-1β、IL-1α 和 IL-1ra(IL-1 受体拮抗剂),主要由单核巨噬细胞产生。TNF 具有广泛的生物学活性,分 TNF-α 和 TNF-β 两类,前者主要由巨噬细胞产生,后者由 T、B 淋巴细胞产生。两者氨基酸序列具有高度同源性,生物学功能相似,具有共同的受体。脑内 IL-1、IL-1mRNA 以及血浆内 IL-1 的水平随睡眠 - 觉醒周期波动,并随睡眠张力增大而升高。脑内 TNFmRNA 水平也以相似的方式随睡眠张力波动。通过静脉或中枢给药,IL-1 或 TNF 可促进鼠、兔、猫、猴等多种动物的 NREM 睡眠,并增加脑电 δ 波的能量密度(0.5~4Hz),诱发深度睡眠;反之,使用抗体或内源性抑制剂可减少自发性睡眠或睡眠剥夺后的睡眠反弹。IL-1 的睡眠调节作用可能与核因子 KappaB(nuclear factor kappa B,κB)有关。NF-κB 是转录因子,可作为腺苷 A1R、AMPA 受体的 gluR1 亚基、环氧酶和 NO 合酶等基因的增强因子。NF-κB 抑制剂可抑制 NREM 睡眠。睡眠剥夺后,下丘脑和皮层的 NF-κB 活性增加。研究显示,IL-1 可激活 NF-κB,而 NF-κB 的活化可进一步促进 IL-1 的产生。因此,IL-1 可能通过活化 NFκB,增加睡眠调节相关的酶和受体活性,从而诱导睡眠。有研究发现迷走神经切断的大鼠,静脉注入 TNF-α 后对 NREM 睡眠的影响并不显著,提示迷走传入神经在 TNF-α 的睡眠调节作用中发挥一定作用,但 TNF 调节睡眠的具体通路尚不完全清楚。

三、学习和记忆

学习和记忆是脑的重要功能,是一切认知活动的基础。**学习(learning)** 指人和动物通过神经系统的活动从外界环境获取新信息的过程,**记忆(memory)** 指大脑将获取的信息进行编码、储存及读出的过程。学习和记忆是两个密不可分的动态过程。学习是记忆的前提,而记忆是学习的结果。

(一)学习的形式

学习可分为四种形式:**知觉学习(perceptual learning)**、**刺激 - 反应学习(stimulus-response associative learning)**、**运动性学习(motor learning)** 和**关系性学习(relational learning)**。

1. 知觉学习 知觉学习是识别曾知觉过的刺激的能力。人体的各种感觉系统都可以进行知觉学习。如视觉和听觉,我们看到一个人的面孔就可以认识他是谁,或者听到一个说话的声音就能辨别他是谁等。知觉学习主要是通过知觉联合皮层的作用来实现的。

2. 刺激 - 反应学习 这种学习是对某种特有的刺激进行特定反应的能力。这种学习在感觉和运动神经环路之间建立神经联系,形成反射。

（1）经典条件反射：**经典条件反射**（classical conditioning）是在 20 世纪初由俄国生理学家 Pavlov 提出的,也称为巴甫洛夫反射。给狗喂食会引起唾液分泌,这是非条件反射,食物就是**非条件刺激**（unconditioned stimulus，US）；而给狗以铃声刺激则不会引起唾液分泌,因为铃声与进食无关,是无关刺激。但如果每次给狗喂食前都先出现铃声,然后再给食物,两者多次结合后,单独给予铃声刺激,狗也会分泌唾液。此时,铃声已成为进食的信号,即由无关刺激转变为**条件刺激**（conditioned stimulus，CS）。这种由条件刺激引起的反射性唾液分泌称为条件反射。因此,条件反射的形成是条件刺激与非条件刺激在时间上反复多次结合、经过后天的学习而建立起来的。这种无关刺激与非条件刺激反复结合的过程称为**强化**（reinforcement）。经典条件反射建立后如不反复强化,形成的条件反射就会逐渐减弱,甚至消失,这个过程称为条件反射的**消退**（extinction）。消退并不是条件反射的简单丧失,而是一个新的学习过程。也就是说,条件反射的消退使动物习得了两个刺激间新的联系,即条件刺激的出现不再预示着非条件刺激即将到来,或条件刺激的出现预示着非条件刺激不会到来。

（2）操作式条件反射：**操作式条件反射**（operant conditioning）是美国心理学家 Edward Thorndike 创立的一种比较复杂的条件反射。操作式条件反射的经典动物实验是先训练动物学会主动踩动杠杆而获取食物,然后以灯光作为条件刺激,要求动物在灯光信号出现后必须踩动杠杆才能得到食物,从而建立起条件反射。这类条件反射的特点是,动物必须通过自己完成某种动作或操作后才能得到强化,获得多次愉快的经历,使动物重复进行这种动作,故称为"操作式"条件反射。相反,如果动物踩杠杆获得的是伤害性刺激如电击,它们将为逃避惩罚而不去踩杠杆,形成抑制性条件反射,称为**回避性条件反射**（conditioned avoidance reflex）。通过建立这种条件反射,动物学会了将一个动作与一个有意义的结果相联系。

3. 运动性学习 这种学习可以看作是刺激 - 反应学习的一个组成部分。运动性学习使机体感觉系统和运动系统建立了联系。人类的技巧性学习（如织毛衣、打网球及骑自行车等）需要协调机体运动系统并与相应物体相互配合,运动神经系统形成新的环路,学习的内容越新异,运动神经环路的改变就越大。

4. 关系性学习 关系性学习是学习不同刺激之间相互关联的过程。这种学习不像以上的学习方式,只涉及单一感觉系统与运动系统,关系性学习使用多种知觉模式识别物体、辨别环境中的物体之间的相对位置及记忆不同的事件发生的先后顺序。

（二）记忆的形式

记忆的分类有多种,根据记忆储存和回忆方式可将记忆分为陈述性记忆和非陈述性记忆；根据记忆保留的时间长短可将记忆分为短时程记忆和长时程记忆。

1. 陈述性记忆和非陈述性记忆

（1）陈述性记忆：**陈述性记忆**（declarative memory）指与特定的时间、地点和任务有关的事实或事件的记忆。陈述性记忆与意识有关,能用语言表述出来,或作为影像形式保持在记忆中。人们平常所说的记忆,通常是指陈述性记忆。陈述性记忆的形成依赖于海马、内侧颞叶等脑区。陈述性记忆又可分为**情景式记忆**（episodic memory）和**语义式记忆**（semantic memory）。前者是对一件具体事物或一个场面的记忆；后者则是对文字和语言等的记忆。

（2）非陈述性记忆：**非陈述性记忆（nondeclarative memory）**是存储操作技能的记忆，通过反复多次的操作而逐渐形成。主要通过一系列行为动作来表达，不需考虑，与意识无关，也不涉及海马等脑区，不容易遗忘。例如弹钢琴、游泳等技巧性操作的完成就依赖于非陈述性记忆。

陈述性和非陈述性记忆可同时参与学习记忆的过程，并且两种记忆可相互转化，如从开始学驾驶到熟练驾驶的过程，即是记忆由陈述性转化为非陈述性的过程。

2. 短时程记忆和长时程记忆

（1）短时程记忆：**短时程记忆（short-term memory）**是指大脑暂时保持信息的过程。短时记忆维持时间的界定差别较大，相对于长时程记忆来说，短时程记忆的时间短，仅几秒到几小时，容易受干扰，记忆容量有限。短时程记忆的内容部分被遗忘，部分可转化为长时程记忆。短时程记忆可有多种表现形式，如对影像的视觉瞬间记忆称为**影像记忆（iconic memory）**，对执行某些认知行为过程中的一种暂时的信息储存称为**工作记忆（working memory）**或**操作记忆（operant memory）**，它需要对时间上分离的信息加以整合，如在房间内搜寻遗失物品时的短暂记忆。

（2）长时程记忆：**长时程记忆（long-term memory）**是指相对于短时记忆而言保留时间更持久，容量更大的记忆。维持时间为数日、数年，有些记忆甚至可保持终生，称为**永久记忆（remote memory）**。长时程记忆的形成是在海马和其他脑区内对信息进行分级加工处理的动态过程。短时程记忆可向长时程记忆转化，促进转化的因素是反复运用和强化。人类的长时程记忆是一个庞大而持久的储存系统，其容量几乎没有限度。

（三）学习和记忆的机制

1. 参与学习和记忆的脑区　迄今为止，有关学习记忆的机制仍不十分清楚，但众多证据表明，学习和记忆在脑内有一定的功能定位。首先，临床观察发现一些脑区参与学习记忆活动。例如，**内侧颞叶（medial temporal lobe）**对陈述性记忆的形成极为重要。纹状体参与某些操作技巧的学习，而小脑则参与运动技能的学习。前额叶协调短期记忆的形成，加工后的信息转移至海马，海马在长时记忆的形成中起十分重要的作用，海马受损则短时记忆不能转变为长时记忆。近年来由于正电子发射**断层扫描（positron emission tomography，PFT）**和**功能性磁共振成像（functional magnetic resonance imaging，fMRI）**及其相关技术的应用，极大地推动了与学习和记忆密切相关的功能性脑区的定位研究。目前已知中枢神经系统有多个脑区参与学习和记忆过程，包括大脑皮质联络区、海马及其邻近结构、杏仁核、丘脑及脑干网状结构等。这些脑区相互间有着密切的神经联系，它们往往同时活动、共同参与学习和记忆过程。如短时程陈述性记忆的形成需要大脑皮质联络区及海马回路的参与，而非陈述性记忆主要由大脑皮质-纹状体系统、小脑、脑干等中枢部位来完成。

2. 突触的可塑性　各种感觉信息沿不同的途径传入中枢后，引起学习和记忆相关脑区大量神经元同时活动。由于中枢神经元之间的环路联系，即使神经环路中的传入冲动已经停止，但传出神经元的活动并不立刻消失，即出现神经元活动的后发放，这可能是感觉性记忆的基础。通过神经元之间形成的环路联系（如海马环路），可使传入信息在神经环路中往复运行，记忆从而可以保存较长的时间。

突触可塑性是学习和记忆的生理学基础。突触结构（如新突触形成、已有突触体积变大等）和生理功能的改变（通道敏感性的变化、受体数目的变化等）都可以引起其传递效能的改变。根据这一可塑性变化维持时间的长短,分为短时程改变和长时程改变。突触效能的短时程改变包括突触易化、突触压抑、强直后增强、增高等形式。这些改变都与突触活动时 Ca^{2+} 在突触前神经元胞体和末梢内积聚以及随后的离去密不可分。长时程改变包括**长时程增强(long-term potentiation,LTP)**和**长时程压抑(long-term depression,LTD)**两种形式。在中枢神经系统的多个脑区,重复刺激能产生 LTP 或者 LTD。LTP 由突触后神经元内 Ca^{2+} 浓度升高所致。Ca^{2+} 浓度升高可启动胞内一系列第二信使反应,从而募集更多的受体进入突触后膜,并增加受体的敏感性。LTD 则由突触后 Ca^{2+} 浓度轻度增高而引起,最终使突触后受体数目减少和受体敏感性降低所致。突触前机制也参与 LTP 和 LTD。LTP 和 LTD 被认为是各种形式的学习和记忆形成的物质基础。

3. 脑内蛋白质和递质的合成 从神经生物化学的角度来看,较长时间的记忆必然与脑内的物质代谢有关,尤其是与脑内蛋白质的合成有关。动物实验证明,在每次学习训练前或训练后的 5 分钟内,给予阻断蛋白质合成的药物,则长时程记忆不能建立。如在训练完成 4 小时后给予这种干预,则不影响长时程记忆的形成。这个观察结果表明,蛋白质的合成是学习记忆过程中必不可少的物质基础。离体脑片实验表明,维持时间在 3 小时以上的**长时程增强晚时相(late-phase long-term potentiation,L-LTP)**依赖于蛋白质的合成。此外,学习和记忆也与脑内某些递质含量的变化有关,包括乙酰胆碱、去甲肾上腺素、谷氨酸、GABA 以及血管升压素和脑啡肽等。

4. 形态学改变 持久性记忆还可能与脑内新的突触联系的建立有关。在动物实验中观察到,生活在复杂环境中的大鼠其大脑皮质比生活在简单环境中的大鼠要厚,这说明学习记忆活动多的大鼠,其大脑皮质发达,突触的联系多。

(四)遗忘

1. 生理性遗忘 短时记忆的内容只有一部分内容经过强化后进入长时记忆。如不反复强化,则会在一定的时间后遗忘。遗忘还与记忆的内容有关,一些无意义的或不重要的内容首先遗忘。从某种意义上来说,生理性遗忘是一种保护性反应,以免脑内存放极大数量的信息。

2. 遗忘症 遗忘症(amnesia)是指储存新的信息或回忆过去储存的信息产生困难,是脑部疾患常见的症状。分为**顺行性遗忘症(anterograde amnesia)**和**逆行性遗忘症(retrograde amnesia)**两种。顺行性遗忘症指脑损伤后不能形成新的陈述性记忆,而建立新的非陈述性记忆的能力未受到影响。患者的短时记忆保持完好,对很久以前的事记忆犹新。单纯的顺行性遗忘症患者很少,一般还同时伴有脑损伤之前一段时期的逆行性遗忘。内侧颞叶损伤和长期酒精滥用导致的**科尔萨科夫综合征(Korsakov's syndrome)**及 Alzheimer 病的早期等都会导致顺行性遗忘症。顺行性遗忘症的主要病因可能与海马及其输入或输出纤维损伤导致。逆行性遗忘症是指患者不能回忆起脑损伤之前一段时间的记忆,但仍可形成新的记忆。如脑震荡、电击和麻醉均可引起逆行性遗忘。

脑自然衰老最早出现的症状就是记忆功能减退,主要表现为新近记忆和短时记忆障碍,对近年的事物产生遗忘,学习新事物感到困难,但对早年经历的记忆却保持完好。

四、语言功能

语言是人类信息交流的工具,是一种社会现象。人类的语言以"词"作为基本材料,进行信息交流，抒发情感和保存知识与技能。语言的产生与理解是从感觉、运动区的皮质活动发展的。我们有关语言生理学的知识，主要是通过观察脑损伤对病人言语行为造成的影响来获得，绝大多数的研究对象是脑血管意外的病人。语言生理学的另一个知识来源是使用正电子发射断层扫描和功能性磁共振成像等新技术，在正常被试进行语言加工时收集信息，这些研究验证和补充了对脑损伤病人的研究结果。

（一）优势半球和功能一侧化

语言中枢所在的大脑半球称为**优势半球（dominant hemisphere）**。语言是一种单侧化功能。大多数语言障碍发生在左侧大脑损伤之后。大约 90% 成年人的语言优势半球是左半球。人类的左侧优势自 10～12 岁起逐步建立，若此时损伤左半球，可能在右侧大脑皮质再建立语言活动中枢。如果在成年后左侧半球受损，将很难在右侧皮层再建立语言中枢。左侧大脑皮质在语言功能活动上占优势，并不意味着右侧半球不重要。语言不仅仅只是说话，还要确定要说的内容，同样，听并非仅仅是听和识别词汇，还要理解词汇的含义。这些活动除了需要直接参与语言活动的神经回路外，还需要其他神经回路的参与。右侧半球在非语词性的认知功能上占优势，如对空间辨认、深度知觉、触 - 压觉认识等。右半球还参与韵律的控制，参与表述行为，参与语调中情绪的识别和表达等，因此大脑两个半球对语言能力都有贡献。

（二）语言的脑功能定位

1. 语言运动区　位于左侧额下回后部（Broca 区）（图 9-52）。Broca 区及周边脑区损伤会出现三种语言缺陷：语法错误、不能命名和发音困难，称为 Broca 失语。根据个人脑损伤的程度不同，这三种症状表现的严重程度不一样。这种失语表现为缓慢费力、不流利的言语，且发音错误，但说出来的词都是有意义的。

2. 语言听觉区　位于颞上回后部（Wernicke 区）（图 9-52）。该区损伤出现 Wernicke 失语。其主要特点是言语理解障碍。Wernicke 失语病人语言流利，发音和用词并不困难，但病人使用的词内容少，说出的词没有意义。这种病人的言语产生、阅读和书写能力完好。他们意识不到自己的障碍，不能理解自己所听到的和复述的话的含义，不能产生有意义的言语，也不能用有意义的言语表达思维。

3. 语言书写区　位于额中回后部，该区损伤可导致**失写症（agraphia）**。患者能听懂别人的说话，能看懂文字，自己也会讲话，手部的其他运动功能并无缺陷，但不会书写及绘画。

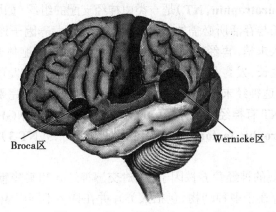

图 9-52　Broca 区和 Wernicke 区

4. 语言视觉区　位于角回,该区损伤可导致**失读症**(alexia)。患者视觉功能并无损害,但看不懂文字的含义。其他语言功能活动均正常,如能听懂别人谈话,能讲话和书写等。

近年来,随着科学研究技术的发展,科学研究人员又发现了新的语言功能区,包括颞叶中底部,枕叶内侧面、顶叶和辅助运动区等。多个脑区包括额叶、颞叶、顶叶等共同形成了脑内语言网络,各区的功能活动密切相关,共同完成语言的处理。当大脑皮质的语言中枢受损时,可出现几种失语症共同存在,出现多种语言功能障碍。

（王　慧）

第七节　神经生理研究的相关进展

一、神经营养因子

(一) 神经的营养性作用

神经对所支配的组织所发挥的功能调控活动,称为**功能性作用**(functional action)。例如,引起肌肉收缩、腺体分泌等。此外,神经末梢还可释放某些营养性因子,持续地调整所支配组织的内在代谢活动,影响其持久性的结构、生化和生理的变化,这一作用称为**神经的营养性作用**(trophic action)。

神经的营养性作用在正常情况下不易被觉察,但当神经被切断后即可明显表现出来。如实验切断运动神经后,神经轴索、甚至胞体发生变性,神经所支配的肌肉内糖原合成减慢,蛋白质分解加速,肌肉逐渐萎缩。例如,脊髓灰质炎患者一旦前角运动神经元变性死亡,它所支配的肌肉将发生萎缩。如将神经缝合,经过神经再生,则肌肉内糖原和蛋白质合成加速,肌肉萎缩逐渐恢复,这是肌肉重新得到神经的营养性作用的结果。营养性因子可能是借助于轴浆流动由神经元胞体流向末梢的,偶尔由末梢释放到所支配的组织中。若用局部麻醉药阻断神经冲动的传导,一般不能使所支配的肌肉发生代谢改变,表明神经的营养性作用与神经冲动关系不大。

神经的营养性作用可使其支配组织维持正常的代谢和功能,反过来,神经元也需要其支配组织或其他组织的营养性支持。

(二) 神经营养因子

神经营养因子(neurotrophin, NT)是一类由神经支配的组织(如肌肉)和星形胶质细胞产生的且为神经元生长与存活所必需的蛋白质分子。神经营养因子通常在神经末梢以受体介导式入胞的方式进入末梢,再经逆向轴浆运输抵达胞体,促进胞体合成有关的蛋白质,从而发挥其支持神经元生长、发育和功能完整性的作用。近年来,也发现有些 NT 由神经元产生,经顺向轴浆运输到达神经末梢,对突触后神经元的形态和功能完整性起支持作用。

目前已被确定的 NT 有**神经生长因子**(nerve growth factor, NGF)、**脑源神经营养因子**(brain-derived neurotrophic factor, BDNF)、**神经营养因子 3**(NT-3)和**神经营养因子 4/5/6**(NT-4/5/6)。

NGF 是最早被发现的神经营养性因子,它对交感神经元和某些感觉神经元的生长和支持是必需的。它广泛存在于多种动物(包括人类),并在许多不同组织内被发现。NGF 的结构与胰岛素相似,具有全部的促进神经生长的活性。NGF 是在神经所支配的脑外器官自神经末梢被摄取，经逆向轴浆流动的方式被转运到神经元胞体。它也出现在脑内，可能对前脑基底和纹状体胆碱能神经元的生长和支持起作用。它还影响轴突再生和参与再生的神经元数目、质量和速度。将 NGF 的抗血清注入新生的动物，可导致几乎所有的交感神经节受损。

　　NGF、BDNF、NT-3、NT4/5/6 在保持神经元的不同类型、阻止细胞凋亡等方面有不同的作用。BDNF 缺乏的小鼠，周围感觉神经元的数量减少。研究表明，NT 产生作用是通过神经末梢的特异性受体所介导的。NT 与受体结合后，被摄入末梢，再经逆向轴浆运输抵达胞体，促进胞体生成有关蛋白质，从而维持神经元的生长发育和功能完整性，抑制神经细胞凋亡，对促进损伤后神经元的再生有一定作用，有可能成为治疗震颤麻痹、老年痴呆症等神经退行性疾病的药物。

　　除以上经典的神经营养因子外，影响神经元生长的因子还有很多，例如，施万细胞和星形胶质细胞产生的**睫状神经营养因子（ciliary neurotrophic factor，CNTF）**能促进受损的和胚胎的脊髓神经元存活，并在治疗人类运动神经元变性疾病上有重要价值。人类血小板中也含有 BDNF，对于神经损伤部位的周围感觉神经元再生提供了一个重要来源。能影响神经元生长的还有**胶质细胞源神经营养因子（glial cell line-derived neurotrophic factor，GDNF）、白血病抑制因子（leukemia inhibitory factor，LIF）、胰岛素样生长因子-Ⅰ（insulin-like growth factors-Ⅰ，IGF）、转化生长因子（transforming growth factor，TGF）、成纤维细胞生长因子（fibroblast growth factor，FGF）和血小板源生长因子（platelet-derived growth factor，PDGF）**等。

二、神经干细胞

　　Anderson 等在 1989 年最早提出有关神经干细胞的概念，并首先在实验中证实神经干细胞的存在。**神经干细胞（neural stem cell，NSC）**是依据血液干细胞模式提出的，是指具有自我复制、自我更新和分化潜能的细胞群，这种自我维持、自我更新的能力存在于整个生命活动当中。

（一）神经干细胞的生物学特性

　　NSC 是指存在于神经系统中能够增殖分化成神经元、星形胶质细胞和少突胶质细胞的特定原始神经细胞，并具有很多特性：①自我更新能力：神经干细胞具有自我更新和高度增殖的能力，一定的条件下能够进行有丝分裂。有丝分裂分为两类即对称分裂（分裂成 2 个子细胞，还是干细胞）和不对称分裂（分裂成 1 个子细胞，1 个祖细胞，将来祖细胞定向分裂成特定的神经组织细胞）；②多分化潜能：神经干细胞能够分化成为神经元细胞、少突胶质细胞及星形胶质细胞；③迁徙能力：在神经系统的发育过程中，神经干细胞不断地进行迁徙，并且受到病变部位神经源性信号的影响，参与神经结构和功能的修复；④低免疫原性：移植区后 NSCs 免疫排斥反应较轻，良好的组织相容性，利于存活，研究发现移植的神经干细胞能够通过血脑屏障，在脑组织中与宿主细胞在结构功能上形成良好的整合；⑤可以被转染并稳定地表达外源性基因；⑥可以分离出单个细胞克隆。

（二）神经干细胞的来源及分布

　　神经干细胞的来源主要有神经组织和非神经组织两种。神经组织指位于哺乳动物胚胎期的大部分脑区，成年期的**脑室下带（subventricular zone，SVZ）**、海马齿状回的颗粒下层、嗅球、大脑皮质、纹状体、脊髓等部位,但在人体取材较难,因而临床应用受限制。非神经组织包括:胚胎干细胞、胚胎生殖细胞:它是最理想的种子细胞,但因伦理道德、潜在的致瘤性、组织相容性等问题其应用受到一定的限制。骨髓间质干细胞:因其取材方便,目前最受人重视。但因其没有特定的表面标志蛋白,目前人们只能采用排除法来筛选,所以骨髓间质干细胞的纯化还不够精确。永生化细胞系(如 C172、MHP36、NT2 细胞系):这些干细胞系来源于肿瘤组织或转导了原癌基因,因此其治疗疾病的安全性尚存疑问。将体细胞核植入去核的卵母细胞质中,再程序化后形成治疗性克隆,让其发育到一定阶段后在相应部位获得神经干细胞,可重建组织相容性,但这个技术较复杂,临床很难推广。另外,脊髓损伤时,来自于神经干细胞的神经元新生受到抑制,而神经胶质细胞明显增多,其机制可能与生成神经元的微环境有关。有研究认为脑缺血损伤可能刺激脑内成熟的间质细胞或星形胶质细胞返回到神经干细胞,再重新分化成受损最严重的神经元细胞,从而可能发挥修复和重排神经元网络的作用。所得神经干细胞经冷冻储存试验,证实其仍具有良好的存活与分化能力。

(三)神经干细胞迁移

生理状态下,神经类细胞发育的起始点在脑室,但它们最终的位置却在远离脑室的灰质和白质;病理条件下,NSC 可以经过长距离定向迁移到脑内病理损伤或胶质瘤区域。研究发现,在哺乳动物胚胎发育过程或者疾病状态下 NSC 存在有序的定向迁移过程。胚胎期,神经上皮细胞不断向大脑皮质迁移并分化为神经元以形成大脑的基本神经构成;成年后,SVZ 和海马齿状回也会产生大量的神经元并不断地迁移至目的区域。NSC 的定向迁移不仅对机体的生长发育具有至关重要的作用,对于中枢神经系统的损伤修复也有重大的意义。研究表明,中枢神经系统发生病理改变后,NSC 会特异性地向损伤部位迁移并可替代缺失的细胞,与其他的神经元建立通路,从而使受损脑组织达到解剖和功能上的修复。

(四)神经干细胞的培养与纯化

神经干细胞在病理状态下具有增殖、迁移和分化的能力,成为神经系统损伤修复和再生研究的热点,体外建立稳定的神经干细胞培养模型是其基础和临床应用的前提。实验先用血清预培养,然后改为条件培养神经干细胞,对神经干细胞进行培养和纯化是神经干细胞研究的重要内容之一。胚胎和胎儿神经干细胞功能稳定性好,可在培养基中生长 3 年以上,它们可以自动分化成几种不同功能的细胞(神经元、星形胶质细胞和少突胶质细胞),且在一定条件下可以完全分化为成熟的神经细胞。通过在培养基中培养诱导其分化成为需要的神经细胞类型,进而再移植回宿主用于治疗,可能是成人神经干细胞移植的主要方式。

(五)细胞及组织移植

主要包括周围神经移植、雪旺氏细胞移植、胚胎脑脊髓组织移植、嗅神经鞘细胞移植、胚胎及神经干细胞移植、骨髓基质细胞移植、活化巨噬细胞移植等,移植方法包括细胞悬浮液立体定向注射法、胶原基质包埋法、生物材料吸附移植法、静脉内或脑室内细胞悬液输入法等。

(六)神经干细胞的临床应用

神经组织是分裂期后终末未分化组织,损伤后不能再生。近来研究表明,脑组织有自我修复的潜能;可塑性是中枢神经系统的一个重要特征。NSC 作为神经系统自我修复的细胞学基础,已成为中枢神经系统疾病和损伤修复的研究焦点。目前,胚胎 NSC 已用于帕金森病、缺血性脑血管病、肿瘤等的治疗。

1. 治疗脑肿瘤 神经干细胞的迁移具有肿瘤趋化性，能随恶性肿瘤细胞的浸润而移动。因此，神经干细胞可在颅内移动并追踪肿瘤细胞而成为基因治疗的载体，把目的基因有效地携带至肿瘤细胞定向表达，发挥基因的抗肿瘤功能。这些基因包括肿瘤免疫治疗细胞因子，细胞溶解病毒，药物转化酶以及神经营养因子等。研究发现神经干细胞移植可以使恶性胶质瘤模型中肿瘤面积减小 90%，微血管密度减少 44.9%，证明神经干细胞是脑瘤转基因治疗中良好的载体并有很好的保护作用。Aboody 等对大脑黑素瘤移植表达胞嘧啶脱氨酶的神经干细胞后给予全身 5- 氟嘧啶治疗，结果黑素瘤肿块控制达 71%。实验证明神经干细胞在肿瘤治疗领域作为基因载体有着很好的治疗前景。

2. 治疗脑损伤 神经干细胞不仅可以修复神经元的缺失，还可以修复损伤的神经胶质，有研究者将表皮生长因子连续注入成年鼠的侧脑室中，发现被标记的室管膜下细胞增加，并从侧脑室壁转移至临近的皮层、纹状体、透明隔，并分化成新的神经元。由此可见，通过诱导中枢神经系统中的原位神经干细胞的增殖、迁移和分化也可达到修复受损神经元的目的。

3. 治疗脑缺血 目前较可行的方法是将神经干细胞移植于缺血边缘区，利用其分化的基因产物，阻止宿主神经细胞的坏死和凋亡，利用其迁徙分化特性来达到结构和功能恢复目的。

4. 治疗脊髓损伤 将神经干细胞移植到脱髓鞘或髓鞘损伤的啮齿类动物的脊髓中时，显示有较强生存能力并可分化成成熟的有髓少突胶质细胞。有人从自然流产胎儿皮层中获得人神经干细胞经过离心提纯以及体外增殖后将其植入 T11 脊髓完全横断的小鼠体内，实验证明：神经干细胞移植在修复脊髓损伤和改善肢体运动功能方面具有一定疗效。目前针对神经干细胞移植的研究由早期的单纯神经干细胞移植向神经干细胞的定向分化移植、携带外源性基因移植和联合生物材料移植的方向发展。

5. 治疗神经变性疾病 帕金森病、亨廷顿病、癫痫和阿尔茨海默病这些中枢神经系统变性疾病均有不同程度的神经元丢失。神经干细胞具有在植入部位分化并生成具有局部特异性细胞的能力，这就对该类疾病的转基因治疗提供了一个新的途径。有细胞移植治疗帕金森病的成功病例的报道，他们通过正电子发射体层显像（PET）检查发现，移植物吸收含氟多巴胺的数量大大增加。为神经干细胞治疗神经变性疾病的广泛应用提供了一定的依据。

（七）神经干细胞研究的前景及问题

神经干细胞是一个崭新及充满希望的研究热点，给神经系统疾病的治疗带来无限的想象和希望。目前神经干细胞移植实验主要致力于提高轴突再生能力、替代细胞成分、阻止脱髓鞘和使髓鞘再生等方面已取得了可喜成就，某些研究已经进入了临床试验阶段。但是，目前研究也面临了很多的难题。比如包括干细胞移植研究的立法、伦理学、公众舆论、费用问题等，比如神经干细胞移植的有效率，有关因素对移植成功的不利影响，部分患者移植后引起的异常肿块和畸胎瘤等，所以神经干细胞移植的风险还有待进一步的确定，需要对效果进行长期的研究、评价以及长时间的随访等。总之，神经干细胞研究作为一个新兴领域，随着对神经组织的不断研究和探索，以及神经干细胞的功能的发现，将为治疗神经系统疾病带来曙光。

（王桂英）

三、神经胶质细胞

神经胶质细胞是神经组织中除神经细胞以外的另一类细胞，其数量比神经细胞的数量多 10 倍以上。神经胶质细胞除了支持、营养和保护神经元外，不同种类的神经胶质细胞还具备其他重要功能。神经胶质细胞之间主要是通过**缝隙连接（gap junction）**相互作用，神经胶质细胞不产生动作电位，也不传导动作电位。神经胶质细胞主要可分为**星形胶质细胞（astrocyte）、少突胶质细胞（oligodendroglia）**和**小胶质细胞（microglia）**（图 9-53）。此外，脑室的**室管膜细胞（ependymal cell）**和周围神经神经系统的**施万细胞（Schwann cell）**也属于神经胶质细胞。

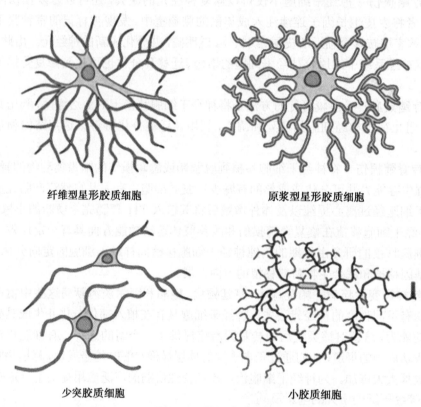

纤维型星形胶质细胞　　　　　　　　　　原浆型星形胶质细胞

少突胶质细胞　　　　　　　　　　小胶质细胞

图 9-53　神经胶质细胞

（一）星形胶质细胞

1. 星形胶质细胞的形态结构特点　星形胶质细胞的形态呈星形，1893 年匈牙利解剖学家和组织学家 **Lenhossék** 首次使用"星形胶质细胞"来描述这种具有"星"状结构的细胞。星形胶质细胞从胞体发出许多分枝，终止于血管壁或脑和脊髓的软膜下。星形胶质细胞有细胞膜，及一般的细胞器，细胞核比其他胶质细胞的核大，核仁不明显。星形胶质细胞的重要特点是其胞体和主要的分支中含有**胶质丝（glial filament）**和**糖原颗粒（glycogen granules）**。胶质丝主要由蛋白质组成，称为**胶质纤维酸性蛋白（glial fibrillary acidic protein，GFAP）**，由于它是星形胶质细胞的特征结构，因此常用作星形胶质细胞的鉴定。星形胶质细胞的分支充填在神经细胞之间,起到支持和分隔神经细胞的作用,防止神经冲动传递的相互干扰。

星形胶质细胞可分为两种:**纤维型星形胶质细胞(fibrillary astrocyte)**,主要分布于白质,由胞体发出大量的放射状分支,胞体含有大量的胶质丝。另一种是**原浆型星形胶质细胞(protoplasmic astrocyte)**,主要分布在灰质,胞体发出一个或几个短而粗的分支,具有海绵状结构特点,形态不规则。

星形胶质细胞之间主要通过缝隙连接互相作用,这些缝隙连接可对包括 Ca^{2+} 在内的小分子(小于 1 000kDa)物质通透。

2. 星形胶质细胞的功能

(1)调节血-脑屏障功能:**血-脑屏障(blood brain barrier)**是由无窗孔的毛细血管内皮细胞及细胞间紧密连接、基膜等组成,是将脑组织和血液分隔开来的一个生理性屏障,通过血-脑屏障,脑细胞能源源不断获得营养物质,并能将代谢产物排出,从而维持脑内环境的稳态。星形胶质细胞的终足贴附于脑部毛细血管内皮细胞,参与葡萄糖、氨基酸和其他的大分子物质的转运,星形胶质细胞还能根据脑代谢的需要,控制局部血流量;星形胶质细胞对诱导、维持和调节血-脑屏障的功能具有重要作用。

(2)调节细胞外液的离子成分:神经元的存活、兴奋性及神经元之间的交流等功能的正常发挥依赖于细胞内外离子的平衡分布。1965 年 Leif Hertz 提出星形胶质细胞在 K^+ 的稳态调节中起到重要作用。在神经元动作电位的超极化阶段,大量的 K^+ 通过电压依赖性 K^+ 通道进入细胞外液,而细胞外的 K^+ 浓度需要维持在大约 3mmol/L,高浓度的 K^+ 将使神经元去极化从而使神经元兴奋性增加,导致动作电位的传导速度下降。星形胶质细胞可通过膜上的 K^+ 通道和钠泵活动,将细胞外过多的 K^+ 转入细胞内,并通过缝隙连接将其重新分散到相邻的其他胶质细胞,以维持细胞外适当的 K^+ 浓度,使神经元电活动能正常进行。除了清除细胞外多余的 K^+,星形胶质细胞还对细胞内外 Ca^{2+}、Cl^-、pH 值等的动态平衡起到重要的调节作用。

(3)修复和再生作用:神经胶质细胞具有生长和分裂的能力,当脑和脊髓受损时能大量增生。在神经细胞损伤后,星形胶质细胞增殖和形成瘢痕充填,但增生过强则可形成脑瘤。在周围神经再生过程中,轴突沿施万细胞所构成的索道生长。

(4)调节突触传递的有效性:由于星形胶质细胞发出的分支与神经元突触结构相邻,星形胶质细胞对突触传递过程发挥直接的作用。首先,**谷氨酸(glutamate, Glu)**和 γ-氨基丁酸(GABA)等神经递质的合成必须依赖星形胶质细胞。以谷氨酸为例,谷氨酸不能透过血-脑屏障,脑内的谷氨酸都是在脑内自行合成的。星形胶质细胞在谷氨酸的合成过程中发挥了重要的作用。在突触传递过程中,谷氨酸释放到突触间隙产生作用后,可被星形胶质细胞的高亲和力谷氨酸转运体重摄取,星形胶质细胞内存在谷氨酰胺合成酶,将谷氨酸转变为谷氨酰胺,谷氨酰胺合成后进入神经元,再转变为谷氨酸。星形胶质细胞上存在多种氨基酸类神经递质的转运体,能将细胞间隙中的神经递质转运到细胞内,在清除突触间隙的神经递质过程中发挥重要作用,避免持续高浓度的神经递质长时间激活相应受体(尤其是谷氨酸受体)从而干扰神经递质的正常传递及产生毒性作用。最后,星形胶质细胞可通过其细胞膜上的受体,接受突触传递信号,释放如嘌呤类递质及谷氨酸等递质,调节突触传递。目前大量的研究表明星形胶质细胞和神经细胞之间存在三重突触结构,提示星形胶质细胞可能是突触传递过程的重要组成部分。

（二）少突胶质细胞

1. 少突胶质细胞的形态结构特点　少突胶质细胞呈圆球形或多面体形，细胞的分支少，故名为少突胶质细胞。在电镜下，少突胶质细胞的细胞核和核周质比较暗，胞内没有胶质丝，但胞体和分枝的胸质内有很多微管。成熟的少突胶质细胞不产生化学性突触。

少突胶质细胞一般分为两种：一种是**髓鞘型少突胶质细胞（myelinating oligodendrocyte）**，存在于白质，主要形成神经细胞轴突的髓鞘；另一种为**卫星型少突胶质细胞（satellite oligodendrocyte）**，存在于灰质，围绕神经元胞体。髓鞘型少突胶质细胞与星形胶质细胞最具特征性的区别是它包裹轴突，但是不与血管发生联系。本节主要讨论髓鞘型少突胶质细胞，这种少突胶质细胞的细胞膜上存在一种特有的**糖脂 - 半乳糖神经酰胺（galactoceramide）**，可以采用免疫组化的方法来鉴定。

2. 少突胶质细胞的功能

（1）少突胶质细胞是中枢神经系统内形成髓鞘的细胞：少突胶质细胞的分枝末端扩展开来形成扁平薄膜，围绕多条神经纤维反复缠绕（约 40 次）形成髓鞘结构（图 9-54）。髓鞘化的轴突被连续的髓鞘磷脂节段包裹，每一个节段长约 1mm。一段髓鞘与另一段髓鞘之间有较短的神经轴突裸露区域，未被髓鞘包裹，这一区域称为**郎飞结（node of Ranvier）**。

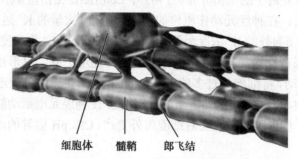

细胞体　　髓鞘　　郎飞结

图 9-54　少突胶质细胞形成髓鞘模式图

1）髓鞘组成：髓鞘由 70% 的脂质和 30% 的蛋白质组成。脂质主要由糖脂和胆固醇构成，糖脂的主要组成成分为半乳糖神经酰胺和硫酸脑苷脂。髓鞘蛋白主要有两种：**髓鞘碱性蛋白（myelin basic protein, MBP）**和**蛋白脂蛋白（proteolipid proteins, PLP/DM20）**。MBP主要存在于细胞质一侧，主要起黏合作用。PLP 是细胞膜上的整合蛋白质，其含量丰富，在中枢神经系统的髓鞘蛋白质中占了 50%，但是其生物学作用尚未明确。

2）髓鞘的作用：髓鞘主要是使动作电位在神经纤维上快速传导。原因如下：①髓鞘的高脂质多层致密结构使亲水性的物质如离子不易通透，故它能防止离子的跨膜流动，使细胞内（轴突内）和细胞外有良好电绝缘性，由于郎飞结两端的髓鞘具有绝缘性，这样就提供了神经轴突上郎飞结之间的快速、跳跃式的动作电位的传导的基础。②郎飞结处的 Na^+ 通道密度很高，而电压依赖性 K^+ 通道则被隔离在郎飞结旁的髓鞘覆盖下的区域。高密度的 Na^+ 通道有利于动作电位的形成和传导。

3）髓鞘病变的影响：少突胶质细胞是中枢神经系统内代谢率最高的细胞，以产生和维持其大量的膜性结构，这种高代谢率使得少突胶质细胞对病理变化如缺血、损伤和炎症等非常敏感。目前已知大量的少突胶质细胞的死亡和脱髓鞘可导致多发性硬化，根据脱髓鞘的中枢神经部位不同可出现不同的功能丧失，如视觉障碍、运动功能障碍及尿便障碍等。最近的研究发现髓鞘细微的反常变化与许多神经精神疾病有关，如抑郁症和精神分裂症。

（2）少突胶质细胞的去极化对神经纤维的传导速度具有易化作用：前面提到髓鞘能提高神经纤维的传导速度，但少突胶质细胞本身对神经信号的传送具有优化作用。与神经元和星形胶质细胞一样，少突胶质细胞也表达很多离子通道和神经递质的受体，因此也参与了 K^+ 浓度的缓冲及监测神经元活动情况。少突胶质细胞的去极化能直接增加神经纤维的传导速度，其具体机制还未完全清楚，可能与去极化导致的结构变化有关。因为一个少突胶质细胞可与多个神经元的轴突形成髓鞘，所以少突胶质细胞可能还与神经信号的同步化作用有关。

（3）少突胶质细胞帮助维持轴突的完整性：髓鞘包绕和隔离了神经轴突，使轴突不能从细胞外液获取代谢支持，少突胶质细胞必须为轴突提供营养和代谢支持，故少突胶质细胞对轴突的结构和功能的完整性的维持有重要的作用。少突胶质细胞的病变常常导致轴突的变性和退化。对神经元的支持作用是神经胶质细胞的基本功能，但是目前神经胶质细胞对神经元支持作用的机制还未明确，还有待进一步研究。

（三）小胶质细胞

1. 小胶质细胞的形态结构特点　小胶质细胞来源于中胚层。在成熟的中枢神经系统，小胶质细胞非常活跃，不同中枢部位的小胶质细胞的形态和分布密度不同，以更好地实施它的功能。在白质，小胶质细胞的胞体细长，胞体发出长而有突起的分枝，突起多与分枝的方向一致，在缺乏血 - 脑屏障的**室周器官区（circumventricular organs）**，小胶质细胞胞体变小，胞体发出的分枝短而少。在灰质，小胶质细胞的胞体小但分枝却非常多。在黑质，小胶质细胞分布的密度为 12%，而在胼胝体小胶质细胞分布的密度为 5%。

2. 小胶质细胞的功能

（1）感知和调控神经活动：小胶质细胞能感知神经功能活动变化并对神经功能活动进行调节，它们能通过释放细胞因子、神经营养因子及神经递质来调节其局部微环境内神经元的兴奋性。最近用增强绿色荧光蛋白脑成像法研究在体小鼠的小胶质细胞活动时发现，小胶质细胞以每分钟几微米的速度不断地延伸和缩回它们细胞的分枝，以探测脑组织活动，在这个过程中，每个小胶质细胞保持自己的位置、胞体大小不变，且避免与其他小胶质细胞发生接触。在小胶质细胞探测扫描过程中，它们快速与中枢神经系统的其他细胞如神经元、星形胶质细胞等接触，影响突触前和突触后神经活动。它们的这种接触又反过来受神经活动的调节，当机体的感知觉丧失、用药理学方法阻断动作电位的产生以及体温的下降等都可使这种探测活动下降。

（2）调节成熟中枢神经系统的神经再生：成年的中枢神经系统有两个神经再生区域，分别是脑室和海马的齿状回。小胶质细胞能调控神经干细胞的增殖、迁移和分化。它们还能吞噬凋亡细胞，防止细胞进一步坏死后细胞内容物的溢出引发炎性反应而不利于神经再生。

（3）吞噬作用和隔离脑损伤部位：吞噬作用是小胶质细胞的重要功能。当细胞发生病变死亡后，小胶质细胞吞噬细胞碎片，保持脑内内环境的稳定；由于小胶质细胞不断移动它们的分支突起监测脑组织活动变化，当它们检测到坏死细胞或发生退行性变的轴突释放的信号物质（如 ATP 或 NO）时，小胶质细胞能在几分钟内延伸它们的分枝到达损伤部位或化学物质存在的部位，小胶质细胞的这种活动可在数分钟或数小时内在损伤区形成一个屏障，避免急性损伤蔓延到周围的正常组织。

（4）释放水溶性因子调控神经活动：有些实验通过培养小胶质细胞证实了小胶质细胞能释放一些水溶性因子，包括神经生长因子、细胞因子和神经递质。这些物质能直接或间接通过其他细胞如星形胶质细胞影响神经元活动。由于这些结果大多是在离体情况下通过细胞培养实验获得的，还不能完全真实地反映正常无病理变化情况下脑内小胶质细胞的活动。目前还没有直接的证据显示小胶质细胞在生理情况下能调节神经细胞活动。

（5）对损伤做出反应：小胶质细胞对它们周围环境变化特别敏感，当内环境稳态失去平衡时，其细胞形态和电生理特性会发生变化，称为激活的小胶质细胞。激活的小胶质细胞能发生迁移，增殖和释放多种调节因子，如细胞因子和神经营养因子。由于激活的小胶质细胞具有不同的形态和多种不同的功能，在病理情况下对神经系统有益又有害，一方面它能使神经损伤恶化，另一方面又能保护神经系统避免变性退化的发生。

确定小胶质细胞激活在一些特定的疾病过程中的主要作用，进一步开发新药仅仅阻断小胶质细胞有害作用的方面，这是目前小胶质细胞研究面临的主要挑战。

（四）施万细胞

施万细胞是周围神经系统的胶质细胞，主要功能是形成髓鞘或包绕神经元。施万细胞分为三种，分别是："髓鞘型施万细胞"：包裹周围神经系统神经轴突，形成有髓神经纤维；"无髓鞘型施万细胞"：包绕周围神经系统神经轴突，形成无髓神经纤维；"卫星型施万细胞"：包绕神经节细胞的胞体。后两种又称为非髓鞘型施万细胞。

1. 髓鞘型施万细胞 施万细胞与少突胶质细胞发出突起包绕神经轴突形成髓鞘节段不同，一个施万细胞仅包裹一段轴突形成一个髓鞘节段。沿着轴突的走向，几个施万细胞连续形成髓鞘节段（图 9-55）。外周神经髓鞘和中枢神经髓鞘不同之处在于髓鞘蛋白质的不同。外周髓鞘蛋白主要有三种：**外周髓鞘蛋白 2（peripheral myelin protein 2，P2）、外周髓鞘蛋白 0（myelin protein zero，mpz）**及 MBP。P2 和 P0 蛋白仅存于外周髓鞘，而 MBP 是髓鞘重要的细胞内蛋白组成部分，存在于中枢神经系统和外周神经系统髓鞘。P0 蛋白是一种糖蛋白具有黏合作用，在髓鞘多层结构形成中具有分子黏附的作用。由于 P0 蛋白占了外周神经系统髓鞘蛋白总量的 50% 以上，故 P0 蛋白常被用作髓鞘型施万细胞的标志物。

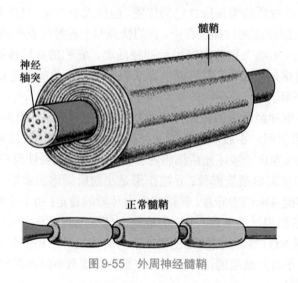

图 9-55 外周神经髓鞘

2. 非髓鞘型施万细胞　无髓神经纤维并非无髓鞘,无髓神经纤维实际上也被施万细胞包绕,在人类,一个无髓鞘型施万细胞可包绕 5～20 个轴突。脊髓及脑神经节含有大量的施万细胞,它们包绕神经节细胞的胞体,施万细胞和神经节细胞两者之间有大约 20nm 的间隙,并不形成髓鞘。非髓鞘型施万细胞细胞膜的组成同其他真核生物相同,含有 30% 的脂质和 70% 的蛋白质。

施万细胞除了能让动作电位在神经纤维上进行跳跃式传导外(主要是髓鞘型施万细胞),在维持轴突存活和轴突完整性方面也具有重要作用。施万细胞的一个极其重要的功能是能促进周围神经细胞的再生,目前已知外周神经切断后,能够再生和重新支配神经阻滞的部位,但中枢神经轴突却不能。神经轴突损伤后施万细胞能"去分化",和产生促轴突生长因子,使轴突再生。

（王　慧）

四、痛觉

痛觉(pain)是机体受到伤害性刺激所产生的一种主观感觉,具有重要的生物学意义。痛觉的产生是机体内部的警戒系统的启动,可引起防御性反应,这对于机体有保护意义。疼痛常常是许多疾病的一种症状而被临床医生所重视。长期而剧烈的疼痛还常伴有不愉快的情绪反应,并可影响到食欲和睡眠,因此,必须及时使之缓解。目前,痛感觉和痛情绪的调控机制越来越受到关注。

（一）概述

痛觉,可分为皮肤痛、来自肌肉、肌腱及关节的深部痛和内脏痛,它们各有特点。痛觉达到一定程度,通常可伴有某种生理变化和不愉快的情绪反应。人的痛觉或痛反应有较大的个体差异,痛觉较大的个别差异与产生痛觉的心理因素有很大关系。痛觉在民族、性别和年龄方面也存在着一定的差异。影响痛觉的心理因素主要是注意力、态度、意志、个人经验和情绪等。

（二）特点

和其他感觉相比,有其特殊的属性。它的出现常伴有其他一种或多种感觉,如刺痛、灼痛、胀痛、撕裂痛和绞痛等。换句话说,痛是和其他感觉混合在一起,组成一种复合感觉。其次,痛觉往往伴有强烈的情绪反应,如紧张不安等。此外,痛觉还具有"经验"的属性。同样一个伤害性刺激,对不同的人员,可以产生在程度上甚至性质上差别很大的痛感觉。这是由于个人的生活经验不同所造成的。例如,有人观察到:前线的伤员对于伤口并不感到十分痛,而当注射针刺入他们的皮肤时却大声呼痛;而另一些久病的人,则对于针刺注射并不在意。

（三）分类

1. 皮肤痛　皮肤痛觉的伤害性刺激作用于皮肤时,可先后出现快痛与慢痛。快痛是一种尖锐而定位清楚的"刺痛",在刺激作用后很快产生,刺激撤除后很快消失。慢痛是一种定位不明确、强烈而又难忍受的"烧灼痛",在刺激作用后 0.5～1.0 秒产生,刺激撤除后还会持续几秒钟,并伴有情绪、心血管与呼吸等方面的反应。

实验证明,传导快痛的神经纤维可能是有髓鞘的 Aδ 纤维,其传导速度较快,兴奋阈值较低;传导慢痛的神经纤维可能是无髓鞘的 C 纤维,其传导速度较慢,兴奋阈值较高。痛觉传入冲动可通过痛觉传导通路抵达大脑皮质的体表感觉区而产生定位的痛觉,也可通过侧支传导经脑干网状结构而抵达边缘系统,引起痛的植物性反应和情绪反应。

临床上可用普鲁卡因等局部麻醉药封闭神经来阻断痛觉冲动传入中枢,也可用吗啡等镇痛药作用于中枢达到镇痛的效果。

2. 内脏痛和牵涉痛 内脏痛的感受器是游离神经末梢,其传入纤维行走在植物性神经干中,即迷走神经、交感神经和盆神经。

内脏痛与皮肤痛相比较有下列的特征:①由于内脏感觉神经末梢的分布比皮肤神经末梢稀疏,因此由内脏传入所产生的感觉比较模糊、弥散、定位不精确,有时甚至不引起主观感觉。产生内脏痛时,也不易明确指出疼痛的确切部位,而且内脏痛比较缓慢而持久。②引起皮肤痛的刺激(如刀割、烧灼等),一般不引起内脏痛,而脏器的过度膨胀、牵拉、缺血、痉挛、炎症等刺激则可产生内脏病。

某些内脏疾病往往可引起身体体表的一定部位发生疼痛或痛觉过敏,这种现象称为牵涉痛。例如心绞痛患者常感到左肩、左臂内侧、左侧颈部疼痛和心前区疼痛;胆囊炎症时常感到右肩部疼痛;阑尾炎早期感到上腹部或脐周区疼痛等。了解牵涉痛的发生规律对于临床诊断有一定意义。

(四)神经通路

痛觉的中枢神经通路不像其他感觉那样明确,研究发现在脊髓中存在着 6 条传导痛觉的通路,包括新脊丘束、旧脊丘束、脊网束、脊颈束、背索、灰质神经元链。在脑内,和痛觉有关的神经通路是很弥散的,这是痛觉特殊的地方。

脑和脊髓内的痛觉通路虽然是弥散的,但是,如果用微电极记录神经细胞电反应,还是可以在一定的部位找到只对伤害性刺激发生反应的细胞。例如在脊髓背角的第 I 层就有这样的细胞。中国神经生理学家张香桐在丘脑内侧的束旁核找到只有在给皮肤伤害性刺激时,才发生反应的细胞。这种反应表现为长而持续的放电,潜伏期长(在大鼠约 200 毫秒),缺少适应性(反应不随反复刺激而减弱),可以被吗啡所取消或减弱。这种细胞被称为痛敏神经元。20 世纪 70 年代以后,在中枢许多部位都发现痛敏神经元。

在脊髓第 V 层有一种广动力型细胞,它和痛觉信息的传递也有密切的关系。这种细胞接受各种类型的皮肤传入纤维的投射,对于触毛,触、压、温度及伤害性刺激等都能发生反应,而对伤害性刺激的反应具有特殊形式,即高频持续放电。此外,在从脊髓到丘脑的许多部位还看到另一现象,即有一些神经自发的放电活动,给予身体伤害性刺激时,放电活动暂时减少或停止。痛觉信息在中枢的传递是复杂的、多样的。

(五)镇痛结构

脑内存在着具有镇痛功能的结构和内源性的镇痛物质。用弱电流刺激脑内有些部位,特别是脑干中央导水管周围灰质和位于脑干中线一带的中缝核群,可以有效地抑制动物的痛反应和人的痛觉。有许多证据说明,这些结构的活动具有强大的镇痛作用。吗啡的镇痛作用可能是激活这些结构的结果。我国学者邹冈和张昌绍最先发现用微量吗啡作脑室注射,可以产生很强的镇痛作用,同样的剂量如作静脉注射则完全不能镇痛。20 世纪 80 年代以来许多研究还表明,针刺镇痛作用可能也是通过激活这些结构实现的。

(六)闸门学说

1969 年,R. 梅尔察克和 P.D. 沃尔设想外周传入冲动进入 3 个系统:①闸门控制系统;

②中枢控制的触发系统；③作用系统。他们把脊髓背角中传递痛觉信号的第 1 个神经元叫作 T 细胞，闸门控制系统调制着外周传入冲动至 T 细胞的传递，一旦 T 细胞的活动达到或超过临界水平时，便激活了作用系统，引起痛觉和一系列痛反应。外周传入冲动还沿着传导速度很快的神经通路上行，触发特殊的脑的选择鉴别过程，反过来控制闸门系统。闸门学说的核心是闸门控制系统。他们认为 T 细胞的活动由脊髓背角罗氏胶质区（SG）的细胞控制，SG 细胞构成所谓的闸门。粗纤维的冲动通过兴奋 SG 细胞而使初级传入末梢去极化，产生 T 细胞的突触前抑制；而细纤维的冲动则通过抑制 SG 细胞而使传入末梢超极化，产生 T 细胞的突触前易化。粗纤维冲动使闸门关闭，易于镇痛，细纤维冲动使闸门开放，易于致痛。粗细纤维冲动的数量和比例决定 T 细胞的活动水平。

（七）镇痛和致痛物质

在神经递质中，起到镇痛和致痛作用的物质主要有：

1. 乙酰胆碱　中枢胆碱能系统参与镇痛。其作用不能被阿片受体所拮抗。

2. 去甲肾上腺素　脑内通过 α_1 拮抗吗啡镇痛；脊髓内参与初级传入调控，发挥镇痛效应。

3. 多巴胺　具有抗镇痛作用。

4. 5-HT　外周致痛剂，脑内具有镇痛作用。提高中枢神经系统内 5-HT 能系统功能，可增强吗啡镇痛效应。

5. γ- 氨基丁酸　脑内 GABA 受体激动时产生镇痛效应。值得注意的是，当 GABA 系统功能降低时，反而增强针刺镇痛效果。

6. 组胺　脑血管内含量增高时可致头痛，在外周为致痛物质。

7. 前列腺素　可增强组胺、5-HT、缓激肽等致痛物质的作用，引起痛觉过敏，称之为疼痛放大器，有重要的临床意义。目前临床常用的非甾体抗炎药主要以此为治疗的药理机制。

8. 阿片肽及 P 物质　为镇痛和致痛递质。

（八）神经病理性疼痛

国际疼痛研究协会将神经病理性痛定义为由神经系统原发性损害和功能障碍所激发或引起的疼痛。它属于一种慢性疼痛，表现为自发性疼痛、痛觉过敏或超敏、异常疼痛和感觉异常等临床特征。

1. 病因　物理性的机械损伤、代谢或营养性神经改变、病毒感染、药物或放疗的神经毒性、缺血性神经损害、神经递质功能障碍等因素均可引起神经病理性痛的发生和发展。

2. 电生理和解剖学基础　受伤神经部位的神经细胞膜 Na^+ 通道和电压门控 Ca^{2+} 通道的表达增高，并释放一些介质，使神经元的正常生理活动发生改变，导致对非伤害性或微小伤害的外周刺激反应加剧。大量自发放电，不停地向脊髓神经元发放异位冲动，增加脊髓神经元的敏感性和突触与突触之间神经递质的传递，从而引起脊髓水平的兴奋性增高和感觉功能异常。N- 甲基 -D- 天冬氨酸（NMDA）受体中枢的激活因细胞内 Ca^{2+} 浓度升高而启动多种中枢神经系统过程，形成中枢神经元兴奋性持久升高等可塑性变化。

神经受伤部位交感神经纤维增多，引起脊神经感觉神经元对机械、冷热刺激的敏感性增强。同时发现，初级传入有髓低阈 Aβ 神经纤维占据了高阈值 C 纤维的位置，并且与原来的 C 纤维形成新的突触，激活了原本对 C 纤维无反应的神经元。这是 Aβ 神经纤维参与神经病理疼痛的解剖基础。

3. 发病机制 由于神经病理性痛是临床上的常见病和慢性病,严重影响患者的生活质量,且目前临床治疗效果不甚理想。因此,对神经病理性痛发病机制理解和认识的进步将有助于控制和治疗该疾病,当今神经病理性痛已成为国际疼痛医学研究的热点,阐明神经病理性痛的发生发展过程以及寻找其新的治疗靶点和药物将具有重要的意义。

(1) 中枢敏化:神经病理性痛的发病机制比较复杂。比如,由外伤、神经压迫、感染和神经退行性疾病所引发的神经病理性痛,其细胞和分子机制还不清楚。神经病理性痛通常表现为外周神经损伤后诱导神经细胞可塑性变化,即结构和生化功能发生改变,产生痛觉超敏,可发生在外周和中枢神经系统。持久的炎症和神经损伤引起的刺激可导致脊髓的兴奋,这称为"中枢敏化"。这种敏化来源于兴奋性氨基酸的释放,从而激活 NMDA 受体和非NMDA 受体。中枢敏化是脊髓背角传递伤害性信息的神经元活性和兴奋性升高所引起的,它是神经病理性痛发生和维持的关键。有报道神经病理性痛的发病机制与诸多受体及离子通道的变化密切相关,涉及神经元伤害性感受器的敏化、受体激活和磷酸化、信号分子、胞内信号通路、痛觉传导通路、离子通道和 G 蛋白耦联受体功能改变以及炎症介质表达的变化等。有实验表明,谷氨酸及其受体在神经病理性痛发生和维持中起重要作用,脊髓背角NMDA 受体的激活或磷酸化是神经损伤后诱导中枢敏化的必需条件,并参与中枢敏化的发生和维持过程。

(2) NMDA 受体的作用:NMDA 受体可促进脊髓背角神经元和星形胶质细胞之间的信号分子活化和通路激活,进而产生中枢敏化。另有研究显示,NMDA 可明显升高神经结扎损伤大鼠的脊髓神经元全细胞电流和钙内流;而且神经结扎损伤后脊髓 NMDA 受体的活性显著增高。

有报道,脊髓背角 NMDA 受体在参与伤害性信息传递和突触可塑性变化中起关键作用,并且一直以来被作为治疗神经病理性痛的重要靶点。NMDA 受体是一种由 NR1、NR2和 NR3 亚单位组成的异源蛋白复合体,它们又再分为不同的亚单位,比如 NR2 可分 NR2A-2D。在 3 个 NMDA 受体亚单位中,NR1 和 NR3 与甘氨酸结合,而 NR2 与谷氨酸结合。目前 NMDA 受体亚单位 NR2B 在神经病理性痛发生发展过程中的作用研究尤为受到关注。电生理实验显示脊髓的 NMDAR-NR2B 主要位于突触后神经细胞上;进一步的研究表明NR2B 选择性分布于与伤害性信息传递和调控有重要相关性的传导通路和脊髓背角浅表层上,并且脊髓背角神经元上也有 NR2B 的表达。另有研究证实,NMDAR-NR2B 介导了神经病理性痛动物模型中岛叶皮层的可塑性变化,而且 Ca^{2+}- 钙调蛋白 -cAMP 信号通路参与了这一可塑性变化。诸多药理学实验表明:给予神经损伤大鼠脊髓 NMDAR-NR2B 的选择性拮抗剂 Ro25-6981 后,不仅可降低背角神经元 C 纤维的反应而且可明显阻断高频刺激诱导长时程加强(LTP);鞘内注射 Ro25-6981 可剂量依赖地降低脊神经结扎(SNL)所致的痛觉超敏;全身给予坐骨神经损伤大鼠 Ro25-6981 后可明显减轻神经病理性痛的痛敏行为。进一步的研究表明:外周神经损伤后诱导神经病理性痛大鼠的脊髓背角 NR2B 蛋白表达显著上调;而且正常和神经病理性痛大鼠实验均显示 NMDAR-NR2B 在神经元和胶质细胞之间的痛觉信息交流中发挥重要作用。提示 NMDAR-NR2B 在神经损伤诱导的神经病理性痛中发挥重要作用。

NMDA 受体不仅在神经损伤诱导的中枢敏化中起着举足轻重的作用,而且 NMDA 受体也有助于脊髓背角神经元和星形胶质细胞之间的痛敏信息传递。有文献报道,外周神经损伤后，脊髓背角星形胶质细胞 MAPK 家族的 JNK 可持续性和特异性地被激活，活化的 JNK 通过转录因子 c-Jun 的磷酸化与其他转录因子一起在脊髓背角星形胶质细胞中进行基因转录，随后引起炎症介质（如 IL-1β、MCP-1 和 IL-6）表达的上调，进而促使脊髓背角神经元中与 NMDA 受体相关的突触传递，从而产生中枢敏化，提示 JNK 活化或磷酸化可能是一个与痛信息传递相关的星形胶质细胞激活的可靠指标。此外，在神经病理性痛形成过程中，NMDA 受体介导的 JNK 活化可能是脊髓背角神经元和星形胶质细胞之间进行信号传递的一种重要方式。这可从以下研究得到进一步证实：在神经病理性痛大鼠模型上，给予鞘内注射 NMDAR-NR2B 的选择性拮抗剂 Ro25-6981 可显著降低神经损伤所诱导的 JNK 活化；而且鞘内直接注射 NMDA 也能明显提高脊髓背角的 JNK 磷酸化，提示 NMDA 受体可促进 JNK 通路的活化；进一步的免疫双染结果显示 NR2B 在脊髓背角神经元中高表达；并且 RT-PCR 和免疫组化实验证实神经损伤引起致炎因子 IL-1β 的表达上调依赖于星形胶质细胞的 JNK 活化。以上实验提示脊髓背角神经元的 NMDAR-NR2B 介导了星形胶质细胞的 JNK 磷酸化，并形成神经元和星形胶质细胞的正反馈环，从而促进了神经病理性痛的发生发展。

（3）炎性介质的作用：目前对神经病理性痛发病机制的研究主要集中在外周和中枢两方面。研究认为神经损伤后，外周异位冲动长期持续地兴奋脊髓及其上位中枢，使中枢神经系统发生可塑性变化，即结构和生化功能发生改变，引起中枢敏化；有资料表明，谷氨酸是脊髓内传递伤害性信息的一种递质，在伤害性刺激下（外周神经损伤后），突触前神经细胞释放出谷氨酸，作用于突触后神经细胞上 NMDA 受体，使细胞内的 Ca^{2+} 水平升高，促进 iNOS、nNOS、NO 和 COX-2 的释放，然后作用于周围细胞并激活第二信使系统，通过激活细胞内不同信号分子（CREB、AP-1、NF-κB 等转录因子和 DREAM）来调节递质和炎症介质（SP、PGE2、cytokine、CGRP、pro-dynorphin、BDNF 等）的表达，进而参与神经源性痛的形成过程。

有资料表明神经免疫系统的激活参与了神经病理性痛的过程。神经系统与免疫系统之间可通过递质、神经肽、细胞因子及其受体产生相互作用，其中细胞因子是联系神经 - 免疫反应的关键分子，尤其一些致炎细胞因子（TNF-α、IL-1β、IL-6）和某些趋化因子在神经病理性痛的形成和维持中起着重要作用，如 TNF-α 参与了神经病理性痛热痛敏和机械痛敏的形成。有实验显示，TNF-α 是外周神经损伤后最先表达的炎性因子之一，且其水平显著升高，同时它可诱导 IL-1β、IL-6 等细胞因子以及 SP、CGRP 和 NGF 的产生。而且 IL-1β 可以通过诱导初级感觉神经产生 COX-2、iNOS 和 SP 等炎症介质及谷氨酸，引起中枢敏化，从而形成持续性疼痛。进一步的研究发现神经病理性痛大鼠脊髓背角 IL-1βmRNA 及蛋白表达均明显升高，蛛网膜下隙注射 IL-6 抗体，可以减轻痛敏。给予抗 TNF-α 的抗体和 TNF-α 合成抑制剂可缓解神经病理性痛的痛敏行为。上述实验提示致炎细胞因子在神经病理性痛的形成中发挥了重要作用。

有研究报道，在神经病理性痛大鼠的脊髓背角中，致炎细胞因子（TNF-α、IL-1β 和 IL-6）可促进 NO、ROS 和谷氨酸的释放，并诱导 C 纤维的长时程加强（LTP），这种作用能被 NF-κB 的抑制剂所翻转。此外，脊髓损伤后 NF-κB 在脑内表达升高，并可被多种不同的刺激所激活，如致炎细胞因子、NGF、PKC 和谷氨酸。然后 NF-κB 可调节参与伤害性反应和神经元可塑性的几种蛋白表达，比如致炎细胞因子、COX-2、iNOS 和 pro-dynorphin。NF-κB 是活化的胶质细胞中调节炎症反应过程的一个关键分子,抑制其转录基因作用后可减轻外周神经损伤所引起的疼痛和炎症反应。以上结果均是致炎细胞因子与 NF-κB 相互作用参与神经病理性痛形成的证据。

(4)脊髓阿片系统的下调和抗阿片系统的上调:神经损伤后,脊髓神经元内的阿片受体抑制系统功能下降,同时,阿片受体的结合力也降低;另一方面,由于 NMDA 受体介导的磷酸化作用改变了阿片受体与 G 蛋白的耦合能力或改变了阿片受体依赖的离子通道的活性。

(5)中枢去抑制:中枢抑制作用主要通过脊髓中间神经元和脑干下行通路并通过经典的抑制性递质如:γ- 氨基丁酸、甘氨酸、肾上腺素能、5- 羟色胺和脑啡肽等递质完成。研究还发现,神经损伤后,脊髓背角Ⅰ板层和Ⅱ板层抑制性中间神经元出现了跨突触的兴奋毒性改变,即所谓的"暗神经元",说明神经损伤可以引起中枢抑制性中间神经元的死亡。此外,在神经损伤后,蛋白激酶系统被激活,引起 GABA 受体的磷酸化,也可导致中枢抑制性中间神经元对伤害性信息传递的抑制作用减弱,从而产生痛觉过敏或超敏。

(6)脊髓胶质细胞的激活:大量的实验证明胶质细胞也在痛觉的产生与发展过程中起重要的作用。神经损伤后初级传入末端释放 SP、兴奋型氨基酸(EAAs)和 ATP 等,作用于脊髓胶质细胞的受体,胶质细胞激活后产生和释放大量兴奋性神经物质,包括大量细胞因子、炎性介质和神经活性物质等。过量的这些物质积聚又能敏化神经元和胶质细胞,使神经病理性痛进一步发展和持续。

4. 药物治疗 随着人们对神经病理性痛发病机制的认识不断提高,治疗手段主要围绕产生痛敏的神经递质及其受体和胞内信号分子靶点来展开。目前神经病理性痛的临床治疗还是以药物为主。主要有镇痛药、抑郁药、抗炎药、局麻药及其衍生物、辣椒素、阿片物质和 NMDA 受体拮抗剂等。迄今为止,吗啡仍然是治疗神经病理性痛的首选药。大量动物实验和临床试验证据表明,非竞争性 NMDA 受体拮抗剂氯胺酮可有效地治疗神经病理性痛,但会引起一系列副作用,比如食欲减退和致幻等;长期应用吗啡易发生耐受和成瘾等。由于神经病理性痛治疗的周期长,药物的副作用较大,因此极大地限制了它们对神经病理性痛治疗的有效性。基于此,寻求治疗神经病理性痛效果好且副作用小的药物尤为迫切。为弘扬祖国传统医学,充分挖掘中医药的作用功效及机制,寻求中医药治疗神经病理性痛的途径非常值得尝试。

(黄 诚)

五、睡眠障碍

人生的三分之一时间在睡眠中度过,睡眠是维持健康的重要生理过程。睡眠的发生是脑内神经递质和内源性睡眠促眠物质共同作用的结果,睡眠调控的任何一个环节的失常都会导致睡眠障碍,影响人体觉醒状态下的感觉和行为。

(一)失眠症

1. 失眠症的分类 失眠(insomnia)是指对睡眠时间和(或)质量不满足并影响白天社会功能的一种主观体验。可表现为入睡困难、睡眠质量下降和睡眠时间减少,出现白天困倦,记忆力减退、注意功能下降、计划功能下降、工作能力下降,还可出现免疫功能减低和内分泌功能紊乱。失眠按病因可分为原发性和继发性两类。

(1)原发性失眠:通常缺少明确病因,或在排除可能引起失眠的病因后仍遗留失眠症状,主要包括心理生理性失眠、特发性失眠和主观性失眠 3 种类型。原发性失眠的诊断缺乏特异性指标，主要是一种排除性诊断。当可能引起失眠的病因被排除或治愈以后，仍遗留失眠症状时即可考虑为原发性失眠。心理生理性失眠在临床上发现其病因都可以溯源为某一个或长期事件对患者大脑功能的影响，导致了睡眠调节功能的紊乱而导致失眠发生。

（2）继发性失眠：包括由于躯体疾病、精神障碍、药物滥用等引起的失眠，以及与睡眠呼吸紊乱、睡眠运动障碍等相关的失眠。失眠常与其他疾病同时发生，有时很难确定这些疾病与失眠之间的因果关系，故近年来提出**共病性失眠**（**comorbid insomnia**）的概念，用以描述那些同时伴随其他疾病的失眠。

2. 失眠症的干预方式　失眠症的干预建议在建立良好睡眠卫生习惯的基础上，开展心理行为治疗、药物治疗和传统医学治疗。失眠的干预措施主要包括药物治疗和非药物治疗，对于急性失眠患者宜早期应用药物治疗。对于亚急性或慢性失眠患者，无论是原发还是继发，在应用药物治疗的同时应当辅助以心理行为治疗。非药物治疗，如饮食疗法、芳香疗法、按摩、顺势疗法、光照疗法等，均缺乏令人信服的大样本对照研究。传统中医药疗法治疗失眠的历史悠久，针灸和许多中药对改善失眠症状、治疗神经衰弱、恢复疲乏、安神养心、治疗失眠等都具有显著的作用。

（二）嗜睡症

嗜睡症（**narcolepsy**）指不可抗拒的突然发作的睡眠，并伴有猝倒症、睡眠瘫痪和入睡幻觉。嗜睡症的首要症状是睡眠发作。睡眠发作时不能克制，在任何场合如吃饭、谈话、工作、行走时均可突然发生。单调的工作，安静的环境以及餐后更易发作。睡眠与正常睡眠相似，脑电图亦呈正常的睡眠波形。一般睡眠程度不深，易唤醒，但醒后又入睡。一天可发作数次至数十次不等，持续时间一般为十余分钟。嗜睡症的另一个显著的症状是猝倒症，占 50%～70%，发作时意识清晰，躯干及机体肌张力突然低下而猝倒，一般持续 1～2 分钟。猝倒通常由强烈的情绪或突然的体力活动诱发。睡眠瘫痪见于 20%～30% 的发作性睡病的患者，在睡眠开始之前或刚醒时不能动弹，全身弛缓性瘫痪。病人发作时被他人触动身体或叫其名字可中止睡眠瘫痪，有些病人须用力摇动后恢复。入睡幻觉约占该病的 25%，以视听幻觉为多见，内容大多为日常经历，病人对周围有所知觉，但又似在梦境。

嗜睡症是由于控制睡眠和觉醒的神经机制异常而导致的，这种病人睡眠时不是先进入慢波睡眠，而是从觉醒状态直接进入快动眼睡眠。目前已有的研究证据均清晰而有力地呈现出该病由多种自身免疫性、遗传性因素共同参与致病的特点。嗜睡症的遗传性障碍导致免疫系统破坏**下丘脑外侧区**（**lateral hypothalamic area, LHA**）的神经元。实验表明下丘脑外侧区能合成和分泌具有促进动物摄食作用的小分子肽，命名为 Hypocretin（Orexin）。Hypocretin 基因敲除的小鼠会发生发作性睡病样表现包括猝倒和病态快速动眼睡眠，Hypocretin 受体基因自发突变后，也导致类似发作性睡病样表现。另外，人发作性睡病患者脑脊液及血浆中 Hypocretin 水平也有下降，尸检结果也显示发作性睡病猝倒型患者下丘脑 Hypocretin 能神经元特异性缺失 95%，下丘脑 Hypocretin 能神经元特异性缺失导致发作性睡病猝倒型的病理学特征已被普遍认同。Hypocretin 作为重要的神经递质，不仅影响摄食行为、调节能量代谢，还参与调控睡眠 - 觉醒周期。

目前嗜睡症的治疗均为对症治疗。如用中枢兴奋剂及新型兴奋剂治疗睡眠发作，用抗抑郁药治疗快速动眼睡眠障碍症状等。近年来，一种兴奋剂莫达非尼已经被用作治疗嗜睡症,研究发现莫达非尼可增加 LHA 神经元中 Fos 蛋白的数量。Hypocretin 也被尝试用来治疗嗜睡症。

（三）快速眼动睡眠行为障碍

人类的睡眠由 NREM 睡眠和 REM 睡眠组成。REM 睡眠与梦密切相关,可见混合频率脑电图、快速眼动、肌张力消失。**快速眼动睡眠行为障碍**（rapid eye movement sleep behavior disorder, RBD）是一种与 REM 睡眠相关的睡眠障碍,患者在 REM 睡眠中出现肌张力位相性或持续性增高,并伴有复杂的行为,且行为多与梦有关。RBD 患者可将梦中的内容付诸行动,其行为能对本人或同伴造成不同程度的伤害。多导睡眠生理监测是诊断 RBD 的主要手段。RBD 同嗜睡症一样也是具有某些遗传成分因素的神经退行性疾病,如与帕金森病和多重系统衰退相关。RBD 主要通过药物治疗,氯硝基安定有明显的效果,其作用机制可能与加强 5- 羟色胺的传递有关,**褪黑素**（melatonin）和胆碱酯酶抑制剂也可有效控制 RBD 症状,安定、羟基安定、可乐定、卡马西平、左旋多巴等也有部分疗效。

（王 慧）

六、药物成瘾

（一）概述

药物成瘾（drug addiction）,又称为药物依赖性或瘾癖,是药物与机体相互作用所形成的一种特殊精神状态和身体状态。药物成瘾主要表现为欲求定期地或持续地强迫性用药,以期体验用药后的精神效应,或避免停用致瘾药后所引起的严重身体不适和痛苦。药物成瘾的临床表现因药物不同而不同,但其共同特征是:①**精神依赖性**（psychic dependence）,又称**心理依赖性**（psychological dependence）,是为了追求用药后精神上的某种特殊快感,或避免断药所产生的痛苦,对药物的渴求强烈而不能自制;②**生理依赖性**（physiological dependence）,又称**躯体依赖性**（physical dependence）,指大多数具有依赖性特征的药物经过反复使用所造成的一种适应状态,用药者一旦停药,将发生一系列生理功能紊乱;③**耐药性**（tolerance）,长期反复应用某种药物导致其效应减低,为得到用药初期的同等效应,必须增加用药剂量。

用药者突然停止或减量使用依赖性药物,或使用依赖性药物的拮抗剂（如海洛因成瘾时用纳洛酮）后引起的一系列心理、生理功能紊乱的临床症状和体征,称**戒断综合征**（withdrawal syndrome）。戒断综合征是导致复吸的原因之一。无论何种依赖性药物滥用,一旦成瘾即很难摆脱成瘾药物,以至于多次戒毒,多次再染毒品,这种现象称为复吸。复吸不仅损害滥用者的身心健康,还导致严重的公共卫生和社会问题。

WHO 根据联合国制定并通过的《1961 年麻醉品单一公约》（The Single Convention on Narcotic Drugs, 1961）、《1971 年精神药品公约》（1971 Convention on Psychotropic Substances）之规定,将尚未列入国际管制的精神活性物质如烟草、酒精及挥发性溶剂等纳入依赖性药物范畴,并将致依赖性药物分为麻醉药品、精神药品和其他三大类。

1. 麻醉药品 麻醉药品（narcotic drug）是连续使用后易产生生理依赖性,能成瘾癖的药品,可分为以下三类:

（1）阿片类:包括阿片粗制品及其主要生物碱**吗啡**（morphine）、**可待因**（codeine）、二乙酰吗啡即**海洛因**（heroin）以及人工合成麻醉性镇痛药**哌替啶**（pethidine）、**芬太尼**（fentanyl）

和**美沙酮**(methadone)等。

(2)可卡因类:包括**古柯**(coca)树叶中的生物碱**可卡因**(cocaine)及其粗制品古柯叶和古柯糊。

(3)大麻类:包括印度大麻、大麻浸膏和大麻主要成分四氢大麻酚。

2. 精神药品 精神药品(psychotropic substance)指作用于中枢神经系统,能使之兴奋或抑制,反复使用能产生精神依赖性的药品,按照药理作用性质可分为以下几类:

(1)镇静催眠药和抗焦虑药:如巴比妥类和苯二氮䓬类。

(2)中枢兴奋药:如**苯丙胺**(amphetamine)、**右苯丙胺**(dextroamphetamine)、**甲基苯丙胺**(methamphetamine)即冰毒和**亚甲二氧基甲基苯丙胺**(methylenedioxymethamphetamine),俗称摇头丸(MDMA)或迷魂药(ecstasy)。

(3)致幻药(psychotomimetic drug):如**麦角二乙胺**(lysergic acid diethylamide,LSD)、**苯环利定**(phencyclidine,PCP)和**氯胺酮**(ketamine,"K"粉)等。

3. 其他 包括烟草、酒精及挥发性有机溶剂等精神活性物质。

(二)药物成瘾的生物学机制

1. 药物成瘾相关的脑区及神经递质系统 许多脑区参与药物成瘾的形成与发展。参与生理依赖性的脑区有蓝斑、中脑导水管周围灰质、内侧丘脑、下丘脑、杏仁核、黑质、苍白球、中缝大核、延髓旁巨细胞网状核、脊髓等。介导药物精神依赖性的主要是中脑边缘多巴胺系统,包括腹侧被盖区(VTA)及其投射区伏隔核(NAc)、脑嗅球、隔区、杏仁核、海马及前额叶皮质(PFC)等结构。目前,上述各个脑区之间相互联系的神经网络及神经递质尚不十分清楚,这里仅介绍与药物成瘾性相关的乙酰胆碱(ACh)、5-羟色胺(5-HT)、去甲肾上腺素(NE)和多巴胺(DA)等神经递质。

(1)乙酰胆碱:投射到VTA和黑质致密部的胆碱能神经纤维主要起自脑桥被盖核和被盖外侧核。研究表明吗啡急性用药时,抑制突触前神经元释放ACh,导致突触后胆碱能受体超敏。停药或者使用阿片类阻断剂后,抑制ACh释放的作用取消,大量的ACh释放至突触间隙,参与戒断反应。而反复、长期应用吗啡可以增强NAc内ACh的神经传递,ACh可能通过影响γ-氨基丁酸(GABA)能神经元的活动而调节DA释放。去除NAc的胆碱能神经元不仅强化了动物在**条件性位置偏爱**(conditioned place preference,CPP)模型中对吗啡的敏感化,而且在条件性厌恶中对吗啡戒断产生了负强化,而且这种去除NAc内胆碱能神经元的小鼠注射可卡因后行为敏感化进一步增强。正常情况下,胆碱酯酶抑制剂能够非常显著地抑制吗啡和可卡因诱导的CPP以及自发活动。去除NAc的胆碱能神经元后,胆碱酯酶抑制剂的这种抑制作用消失。Rezayof研究发现,海马CA1内部注射毒扁豆碱显著强化了吗啡诱导的CPP。VTA注射毒扁豆碱或者烟碱受体激动剂时,皮下注射少于常规剂量的吗啡,大鼠亦能形成CPP。Zarrindast在杏仁核也发现了同样的现象。

上面的研究结果提示,正常情况下以及阿片类物质长期、慢性依赖的情况下不同核团内ACh的变化是不同的。

(2)5-羟色胺:5-HT又名血清素,主要由脑干中缝核群分泌,受大脑皮质的广泛神经支配。在药物成瘾中,5-HT作用大多是通过调节DA系统实现的。5-HT受体基因具有多态性,已发现的14种5-HT受体,大部分与药物成瘾相关,其中5-HT$_{1A}$、5-HT$_{1B}$、5-HT$_{2A}$、5-HT$_3$和5-HT$_4$激活,可以促进DA释放,5-HT$_{2C}$受体抑制DA的释放。5-HT在阿片类物质成瘾的戒断症状、抑郁和强迫行为中起重要作用。吗啡可促进 NAc 及 VTA 的 5-HT 代谢，增加大脑内 5-HT 的合成及转运。慢性吗啡戒断期间 5-HT 的转运受到抑制。若增加脑内 5-HT 水平，可以减轻戒断症状，同时减少戒断期间对吗啡的渴求，降低 5-HT 浓度，则戒断症状加重。这可能与 5-HT 刺激 DA 的释放有关。

苯丙胺类物质成瘾亦与 5-HT 有关。冰毒（METH）可通过 5-HT 转运体进入神经末梢，置换出囊泡内的 5-HT，耗竭神经末梢内的 5-HT，同时，抑制突触前 5-HT 再摄取，增加突触间 5-HT 的含量，并生成 H_2O_2、CO 等物质，损害 5-HT 能神经末梢。摇头丸（MDMA）亦能使 5-HT 能神经末梢释放 5-HT，诱导产热和多动症，损耗 5-HT 及损坏神经末端结构。研究表明，MDMA 急性给药通过改变 5-HT 能相关基因的表达，影响 5-HT 的正常代谢。可卡因可以阻断 VTA 内 5-HT 的再摄取，增强可卡因的奖赏效应，PFC 内 5-HT 水平改变可导致可卡因戒断和渴求症状的发生。

（3）去甲肾上腺素：脑桥的**蓝斑核（locus coeruleus, LC）**是含去甲肾上腺素（NE）能神经元最丰富的部位，这些神经元的轴突经由内侧前脑束向大脑皮质、边缘系统、丘脑和下丘脑投射，阿片类物质可以调控 NE 能神经元的活动。阿片类药物急性给药时，能抑制 LC 内的神经元放电频率。这与阿片类药物激活神经元的内向整流 K^+ 通道、抑制一种非特异性阳离子通道（该通道允许 Na^+ 通透），使 K^+ 外流增多，Na^+ 内流减少，神经元产生超级化有关。阿片类药物慢性给药，LC 的神经元出现耐受现象，表现为 LC 内神经元放电速率逐渐恢复到原有水平，用纳洛酮催促可使神经元放电频率增大。实验证明慢性给予阿片类药物上调 LC 内神经元的 AC-cAMP 系统，提示 LC 内神经元的 AC-cAMP 系统上调可能是阿片类药物引起身体依赖性的机制之一。LC 内 NE 能神经元可作为负性强化系统参与阿片类物质成瘾过程。长期应用外源性阿片类药物，抑制 LC 内 NE 能神经元，停药后 LC 内 NE 能神经元活性增强，自发性放电增加，导致 NE 释放增多，引发药物的戒断症状。近年来发现，脑内 NE 可能直接参与吗啡戒断后焦虑状态的产生。可卡因、METH 促进 NE 释放、抑制 NE 摄取的机制与前述 5-HT 相似，可卡因还可以抑制单胺氧化酶的活性，减少 NE 的降解。纹状体和杏仁核内 NE 增多可致焦虑行为，可卡因觅药渴求可被 NE 再摄取抑制剂阻止。

（4）多巴胺：DA 能神经元存在于中脑腹侧内黑质、VTA 和下丘脑，其神经通路主要有三条：黑质 - 纹状体通路、中脑 - 边缘通路和中脑 - 皮层通路。其他的还有结节 - 漏斗束（主要调节垂体激素活动），视网膜束（调节视觉）。黑质 - 纹状体通路，从中脑黑质致密部投射至纹状体，主要参与运动的调节；中脑 - 边缘和中脑 - 皮质通路，起自 VTA，止于腹侧纹状体、杏仁核、伏隔核、海马、前额叶皮质等，与情感和情绪的调控、奖赏行为、学习记忆及药物依赖等有关。

生理状态下，中脑 - 边缘系统参与了美食、性等天然奖赏效应。多种成瘾性药物都可以直接或间接激活 VTA 内 DA 能神经元，增加其靶区特别是伏隔核内 DA 的释放，DA 作用于伏隔核神经元上的 DA 受体，从而产生欣快感和精神满足感。

近年来的资料显示，中脑 - 边缘投射通路，又称为奖赏通路，是许多精神兴奋剂的作用靶点。中脑边缘 DA 系统是启动阿片类物质正性强化效应的关键系统，如吗啡全身用药可使 VTA 中 DA 能神经元放电增加，且能增加 NAc 内 DA 的释放，VTA 内注射吗啡产生的奖赏效应能被全身或 VTA 内注射纳洛酮阻断。目前认为，阿片类物质使中脑边缘 DA 神经通路 DA 释放增加，还可通过 μ 受体抑制 GABA 能神经元活动，解除 VTA 内 GABA 能中间神经元对的 DA 能神经元的紧张性抑制,使得 DA 神经元的活性增强,从而产生奖赏效应。海洛因通过非自然奖赏效应引起前额叶皮层(PFC)和 NAc 内的 DA 释放增多,破坏脑内 DA 的代谢平衡。若停止海洛因刺激,DA 释放相对减少,出现戒断症状。海洛因成瘾的觅药行为与腹内侧前额叶皮层(vmPFC)DA 的调节作用有关。DA 可使吗啡成瘾大鼠**痛兴奋神经元(pain excitation neurons,PEN)**兴奋性降低,抑制尾核中 PEN 活动,所以吗啡使用过程中对疼痛不敏感,而当停用吗啡时,PEN 兴奋性提高,吗啡戒断过程疼痛症状凸显。在吗啡成瘾中,DA 能神经元的**酪氨酸羟化酶(tyrosinehydroxylase,TH)**活性增加,DA 生成增多,这些变化与转录因子的变化有关。

通过海洛因自身给药大鼠 VTA 的 DA 升高与 VTA 内谷氨酸释放相关,使用谷氨酸受体拮抗剂可以阻止与谷氨酸浓度相关的 DA 的释放。苯丙胺类物质可以促进神经细胞轴突末梢释放 DA,激活 LC、纹状体、海马等脑区神经细胞,使机体认知、运动和精神等功能发生改变。METH 作为伪神经递质,与 **DA 转运体(dopamine transporters,DAT)**相结合,加快 DA 释放,增加突触间隙 DA 的浓度,产生为多动、警觉、精神改变、易激惹等行为。由于 METH 和 DAT 结合,抑制 DA 的重摄取,使 TH 活力下降、DA 重摄取位点密度降低,最终导致神经元末梢 DA 的耗竭,出现极度疲劳、忧郁、注意力不集中、记忆力减退等症状。PFC 内 DA 增加可能是介导 METH 觅药、复吸的原因之一。已有实验证明,由 METH 产生的氨对 DA 能神经元具有长期损害,如 METH 导致黑质 DA 能神经元永久性损伤。大麻 CB1 受体拮抗剂可以减少苯丙胺导致的 NAc 内 DA 的释放,说明苯丙胺影响 DA 的释放与大麻 CB1 受体相关。

2. 药物的急性作用 尽管各种依赖性药物急性给药后,迅速作用于相关脑区的特异性受体发挥不同的药理作用,但其最后共同通路均是作用于中脑边缘多巴胺系统,增加中脑 VTA 内 DA 能神经元冲动发放,使**伏隔核(nucleus accumbens,NAc)**、前额叶皮质等区域中的 DA 释放增加。可卡因、苯丙胺类药物是通过抑制突触间隙 DA 重摄取间接激动 DA 受体,而阿片类可能是通过激动 μ、δ 受体及抑制 VTA 内 GABA 能中间神经元对 DA 能神经元的抑制作用,从而使 NAc 内 DA 的释放增加(表 9-11)。

表 9-11 药物的急性作用

药物	作用	受体信号系统
阿片类	激动 μ、δ 及 κ 受体,抑制 VTA 和 NAC 中 GABA 能神经元对 DA 能神经元的抑制作用,间接促进 DA 的释放	Gi
可卡因	通过抑制 DA 转运,间接激动 DA 受体	Gi、Gs
苯丙胺类药物	通过促进 NAc 中 DA 释放等,间接激动 DA 受体	Gi、Gs
乙醇	易化 GABA$_A$ 受体功能,抑制 NMDA 受体功能,作用于内源性阿片肽及 DA 系统	配体门控通道、电压门控通道
尼古丁	激动尼古丁乙酰胆碱受体	配体门控通道

3. 药物的慢性作用

(1)对内源性阿片系统的影响:中枢神经系统内主要有 μ(μ$_1$,μ$_2$)、δ(δ$_1$,δ$_2$)、κ(κ$_1$,κ$_2$,κ$_3$)三类阿片受体,阿片受体是阿片类药物发挥作用的起始点。在正常生理状态下内源性阿片肽与阿片受体相互作用，调节并保持着机体各系统间的功能平衡。外源性阿片类物质可以通过体内的阿片受体使应用者产生明显的欣快感，进而引发强烈的药物渴求，即阿片类物质的正性强化效应或奖赏效应。由于体内阿片受体对外源性阿片类物质能很快产生耐受，所以必须不断摄入大量外源性阿片类物质才能得到初期的奖赏效应。根据生物负反馈原理，势必抑制体内正常内源性阿片肽的形成与释放。阿片类长期反复暴露，使中枢神经系统多个脑区特别是中脑边缘多巴胺系统发生了细胞、分子和基因水平上的适应。这些适应性变化，改变了生理状态下的强化机制、动机状态及学习记忆等，从而出现了耐受性、戒断症状、渴求及敏感化等。

研究表明，吗啡依赖大鼠在躯体戒断反应减轻或消失后仍表现出 CPP（相当于成瘾者的寻求用药行为）。在吗啡依赖形成后，VTA 内细胞外单胺类递质（特别是 DA）显著低于正常对照；在戒断后，NE 大量释放，DA 释放后逐渐回升，但 1 周时仍然显著低于正常对照水平。在吗啡依赖时，NAc 内 β- 内啡肽、脑啡肽及单胺类递质释放及下丘脑阿黑皮素原（POMC）基因表达均受抑制，戒断 48 小时后，强啡肽、NE、5-HT、单胺类代谢产物 MHPG（3- 甲氧基 -4- 羟基苯乙二醇）升达峰值，之后下降，但在戒断 1 周时仍显著高于对照。受到抑制的 β- 内啡肽释放、POMC 基因表达在戒断后有所回升，但于戒断 1 周时还是显著低于正常对照。这表明吗啡依赖时，DA、内源性阿片肽等处于被抑制状态。

用高选择性的 μ 受体激动剂 3H-DAGO 观察大鼠吗啡成瘾后该受体的数量变化，同时用 RT-PCR 方法观察相应基因的表达，发现成瘾大鼠的下丘脑、额叶皮质、纹状体和海马中的 μ 受体不同程度地下调，相应的基因表达也下降。这种受体适应性的下调将会导致内源性阿片系统功能紊乱。因此，在停用吗啡或使用吗啡拮抗剂后，大鼠会出现戒断症状。体外实验显示，δ 受体与 μ 受体起协同作用，而 κ 受体与 μ 受体起相反的作用。有研究发现，NAc 区 DA 能突触的突触前膜上分布有 κ 受体，当其被激活后可引起突触后抑制，降低 NAc 区 DA 的释放。这些实验表明三种阿片受体均参与了药物成瘾，只是发挥的作用不同，详细机制有待进一步研究。

如前所述，中脑边缘多巴胺系统几乎参与了所有成瘾药物的奖赏效应，条件刺激使个体的 DA 骤然升高，在动物表现为 CPP 增加，人类则出现用药渴求、觅药行为。在动物形成依赖后，即使毁损中脑多巴胺系统，动物的 CPP 也没有明显的消除，表明还有其他脑区参与了精神依赖的形成。

近年来的研究发现，不同的成瘾药物不仅可以通过相应的受体引发细胞内信号转导通路、神经营养因子、转录因子以及即刻早期基因改变，还可以通过诱导微小 RNAs（microRNAs、miRNAs）转录或翻译水平的改变以及影响神经胶质细胞功能等导致成瘾。

（2）对突触可塑性的影响：突触可塑性是指突触的结构或功能发生较持久性改变的特征或现象，包括形态的可塑性和功能的可塑性。突触形态结构可塑性从突触群体来说，表现为新的突触形成及突触重排；从单个突触来看，表现为结构修饰，即突触结构参数变化。突触功能的可塑性是指突触传递效能的增强和减弱，主要包括突触传递的习惯化、敏感化、长时程增强（long-term potentiation，LTP）和长时程抑制（long-term depression，LTD）等。众多研究表明，突触可塑性机制广泛参与了药物成瘾的发生和发展。沈亚君等研究显示，成瘾药物在 VTA 区域的适应性改变并非持久不变。VTA 兴奋性突触不仅可诱导出 NMDAR（N- 甲基 -D- 天冬氨酸受体）依赖的 LTP，还可诱导出电压门控钙通道依赖的 LTD。于 VTA

处注入 NMDAR 或 APMAR（α- 氨基羟甲基异唑丙酸受体）拮抗剂，可阻断 CPP 的形成和成瘾药物的敏化。

研究者常用 AMPAR/NMDAR 的电流比值来评价突触强度，测量体内试验后 LTP 的表达。体内给予吗啡、苯丙胺、尼古丁或乙醇后 VTA 内 DA 能神经元 AMPAR/NMDAR 的电流比值增加。在可卡因注射后一周该比值仍有显著增加，同时，AMPAR 与 NMDAR 的电流传导均发生了改变。

成瘾药物所引起的突触可塑性不仅表现在电流变化方面，还体现在突起密度的变化上。如可卡因能诱导增加伏隔核的树突密度，而吗啡则减少这些区域的树突密度。有研究发现，吗啡成瘾大鼠的伏隔核、海马、纹状体等主要脑区突触数量明显增多，而且随着依赖时间的延长有增强趋势。推测可能是吗啡对脑组织的损害以及抑制呼吸系统导致神经元和神经纤维变性、退化，在代偿机制的作用下形成的，确切机制有待进一步研究。

（张绪东　李　丽）

七、神经系统退行性疾病

神经系统退行性疾病（neurodegenerative disease）是一大脑和脊髓的神经元丧失的疾病状态。大脑和脊髓由神经元和胶质细胞组成，神经元有不同的功能，如控制运动，处理感觉信息，并做出决策。大脑和脊髓的神经细胞一般是不会再生的，所以过度的损害可能是毁灭性的，不可逆转的。神经系统退行性疾病是由神经元或其髓鞘的丧失所致，随着时间的推移而恶化，以导致功能障碍。下面主要介绍阿尔茨海默病和帕金森病。

（一）阿尔茨海默病

阿尔茨海默病（Alzheimer disease，AD）是一种病因不明确、发病机制繁杂的慢性、进行性、原发性脑部神经退行性疾病，主要临床表现有记忆力、分析判断、认知功能障碍，情绪以及行为异常等。主要的病理改变为大脑皮质大面积萎缩，在大脑及海马区出现淀粉样 β 蛋白，同时在细胞外累积形成老年斑、神经元纤维缠结以及广泛神经元突触的缺失、炎症、氧化甚至是坏死。主要发生在与记忆及学习功能相关的前脑基底、海马和大脑皮质等部位。随着近年来老年人口的不断增多，AD 的发病率也呈上升趋势，是目前老年人群所面临的最严重的健康问题之一。目前尚无有效的治疗方法。

1. 发病机制　学者早期对阿尔茨海默病的发病机制提出如下假说，比如胆碱能神经元假说、Aβ 毒性假说和 Tau 蛋白假说，随着近年来对阿尔茨海默病的深入研究，胰岛素假说、炎症假说、氧化不平衡假说和基因突变假说也逐一被提出。由遗传因素与环境因素共同引起的阿尔茨海默病的发病机制不能用单一假说完全解释清楚。目前已经发现的三个致病基因为淀粉样蛋白前体蛋白基因、早衰蛋白 1 和 2 基因。

尽管目前 AD 发病机制尚不明确，但 β- 淀粉样蛋白（Aβ）有关学说逐渐占据主流地位，相关证据包括：Aβ 聚集形成老年斑斑块的出现早于 AD 的临床症状表现；目前所有已知与家族型 AD 相关的常染色体突变，如 21 号染色体上的 *APP* 基因、14 号染色体上的 *PS1* 基因和 1 号染色体上的 *PS2* 基因发生突变，均能导致 Aβ 表达增多及沉积的发生；AD 病人脑内 Aβ 清除能力下降，而脑脊液中 Aβ 的水平则较正常人低，提示 Aβ 可在脑组织内发生沉积；AD 转基因动物的出现证实了过量表达 Aβ 及其发生聚集沉积形成老年斑与认知能力下降存在因果关系，并能够诱导以磷酸化的 Tau 蛋白为主要组分的神经元纤维缠结的形成。基于 Aβ 建立的淀粉样蛋白级联假说认为 Aβ 在脑内沉积是 AD 病理改变的中心环节，可引发一系列病理过程，这些病理过程又进一步促进 Aβ 沉积，从而形成一种级联式放大效应。

（1）β- 淀粉样蛋白的产生：淀粉样前体蛋白（APP）是一种广泛存在的 I 型跨膜糖蛋白，其成熟过程历经 N-, O- 糖基化、磷酸化及酪氨酸硫化修饰，几乎所有哺乳类动物细胞的整个生命过程都可以正常产生 APP。成熟的 APP 将至少可能被 3 个酶水解切割形成不同片段长度的肽链。APP 在其跨膜的胞外部分被 α- 分泌酶或 β- 分泌酶切割产生 N 端可溶性 APP 大片段，分别被称为 APPsα 或 APPsβ，其残留在细胞膜上的 C 端 APP 片段则被称为 CTF（CAAT 结合因子）α 或 CTFβ。残留在膜上的 CTFα 或 CTFβ 随后分别经 γ- 分泌酶水解剪切，形成分子量 3kD 的 p3 片段（非淀粉样蛋白途径）或 Aβ 片段（淀粉样蛋白途径）与 APP 胞内结构片段（AICD）。APP 的这一水解过程可能发生于不同器官部位的细胞膜上。

Aβ 片段一般由 38～43 个氨基酸残基构成（以 Aβ40 或 Aβ42 较为常见），该片段一旦产生，单个 Aβ（尤其是 Aβ42）倾向于聚集形成聚合物，初始表现为二聚体、三聚体，之后形成寡聚物、原纤维乃至出现在老年斑中的不溶性纤维。研究发现 AD 患者脑内提取的 Aβ 不溶性聚集物或化学合成的 Aβ 所形成的沉积注入小鼠脑内后均会导致大范围的淀粉样变性发生，因此推测 Aβ 沉积具备朊蛋白（一种感染性蛋白质）的特点，即可聚集装配形成蛋白聚集体。有人甚至提出"与神经退行性病变相关的蛋白均具有类似朊蛋白性质"的观点。

（2）β- 淀粉样蛋白的异常聚集与神经毒性：APP 经酶解产生的 Aβ 经过纤维化聚集等过程最终形成 AD 患者脑内的老年斑。正常情况下细胞产生的 Aβ 是可溶的，几乎不表现出神经毒性；在异常或病理状态下，Aβ 可经过聚集形成致密的不溶性的纤维状聚集物，在低浓度下即表现神经毒性，它能诱导神经元的凋亡和突触丢失、诱导机体发生氧化应激及炎症反应并打破钙平衡，其机制可能与其结合细胞膜有关。

老年斑是 AD 的重要病理学特征，主要由 Aβ 聚集而成，然而研究并未发现老年斑的数量与病情的严重程度具有明显的相关性。研究者最初以纤维状 Aβ 作为药物干预的靶点，研究发现大部分的纤维前体及非纤维状 Aβ 也具有神经毒性，使得 AD 发病过程以纤维状 Aβ 为主导的观点受到挑战，因此，人们也将注意力逐渐转移至 Aβ 的折叠及聚集的动态过程。一般认为成熟 Aβ 纤维丝的聚集过程是一个依赖于**成核反应（nucleation）**的动态聚合过程。然而，由于聚集是一个随机过程，分子在反应过程中无法同步化进行，因此在给定时间内反应体系中都极可能是几种不同聚集体形式的混合物，即使在聚合反应完成后已形成的成熟 Aβ 纤维丝也未必是长期稳定的。此外，反应体系成分的复杂程度还与体系内 Aβ 的浓度、理化参数如温度、离子强度和 pH 值等有关联。

Aβ 的存在形式包括可溶性 Aβ 单体、寡聚体和不可溶的 Aβ 纤维等，这些不同形式的 Aβ 均可导致神经元损伤并损伤记忆功能。可溶性的 Aβ 寡聚体根据分子量及形态的不同可分为低分子量聚集体、原纤维和纤维亚单位等。Aβ 聚集不是简单的从单体到纤维的转变，而是一个相对复杂的过程：经原子力显微镜观察，孵育早期的 Aβ 主要形成 5～10nm 的球形颗粒，随着孵育时间的延长，颗粒消失并形成纤维状结构，这些球形的寡聚体被认为是形成纤维过程中的中间产物。也有人认为可溶性寡聚体和纤维聚集过程可能是互斥的，即有些寡聚体是终末形式，不会再进一步聚集形成纤维结构，而大多数寡聚体在形成后会再继续聚集形成纤维，但是导致这两种聚集路径的原因还不清楚。部分抑制 Aβ 聚集的小分子抑制剂仅对寡聚体发挥作用而其他抑制剂则特异性抑制纤维的形成，这表明寡聚体并不是纤维形成过程中必要的中间物,寡聚体和纤维可能是完全不同的聚集过程。

研究还发现无论 Aβ 是否形成纤维状形态,均表现出细胞毒性,诱发神经突触的减少和神经元死亡,且寡聚态 Aβ 的神经毒性强于 Aβ 纤维。目前倾向于认为聚集早期的可溶性 Aβ 寡聚体的神经毒性最强,能引起神经细胞损伤乃至死亡,在 AD 发病过程中起关键性作用。然而,用可溶性 Aβ 的神经毒性来解释毒性效应时,还不能完全涵盖 AD 更长期的改变,包括神经元变性、丢失以及老年斑的产生。老年斑对于神经元发生损伤是必要的,那么是否与老年斑中存在大量的能够持续释放出损伤周围细胞的 Aβ 寡聚体有关?从这个意义上说,老年斑很可能是伴随着 AD 发病而产生,而并非导致神经细胞损伤的根源。

2. 药物治疗 流行病学研究显示,AD 的患病率随年龄增高而增高,在 65 岁以上人群中约为 5%,而在 85 岁以上人群中约为 20%。由于 AD 的病因未明和发病机制不清,迄今尚无特异性治疗方法。虽然没有药物可以治愈 AD,但有些可以减轻患者的症状,可能会延缓并防止疾病进一步发展。目前的治疗可分为对症治疗、生物学治疗和对因治疗。生物学治疗包括神经介质替代疗法、神经营养因子、促神经细胞代谢药、神经细胞保护剂、干细胞治疗及神经移植等。

(1)乙酰胆碱替代疗法:乙酰胆碱是中枢神经系统中最重要的神经递质之一,也是调节学习记忆过程的必备因素。中枢神经递质代谢障碍学说,即"胆碱能假说"是最早被提出的 AD 发病机制。神经系统中乙酰胆碱等神经递质出现大量降解、锥体细胞坏死及丢失,以及神经元功能异常也是 AD 患者常见的组织病理学改变。神经递质代谢障碍(乙酰胆碱的合成、运输、释放及摄取降低)在 AD 发病中发挥着重要作用,可直接引起 AD 患者记忆力衰退、学习能力下降。通过对 AD 患者进行尸检及脑组织活检发现,前脑基底核内的胆碱能神经元变性及死亡率达 70%~80%,另外还存在胆碱乙酰转移酶和乙酰胆碱酯酶活力下降,突触前 M 受体乙酰胆碱的合成减少以及乙酰胆碱的摄取功能下降的现象。因此,胆碱疗法主要包括乙酰胆碱前体、胆碱受体激活剂和胆碱酯酶抑制剂。然而,在 20 世纪 80 年代,AD 治疗集中于乙酰胆碱替代疗法,期望能像多巴胺治疗帕金森病一样,取得 AD 治疗的突破。但是迄今为止没有取得满意的效果。

胆碱酯酶抑制剂是最常用的治疗药物,也是最有希望的治疗方法。胆碱酯酶抑制剂阻断胆碱酯酶水解乙酰胆碱,增加乙酰胆碱在突触间隙的浓度和功能,改善 AD 患者症状。由于胆碱酯酶与淀粉样蛋白斑形成有关,该酶的抑制剂也会对 AD 患者的病理改变有影响。

第一代胆碱酯酶抑制剂有毒扁豆碱和四氢氨基吖啶。毒扁豆碱改善记忆的作用已经被证实,缺点是作用时间短(1~2 小时),治疗剂量个体差异大。四氢氨基吖啶为中枢神经系统内有活性的氨基吖啶,呈现可逆的胆碱酯酶抑制作用。有临床试验证明其对改善认知功能有疗效,主要副作用是肝脏损害和消化道反应。四氢氨基吖啶(他可林)是第一个被美国 FDA 批准用于治疗 AD 的胆碱酯酶抑制剂。由于第一代胆碱酯酶抑制剂疗效差,副作用大,临床上已经被第二代胆碱酯酶抑制剂替代。第二代胆碱酯酶抑制剂有盐酸多奈哌齐、重酒石酸卡巴拉丁、石杉碱甲和加兰他敏,临床实践证明第二代胆碱酯酶抑制剂能改善患者记忆功能,提高患者生活质量,而且副作用轻,已成为临床治疗 AD 的主要药物。

(2)兴奋性氨基酸受体抑制剂:有观点认为阿尔茨海默病的临床表现与有兴奋作用的谷氨酸不断激活中枢神经系统 NMDA 受体有关。盐酸美金刚是一种具有中等亲和力、非竞争性的 NMDA 受体拮抗剂,并被美国 FDA 批准用于治疗中、重度阿尔茨海默病。但没有证据表明美金刚能预防或延缓阿尔茨海默病患者的神经病变。拮抗谷氨酸的治疗只能减缓中、重度阿尔茨海默病的恶化。美金刚对 GABA、苯二氮䓬、多巴胺、肾上腺素、组胺和甘氨酸受体以及电压依赖型 Ca^{2+}、Na^+ 或 K^+ 通道的亲和性很低。美金刚对 5-HT$_3$ 受体与对 NMDA 受体具有相似的拮抗作用。

临床试验已经证实了美金刚的疗效和安全性。研究发现它对各种痴呆症均有疗效，被认为是一个有前途的治疗痴呆症（尤其是阿尔茨海默病）的神经保护类药物。美金刚在为数众多的中枢神经系统病变方面有潜在的疗效，除了痴呆症外，还包括中风、中枢神经系统外伤、帕金森病、肌萎缩侧索硬化、癫痫症、药物依赖和长期疼痛。美金刚仅仅阻断 NMDA 受体的活性，而不影响正常时的活性，因此安全性较高。在欧洲已被批准用于阿尔茨海默病和血管性痴呆的治疗。在轻到中度血管性痴呆的患者中，连续服用美金刚可以改善认知力，保持总体的功能和行为不恶化。目前美金刚用于治疗青光眼、中风、中枢神经系统外伤、帕金森病、肌萎缩侧索硬化、癫痫症、药物依赖和长期疼痛的安全性和疗效的研究还在进行中。

（3）神经营养因子：神经营养因子是一些促进神经系统发育和维持神经系统功能的蛋白质。近年来，神经营养因子作为神经细胞保护剂应用于治疗神经系统疾病，如肌萎缩侧索硬化，周围神经病和 AD 等。其治疗机制是通过刺激神经细胞合成必需的神经介质和重建这些神经细胞的突触系统。动物模型和体外细胞培养均证实了神经营养因子可明显提高神经细胞的存活率，临床应用神经营养因子的目的是抑制神经细胞变性，恢复变性细胞的功能。

在研究治疗 AD 中，应用最多的是神经生长因子（NGF）。皮层和海马的胆碱能系统损害会出现记忆和认知功能下降，大量资料证实 NGF 可预防这种胆碱能纤维的变性。最近分子生物学发现 NGF 和 NGF 受体的基因功能异常与胆碱能神经系统和认知功能异常有一致的变化。这些实验结果给 NGF 疗法带来了希望。NGF 的治疗作用主要是阻止 AD 的发展，但不能在短期内出现疗效，这给临床观察带来了一定的困难。除 NGF 外，还有十余种神经营养因子尚在研究中。

（4）促神经细胞代谢药：AD 患者大脑利用葡萄糖能力降低而且代谢异常，促进神经细胞代谢药能够通过促进大脑对葡萄糖、磷脂和氨基酸的利用，增强大脑对蛋白质的合成，增进脑功能，改善学习记忆而达到对 AD 对症治疗的目的。根据这一理论，可以尝试应用某些药物来纠正葡萄糖代谢的异常。目前这类药物常用的有海得琴和促智药。

海得琴是一种 α 肾上腺素受体阻断剂，主要用于治疗各种血管病，包括周围血管病、冠心病和脑血管病。它们还能降低血小板的活性和血细胞对血管壁的附着，从而改善微循环，近来被用来治疗各种痴呆和衰老引起的认知障碍。

促智药是一类 GABA 衍生物，包括吡拉西坦和奥拉西坦等，能增强神经传递，促进能量代谢。

（5）神经细胞保护剂：变性机制研究揭示了神经细胞变性是神经细胞凋亡。这一过程的发生首先是多种因素（细胞内、外）引起细胞内胸质钙离子浓度升高，升高的钙离子激活核酸内切酶，从而引发细胞凋亡。根据这一观点应用钙离子通道拮抗剂来治疗 AD 是合理可行的。有研究者比较了尼莫地平和海得琴的治疗作用，发现尼莫地平优于海得琴。但是尼莫地平的确切疗效仍在研究中，需要进一步的循证医学证据。一项涉及 68 例轻中重度

AD 患者研究证明尼莫地平安全有效，能改善各期 AD 患者的认知功能、日常生活能力和精神症状。

（6）神经干细胞移植法：研究发现神经干细胞以及骨髓源充间质移植后可在一定程度上对阿尔茨海默病的临床症状有所缓解，具有较大的发展前景。实验表明，在特定条件下，干细胞可以定向分化为多种不同的功能细胞，其对机体各组织损伤修复都起到重要作用。有学者指出，在神经系统退行性疾病的发展过程中，用于治疗的干细胞主要来源于胚胎内细胞野团的多功能干细胞或是来源于胎儿生殖腺嵴胚胎生殖细胞，亦或是新生儿的神经干细胞，这几类细胞均可以进行自我更新与修复，并且可以产生的脑细胞主要分为三类，即星形胶质细胞、神经元以及少突细胞，充分体现其所具有的多能性。动物实验还发现，使用人脐带血中的干细胞进行治疗，可活化模型小鼠大脑神经胶质，减少氧化应激的压力以及凋亡水平。虽然动物实验已取得初步成功，但值得注意的是，神经干细胞治疗在多方面仍然受限，而且临床尚未明确其治疗对大脑结构及内环境有无影响，或是存在何种影响，另一方面，对于干细胞治疗的研究尚处于动物试验阶段，对其长期影响，治疗剂量和移植位点等并未确定，因此还需要进一步研究。

（7）中药疗法：中药及其提取物治疗阿尔茨海默病已得到普遍关注，中医认为该疾病属肾精衰枯、神机失用和髓减脑消。因此治疗多用活血化瘀、豁痰开窍之药，例如丹参、当归、菖蒲、黄芪、远志、川芎等。目前研究较多的分别是调心方、地黄饮、当归芍药散、复方丹参片和脑尔康等，在动物实验中均取得较好效果。临床中药治疗大多以复合形式进入机体，并直接与病灶对抗，通过多途径、多层次及多成分作用达到综合治疗的效果。但中药治疗目前仍处于初步研究阶段，很多实质性问题尚未解决，因此要进一步深入研究。

根据文献报道银杏叶对改善记忆功能有一定效果，其药理作用与清除自由基有关。另外，中国医学科学院应用高通量抗体芯片技术研究了中药Ⅰ号方对阿尔茨海默病的治疗作用，该药方能从抗微管相关蛋白质 Tau 蛋白高磷酸化、抗炎、抑制凋亡和提高记忆力等多靶位改善阿尔茨海默病模型小鼠的病理生理表现，将有可能成为治疗阿尔茨海默病的有效药物，但从动物实验到临床应用仍需要大量的研究和实践，同时，该研究也提供了研究多靶位改善阿尔茨海默病的基础。

总之，AD 尚无特殊治疗。到目前为止，美国 FDA 批准了用于 AD 治疗的药物主要有五种，其中胆碱酯酶抑制剂有四种：四氢氨基吖啶、多奈哌齐、重酒石酸卡巴拉汀和加兰他敏；NMDA 受体拮抗剂美金刚。但是这五种药均不能延缓或者是阻止疾病的进展，而且对患者的治疗效果也不一致。除了上述 5 种 FDA 批准的药物之外，还有正在研究中的抗淀粉样蛋白类、他汀类、抗炎类及含半胱氨酸的天冬氨酸蛋白水解酶抑制剂等药物。目前所采用的治疗方法无论是药物还是其他方法，主要是尽量减轻疾病过程中所出现的包括精神症状在内的各种症状，延缓痴呆的进一步发展，一旦患者发展到痴呆就很难逆转，因此，最新的治疗理念是对 AD 的临床前期进行干预，从而延缓 AD 的发生。

（二）帕金森病

帕金森病（Parkinson disease，PD） 又名震颤麻痹，是一种进行性神经运动障碍症，是中老年人常见的中枢系统疾病。全球总的发病率约为 0.3%，而在 65 岁以上老年人的患病率已经接近 1%。在临床上，PD 病人表现为静止性震颤，运动障碍，运动迟缓，肌强直和姿势步态异常等运动症状并伴有自律性，认知和情感障碍等。发病机制是中枢黑质纹状体通路中多巴胺（DA）能神经系统病变，导致纹状体 DA 缺失，引起躯体运动功能紊乱。是继阿尔海默茨病之后的第二大进行性神经功能障碍性疾病。PD 的防治已经成为国内外研究热点之一。

1. 发病机制 导致 PD 临床病理症状的分子机制目前还未完全阐明，但根据现有的研究结果已经肯定的是 PD 是由外环境和遗传突变并行共同作用的结果。

（1）线粒体功能障碍与氧化应激：脑组织的重量占到全身体重的 2%，但是耗氧量却是整个人体的 20%。而脑内一半的能量都用于兴奋细胞的 Na^+-K^+-ATP 酶。为了满足这种能量需求，中枢神经系统需要大量的线粒体的装配。因为中枢神经系统的能量大部分都依赖于线粒体，所以线粒体功能发生障碍会引起脑内神经退行性疾病（PD 或 AD）的发生。

用特异性的线粒体复合物 1 的抑制剂鱼藤酮和 1- 甲基 -4- 苯基 -1,2,3,6- 四氢吡啶（MPTP）给予动物以后会产生 PD 的表型，并且形成 α-synuclein（synuclein 是一种有三种类型的含 144 个氨基酸的蛋白，是可能导致 PD 的潜在蛋白，其中 α-synuclein 是构成 Lewy body 的主要蛋白质成分）的聚集。线粒体复合物 1 的缺失常常出现在散发性 PD 患者脑内，并且伴随着谷胱甘肽的缺失，恰恰谷胱甘肽是人体内最重要的抗氧化剂之一，这就提示 PD 患者脑内可能发生了氧化应激。在 PD 患者的黑质神经元内常常会发生线粒体 DNA 的缺失，进一步引起线粒体功能丧失。

通过遗传筛选发现，许多的基因突变会导致线粒体功能障碍或者抗氧化能力降低，从而引起家族性 PD。在哺乳动物的细胞中，PINK1/Parkin 通路的作用是可增加线粒体网状的复杂度，沉默的 PINK1/Parkin 会导致线粒体的破裂，而这是线粒体融合 / 分裂平衡过程中的上游调节核心。流行病学表明散发性 PD 的线粒体功能障碍的原发机制虽然不是很明确，但是和线粒体毒素的接触造成小胶质细胞的激活有很大的相关性。

在所有损伤因子当中，小胶质细胞释放的超氧化物对神经元的杀伤作用最大。而其中关键因子就是 NADPH 氧化酶和巨噬细胞抗原复合体 1（MAC-1）。NADPH 氧化酶是小胶质细胞的最主要的超氧化物的产生酶。在小胶质细胞发生激活后，PHOX 的胞质亚单位会转位到细胞膜上，组成为一个功能性酶，从而产生超氧化物。进一步研究发现小胶质细胞 MAC-1 在 PHOX 的上游可以调节 PHOX 的活性，并且在小胶质细胞调节的神经炎症和神经毒性中起着重要的作用。因此，MAC-1 和 NADPH 氧化酶之间的耦联成为了激活的小胶质细胞调节氧化损伤和神经退行性病变中的核心机制。

（2）突触核蛋白的沉积：α-synuclein 属于 15～25KD 的 synuclein 蛋白家族中的一员，首次发现是从电鳗的神经肌肉连接处中克隆得到的。由于其蛋白的抗体可以标记突起和细胞核，所以命名为突触核蛋白。

虽然三种 synuclein 在结构上具有同源性，但是 α-synuclein 与其他两种家族成员不同的地方在于只有它含有非淀粉样结构域（NAC），这会使得其自身之间可以形成聚集体，最初形成一个中间体 - 环状寡聚原纤维结构，最终形成一个不可溶的纤维聚合体。α-synuclein 在结构上含有 140 个氨基酸，在 N- 末端有 7 个不完全连续的重复序列，该序列和脂质膜上的微结构"脂筏"相结合形成一个两亲性 α- 螺旋结构域，并且具有一个酸性 COOH 末端。α-synuclein 会在 3 个位点出现错义突变，分别是 A30P，E46K 和 A53T。突变后的 α-synuclein 的聚集能力增加，可以引发更强的毒性作用。

在正常的脑组织中，α-synuclein 的免疫染色呈现出其在神经纤维网中的弥散存在状态，这恰恰和它的突触定位相一致。然而在 PD 病人的脑内，α-synuclein 的抗体可以明显地着色 Lewy 小体和 Lewy 神经突。生化结果表明 α-synuclein 是 Lewy 小体的主要组成蛋白，是 Lewy 小体纤维结构的重要组成结构。α-synuclein 的聚集和病理形式通常出现聚集，溶解性较正常状态下更低。α-synuclein 可以通过 N- 末端截断，硝化，泛素化和磷酸化等方式进行转录后修饰。

HSP70 等蛋白伴侣可以拮抗 α-synuclein 的病理聚集。而 PD 的相关基因 SNCA、LRRK2、GBA、UCHL-1 和 ATP13A2 都疑似可以有助于 α-synuclein 的病理化。

α-synuclein 的降解受到了泛素蛋白酶体和自噬通路的共同调节。自噬主要是降解 α-synuclein 的聚集体，通过自噬小体的延生和包裹后与溶酶体融合，通过组织蛋白酶对其进行降解；而 α-synuclein 蛋白上特异的 KFERQ 五肽基序结构使得它可以通过分子伴侣介导的自噬进行降解，胸质中的 HSP70 识别 α-synuclein 上的 KFERQ 五肽基序后与之结合，转位到溶酶体膜上与 LAMP-2A 共同作用，使得 α-synuclein 去折叠化后得到降解。在泛素蛋白酶体通路中，α-synuclein 泛素 E1 激活酶和 E2 结合酶的相继作用后，α-synuclein 受到蛋白酶体的识别并进行降解。在此过程中，Parkin 作为泛素 E3 连接酶发挥着重要的作用，一旦发生突变或者缺失，就会出现 α-synuclein 泛素化功能受损，最终引起蛋白质在体内的蓄积引发毒性，而过表达 Parkin 可以减少 α-synuclein 对神经元产生的毒性。

（3）神经炎症学说：在脑内的炎症反应根据炎性刺激的不同，分为固有免疫系统和获得性免疫系统。血脑屏障使得脑内具有免疫豁免性，在正常生理状态下，外周组织的免疫细胞不能或者很少可以进入到中枢神经系统中，而星形胶质细胞和小胶质细胞作为脑内的固有免疫系统的主要组成成分，执行着免疫监督的作用。激活的星形胶质细胞会在损伤处被募集，如脊髓损伤或者脑缺血。它们的主要作用就是影响炎性细胞，重建血脑屏障，清除中枢神经系统中的碎片，如淀粉样蛋白。而小胶质细胞在中枢免疫系统中通常处于静息的网状结构，激活后呈现阿米巴样的形态并且分泌大量的神经营养因子和细胞因子，通过吞噬作用清除病原体和细胞碎片。

在 PD 发生时，血脑屏障会发生异常，导致 T 淋巴细胞的浸润，PD 病人中脑存在激活的小胶质细胞和 T 淋巴细胞。此后大量有关 PD 脑内神经炎症的研究受到了广泛的关注。另外，在 PD 病人的脑和外周的单核细胞中均发现许多炎症调节因子水平的上调。

在 PD 病人的中脑黑质中激活的小胶质细胞伴随着 Lewy 小体的产生，还表达人白细胞抗原（HLA）-DR 和 CD11b，另外还有大量的集落刺激因子的产生。虽然这些炎症因子并非 PD 特异性的，但是这有可能成为检测疾病发展的生物学指标。

总之，PD 的病理机制当中氧化应激、线粒体功能障碍、蛋白质错位折叠累积以及神经炎症学说都在不断更新，但是这些机制之间彼此都相互关联。α-synuclein 在脑内的蓄积增多，同时降解蛋白的两个重要的环节：泛素蛋白酶体途径和自噬却在 PD 患者的脑内作用减弱，最终导致这种具有诱发神经元凋亡毒性的蛋白质在脑内蓄积，引发脑内小胶质细胞的大量激活，其表面的 PHOX 活性增强，释放的超氧化物使得氧化应激作用增强，一方面诱发神经炎症的进一步加剧，通过炎症因子的释放对神经元产生毒性，另一方面直接促发神经元的进一步死亡。因此，针对 PD 的治疗单一使用多巴胺的替代疗法不足以改善 PD 的病理症状，根据不同的病理机制，在使用左旋多巴的同时给予有效的抑制剂将会成为今后治疗 PD 的有效治疗手段。

2. 临床治疗

（1）传统药物治疗：PD 的病理基础是纹状体 DA 缺失，药物治疗以补充 DA 来展开。①左旋多巴类制剂。患者的黑质纹状体 DA 能神经元大量死亡，导致纹状体大量缺乏 DA，从而产生 PD。由于 DA 不能进入血脑屏障，因此必须补充前体物质。左旋多巴在大脑及外周组织脱羧形成 DA，但口服左旋多巴片剂，约有 1% 的左旋多巴通过血脑屏障进入中脑，被黑质神经细胞或者其他神经细胞摄取，在多巴脱羧酶的作用下形成 DA。PD 大鼠的旋转圈数通常被认为是反映大鼠黑质 DA 能神经元受损的指标。有研究发现，PD 大鼠旋转行为随左旋多巴剂量增多而启动更快，小剂量组比对照组启动慢。PD 大鼠的最高旋转及持续的时间随左旋多巴剂量增加而增加，而小剂量组均低于对照组。同时又有研究认为小剂量的左旋多巴能对抗氧化谷胱甘肽（GSH）系统具有保护作用。因此认为，临床使用左旋多巴应从小剂量开始，寻找最佳剂量范围，减少神经毒性作用。② B 型单胺氧化酶（MAO-B）。MAO-B 是分解代谢的关键酶，DA 在脑内通过 MAO-B 酶分解过程中产生的大量自由基和其他活性氧族损伤神经元。因此抑制 MAO-B 的活性一方面增加 DA 在脑内的水平，另一方面又可以间接起到保护神经元的作用。司来吉兰是一种不可逆选择性 MAO-B 抑制剂，能抑制脑内突触前膜对 DA 的再摄取。*bcl-2* 和 *bax* 基因是一对相互对立的凋亡调控基因，司来吉兰对小鼠黑质的神经保护作用可能是通过上调 *bcl-2* 基因和下调 *bax* 基因来实现的。③ DA 受体激动剂（DARA）。DARA 是目前公认的治疗 PD 有效的药物。其疗效虽不及左旋多巴，但其具有神经保护作用。常见的麦角类 DARA 有：吡贝地尔、溴隐亭、麦角乙脲等。其中吡贝地尔是一种缓释型选择性 D_2、D_3 受体激动剂，通过血脑屏障激活黑质纹状体通路后的 D_2 受体，提高 DA 受体的兴奋性，恢复乙酰胆碱和 DA 系统间平衡。常见的非麦角类 DARA 有：罗匹尼罗、普拉克索等。普拉克索治疗 PD 是有效安全的，服用左旋多巴的 PD 晚期患者，加服普拉克索可以改善左旋多巴的不良反应，对震颤，非运动类症状均有效。普拉克索激动 D_2 受体，缓解 PD 运动症状，降低左旋多巴的用量，改善早晚期 PD 患者震颤，改善 PD 患者的抑郁症状。普拉克索在欧美广泛使用。④ COMT 抑制剂。COMT 是由脑胶质细胞分泌参与 DA 分解的酶之一。COMT 抑制剂通过抑制脑内、脑外 COMT 的活性，提高左旋多巴的生物利用度来显著改善左旋多巴的疗效。COMT 抑制剂本身不会对中枢神经系统产生影响，在外周主要是阻止左旋多巴被 COMT 催化降解成 3-氧甲基多巴。目前主要是用于严重 PD 患者长期用药中的疗效减低，"开-关"现象的辅助治疗。托卡朋、恩他卡朋是目前上市的强效 COMT 抑制剂。

（2）神经修复制剂：由于对神经元凋亡和神经修复的分子机制的研究明确，因此对 PD 的治疗出现了神经保护及修复方法。①神经营养因子：神经营养因子是一类促进神经元生长、发育和分化，支持成熟神经元的蛋白质，有保护、修复神经及神经再生的作用。作用于 DA 能神经元的神经营养因子有助于 PD 的治疗。胶质细胞源神经营养因子（GDNF）是从胶质细胞中分离出来的一种糖基化蛋白，GDNF 不仅对 DA 能神经元具有营养、支持和保护作用，且能促进神经前体细胞向 DA 能神经元的分化，大鼠的黑质在注射 GDNF 后，胶质神经细胞功能神经纤维酸蛋白（GFAP）明显增多，残存的 DA 能神经元数量有所增多。在 6-羟基多巴胺（6-OHDA）导致黑质内多巴胺能神经元变性死亡过程中，选择恰当时期于黑质内给予 GNDF，可以促进黑质内神经元前体细胞进一步向多巴胺能神经元方向分化。PD 模型大鼠于伤侧鞘内连续一周注入 BDNF，可见黑质致密部络氨酸氢化酶（SH）阳性神经元明显增多,电镜显示线粒体破坏程度轻,核膜、核仁改变小,表明 BDNF 对 DA 能神经元有保护作用。②神经节苷脂(GMI)。GMI 是一种内源性神经因子的前体增强剂,外源性 GMI 通过血脑屏障进入细胞膜,保护神经细胞膜 Na^+-K^+-ATP 酶及 Ca^{2+}-ATP 酶的活性,纠正离子失衡并通过内源性神经因子促进神经恢复和再生。外源性 GMI 注入脑内发挥营养神经细胞、保护神经元可能与以下机制有关:改变细胞膜上神经因子受体的活性;加速轴浆运输,促进再生和功能修复;促进损伤修复;减少自由基对细胞的损伤。

(3)外科治疗:影像神经学,电生理技术和立体定向外科手术的发展提高了靶点定位的精度,使手术更安全。外科治疗 PD 所用的靶点有三种:丘脑腹外核 Voa、Vop、Vim;苍白球 Cpi;丘脑底核 STN。Cpi 和 STN 是治疗 PD 的最佳靶点,Vim 是治疗震颤的首选。核团毁损术(PVP)、脑部深部刺激术(DBS)是目前 PD 外科治疗的主要手术方式。外科手术治疗 PD 基于 PD 患者的 Cpi 和 STN 核团过度兴奋和输出,外科手术的目的在于确定核团并减少过度的输出。

PVP 成功的关键在于靶点定位的准确性,影像学解剖定位与电生理结合使 PVP 定位精度得到极大的提高。手术的靶点可以根据不同的症状进行选择,以震颤为主的症状可以选择 Vim,以肌僵直和运动缓慢为主的症状可以选择 Cpi,对于双侧震颤,僵直患者可以选择 STN。PVP 是被证实治疗中晚期 PD 患者安全、有效的治疗方法。

DBS 作为一种新的治疗 PD 的方法,其优点在于它为非毁损性治疗,可以通过重新调整刺激参数,使并发症状得到遏制,不需要手术,这是 PVP 无法比拟的。DBS 适用于所有不能耐受药物或者产生耐药性的 PD 患者。DBS 能全面控制震颤,肌张力障碍,步态等运动障碍,特别适合需要同期手术或对侧接受过 PVP 的患者,患者越年轻,疗效越好,不良反应越少。

DBS 不需要进行核团结构的破坏,无论是 Vim、STN,还是 GPi 的 DBS 治疗,刺激参数可随患者病情进展、药物作用进行调整,保证了疗效的稳定性。DBS 被认为是目前治疗 PD 的最佳外科手术。

(4)干细胞移植术:经典药物及手术治疗只能缓解 PD 的部分症状,不能阻止黑质多巴胺神经元的变性过程,远期疗效也并不乐观。近年来,移植治疗 PD 受到了广泛的关注。

神经干细胞(NSC)来源于神经组织,在一定条件下分化形成神经元、星形胶质细胞和少突胶质细胞等一类高能干细胞。NSC 作为细胞或载体用于 PD,目前主要采用三种策略:NSC 体外培养诱导分化多巴胺神经元再移植;永生化 NSC 导入调节分化的基因使之分化为多巴胺能神经元;NSC 直接移植入纹状体。目前,干细胞移植治疗 PD 仅限于动物实验阶段,干细胞移植应用于临床仍有大量的研究工作要开展,比如:神经干细胞定向分化调控;移植细胞长期存活;转基因长期表达;细胞移植的肿瘤及潜在的不良反应。

(5)细胞治疗:目前治疗帕金森病新的治疗方法是细胞或基因治疗。帕金森病主要是由于黑质中多巴胺能细胞的逐渐减少造成的,细胞或基因治疗的目的是维持或者取代多巴胺的作用。Spheramine 为治疗帕金森病的药物,是一种新型细胞疗法,由视网膜色素上皮细胞组成,经注射进入中枢神经系统,产生多巴胺。

(6)基因治疗:基因治疗就是用一定的方法使有缺陷的基因恢复正常,通常将用于治疗目的基因转入特定的载体,然后导入人体,在体内制造需要的蛋白质,达到根治疾病的目的。帕金森病患者的脑中病变部位范围小,易于局部移植治疗。

帕金森病基因治疗面临的首要问题是靶标的选择。第一类靶标为多种参与多巴胺代谢的酶，包括**酪氨酸羟化酶（tyrosine hydroxylase，TH）**。第二类靶标是各种神经生长因子，主要包括胶质源性神经生长因子和脑源性神经生长因子。这些神经营养因子具有营养保护作用。第三类靶标则为基因传导阻断凋亡的发生过程，有多重环节可干预。

目前，基因移植途径包括向黑质纹状体导入治疗基因，通过间接体内和直接体内两种方法。前者是在体外用携带治疗基因的表达载体转染培养细胞后再移植于脑内，比较热门的是将目标基因转至各种干细胞后再移植，期望兼顾到基因治疗和干细胞治疗；后者是将携带治疗基因的表达载体直接注射于脑内，以达到治疗 PD 的目的。转运工具即载体的选择也是一个重要问题。腺相关病毒和慢病毒被认为有临床实用前景。因为它们对不分裂的细胞（神经元属不分裂的细胞）也具有很好的转染效率，且表达时间长。

（黄　诚）

主要参考文献

1. 邵水金，朱大诚. 解剖生理学 [M]. 3 版. 北京：人民卫生出版社，2021.
2. 王庭槐. 生理学 [M]. 9 版. 北京：人民卫生出版社，2018.
3. 姚泰. 生理学 [M]. 2 版. 北京：人民卫生出版社，2010.
4. 赵铁建，朱大诚. 生理学 [M]. 11 版. 北京：中国中医药出版社，2021.
5. 范少光，汤浩. 人体生理学 [M]. 3 版. 北京：北京医科大学出版社，2006.
6. 朱大诚. 生理学 [M]. 北京：中国医药科技出版社，2016.
7. GAGE FH. Mammalian neural stem cells. Science，2000，287（5457）：433.
8. BRAZLTON TR，ROSSL FM，KESHET GI，et al. From marrow to brain of neuronal phenotypes inadult mice[J]. Science，2002，290（5497）：1775.
9. 朱大诚. 生理学 [M]. 2 版. 北京：清华大学出版社，2017.
10. 丁文龙，王祖承. 神经、精神系统及感觉器官 [M]. 上海：上海交通大学出版社，2010.
11. 李丽，郑学芝. 医学生理学 [M]. 哈尔滨：黑龙江科技出版社，2014.
12. NICHOLLS J G. 神经生物学——从神经元到脑 [M]. 5 版. 杨雄里等译. 北京：科学出版社，2014.
13. 孙庆伟，周光纪，李光华，等. 医学生理学 [M]. 2 版. 北京：人民卫生出版社，2013.
14. 朱景宁，张月萍，王建军，等. 小脑参与内脏活动调节的研究进展 [J]. 中国神经科学杂志，2003，19（4）：268-272.
15. 李国彰. 神经生理学 [M]. 北京：人民卫生出版社，2007.
16. CARLSON N R. 生理心理学 [M]. 北京：中国轻工业出版社，2007.
17. HAMMOND C. Cellular and Molecular Neurophysiology[M]. Elsevier，2015.
18. 岳小芳，邱梅红，曲卫敏，等. 内源性睡眠促进物质研究进展 [J]. 中国临床药理学与治疗学，2011，16（6）：672-678.
19. 鞠躬. 神经生物学 [M]. 北京：人民卫生出版社，2004.
20. 熊鹰，齐建国. 神经生物学 [M]. 北京：科学出版社，2013.
21. 朱华，李利华，杨举伦. 吗啡依赖对大鼠生理性依赖相关脑区突触数量的影响 [J]. 解剖学杂志，2004，27（4）：394-397.
22. 王芬芬，沈杰，张吉翔. MicroRNAs 与可卡因成瘾关系的研究进展 [J]. 中国病理生理杂志，2012，28（1）：181-185.
23. 丛潇怡，贾晓健，刘晓翌. 可卡因与阿片类药物成瘾中 microRNA 作用机制的研究进展 [J]. 中国药物依赖性杂志，2015，24（2）：89-92.

24. 沈亚君，朱永平. 药物成瘾与突触可塑性调节 [J]. 中国药物依赖性杂志，2012，21（2）：94-99.

25. 傅强，王新华，张宏，等. CREB1 蛋白在大鼠急、慢性吗啡依赖和戒断中的表达变化 [J]. 解放军医学杂志，2006，31（9）：887-889.

26. 杨黎华，白洁. 单胺类神经递质在药物成瘾中的作用机制 [J]. 中国药理学通报，2015，31（2）：149-152.

27. HIKIDA T, KITABATAKE Y, PASTAN I, et al. Acetylcholine enhancement in the nucleus accumbens prevents addictive behaviors of cocaine and morphine[J]. Proc Natl Acad Sci USA.2003, 100（10）: 6169-6173.

28. REZAYOF A, ZATALI H, HAERI-ROHANI A, et al. Dorsal hippocampal muscarinic and nicotinic receptors are involved in mediating morphine reward[J]. Behav Brain Res, 2006, 166（2）: 281-290.

29. REZAYOF A, NAZARI-SERENJEH F, ZARRINDAST MR, et al. Morphine-induced place preference: involvement of cholinergic receptors of the ventral tegmental area[J]. Eur J Pharmacol, 2007, 562（1-2）: 92-102.

30. ZARRINDAST MR, FATTAHI Z, ROSTAMI P, et al. Role of the cholinergic system in the rat basolateral amygdala on morphine-induced conditioned place preference[J]. Pharmacol Biochem Behav, 2005, 82（1）: 1-10.

31. DE ROVER M, LODDER J C, SEHOFFELMEER AN, et al. Intermittent morphine treatment induces a long-lasting inerease incholinergic modulation of GABAergic synapses in nucleus Accumbens of adult rats[J]. Synapse, 2005, 55（1）: 17-25.

32. GARCÍA-PÉREZ D, LÓPEZ-BELLIDO R, RODRIGUEZ R E, et al. Dysregulation of dopaminergic regulatory mechanisms in the mesolimbic pathway induced by morphine and morphine withdrawal[J]. Brain Struct Funct, 2015, 220（4）: 1901-1919.

33. SUZUKI T, KISHIMOTO Y, OZAKI S, et al. Meehanism of opioid dependence and interaction between opioid receptors[J]. Eur J Pain, 2001, 5（Suppl A）: 63-65.

34. MAMELI M, BELLONE C, BROWN MTC, et al. Cocaine inverts rules for synaptic plasticity of glutamate transmission in the VTA[J]. Nat Neurosci, 2011, 14（4）: 414-416.

35. COSTIGAN M, SCHOLZ J, WOOLF C J. Neuropathic pain: a maladaptive response of the nervous system to damage[J]. Annu Rev Neurosci. 2009, 32: 1-32.

36. ROMANO A, FREUDENTHAL R, MERLO E, et al. Evolutionary-conserved role of the NF-κB transcription factor in neural plasticity and memory[J]. Eur. J. Neurosci.2006, 24: 1507-1516.

37. OSSIPOV M H, LAI J, MALAN TP J R, et al. Spinal and Supraspinal mechanisms of neuropathic pain[J]. Ann N Y Acad Sci. 2000, 909: 12-24.

38. FU E S, ZHANG Y P, SAGEN J, et al. Transgenic inhibition of glial NF-kappa B reduces pain behavior and inflammation after peripheral nerve injury[J]. Pain 2010, 148: 509-518.

39. ZELENKA M., SCHAFERS M., SOMMER C. Intraneural injection of interleukin-1β and TNFα into rat sciatic nerve at physiological doses induces signs of neuropathic pain[J]. Pain, 2005, 116: 257-263.

40. XU J.T., XIN W.J., ZHANG Y., et al. The role of the tumor necrosis factor-alpha in the neuropathic pain induced by Lumbar 5 ventral root transection in rat[J]. Pain, 2006, 123: 306-321.

41. CHEN SR, ZHOU HY, BYUN HS, et al. Casein kinase Ⅱ regulates N-methyl-D-aspartate receptor activity in spinal cords and pain hypersensitivity induced by nerve injury[J]. J. Pharmacol. Exp. Ther. 2014, 350: 301-312.

42. BASBAUM AI, BAUTISTA DM, SCHERRER G, et al. Cellular and molecular mechanisms of pain[J]. Cell 2009, 139: 267-284.

43. KE R, RONALD D. Neuron-glia crosstalk gets serious: Role in pain hypersensitivity[J]. Curr. Opin. Anaesthesiol. 2008, 21: 570-579.

44. ZHOU H Y, CHEN S R, PAN H L. Targeting N-methyl-D-aspartate receptors for treatment of neuropathic pain[J]. Expert Rev Clin Pharmacol. 2011, 4: 379-388.

45. WANG W, MEI X P, WEI Y Y, et al. Neuronal NR2B-containing NMDA receptor mediates spinal astrocytic c-Jun N-terminal kinase activation in a rat model of neuropathic pain[J]. Brain Behav Immun. 2011, 25: 1355-1366.

46. ZHUANG Z Y, WEN Y R, ZHANG D R, et al. A peptide c-Jun N-terminal kinase (JNK) inhibitor blocks mechanical allodynia after spinal nerve ligation: respective roles of JNK activation in primary sensory neurons and spinal astrocytes for neuropathic pain development and maintenance[J]. J. Neurosci. 2006, 26: 3551-3560.

47. JI R R, GEREAU R W, MALCANGIO M, et al. MAP kinase and pain[J]. Brain Res. Rev. 2009, 60: 135-148.

48. 戴雪伶, 姜招峰. 基于淀粉样蛋白级联假说的阿尔茨海默症防治研究进展 [J]. 生物学杂志, 2014(4): 85-89.

49. 葛佳佳. 阿尔茨海默症的研究进展 [J]. 医学美学美容, 2015(3): 675-676.

50. 段磊, 司继刚, 刘萍, 等. 阿尔茨海默病药物治疗研究进展 [J]. 河北医药, 2015(7): 1077-1080.

51. 彭艳, 钱海霞, 白雪, 等. 阿尔茨海默病动物模型的研究进展 [J]. 中国中医药科技, 2014(5): 596-597.

52. 胡海燕, 朱未名, 黄向东, 等. 中医药治疗阿尔茨海默症的实验研究进展 [J]. 中国中医基础医学杂志, 2006, 12(11): 879-881.

53. 苏维海. 帕金森病综合治疗的研究进展 [J]. 实用心脑肺血管病杂志, 2010, 18(11): 1728-1730.

54. 孙姗姗, 黄旭, 王玲, 等. 帕金森病理机制的研究进展 [J]. 健康必读. 2013, 12(4): 15-17.

55. 马石楠, 李东升. 帕金森动物模型的研究进展 [J]. 科技风, 2015(6): 84-85.

56. 阿丽塔, 刘晓婷, 王敏, 等. 抗帕金森病新药的研发进展 [J]. 中国药事. 2012, 26(6): 629-633.

57. 冯涛, 马凌燕. 帕金森病研究进展 [J]. 科技导报, 2017, 35(4): 4.

58. 程鹏, 李泰明. 乙酰胆碱酯酶抑制剂在阿尔兹海默症治疗中的研究进展 [J]. 黑龙江科技信息, 2018, 000(009): 50-51.

59. 韩济生. 神经科学 [M]. 3 版. 北京: 北京大学医学出版社, 2009.

60. 栾剑, 杨心悦. 阿尔茨海默病的发病机制和药物研发进展 [J]. 中国合理用药探索, 2022, 19(5): 11-16.

61. 李婉琳, 宋勋, 叶亮, 等. 阿尔茨海默病发病机制及药物治疗方法研究进展 [J]. 中国临床神经科学, 2021, 29(5): 581-589, 596.

62. SIMON D K, TANNER C M, BRUNDIN P. Parkinson disease epidemiology, pathology, genetics, and pathophysiology[J]. Clin Geriatr Med, 2020, 36(1): 1-12.

63. 赵光锐, 轶峰, 尹绍雅. 帕金森病外科治疗进展 [J]. 中国现代神经疾病杂志, 2022, 22(4): 253-262.

第十章 内分泌和生殖

第一节 概　　述

一、内分泌系统与激素

内分泌（endocrine）是指内分泌细胞将其产生的生物活性物质直接排入血液或组织液的过程。经典的内分泌概念是指某些细胞所分泌的激素，通过血液实现其作用的一种方式，这些细胞称为**内分泌细胞**（endocrine cell）。内分泌细胞有的比较集中形成腺体，称为**内分泌腺**（endocrine gland）。由内分泌腺和散在于某些组织器官中的内分泌细胞组成的具有信息传递功能的调节系统，称为**内分泌系统**（endocrine system）。它与神经系统密切联系，相互配合，共同调节机体的各种功能活动，维持内环境相对稳定。

人体内主要的内分泌腺有垂体、甲状腺、甲状旁腺、肾上腺、胰岛、性腺（睾丸和卵巢）、松果体和胸腺等；散在于组织器官中的内分泌细胞比较广泛，如消化道黏膜、心、肾、肺、皮肤、胎盘等部位均存在有各种各样的内分泌细胞；此外，在中枢神经系统内，特别是下丘脑存在兼有内分泌功能的神经细胞。

激素（hormone）是指由内分泌腺或散在内分泌细胞所分泌的，经血液或组织液传递而发挥作用的高效生物活性物质。激素作用的特定器官、组织、细胞分别称为靶器官、靶组织、靶细胞。

二、激素的分类

激素的种类繁多，来源复杂，按其化学结构不同，可分为多肽和蛋白质激素、胺类激素、脂类激素三大类（表10-1）。

（一）多肽和蛋白质类激素

此类激素最多，主要有下丘脑调节肽、神经垂体激素、腺垂体激素、胰岛素、甲状旁腺激素、降钙素以及胃肠激素等。此类激素亲水性强，主要与靶细胞的膜受体结合，继而启动膜内信号转导系统引起生物效应，而其自身并不进入细胞内。

（二）胺类激素

胺类激素多为氨基酸的衍生物，包括肾上腺素、去甲肾上腺素和甲状腺激素等。肾上腺素、去甲肾上腺素由酪氨酸修饰而成，甲状腺激素为含碘酪氨酸缩合物。前两者水溶性强，主要与膜受体结合发挥调节作用，甲状腺激素脂溶性强，可进入细胞内直接与核受体结合发挥调节作用。

表 10-1 激素的主要来源与化学性质

腺体 / 组织	生成的激素	英文缩写	化学性质
下丘脑	促甲状腺激素释放激素	TRH	肽类
	促性腺激素释放激素	GnRH	肽类
	生长激素释放抑制激素（生长抑素）	GHIH（SS）	肽类
	生长激素释放激素	GHRH	肽类
	促肾上腺皮质激素释放激素	CRH	肽类
	催乳素释放因子	PRF	肽类
	催乳素抑制因子	PIF	肽类
	血管升压素（抗利尿激素）	VP（ADH）	肽类
	缩宫素	OT	肽类
腺垂体	促肾上腺皮质激素	ACTH	肽类
	促甲状腺激素	TSH	蛋白质类
	卵泡刺激素	FSH	蛋白质类
	黄体生成素	LH	蛋白质类
	促黑（素细胞）激素	MSH	肽类
	生长激素	GH	蛋白质类
	催乳素	PRL	蛋白质类
甲状腺	四碘甲腺原氨酸（甲状腺素）	T_4	胺类
	三碘甲腺原氨酸	T_3	胺类
甲状腺 C 细胞	降钙素	CT	肽类
甲状旁腺	甲状旁腺激素	PTH	肽类
胰岛	胰岛素		蛋白质类
	胰高血糖素		肽类
肾上腺皮质	皮质醇		类固醇类
	醛固酮	Ald	类固醇类
肾上腺髓质	肾上腺素	E	胺类
	去甲肾上腺素	NE	胺类
睾丸	睾酮	T	类固醇类
	抑制素		蛋白质类
卵巢	雌二醇	E_2	类固醇类
	孕酮	P	类固醇类
	松弛素		肽类
胎盘	绒毛膜促性腺激素	CG	肽类
	绒毛膜生长激素	CS	肽类
	雌三醇	E_3	类固醇类
	孕酮	P	类固醇类
松果体	褪黑素	MT	胺类

续表

腺体/组织	生成的激素	英文缩写	化学性质
胸腺	胸腺素		肽类
胃肠道	促胃液素		肽类
	缩胆囊素	CCK	肽类
	促胰液素		肽类
心房	心房钠尿肽	ANP	肽类
肝	胰岛素样生长因子	IGFs	肽类
肾	1, 25-二羟维生素 D_3	1, 25-$(OH)_2$-D_3	固醇类
血管内皮	内皮素	ET	肽类
血浆	血管紧张素 II	Ang II	肽类
脂肪组织	瘦素		蛋白质类
各种组织	前列腺素	PGs	二十碳烷酸类

（三）脂类激素

脂类激素是指以脂质为原料合成的激素。

1. 类固醇激素　类固醇激素（steroid hormone）包括肾上腺皮质激素、性激素和胆钙化醇（维生素 D_3）。胆固醇是衍生这类激素的共同前体。由于肾上腺皮质激素、性激素含有环戊烷多氢菲母核结构，又被称为甾体类激素。胆钙化醇因其环戊烷多氢菲四环结构中的 B 环被打开，则称为**固醇激素（sterol hormone）**。类固醇激素分子量小且呈脂溶性，可直接跨膜与胞质受体或核受体结合引起生物效应。

2. 脂肪酸衍生物　是指二十碳脂肪酸衍生的二十碳烷酸类化合物，包括前列腺素族、血栓素类、白细胞三烯类等。这类激素既可通过膜受体也可通过胞内受体转导信息。

三、激素的传递方式

目前根据激素的运输途径不同，将其传递方式分为 4 种（图 10-1）。大多数激素经血液运输至远距离的靶细胞而发挥作用，这种方式称为**远距分泌（telecrine）**。某些激素可不经血液运输，仅由组织液扩散而作用于邻近细胞，称为**旁分泌（paracrine）**。如果内分泌细胞

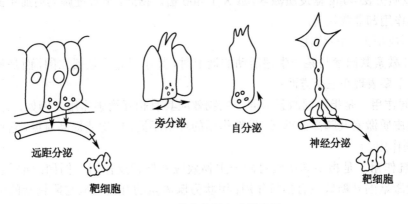

图 10-1　激素传递方式示意图

所分泌的激素在局部扩散,又返回作用于该内分泌细胞而发挥反馈作用,这种方式称为**自分泌**(autocrine)。另外,下丘脑有许多具有内分泌功能的神经细胞,这类细胞既能产生和传导神经冲动,又能合成和释放激素,故称**神经内分泌细胞**,它们产生的激素称为**神经激素**(neurohormone)。神经激素可沿神经细胞轴突借轴质流动运送至末梢而释放,称为**神经分泌**(neurocrine)。

四、激素作用的特性

激素虽然种类很多且作用复杂,但它们在对靶组织发挥调节作用的过程中,具有某些共同的特性。

(一)"信使"特性

内分泌系统以激素为媒介在细胞之间进行信息传递,无论是哪种激素,在实现其调节作用的过程中,仅仅起着"信使"的作用,既不能作为细胞的原材料,也不能提供能量,只对靶细胞原有的生理生化过程起加强或减弱的作用,调节其固有的功能活动。

(二)特异性

虽然激素通过血液运输能够与全身各个部位的组织、细胞进行广泛接触,但一种激素只能选择性地作用于某器官、腺体或细胞,这种选择性作用称为激素作用的特异性。被激素选择性作用的器官、腺体或细胞分别称为靶器官、靶腺或靶细胞。激素作用的特异性与细胞膜或细胞内是否存在能与该激素发生特异性结合的受体有关。不同激素的靶组织数量和广泛性具有很大差异。有些激素只作用于某一靶腺,如促甲状腺激素只作用于甲状腺,促肾上腺皮质激素只作用于肾上腺皮质,而垂体促性腺激素只作用于性腺等。有些激素没有特定的靶腺,其作用比较广泛,如生长激素、甲状腺激素等,它们几乎对全身的组织细胞的代谢过程都发挥调节作用,但是,这些激素也是与细胞的相应受体结合而起作用的,因此它们的作用在分子水平上仍具有特异性。

(三)高效性

激素在血液中的浓度都很低,一般在纳摩尔(nmol/L)甚至在皮摩尔(pmol/L)数量级。虽然血液中激素的含量甚微,但其作用显著,这是因为激素与受体结合后,使细胞发生一系列酶促反应,产生逐级放大效应的结果,形成一个高效的生物放大系统(图 10-2)。例如 $0.1\mu g$ 的促肾上腺皮质激素释放激素,可引起腺垂体释放 $1\mu g$ 促肾上腺皮质激素,后者能引起肾上腺皮质分泌 $40\mu g$ 糖皮质激素,放大了 400 倍。据此,不难理解为何血中的激素浓度虽低,但其作用却非常显著。

(四)激素间的相互作用

当多种激素共同参与某一生理活动的调节时,其作用并不是孤立的,而是相互联系相互影响的,主要表现在三个方面:

1. 协同作用　是指不同激素对同一生物效应具有相互增强作用。例如,生长激素、肾上腺素、糖皮质激素及胰高血糖素,虽然作用的环节不同,但均能提高血糖,它们在升糖效应上有协同作用。

2. 拮抗作用　是指不同激素对同一生物效应发挥相反作用。例如,胰岛素能降低血糖,与上述激素的升糖效应有拮抗作用;甲状旁腺激素的升钙效应与降钙素的降钙效应相拮抗等。

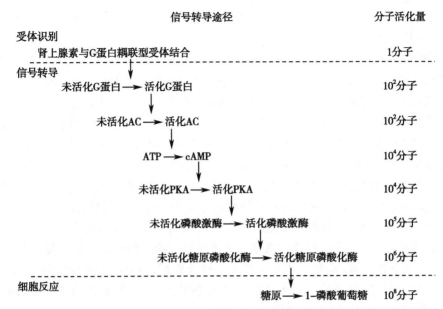

图 10-2　激素（肾上腺素）的生物放大效能

AC：腺苷酸环化酶；ATP：三磷酸腺苷；cAMP：环磷腺苷；PKA：蛋白激酶 A

3. 允许作用　有些激素本身并不能直接对某个器官、组织或细胞产生生理效应，然而它的存在可使另一种激素的作用明显增强，即对另一种激素起支持作用，这种现象称为**允许作用（permissive action）**。例如，糖皮质激素对心肌和血管平滑肌并无收缩作用，但是必须有糖皮质激素的存在，儿茶酚胺才能很好地发挥对心肌和血管平滑肌的调节作用。关于允许作用的机制，至今尚未完全清楚。

五、激素作用的机制

激素作为化学信使物质与靶细胞膜受体或细胞内受体结合后，引起跨膜和细胞内信号转导过程并最终产生生物效应。近年来，随着分子生物学技术的应用和研究，人们对激素作用机制的认识也更加深入。

（一）激素的受体

1. 受体的分类　激素受体是指靶细胞膜上或细胞内能识别并专一结合某种激素，继而引起各种生物效应的功能蛋白质。根据激素受体在细胞中的定位可分为细胞膜受体和细胞内受体两类。

除甲状腺激素外，其他的含氮激素的受体都在细胞膜上，称为细胞膜受体或膜受体。细胞膜受体又分为 G 蛋白耦联受体、酪氨酸激酶受体和鸟苷酸环化酶受体等。

类固醇激素的受体存在于细胞内。细胞内受体又分为胞质受体和核受体。胞质受体是指存在于靶细胞胞质中的特殊的可溶性蛋白质，它能特异性地与相应的激素结合，形成激素 - 受体复合物，然后才能使激素由胞质转移至核内发挥作用。核受体是存在于细胞核内能与相应的激素结合，并对转录过程起调节作用的蛋白质，它由一条多肽链组成，分为激素结合结构域、DNA 结合结构域和转录激活结构域。目前认为，糖皮质激素和盐皮质激素受体主要存在于胞质中,而性激素和胆钙化醇受体主要存在于核内。甲状腺激素虽不属于类固醇激素,但其受体为核受体。

2. 受体调节 激素受体也像其他蛋白质一样,处于不断合成与降解的动态平衡中,受多种生理和病理因素的影响。受体调节一般是指对受体数量及亲和力的调控与影响。激素与受体的结合力称为**亲和力(affinity)**。实验表明,受体的亲和力和数量可以随着生理条件的变化而发生改变。某一激素与受体结合时,可使该受体或另一受体的亲和力与数量增加或减少,前者称为增量调节或简称上调,而后者称为减量调节或简称下调。例如,给去卵巢大鼠注射少量的雌激素,可使子宫组织的雌激素受体数量增加;糖皮质激素能使血管平滑肌细胞上的 β 受体数量增加,与儿茶酚胺的亲和力增强,均属于上调现象。长期使用大剂量的胰岛素,在淋巴细胞膜上的胰岛素受体数量会减少,这属于下调现象。

受体调节机制复杂,至今尚未完全阐明。一般认为下调与受体内化有关。受体内化是指受体与相应的激素结合后,形成的激素-受体复合物的入胞过程。部分复合物转运至溶酶体降解,发生受体下调,而部分由高尔基复合体处理后,受体重新转运至膜表面,形成受体再循环过程。所以,受体的合成与降解处于动态平衡之中,其数量的多少与激素的量相适应,从而调节靶细胞对激素的敏感性与反应强度。

(二)细胞膜受体介导的激素作用机制—第二信使学说

第二信使学说是 Sutherland 等在 1965 年提出来的。他认为人体内各种含氮激素都是通过细胞内的环磷酸腺苷(cAMP)发挥作用的。首次把 cAMP 称为第二信使,而激素则为第一信使。该学说认为,含氮激素作为第一信使首先与靶细胞膜上相应的特异性受体结合,激活细胞膜内的腺苷酸环化酶(AC),在 Mg^{2+} 存在的条件下,AC 催化细胞内 ATP 转化为 cAMP。cAMP 作为第二信使在细胞内激活无活性的蛋白激酶 A(PKA),进而催化细胞内多种底物发生磷酸化反应,从而引起靶细胞产生各种生理生化反应(图 10-3)。

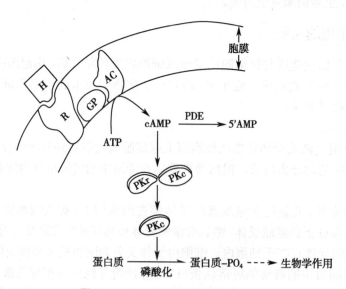

图 10-3 AC-cAMP-PKA 途径示意图

H:激素 R:受体 GP:G 蛋白 AC:腺苷酸环化酶 PDE:磷酸二酯酶
PKr:蛋白激酶调节亚单位 PKc:蛋白激酶催化亚单位

随着研究的不断进展,目前把由细胞表面受体接受第一信号后转换而来的细胞内信号称为**第二信使(second messenger)**。细胞内的以下五种物质,即cAMP、cGMP、三磷酸肌醇(IP_3)、二酰甘油(DG)和Ca^{2+}属于第二信使。细胞内起关键作用的蛋白激酶除了PKA,还有蛋白激酶C(PKC)、蛋白激酶G(PKG)等。第二信使在细胞信号转导中起重要作用,其在细胞内的浓度受第一信使的调节。第二信使能够激活级联系统中酶的活性,以及非酶蛋白的活性,控制细胞的生理生化反应,同时也控制着细胞的增殖、分化和生存,并参与基因转录的调节。

(三)细胞内受体介导的激素作用机制—基因表达学说

基因表达学说是Jesen和Gorski在1968年提出来的。他们认为类固醇激素的分子小且呈脂溶性,因此可透过细胞膜进入靶细胞。在靶细胞内存在类固醇激素受体。类固醇激素进入细胞之后,可经过两个步骤影响基因表达从而发挥生物效应,此种作用机制又被称为二步作用原理:第一步是激素进入细胞内与胞质受体结合形成激素-胞质受体复合物,此复合物在适宜温度和Ca^{2+}参与下发生变构获得透过核膜进入核内的能力,并由胞质转移至核内;第二步是与核内受体结合,形成激素-核受体复合物,该复合物能启动或抑制该部位相应的DNA转录过程,促进或抑制mRNA的形成,进而诱导或减少某些蛋白质的合成,实现其生物效应(图10-4)。

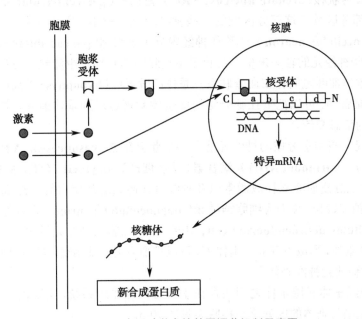

图10-4　类固醇激素的基因调节机制示意图

应该指出,甲状腺激素虽属含氮激素,但其作用机制却与类固醇激素相似,它可进入细胞内,但不经过与胞质受体结合即进入核内,直接与核受体结合调节基因表达。

目前已有实验证实,有些激素可通过多种细胞信号转导机制发挥不同作用。例如糖皮质激素既可通过基因调节发挥作用(数小时或数天),也可迅速调节神经细胞的兴奋性(数秒或数分钟),而且不被基因转录和翻译抑制剂抑制,显然是通过膜受体以及离子通道发挥效应,又如孕激素可与 GABA$_A$ 受体结合影响 Cl$^-$ 电导,这种效应称为**类固醇激素的非基因效应**(**non-genomic effect**)。

(孙世晓)

第二节 下丘脑的内分泌

一、下丘脑的内分泌结构

下丘脑(hypothalamus)位于丘脑下方第三脑室周围,其不仅是重要的神经中枢,还是重要的内分泌调节中枢,其中的部分神经元能分泌神经激素。当大脑或中枢神经系统其他部位的神经信息到达下丘脑时,具有内分泌功能的神经元可以将其转变为调控垂体激素释放的信息,通过垂体和外周靶腺激素,对机体生理功能进行体液调节。

下丘脑的**促垂体区**(**hypophysiotrophic area, HTA**)能分泌**促垂体激素**(**hypophysiotropic hormone**),包括各种**释放激素**(**releasing hormone**)和**释放抑制激素**(**release-inhibiting hormone**),从而调节腺垂体的分泌功能。促垂体区位于下丘脑的内侧基底部,包括**视前区**(**preoptic area, POA**)、**腹内侧核**(**ventromedial nucleus, VMN**)、**视交叉上核**(**suprachiasmatic nucleus, SCN**)、**弓状核**(**arcuate nucleus, ARC**)、**室周核**(**periventricular nucleus, PeVN**)和室旁核内侧部等区域。这部分区域的一些神经元胞体较小,发出的轴突较短,称为**小细胞神经元**(**parvocellular neuron**),也称作**神经内分泌小细胞**(**parvocellular neuroendocrine cell, PvC**)。这些神经元的轴突末梢多终止于下丘脑的基底部**正中隆起**(**median eminence**)。在正中隆起和垂体前叶之间存在血管联系—**垂体门脉系统**(**hypophyseal portal system**),并形成两级毛细血管网,可以把下丘脑分泌的促垂体激素运送到垂体前叶,实现促垂体区和垂体前叶之间的信息交流。

下丘脑的视上核和室旁核的神经元能分泌**血管升压素**(**vasopressin, VP**),又名**抗利尿激素**(**antidiuretic hormone, ADH**)、**缩宫素**(**又名催产素 oxytocin, OT**)、脑啡肽、内啡肽、神经肽 Y、促肾上腺皮质激素释放激素以及神经垂体激素运载蛋白等。这部分细胞体积较大,胞质丰富,轴突较长,称为**大细胞神经元**(**magnocellular neuron**),也称作**神经内分泌大细胞**(**magnocellular neuroendocrine cell, MgC**)。大细胞的神经元轴突向下延伸,终止于垂体后叶 - 神经垂体,形成下丘脑 - 垂体束,可以把血管升压素和缩宫素等物质通过轴浆运输到神经末梢,释放到神经垂体。

另外,在神经垂体和腺垂体之间还存在垂体短门脉血管系统,实现两者之间的物质和信息交流。下丘脑与垂体的内分泌结构联系见图 10-5。

二、下丘脑激素及其生物学作用

下丘脑分泌的激素包括促垂体区分泌的促垂体激素(7 种)和视上核、室旁核分泌的血管升压素和缩宫素等。某些下丘脑激素的化学结构还不清楚,暂称为"因子"。图 10-6 介绍了部分下丘脑激素的氨基酸顺序或化学结构。

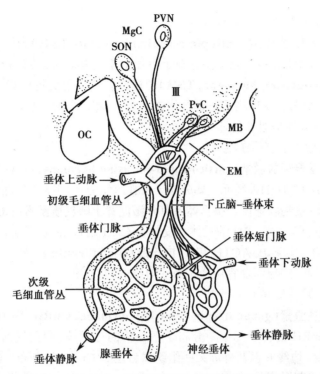

图 10-5　下丘脑和垂体的结构联系

Ⅲ：第三脑室；EM：正中隆起；MB：乳头体；MgC：大细胞神经元；
OC：视交叉；PvC：小细胞神经元；PVN：室旁核；SON：视上核

神经垂体激素

　　血管升压素

$$\overset{\displaystyle\overline{\quad S\quad\quad S\quad}}{\text{Cys-Tyr-Phe-Gln-Asn-Cys-Pro-Arg-Gly-NH}_2}$$

　　缩宫素

$$\overset{\displaystyle\overline{\quad S\quad\quad S\quad}}{\text{Cys-Tyr-Ile-Gln-Asn-Cys-Pro-Leu-Gly-NH}_2}$$

促垂体激素

　　促甲状腺激素释放激素（TRH）　　(pyro)Glu-His-Pro-NH$_2$

　　促性腺激素释放激素（GnRH）　　(pyro)Glu-His-Trp-Ser-Tyr-Gly-Leu-Arg-Pro-Gly-NH$_2$

　　生长激素释放抑制激素（GHIH）

$$\overset{\displaystyle\overline{\quad S\quad\quad\quad\quad S\quad}}{\text{Ala-Gly-Cys-Lys-Asn-Phe-Phe-Trp -Lys-Thr-Phe-Thr-Ser-Cys}}$$

　　生长激素释放激素（GHRH）

Tyr-Ala-Asp-Ala-Ile- Phe-Thr-Asn-Ser-Tyr- Arg-Lys-Val-Leu-Gly-
Gln-Leu-Ser-Ala-Arg- Lys-Leu-Leu-Gln-Asp-Ile-Met-Ser-Arg-Gln-
Gln-Gly-Glu-Ser-Asn-Gln-Glu-Arg-Gly-Ala-Arg-Ala-Arg-Leu-NH$_2$

　　催乳素抑制激素（PIH）

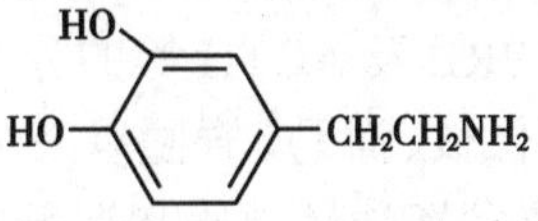

HO—⟨ ⟩—CH$_2$CH$_2$NH$_2$
HO

　　促肾上腺皮质激素释放激素（CRH）

Ser-Gln-Glu-Pro-Pro-Ile-Ser-Leu-Asp-Leu-Thr-Phe-His-Leu-Leu-
Arg-Glu-Val-Leu-Glu-Met-Thr-Lys-Ala-Asp-Gln-Leu-Ala-Gln-Gln-
Ala-His-Ser-Asn-Arg-Lys-Leu-Leu-Asp- Ile -Ala-NH$_2$

图 10-6　部分下丘脑激素的氨基酸顺序或化学结构

（一）促甲状腺激素释放激素

促甲状腺激素释放激素（thyrotropin-releasing hormone，TRH）为仅有 3 个氨基酸残基构成的小肽。分泌 TRH 的神经元主要分布于下丘脑中间基底部。TRH 促进腺垂体**促甲状腺激素**（thyroid-stimulating hormonr，TSH）的释放。后者再促进甲状腺分泌和释放甲状腺激素（T_3 和 T_4）。此外，TRH 也促进催乳素的释放。除下丘脑以外，在大脑和脊髓也存在 TRH，其作用可能与神经信息的传递有关。

（二）促肾上腺皮质激素释放激素

促肾上腺皮质激素释放激素（corticotropin-releasing hormone，CRH）为 41 个氨基酸残基构成的多肽。分泌 CRH 的神经元主要分布于下丘脑室旁核，其轴突末梢深入到正中隆起，通过垂体门脉系统运输到腺垂体。腺垂体内有分泌**促肾上腺皮质激素**（adrenocorticotropic，ACTH）的细胞，细胞膜上有 CRH 的受体。受体与 CRH 结合后，通过胞内 cAMP 与 Ca^{2+} 的作用，促进腺垂体合成与释放 ACTH 和 **β- 内啡肽**（β-endorphin）。另外，在杏仁核、海马、中脑等部位以及外周一些组织器官中也都有 CRH 的少量存在。

（三）促性腺激素释放激素

促性腺激素释放激素（gonadotropin-releasing hormone，GnRH）为 10 个氨基酸残基构成的小肽。分泌 GnRH 的神经元集中分布于下丘脑的弓状核、内侧视前区和室旁核等处。在其他脑区，如间脑、边缘叶以及外周某些组织器官也有 GnRH 的分布。GnRH 可以促进腺垂体合成与分泌**卵泡刺激素**（follicle-stimulating hormone，FSH）和**黄体生成素**（luteinizing hormone，LH）。需要说明的是，尽管 GnRH 可以促进腺垂体的分泌活动，但是对于外周部位的性腺的直接作用却是抑制。在女性，GnRH 可以抑制卵泡的发育和排卵，减少雌激素和孕激素的分泌；在男性，可以抑制睾丸的生精作用和睾酮的分泌。

（四）生长激素释放激素和生长激素释放抑制激素

1. 生长激素释放激素 生长激素释放激素（growth hormone releasing hormone，GHRH）为 40 或 44 个氨基酸残基构成的多肽。分泌 GHRH 的神经元主要分布于下丘脑弓状核，少量存在于腹内侧核、背内侧核和室旁核等。GHRH 的作用是促进腺垂体分泌**生长激素**（growth hormone，GH）。在腺垂体生长激素细胞膜上有 GHRH 的 G 蛋白耦联受体，其与 GHRH 结合后，通过 cAMP-PKA 途径促进 GH 基因的表达和分泌，同时还可以促进腺垂体细胞的增生和分化。

2. 生长激素释放抑制激素 生长激素释放抑制激素（growth hormone release-inhibiting hormone，GHIH）为环状的 14 肽（SS_{14}）和 28 肽（SS_{28}），又称为**生长抑素**（somatostatin，SS）。分泌 SS 的神经元主要分布于**室周核**（periventricular nucleus，PeVN）及弓状核等。SS 可以抑制腺垂体 GH 的分泌，其与分泌 GH 的细胞膜受体结合后，通过减少细胞内的 cAMP 和 Ca^{2+} 而发挥作用，同时还可以抑制 GH 基因的转录，从而减少 GH 的生物合成。除此之外，SS 也可以抑制 TSH、LH、FSH、PRL 及 ACTH 等的分泌。除了下丘脑以外，SS 在体内还广泛分布于大脑皮质、纹状体、杏仁核、海马、脊髓以及外周的胃肠、胰岛、肾脏、甲状腺和甲状旁腺等组织，从而在神经系统发挥神经递质和调质的作用，在消化系统抑制胃肠运动和消化液及消化道激素的分泌，对相关的内分泌腺体也有抑制作用。

（五）催乳素释放因子和催乳素释放抑制激素

下丘脑通过释放**催乳素释放因子**（prolactin-releasing factor，PRF）和**催乳素释放抑**

制激素(prolactin release-inhibiting hormone,PIH)分别促进和抑制腺垂体分泌催乳素(prolactin,PRL),通常以 PIH 的抑制作用为主。

(六)垂体腺苷酸环化酶激活肽

垂体腺苷酸环化酶激活肽(pituitary adenylate cyclase-activating polypeptide,PACAP)为 36 个氨基酸残基构成的多肽。分泌 PACAP 的神经元主要位于视上核和室旁核,在其他脑区也广泛分布。PACAP 可以调节腺垂体的滤泡星形细胞的功能,从而促进生长因子或细胞因子的生成,后者再以旁分泌的形式调节腺垂体细胞的生长、分化和分泌活动。

三、下丘脑激素分泌的调控

(一)神经调节

下丘脑与其他中枢部位有广泛而错综复杂的纤维联系。传入到下丘脑的神经纤维末梢通过释放神经递质影响下丘脑相应神经元的内分泌活动。这些神经递质大致可分为单胺类神经递质、肽类神经递质和乙酰胆碱三大类。不同的神经递质对下丘脑调节肽分泌的调节作用比较复杂,同样的神经递质对不同的调节肽分泌的调节作用有的是促进,而有的则表现为抑制,这里不再一一举例。单胺类神经递质对下丘脑调节肽分泌的影响见表 10-2。

表 10-2　三种单胺类神经递质对下丘脑调节肽分泌的影响

单胺类神经递质	TRH	GnRH	GHRH	CRH	PRF
NE	↑	↑	↑	↓	↓
DA	↓	↓(−)	↓	↓	↓
5-HT	↓	↓	↑	↑	↓

表中的符号:↑为加强,↓为减弱,(−)为不变

(二)体液调节

存在于下丘脑 - 腺垂体 - 靶腺轴上的下丘脑调节肽的分泌受多级轴系的反馈作用,如存在于下丘脑 - 腺垂体 - 甲状腺轴、下丘脑 - 腺垂体 - 肾上腺皮质轴和下丘脑 - 腺垂体 - 性腺轴上的 TRH、CRH 和 GnRH。下级腺体和靶组织分泌的激素常以负反馈的机制调节和控制这三种激素的分泌。通常表现为长环反馈(long-loop feedback)、短环反馈(short-loop feedback)和超短反馈(ultrashort-loop feedback)三个层次的调节活动。长环反馈是指调节环路中的终末靶腺或靶细胞分泌的激素对上级腺体活动的反馈调节作用;短环反馈是指垂体分泌的激素对下丘脑分泌活动的反馈调节;超短反馈是指下丘脑调节肽对下丘脑肽能神经元的调节作用。

(三)血液中代谢产物的水平

血液中代谢产物的水平可以直接影响下丘脑激素的释放。如 SS 和 GHRH 分别可以降低和升高血糖,当血糖水平升高时,SS 分泌增多,相反这时 GHRH 分泌减少。

(高剑峰　张松江)

第三节 垂体的内分泌

垂体(pituitary,hypophysis)位于大脑的底部,紧临下丘脑的下方,依据功能可将垂体分为**腺垂体(adenohypophysis)**和**神经垂体(neurohypophysis)**两大部分。腺垂体位于垂体前叶,神经垂体位于垂体后叶。他们和下丘脑之间的结构关系见图 10-5。

一、腺垂体的内分泌

腺垂体有两种嗜色细胞,一种是嗜酸性染色细胞,可以分泌生长激素(GH)和催乳素(PRL);另一种是嗜碱性染色细胞,可以分泌促甲状腺激素(TSH)、促肾上腺皮质激素(ACTH)、卵泡刺激素(FSH)和黄体生成素(LH)。

(一)生长激素

生长激素由 191 个氨基酸组成,分子量为 22 000Da,其化学结构与人催乳素近似,故生长激素有弱催乳素作用,催乳素有弱生长激素作用。

1. 生长激素的生理作用

(1)促生长作用:GH 能促进骨、软骨、肌肉以及其他组织细胞分裂、增殖和机体蛋白质合成增加,尤其是促进骨骼、肌肉和内脏器官的生长。人幼年时期如果缺乏 GH,生长发育停滞,身材矮小,称为**侏儒症(dwarfism)**;如果 GH 分泌过多,则患**巨人症(gigantism)**。人成年后 GH 分泌过多,由于长骨骨骺已经钙化,长骨不再生长,只能使软骨成分较多的四肢肢端短骨、面骨及其软组织增生,以致出现鼻大唇厚、下颌突出、手足粗大等症状,称为**肢端肥大症(acromegaly)**。GH 促进生长的作用是由于它能诱导靶细胞产生一种具有促生长作用的肽类物质—**胰岛素样生长因子(insulin-like growth factor,IGF)**,也称为**生长激素介质(somatomedin,SM)**。SM 能刺激多种细胞的有丝分裂、细胞生长、分化增殖过程,如成纤维细胞、肝细胞、脂肪细胞、肌细胞及肿瘤细胞等,但其对脑的生长发育没有影响。SM 还能促进硫酸盐、氨基酸进入软骨细胞,加速蛋白质合成,促进软骨生长。

(2)促进代谢的作用:GH 能加速软骨、骨、肌肉、肾、肺、肠、脑和皮肤等组织蛋白质的合成,使相应组织的 DNA 和 mRNA 的合成增加;抑制细胞对糖的摄取和利用,使血糖升高;加速脂肪分解,减少脂肪酸氧化,故使血液中游离脂肪酸增多。

2. 生长激素分泌的调节

(1)下丘脑对 GH 分泌的双重调节:腺垂体分泌 GH 受下丘脑 GHRH 与 GHIH(SS)的双重调节。所有到达下丘脑的信息可以通过 GHRH 与 GHIH 来影响 GH 的分泌。GHRH 可以诱导 GH 细胞增殖,同时促进 GH 分泌;相反,GHIH 可以抑制 GH 的基础分泌,同时也可以抑制其他一些生理或药理因素所引起 GH 的分泌,如运动、GHRH、胰岛素引起的低血糖等,但是不能抑制 GH 细胞的增殖。GHIH 对 GH 的抑制作用,一般是在应激刺激 GH 分泌过多时,才显著地发挥出来。

(2)反馈调节:GH 对下丘脑和腺垂体产生负反馈调节作用。GH 可通过门脉血管逆流刺激下丘脑 GHIH 的分泌,同时抑制 GHRH 及 GH 的分泌,也可以直接作用于腺垂体的 GH 细胞,抑制 GH 的合成和分泌(图 10-7)。

(3)影响 GH 分泌的其他因素:①睡眠:人在觉醒状态下,GH 分泌较少,进入慢波睡眠后,GH 分泌明显增加,入睡 1 小时后,血中 GH 浓度达到高峰。转入快波睡眠后,GH 分泌又减少。这种现象在青春期尤为显著,50 岁以后,GH 这种分泌峰消失。夜间 GH 的分泌量约占一天分泌量的 70%,有利于促进生长和体力的恢复。②代谢因素:血中葡萄糖水平下降、氨基酸与脂肪酸水平升高均能促进 GH 的分泌,其中以低血糖对 GH 分泌的刺激作用最强。③应激刺激、运动、禁食、甲状腺激素、胰高血糖素、雌激素与睾酮均能促进 GH 分泌。

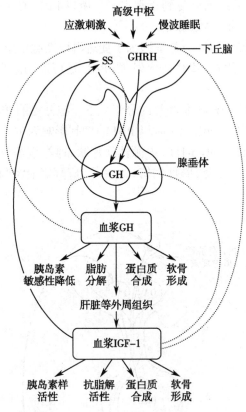

图 10-7　生长激素的作用及其分泌的调节

GH: 生长激素;SS: 生长抑素;GHRH: 生长素释放激素;IGF-1: 胰岛素样生长因子 -1

——➤表示促进;⋯⋯➤表示抑制

（二）催乳素

PRL 是含 199 个氨基酸的多肽,分子量为 23 000Da。女性体内 PRL 水平高于男性,青春期和排卵期升高,在妊娠期,垂体中合成 PRL 的催乳素细胞的数目和体积均增加,到妊娠末期,血清中 PRL 的含量可以是正常的 40～60 倍。

1. 催乳素的生理作用

（1）对乳腺的作用:青春期乳房的发育主要是 GH 对间质和脂肪组织的作用。乳腺腺泡等分泌组织只有在妊娠期才发育。在妊娠期,在雌激素和孕激素的基础作用下,PRL 协同糖皮质激素、胰岛素、甲状腺激素等共同促进乳腺腺泡的发育。PRL 使充分成熟的乳腺小叶细胞对乳汁中酪蛋白 mRNA 的转录和翻译加快,促进乳汁中脂肪合成增加,促进并维持泌乳。到妊娠期,PRL、雌激素与孕激素分泌增多,使乳腺组织进一步发育,但此时血中雌激素与孕激素浓度过高,抑制 PRL 的泌乳,所以具备泌乳能力却并不泌乳。分娩后,血中的雌激素、孕激素浓度大大降低,PRL 才能发挥始动和维持泌乳的作用。

（2）对生殖活动的调节作用：PRL 对性腺的调节作用非常复杂。可刺激卵泡黄体生成素受体生成,小剂量 PRL 对孕酮有允许作用,大剂量则抑制其合成。在睾酮存在的条件下,可促进前列腺及精囊的生长,还可增强 LH 对间质细胞的作用,使睾酮合成增加。

（3）参与应激反应：研究证实,在许多应激刺激下,血中的 PRL 水平与 ACTH 和 GH 同时升高,刺激停止数小时后逐渐恢复到正常水平。所以 PRL 被认为与 ACTH 和 GH 一样,是应激反应中腺垂体分泌的三大激素之一。

（4）免疫调节作用：PRL 协同一些细胞因子促进淋巴细胞增殖,直接或者间接促进 B 淋巴细胞分泌 IgM 和 IgG。此外,离体研究发现,PRL 还可以刺激小鼠腹腔巨噬细胞的吞噬功能。

2. 催乳素分泌的调节　腺垂体 PRL 的分泌受下丘脑分泌的 PRF 和 PIH 双重调控,PRF 可促进其分泌;PIH 可抑制其分泌。平时以 PIH 的抑制影响为主。现代研究证实,PIH 就是多巴胺。其他激素如 TRH、VIP、5-HT、内源性阿片肽、雌激素等也都有刺激 PRL 分泌的作用。紧张、剧烈运动、睡眠、性交、胸部创伤、大手术、麻醉等应激刺激都会出现 PRL 水平升高（图 10-8）。

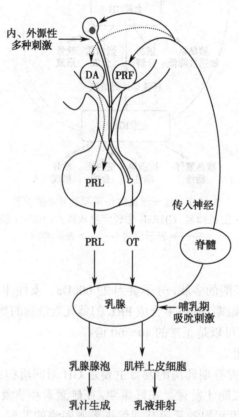

图 10-8　催乳素分泌的调节与缩宫素的射乳反射途径

哺乳期间,婴儿吸吮乳头的刺激经脊髓上行,传入冲动到达下丘脑,解除抑制
乳腺活动的因素,并刺激兴奋因素,腺垂体和神经垂体分别分泌 PRL 和 OT。
PRL：催乳素；OT：缩宫素；PRF：催乳素释放因子；DA：多巴胺

（三）腺垂体促激素

在腺垂体分泌的激素中，促甲状腺激素（TSH）、促肾上腺皮质激素（ACTH）、促卵泡激素（FSH）与黄体生成素（LH）均有各自的外周靶腺，促进各自相应靶腺的分泌活动，故统称为促激素（tropic hormone），分别形成：①下丘脑 - 腺垂体 - 甲状腺轴；②下丘脑 - 腺垂体 - 肾上腺皮质轴；③下丘脑 - 腺垂体 - 性腺（卵巢或睾丸）轴。腺垂体通过促进靶腺分泌激素而发挥机体功能调节作用（图 10-9）。

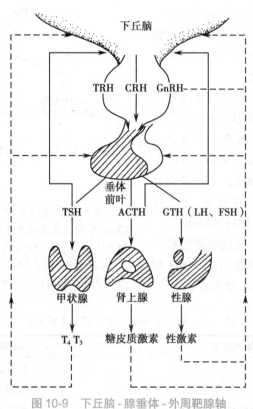

图 10-9　下丘脑 - 腺垂体 - 外周靶腺轴

TRH：促甲状腺激素释放激素；CRH：促肾上腺皮质激素释放激素；
GnRH：促性腺激素释放激素；TSH：促甲状腺激素；
ACTH：促肾上腺皮质激素；GTH：促性腺激素；
LH：黄体生成素；FSH：卵泡雌激素；
——→表示促进；·······→表示抑制

二、神经垂体的功能

神经垂体从间脑底部的漏斗向下延伸，主要由下丘脑 - 垂体束的神经纤维和神经末梢以及由胶质细胞分化而成的神经垂体细胞组成。神经垂体内不含腺细胞，不能合成激素。下丘脑的视上核和室旁核的神经内分泌大细胞合成的血管升压素和缩宫素经过下丘脑 - 垂体束运输到神经垂体储存。在机体需要时，神经垂体将这两种激素直接释放入血液循环。

（一）血管升压素

1. 血管升压素的生理作用 ① VP 可以导致皮肤、肌肉、内脏的血管收缩，对于提升和维持动脉血压有一定的作用。② VP 与肾脏集合管主细胞膜上的 V2 受体结合，通过 GS 激活 PKA，使胞质中的水孔蛋白嵌入主细胞膜，增强上皮细胞顶端膜对水的通透性，促进水的重吸收，从而使尿量大大减少，具有抗利尿作用。该激素对远曲小管也有作用。③ VP 还可以促进腺垂体 ACTH 的分泌增加。

2. VP 分泌的调节 血浆晶体渗透压浓度和血容量的变化是调节 VP 分泌的两个最重要的因素，尤其是前者（图 10-10）。VP 的分泌还受生物节律的影响，清晨最高，以后逐渐降低，傍晚最低。VP 的合成和分泌发生障碍时可导致尿崩症，患者排尿量恶性增加，严重者导致机体脱水。

有关 VP 的作用以及在循环系统和泌尿系统的调节已经有详细描述，表 10-3 列出了影响 VP 分泌的几种主要因素。

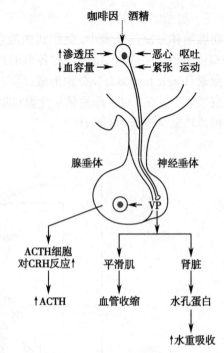

图 10-10　血管升压素的作用和分泌的调节
CRH：促肾上腺皮质激素释放激素；VP：血管升压素；
ACTH 促肾上腺皮质激素
↑表示增强；↓表示下降；
——→表示兴奋；………►表示抑制

表 10-3　影响血管升压素分泌的主要因素

促进分泌的因素	抑制分泌的因素
血浆晶体渗透压↑	血浆晶体渗透压↓
细胞外液量↓	细胞外液量↑
疼痛、运动、情绪紧张等应激刺激	动脉血压↑
恶心、呕吐	心房钠尿肽
直立体位	轻度寒冷
血管紧张素Ⅱ	乙醇

（二）缩宫素

1. 缩宫素的生理作用

（1）对乳腺的作用：哺乳分为乳腺腺泡产生乳汁和乳汁的排出两个过程。OT 能使乳腺腺泡周围的肌上皮细胞收缩，使乳汁排入乳腺导管或射出，是典型的神经内分泌反射，称为射乳反射。射乳反射的过程如下：婴儿吸吮乳头的感觉信息经传入神经传至下丘脑，兴奋 OT 神经元，神经冲动沿下丘脑 - 垂体束下行抵达神经垂体，使 OT 释放入血，血液中的 OT 引起乳腺肌上皮细胞发生收缩，促使乳汁排出（图 10-4）。另外，OT 可以维持哺乳期乳腺继续泌乳，使乳腺不至于萎缩。

（2）对子宫的作用：OT 可以促进子宫平滑肌收缩，此作用与子宫的功能状态有关。缩宫素对妊娠子宫的作用强烈而对非孕子宫的作用较弱，故产科常用于引产、催产和产后子宫收缩无力而引起的出血的止血。

2. 缩宫素分泌的调节　OT 的分泌受下丘脑的调控，属于典型的神经内分泌调节方式。乳头和乳晕受到刺激时，均可通过传入神经到达下丘脑，引起 OT 的分泌。另外，凡可刺激 VP 分泌的因素都可促进 OT 的分泌。

（高剑峰　张松江）

第四节　甲状腺的内分泌

甲状腺是人体内最大的内分泌腺，重 20～25g。腺体内含有许多大小不等的、由单层上皮细胞围成的腺泡，腺泡上皮细胞是甲状腺激素合成与释放的部位。腺泡腔内充满腺泡上皮细胞分泌的胶质，主要成分为含有甲状腺激素的**甲状腺球蛋白（thyroglobulin，TG）**。因此，腺泡腔内的胶质是甲状腺激素的储存库。

在甲状腺腺泡之间和腺泡上皮细胞之间有**腺泡旁细胞（parafollicular cell）**，也称 **C 细胞（clear cell）**，可分泌降钙素。

一、甲状腺激素的合成与代谢

甲状腺激素（thyroid hormone）主要有两种，即甲状腺素，或称四碘甲腺原氨酸（T_4）和三碘甲腺原氨酸（T_3），它们都是酪氨酸的碘化物。另外，甲状腺也可合成极少量的不具有生物活性的**逆 -T_3（reverse T_3，rT_3）**。

碘和 TG 是合成甲状腺激素的主要原料。碘由食物提供，人每天从食物中摄取碘 100～200μg，约有 1/3 进入甲状腺，甲状腺含碘量为 8 000μg 左右，占全身总碘量的 90%。各种原因引起的碘缺乏，都会导致甲状腺激素合成减少。TG 由腺泡上皮细胞合成，然后转运至腺泡腔内储存。TG 上的酪氨酸残基碘化后可合成甲状腺激素。

（一）甲状腺激素的合成

甲状腺激素的合成包括以下三个步骤：

1. 甲状腺腺泡的聚碘　聚碘是合成甲状腺激素的第一步，正常甲状腺腺泡上皮细胞内，碘的浓度比血浆高 25～50 倍，故聚碘是一种主动转运。在腺泡上皮细胞基底膜侧有钠 - 碘同向转运体，其和膜上的 Na^+-K^+ 泵协同转运可实现 I^- 的继发性主动转运。聚碘能力大小是判断甲状腺功能的一个重要指标。临床上常用放射性 [131]I 示踪法来检查和判断甲状腺聚碘能力。甲状腺功能亢进时，聚碘能力增强；甲状腺功能减退时，聚碘能力减弱。

2. 碘的活化　摄入腺泡上皮内的 I^- 在**过氧化酶（thyroperoxidase，TPO）**的催化下转变为活性的碘。活化后的碘可能是 I^0（碘原子）、I_2 或与酶的结合物。只有活化后的碘才能取代酪氨酸残基上的氢原子。

3. 酪氨酸碘化与碘化后酪氨酸的耦联　酪氨酸碘化是由活化的碘在 TPO 的作用下取代 TG 上的酪氨酸残基苯环 3,5 位上的氢，生成**一碘酪氨酸残基（monoiodotyrosine，MIT）**和**二碘酪氨酸残基（diiodotyrosine，DIT）**。然后相邻两个分子的 DIT 耦联，脱去一分子丙氨酸，生成 T_4，或一分子的 MIT 与相邻一分子的 DIT 发生耦联生成 T_3，此外还能合成极少量的 rT_3。

甲状腺 TPO 是由腺泡上皮细胞合成的一种含铁卟啉的蛋白质,其作用是促进碘的活化、酪氨酸碘化以及碘化的酪氨酸耦联。TPO 的活性受 TSH 的调控。临床上,硫氧嘧啶与硫脲类药物可抑制 TPO 活性,从而抑制甲状腺激素的合成,用于治疗甲状腺功能亢进。在甲状腺激素合成过程中,滤泡腔中的碘在甲状腺细胞顶端由 TPO 氧化,所用的另一底物为过氧化氢。主要的酶是近来克隆的甲状腺 Duox1 和 Duox2。正常细胞中的过氧化氢由多形核中性粒细胞、单核细胞及巨噬细胞产生,作为宿主防御系统中抵抗病原微生物的毒性代谢物,在甲状腺中它是碘氧化以及甲状腺激素合成的辅助因子。在正常生理状态下,甲状腺细胞需要的是 Duoxs 产生的过氧化氢而不是 Noxs 产生的氧离子,已证实过氧化氢系由 Duox1 和(或)Duox2 生成。高浓度(0.1mmol/L 以上)的过氧化氢可引起甲状腺细胞凋亡,更高浓度(0.4mmol/L 以上)可以导致坏死。这种在离体甲状腺细胞观察到的现象在人活体甲状腺中也得到证实。

(二)甲状腺激素的储存、释放、运输与代谢

1. 储存　合成的甲状腺激素仍结合在 TG 上,储存在腺泡腔的胶质内。因此,甲状腺激素与其他激素的储存不同:一是储存在腺细胞外(腺泡腔内);二是储存量大,占各种激素首位,一次储满可供机体利用 50~120 天。

2. 释放　当甲状腺受到 TSH 刺激后,甲状腺腺泡上皮细胞顶端膜的微绒毛伸出伪足,将含有 T_3、T_4 的 TG 胶质小滴,吞饮到腺泡上皮细胞内,与溶酶体融合。在溶酶体水解酶的作用下,TG 被水解,T_3、T_4、MIT 和 DIT 脱落。MIT 和 DIT 受胞质脱碘酶的作用脱碘,被重新利用。T_4 和 T_3 对脱碘酶不敏感,迅速释放入血液。甲状腺分泌的激素主要是 T_4,约占总量的 90% 以上。T_3 含量虽少,但生物活性比 T_4 大约 5 倍。正常人血清 T_4 浓度为 51~142nmol/L,T_3 浓度为 1.2~3.4nmol/L。

3. 运输　T_4 和 T_3 释放入血后,以结合型和游离型两种形式运输。结合型 T_4、T_3 与血浆蛋白结合,占 99% 以上。游离型的 T_4 占 0.02%,T_3 占 0.2%。游离型的 T_4、T_3 能进入靶细胞,与胞质受体结合,发挥生物学效应,而结合型 T_4、T_3 因不能进入细胞而没有生物活性,但能够有效避免肾脏滤过时由尿丢失。结合型和游离型的甲状腺激素可相互转变,维持两者的动态平衡。

4. 代谢　血浆 T_4 半衰期为 7 天,T_3 半衰期为 1.5 天。脱碘是游离型 T_4 与 T_3 降解的主要方式。约 80% 的 T_4 在外周组织(肾、垂体、骨骼肌)脱碘酶的作用下变为 T_3,成为 T_3 的主要来源。T_3 可再脱碘变成二碘、一碘以及不含碘的甲状腺原氨酸而失活。约 20% 的 T_4、T_3 在肝脏降解,形成葡萄糖醛酸或硫酸盐的代谢产物,随胆汁排入小肠,再随粪便排出。近年的研究证明,脱碘酶中含有硒,因此硒对脱碘酶的活性有重要影响,当硒缺乏时,T_4 脱碘受阻,外周组织中 T_3 含量减少。

二、甲状腺激素的生理作用

甲状腺激素的主要作用是促进物质与能量代谢,促进生长和发育过程。T_4 与 T_3 都具有生理作用,由于 T_4 在外周组织可转变为 T_3,以及 T_3 的活性较大,因此 T_4 也可看作为 T_3 的激素原。甲状腺激素的作用机制十分复杂,既可与核受体结合影响基因转录过程,也可与核糖体、线粒体以及细胞膜上受体结合,影响转录后的过程、线粒体的生物氧化以及膜的物质转运功能。

（一）对代谢的影响

1. 对能量代谢的影响　甲状腺激素能促进体内绝大多数组织的物质在线粒体的氧化，尤以心、肝、骨骼肌和肾等组织最为显著，从而提高耗氧量，增加产热量，使基础代谢率增高。研究表明，$1mgT_4$ 可增加 4 200kJ 热量，提高基础代谢率 28%。由于甲状腺激素的产热效应，临床上甲状腺功能亢进患者常有怕热多汗、食欲增加、体温偏高、基础代谢率明显升高等现象；而甲状腺功能低下患者则相反，出现基础代谢率降低，体温偏低，喜热怕冷。

2. 对物质代谢的影响

（1）蛋白质代谢：甲状腺激素对蛋白质代谢的影响具有双向效应。在生理情况下，T_4、T_3 作用于核受体，激活 DNA 转录，促进 mRNA 形成，加速机体蛋白质合成，表现为正氮平衡。但 T_4 与 T_3 分泌过多则加速蛋白质分解，特别是骨与骨骼肌的蛋白质分解，出现肌肉无力、骨质疏松、血钙升高和尿钙增多现象。当 T_4 与 T_3 分泌不足时，因蛋白质合成减少，肌肉乏力，但组织间的黏蛋白增多，结合大量的离子和水分子，形成无凹陷特点的水肿，称为**黏液性水肿（myxedema）**。

（2）糖代谢：甲状腺激素促进小肠黏膜对糖的吸收，增强糖原分解，糖异生增加，使血糖升高；同时又增强外周组织对糖的利用，使血糖降低。因此甲状腺功能亢进患者常常表现为餐后血糖升高，甚至出现糖尿，但随后又迅速恢复正常。此外，甲状腺激素有协同肾上腺素、胰高血糖素、糖皮质激素和 GH 升高血糖的作用。

（3）脂肪代谢：甲状腺激素促进脂肪酸氧化，也协同脂解激素对脂肪的分解。对于胆固醇代谢，甲状腺激素既加速其分解，又促进其合成，但分解的速度超过合成，所以甲状腺功能亢进患者血中胆固醇含量常低于正常。

由于甲状腺激素对糖、蛋白质和脂肪的分解代谢增强，在临床上，甲状腺功能亢进患者常表现为多食善饥，明显消瘦。

（二）对生长与发育的影响

甲状腺激素具有促进组织分化、生长与发育成熟的作用。

在人类，甲状腺激素对脑和骨的发育尤为重要。甲状腺激素能促进未分化或正在分化的神经系统发育成熟。在胚胎期，甲状腺激素诱导神经生长因子和某些酶的合成、促进神经细胞生长、突起和突触的形成、胶质细胞的生长和神经髓鞘的形成。因此，甲状腺激素是脑正常生长与发育的关键激素，特别是对出生后 4 个月内婴幼儿的中枢神经系统发育成熟极为重要。甲状腺激素刺激骨的骨化中心正常发育成熟、软骨骨化、骨骺愈合等过程，促进长骨和牙齿的生长。通常将胚胎期缺碘造成甲状腺激素合成不足或出生后甲状腺功能低下的婴幼儿，因其脑和骨的发育明显障碍，以致智力低下，身材矮小而称为**呆小症（即克汀病，cretinism）**。需要指出的是，在胚胎期，骨的生长并不必需甲状腺激素，所以胎儿出生时身高可以基本正常，但脑的发育已经受到不同程度的影响。因此，呆小症患者在出生后数周至 3~4 个月，就会出现明显的智力迟钝和长骨生长停滞。所以，预防缺碘地区呆小症的发生，应在妊娠期注意补碘。因此，治疗呆小症也必须抓紧时机，应在生后三个月内补充甲状腺激素，过迟难以奏效。

在儿童生长发育的过程中，甲状腺激素与 GH 有协同作用，若甲状腺激素缺乏，GH 的作用也会受到影响。这可能与甲状腺激素能增强胰岛素样生长因子（insulin-like growth factor，IGF）的活性和骨更新率有关。

（三）对神经系统的影响

甲状腺激素不仅影响中枢神经系统的发育，而且对已分化成熟的神经系统有提高兴奋性的作用。甲状腺激素可易化儿茶酚胺的效应，使交感神经系统兴奋。甲状腺功能亢进时，患者中枢神经系统的兴奋性提高，表现为注意力不易集中、易激动、喜怒无常、烦躁不安、失眠多梦、肌肉震颤等。甲状腺功能低下时，中枢神经系统兴奋性降低，出现记忆力减退，说话和行动迟缓，淡漠无表情与终日嗜睡等症状。

（四）对心血管活动的影响

甲状腺激素对心血管系统的活动也有明显的影响。T_3 能增加心肌细胞膜上 β 受体的数量和亲和力，提高心肌对儿茶酚胺的敏感性，促进肌质网 Ca^{2+} 释放，导致心率增快；激活与心肌收缩有关的蛋白质，增强肌凝蛋白重链 ATP 酶的活性，使心肌收缩能力增强，心输出量与心脏做功增加，故甲状腺功能亢进患者常表现心动过速、心肌肥大，甚至心力衰竭。甲状腺激素因增加产热量、耗氧量而间接使外周血管舒张，外周阻力降低。所以，甲状腺功能亢进患者的脉压常增大。

（五）对生殖功能的影响

甲状腺激素对生殖功能的影响也很明显。如甲状腺激素不足的动物，卵巢萎缩、附性器官退化、曲细精管退行性变。在人类，呆小症患者生殖系统发育不全，妇女月经不规则，甚至闭经和不育。

三、甲状腺功能的调节

甲状腺功能主要受下丘脑-腺垂体-甲状腺轴的调节，也接受自主神经的调节，并对血碘水平有一定程度的自身调节。

（一）下丘脑-腺垂体-甲状腺轴的调节

1. 下丘脑-腺垂体对甲状腺的调节 下丘脑促垂体区内的 TRH 神经元能合成和释放 TRH，通过垂体门脉系统运输到腺垂体，促进腺垂体合成促甲状腺激素（TSH）并释放入血，TSH 通过血液循环作用于甲状腺。TSH 是调节甲状腺功能的主要激素，分短期和长期效应。短期效应是指数分钟内促进甲状腺腺泡上皮细胞吞饮和水解甲状腺球蛋白，加速 T_4 与 T_3 的释放，随后增强碘的摄取和甲状腺激素的合成（可作用甲状腺激素合成的每个环节）与释放；长期效应是刺激甲状腺腺泡上皮细胞内的核酸和蛋白质合成，使腺细胞增生、腺体肥大。此外，TSH 还能保护甲状腺细胞不发生凋亡。

下丘脑 TRH 神经元还接受神经系统其他部位传来的信息，如寒冷刺激的信息传到下丘脑体温调节中枢的同时，还能通过神经递质去甲肾上腺素来增强 TRH 神经元的活动，促进 TRH 释放，进而使下丘脑-腺垂体-甲状腺轴的活动增强。当机体受到应激刺激时，下丘脑可经单胺能神经元引起释放较多的生长抑素，抑制腺垂体 TSH 的释放，减少 T_3、T_4 的分泌，其生理意义在于减少机体的代谢性消耗，有利于创伤的修复。另外，情绪反应也可影响 TRH 和 TSH 的分泌（图 10-11）。

2. 甲状腺激素的负反馈调节 腺垂体 TSH 细胞对血中游离的 T_4 与 T_3 浓度的变化十分敏感。血中 T_4 或 T_3 浓度升高可刺激腺垂体 TSH 细胞产生一种抑制蛋白，该蛋白可直接抑制 TSH 合成与释放，同时减少细胞膜上的 TRH 受体数量，降低其对 TRH 的反应性，使 TSH 合成和分泌减少；反之，血中 T_4 与 T_3 浓度过低，对腺垂体的负反馈作用减弱，TSH 分泌增

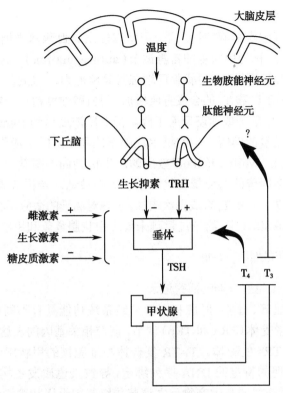

图 10-11　甲状腺激素分泌调节的示意图

＋表示促进或刺激；－表示抑制

多。这种负反馈式的调节经常而持续地作用，甚至血液 T_3 和 T_4 的浓度在正常范围内波动时，也会引起 TSH 的分泌发生相应的波动。关于 T_3 和 T_4 对下丘脑是否有负反馈调节，尚无定论。

有些激素可影响腺垂体分泌 TSH，如雌激素可增强腺垂体对 TRH 的反应，从而使 TSH 分泌增加，而生长激素与糖皮质激素则对 TSH 的分泌有抑制作用。

由于食物及饮水缺碘，引起血中 T_3、T_4 降低，TSH 增多以及甲状腺肿大为特征的疾病称为地方性甲状腺肿。缺碘导致 T_3、T_4 合成不足，后者对腺垂体的负反馈作用减弱，以致 TRH 对腺垂体的作用增强，可出现 TSH 分泌增多和甲状腺增生、肥大。青春期、妊娠及授乳期的妇女，有时甲状腺也生理性肿大，其机制与此相似，但此时血中 T_3、T_4 水平稍低是由于机体消耗较多甲状腺激素所致。

有些甲状腺功能亢进患者，血中可出现一种称为**人类刺激甲状腺免疫球蛋白（human thyroid-stimulating immunglobulin，HTSI）**的物质，其化学结构和功能与 TSH 相似，也可与甲状腺腺泡细胞膜上的受体结合，刺激甲状腺分泌 T_3 和 T_4 增多以及腺体增生肥大，引起甲状腺功能亢进。因血中 T_3 和 T_4 浓度增多，对腺垂体负反馈作用增强，血中 TSH 减少。

（二）自主神经的调节作用

在甲状腺腺泡细胞膜上存在 α、β 和 M 受体，也受交感神经和副交感神经支配。刺激交感神经，T_3 和 T_4 合成和分泌增加，刺激副交感神经则抑制 T_3 和 T_4 合成和分泌。前者确保应急状态下对高水平的 T_3、T_4 的需求；后者在甲状腺激素分泌过多时发挥抗衡作用。

（三）甲状腺的自身调节

在没有神经和体液因素影响的情况下，甲状腺能根据血碘水平调节自身对碘的摄取与合成甲状腺激素的能力，称为甲状腺的**自身调节**（autoregulation）。这是一个有限度的缓慢的调节机制。当血碘含量不足时，甲状腺可增强其聚碘能力，并加强 T_3 和 T_4 的合成。当血碘浓度高于正常时，最初 T_3 和 T_4 的合成有所增加，但血碘浓度超过一定限度（1mmol/L）后，甲状腺聚碘能力和 T_3、T_4 的合成速度反而下降。当血碘浓度达到 10mmol/L 时，甲状腺聚碘作用完全消失。这种过量的碘所产生的抗甲状腺聚碘和 T_3、T_4 合成作用，称为**碘阻断效应**（**Wolff-Chaikoff 效应**）。Wolff-Chaikoff 效应的产生机制尚不清楚，但通过这种自身调节，甲状腺的分泌活动不会因碘的供应量变化而呈现大的波动。若再持续加大碘的供应量，则 Wolff-Chaikoff 效应消失，T_3 和 T_4 合成再次增加，出现对高碘的适应，称为碘阻断"脱逸"。临床上常利用 Wolff-Chaikoff 效应，给予过量碘来处理甲状腺危象和甲状腺手术的术前准备。

四、甲状腺生理的研究进展

（一）甲状腺激素在免疫方面的研究进展

甲状腺激素对心血管、骨骼、肝脏和中枢神经系统功能具有不同的影响。甲状腺激素通过特定的甲状腺激素受体（TRα 和 TRβ）调节，调控相关基因的表达。虽然 T_3 和 T_4 都进入细胞，但只有 T_3 是 TRs 的配体。T_3-TR 复合体与细胞核的甲状腺激素应答元件—在靶基因调节区域内所发现的特定的 DNA 序列绑定，导致染色质发生构象变化，可能使基因容易接近转录结构；所产生的基因产物反之调节传统基因组甲状腺激素对胚胎发育期间细胞自我平衡功能和形态形成。甲状腺功能亢进（甲亢）是由于甲状腺激素的过度分泌和释放而引起的一个病理状态，一般由抗体介导 Graves 病（弥漫性毒性甲状腺肿）引起，原发性甲状腺功能减退（甲减）反映甲状腺衰竭，最常见的是由于**桥本氏甲状腺炎**（**Hashimoto's thyroiditis, HT**）内免疫系统攻击，它是一种常见的 T 细胞介导的自身免疫性疾病，其以甲状腺的单核细胞、B 淋巴细胞和 T 淋巴细胞浸润为特征，主要为 CD4+Th1。当垂体不能释放 TSH 时，可能出现不太常见的甲状腺功能低下症（继发性甲减）。

（二）甲状腺激素导致糖代谢异常机制的研究进展

甲状腺激素在细胞水平上同样可增加线粒体合成、脂肪酸氧化和三羧酸循环的活性。在 2 型糖尿病的发病机制中，线粒体功能障碍可导致细胞内脂质过剩及氧化代谢损害。在骨骼肌中，甲状腺激素的缺乏可导致线粒体基因表达调节异常，T_3 可增加过氧化物酶体增殖物激活受体 γ 辅激活因子 1α（PGC-1α，一种重要的线粒体、脂肪酸氧化和糖异生转录调节物）的基因表达，一旦 T_3 水平降低，PGC-1α 会下调，从而参与胰岛素抵抗的发生。此外，低表达的 2 型碘化甲状腺原氨酸脱碘酶（D2），在肌肉 T_4 转化为 T_3 中以及细胞的甲状腺激素放大信号转导途径中都起到关键作用，并与胰岛素抵抗相关。D2 酶促反应相关因子研究也显示，胆汁酸在甲状腺激素和糖代谢之间发挥重要作用，可改善胰岛素抵抗。因此，甲状腺激素对机体葡萄糖代谢有重要影响，甲亢状态下，糖耐量受损主要是由于肝脏胰岛素抵抗所致，而在外周组织，甲状腺激素与胰岛素有一定的协同作用；甲减状态下，主要表现为外周组织的对胰岛素抵抗占据优势，骨骼肌和脂肪组织对葡萄糖的利用下降，肝脏内生葡萄糖合成减少。

（杜　联）

第五节 调节钙、磷代谢的内分泌腺体和激素

钙和磷是机体很多生物活性物质的重要元素,并参与机体重要的功能活动。如骨的生长、生物电的发生、神经信息的传递、腺细胞分泌、血液凝固、肌肉收缩、信号转导等都需要钙的参与。磷也是骨盐中的主要成分,并参与能量的储存(ATP、肌酸)、酶的活化、DNA、RNA 的生成以及信号转导($cAMP$、IP_3)等。直接参与钙磷代谢的激素有甲状旁腺分泌的**甲状旁腺激素(parathyroid hormone,PTH)、1,25- 双羟维生素 D_3[1,25-dihydroxy vitamin D_3,1,25-(OH)$_2D_3$]** 以及甲状腺 C 细胞分泌的**降钙素(calcitonin,CT)**。此外,雌激素、生长激素、糖皮质激素、胰岛素等也从不同的角度参与骨代谢等活动的调节。

一、甲状旁腺的内分泌

甲状旁腺(parathyroid gland) 分散嵌于甲状腺的背面,多数情况下为左右各一对,每个重量为 30~50mg。PTH 是甲状旁腺主细胞分泌的含有 84 个氨基酸残基的直链多肽。正常人血浆 PTH 浓度为 10~50ng/L,血浆半衰期为 20~30 分钟。PTH 主要在肝内被灭活,代谢产物经肾排出体外。

(一)甲状旁腺激素的生理作用及作用机制

PTH 是调节血钙和血磷水平的最重要激素。其生理作用是升高血钙,降低血磷。在人类,由于切除甲状腺手术时,不慎误将甲状旁腺摘除,可引起严重的**低血钙(hypocalcemia)**,发生低血钙性手足搐搦,严重时可引起呼吸肌痉挛甚至窒息死亡。

1. 甲状旁腺激素通过溶骨作用提高血钙水平 PTH 通过迅速提高**骨细胞(osteocyte)** 对钙离子的通透性,使**骨液(bone canaliular fluid)** 中的钙进入骨细胞内,然后在骨细胞上**钙泵(calcium pump)** 的作用下将钙离子转运到细胞外液中。PTH 的溶骨作用包括快速效应与延缓效应两个时相。快速效应在 PTH 作用后数分钟发生,将位于骨和骨细胞之间的骨液中的钙转运至血液中。延缓效应在 PTH 作用后 12~14 小时出现,通常在几天甚至几周后达高峰。PTH 促进破骨细胞的生成,同时向周围骨释放蛋白水解酶,增强破骨细胞的溶骨作用,骨钙大量入血,使血钙浓度升高。溶骨过程中释放的无机磷以游离的形式进入循环血液,可迅速经肾清除。PTH 的两个效应相互配合,不仅在急需时能使血钙迅速升高,而且能使血钙长时间维持在稳定水平。

2. 甲状旁腺激素增强肾脏对钙的重吸收 PTH 通过调节 Ca^{2+}-ATP 酶和 Na^+-Ca^{2+} **逆向转运体(antiporter)** 的活动促进髓袢升支和远球小管对钙的重吸收,使尿钙减少,血钙升高。

3. 甲状旁腺激素促进肠道对钙的吸收 PTH 激活肾的 1α- 羟化酶,使 25-OH-D_3 转化为有活性的 1,25-(OH)$_2$-D_3,从而促进钙的吸收。

4. 甲状旁腺激素抑制肾脏对磷的重吸收 PTH 通过降低 Na-P_i 转运蛋白的活性抑制近球小管对磷酸盐的重吸收,增加尿磷酸盐的排出,使血磷降低。

(二)甲状旁腺激素分泌的调节

PTH 的分泌主要受血浆钙浓度变化的调节,两者之间呈反变关系。血清钙离子正常浓度约为 90mg/L。血清钙浓度稍有下降,就可使甲状旁腺分泌 PTH 迅速增加;反之,血钙浓度升高时,PTH 分泌减少。甲状旁腺细胞膜上有 G 蛋白耦联的钙受体。当细胞外液钙离子

浓度升高时,与细胞膜上的钙受体结合,通过 PLC-IP$_3$ 途径,使内质网钙库中的 Ca^{2+} 释放,细胞内 Ca^{2+} 浓度迅速上升,抑制 PTH 的释放。Ca^{2+} 浓度的变化还可调节 PTH 的基因转录过程。血钙水平是调节甲状旁腺分泌的最主要因素。

PTH 的分泌还受其他一些因素的影响,如儿茶酚胺可促进 PTH 分泌,血磷升高可使血钙降低,刺激 PTH 分泌增加。维生素 D 浓度升高时可降低 1- 羟化酶的基因转录,也降低 PTH 基因的转录。血 Mg^{2+} 浓度较低时,可使 PTH 分泌减少。另外,生长抑素也能抑制 PTH 的分泌。

二、维生素 D$_3$

维生素 D$_3$(cholecalciferol, VD$_3$),又称胆钙化醇。VD$_3$ 一方面可以从食物中摄取,另一方面可以来源于皮肤中的 7- 脱氢胆固醇在紫外线和热的作用下转化而成。VD$_3$ 首先在肝脏经 25- 羟化酶的作用转化为 25-OH-D$_3$,然后通过血液运输,在肾脏 1α- 羟化酶的作用进一步活化为 1,25-(OH)$_2$-D$_3$。1,25-(OH)$_2$-D$_3$ 的靶组织主要是肠道、骨和肾脏,在皮肤、淋巴细胞、单核细胞、骨骼肌、心肌、乳腺和腺垂体中也有分布。在这些组织的细胞核内有 VD$_3$ 的受体,与 VD$_3$ 结合后可以改变基因的表达和细胞的效应。

(一) 1,25-(OH)$_2$-D$_3$ 促进小肠黏膜细胞对钙、镁和磷的吸收

1,25-(OH)$_2$-D$_3$ 进入小肠黏膜细胞内后,与细胞核受体结合,促进能与钙离子特异性结合的**钙结合蛋白(calcium-binding protein, CaBP)**的表达。CaBP 被分泌至小肠黏膜上皮细胞的刷状缘膜一侧,与钙离子结合,然后进入胸质,将钙离子转运至细胞的底侧膜,在钙泵的作用下将钙离子转运出细胞,释放入血液。在这个过程中,1,25-(OH)$_2$-D$_3$ 对钙离子在细胞内的运输以及钙泵的活性也都有促进作用。

(二) 1,25-(OH)$_2$-D$_3$ 刺激骨细胞的代谢和成熟

一方面,1,25-(OH)$_2$-D$_3$ 能刺激成骨细胞的活动,促进骨钙沉积和骨的形成;另一方面,当血钙降低时,还能刺激破骨细胞的活动,增强骨的溶解,释放骨钙,使血钙升高。1,25-(OH)$_2$-D$_3$ 还能增强 PTH 对骨的作用。缺乏 1,25-(OH)$_2$-D$_3$ 时,PTH 对骨的作用明显减弱。生长发育期缺乏 1,25-(OH)$_2$-D$_3$,可导致儿童的**佝偻病(rickets)**,而成人缺乏 1,25-(OH)$_2$-D$_3$,出现**骨质疏松症(osteoporosis)**。

(三) 1,25-(OH)$_2$-D$_3$ 生成的调节

1. 甲状旁腺激素 PTH 能增强肾 1α- 羟化酶的活性,加强 1,25-(OH)$_2$-D$_3$ 生成。相反,1,25-(OH)$_2$-D$_3$ 生成增多时,1α- 羟化酶的活性下降,从而减少 1,25-(OH)$_2$-D$_3$ 的生成。

2. 血钙和血磷 血钙水平下降时,肾脏的 1α- 羟化酶的活性增强,催化 25-OH-D$_3$ 活化为 1,25-(OH)$_2$-D$_3$。当血钙水平升高时,肾脏 24- 羟化酶活性增强,催化 25-OH-D$_3$ 转化为 24,25-(OH)$_2$-D$_3$,则 1,25-(OH)$_2$-D$_3$ 减少。血磷水平对 1,25-(OH)$_2$-D$_3$ 生成也有调节作用,当血磷水平降低时,1,25-(OH)$_2$-D$_3$ 生成增多,相反,当血磷水平升高时,1,25-(OH)$_2$-D$_3$ 生成减少。

3. 其他因素 一些激素可以调节 1,25-(OH)$_2$-D$_3$ 生成,如催乳素与生长激素能促进 1,25-(OH)$_2$-D$_3$ 生成,相反,糖皮质激素则抑制其生成。

三、甲状腺 C 细胞的内分泌

甲状腺滤泡旁细胞(C 细胞)分泌的降钙素(CT),是含有一个二硫键的 32 个氨基酸残

基的多肽，分子量为 3 500Da。正常人血清中 CT 浓度为 10～50ng/L，血浆半衰期小于 1 小时，主要在肾降解并排出。

（一）降钙素的生理作用

CT 的主要作用是降低血钙和血磷，其靶器官主要是骨，其次是肾。

1. 降钙素通过增强成骨作用降低血钙 CT 抑制破骨细胞活动，减弱溶骨过程，此反应发生快，大剂量的 CT 在 15 分钟内便可使破骨细胞活动减弱 70%。在给 CT 约 1 小时后，出现成骨细胞活动增强，持续几天之久。CT 减弱溶骨过程，增强成骨过程，使骨组织释放的钙、磷减少，钙、磷沉积增加，因而血钙、血磷含量下降。CT 对儿童的血钙调节比较明显，而对于成人，CT 降低血钙的作用可以继发性地刺激 PTH 的分泌，从而抵消 CT 的作用。而且成人的破骨细胞向细胞外释放钙的量很有限，不到儿童的 1/6，所以 CT 对儿童血钙水平的调节作用更重要。

2. 降钙素能抑制肾脏对多种盐的重吸收 CT 能抑制肾小管对钙、磷、钠及氯的重吸收，使这些离子从尿中排出增多。

（二）降钙素分泌的调节

CT 的分泌主要受血钙浓度的调节。当血钙浓度升高时，CT 的分泌亦随之增加，CT 与 PTH 对血钙的作用相反，共同维持血钙浓度的相对稳定。但是，与 PTH 比较，CT 对血钙的调节作用快速而短暂，其效应很快被 PTH 的作用所抵消。PTH 对血钙水平可发挥长期的调节作用。

（高剑峰　张松江）

第六节　胰岛的内分泌

胰岛是散布于胰腺腺泡组织之间的内分泌细胞群，成年人胰腺含 100 万～200 万个胰岛。胰岛内分泌细胞至少可分为 5 种功能不同的细胞，其中 B 细胞数量最多，约占 70%，分泌**胰岛素**（insulin）；A 细胞其次（占 25%），分泌**胰高血糖素**（glucagon）；D 细胞分泌**生长抑素**（somatostatin, SS）；D_1 细胞分泌**血管活性肠肽**（vasoactive intestinal peptide, VIP）；PP 细胞数量很少，分泌**胰多肽**（pancreatic polypeptide, PP）。

一、胰岛素

胰岛素是由 51 个氨基酸残基组成的蛋白质激素，摩尔质量为 5 808，由含 21 个氨基酸的 A 链，含 30 个氨基酸的 B 链共同组成，A、B 链之间借两个半胱氨酸的二硫键连接。在 B 细胞内最先合成一个含 110 个氨基酸残基的前胰岛素原，在粗面内质网被水解为 86 肽的胰岛素原，在囊泡内胰岛素原再水解为分子数量相等的胰岛素及**连接肽**（connecting peptide, C 肽）。由于两者释放时同时入血，分泌量成平行关系，故测定 C 肽含量可反映 B 细胞的分泌功能。

正常人空腹状态下血清胰岛素浓度为 10μU/ml（69pmol/L 或 40ng/dL），以结合型和游离型两种形式存在，两者保持动态平衡。只有游离型的胰岛素才有生物活性。进餐后 8～10 分钟开始升高，30～45 分钟时达到高峰。胰岛素在血中的半衰期为 5～8 分钟，主要在肝脏失活，肾脏和肌肉也有灭活作用。

（一）胰岛素的生物学作用

胰岛素是全面促进机体合成代谢、调节血糖浓度稳态的关键激素。

1. 调节糖代谢 胰岛素是体内唯一降低血糖的激素，降糖作用主要通过增加糖的去路和减少糖的来源实现。增加糖的去路有：①促进全身组织细胞，尤其是胰岛素敏感组织肝脏、肌肉和脂肪组织对血糖的摄取，并加以氧化和利用；②促进糖原合成并储存，抑制分解；③促进葡萄糖转变为脂肪酸，储存于脂肪组织。减少糖的来源，抑制糖异生。因此，胰岛素缺乏时，血糖浓度升高，如超过肾糖阈，尿中将出现葡萄糖，引起胰源性糖尿病。

2. 调节脂肪代谢 胰岛素促进脂肪酸和脂肪的合成。具体表现为①促进肝脏合成脂肪酸，并转运到脂肪细胞储存；②促进脂肪细胞合成脂肪酸；③促进葡萄糖进入脂肪细胞，转化为 α- 磷酸甘油，并使脂肪酸与 α- 磷酸甘油合成甘油三酯；④抑制激素敏感性脂肪酶的活性，减少脂肪的分解。因此，胰岛素缺乏时，糖的利用减少，脂肪分解增强，脂肪酸大量增加，后者在肝内氧化生成大量的酸性酮体物质，可引起酮血症与酸中毒。由于大量脂肪酸氧化，产生乙酰辅酶 A，为胆固醇合成提供了原料，加以肝脏利用胆固醇能力降低，故胰源性糖尿病患者常伴有高胆固醇血症，易发生动脉硬化及心血管系统疾病。

3. 调节蛋白质代谢 胰岛素促进蛋白质的合成，抑制蛋白质分解。胰岛素作用于蛋白质合成的三个环节：①促进氨基酸转运入细胞；②加快细胞核的复制和转录，增加 DNA 和 RNA 的生成；③加速核糖体的翻译过程，使蛋白质合成增加。此外，胰岛素还抑制肝糖异生，使原有用于糖异生的氨基酸用于合成蛋白质。

胰岛素能增强蛋白质的合成，对机体的生长有促进作用，是重要的促生长因子，但胰岛素单独作用时，对生长的促进作用并不强，只有与生长激素协同作用时，才能发挥明显的促生长效应。胰岛素可透过血脑屏障，通过胰岛素受体，对神经元起营养、支持和抗凋亡作用，影响摄食行为、学习与记忆、认知以及生殖功能等。

（二）胰岛素的作用机制

胰岛素是通过细胞膜上的胰岛素受体发挥作用的。几乎体内所有的细胞膜上都有**胰岛素受体（insulin receptor，IR）**，只是各类细胞上的 IR 数差异很大，如每个红细胞上约有 40 个受体，而每个肝和脂肪细胞可有 20 万～30 万个以上受体。胰岛素受体属于酪氨酸激酶耦联受体，由两个 α 亚单位和两个 β 亚单位构成一个四聚体（图 10-12）。两个 α 亚单位之间靠二硫键连接，完全裸露在细胞膜外，是受体结合胰岛素的主要部位。α 与 β 亚单位之间靠二硫键结合，β 亚单位一次跨膜，膜内侧为蛋白激酶结构域，有酪氨酸蛋白激酶活性和多个酪氨酸残基。在胰岛素敏感的组织细胞胞质内存在两种胰岛素受体底物即 IRS-Ⅰ 和 IRS-Ⅱ。当胰岛素与受体结合后，可激活 β 亚单位上的酪氨酸蛋白激酶，并使酪氨酸残基磷酸化而活化，并与胞质内 IRS-Ⅰ 结合，使 IRS-Ⅰ 酪氨酸残基磷酸化而激活，激活的 IRS-Ⅰ 与胞质内的靶蛋白（蛋白激酶）结合，使之激活。后者参与糖、脂肪、蛋白质的代谢，调节细胞的代谢与生长。

胰岛素受体介导的信号转导中许多环节障碍可导致胰岛素抵抗的发生，如 IRS-Ⅰ 磷酸化异常或表达缺陷足可导致胰岛素抵抗，甚至引起 2 型糖尿病。胰岛素抵抗是胰岛素靶细胞对胰岛素敏感性下降，需要更大量胰岛素才能产生正常的生物效应的现象。目前认为，胰岛素抵抗是导致 2 型糖尿病、高血压和高血脂等疾病发生发展的最重要最根本的原因之一。

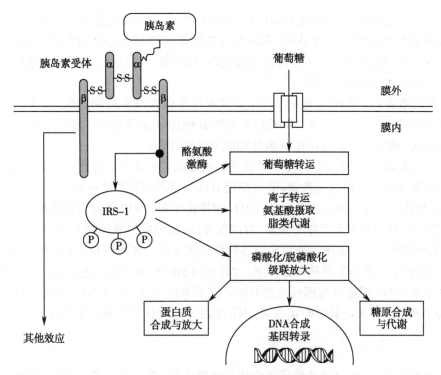

图 10-12　胰岛素受体及其作用机制模式图

（三）胰岛素分泌的调节

1. 血糖浓度　血糖浓度是调节胰岛素分泌的最重要因素。胰岛 B 细胞对血糖浓度的变化非常敏感，血糖浓度升高，可直接刺激胰岛 B 细胞分泌胰岛素。反之，血糖浓度下降，胰岛素分泌减少，使血糖浓度在几分钟内即可恢复到正常水平。在持续高血糖的刺激下，胰岛素的分泌可分为三个阶段。第一阶段：血糖升高 5 分钟内，胰岛素分泌量增加 10 倍，为 B 细胞内储存的胰岛素释放所致，但持续时间不长，5～10 分钟后胰岛素的分泌便下降 50%。其机制是：葡萄糖通过**葡萄糖转运体 2（glucose transport 2，GLUT2）**进入 B 细胞，经葡萄糖激酶代谢，使细胞生成 ATP 增加，ATP 抑制 ATP 敏感 K^+ 通道，减少 K^+ 外流，引起细胞去极化，激活电压门控 L- 型 Ca^{2+} 通道，通过 Ca^{2+} 内流触发胰岛素的释放。第二阶段：血糖升高 15 分钟后，出现胰岛素分泌的第二次增多，2～3 小时可达分泌高峰，持续时间较久。这可能是细胞内葡萄糖代谢发出某种信息，激活了胰岛素合成酶系，促进了胰岛素的合成与释放。第三阶段：若高血糖持续一周左右，胰岛素的分泌可进一步增加，这是由于长时间的高血糖刺激，使 B 细胞增殖所致。但长期的高血糖持续地刺激胰岛素分泌，可致 B 细胞衰竭，胰岛素分泌减少，引起糖尿病。

2. 氨基酸和脂肪酸的调节　血中氨基酸（特别是精氨酸和赖氨酸）增加，可刺激胰岛 B 细胞分泌胰岛素。但氨基酸单独作用时，刺激作用轻微，若氨基酸和血糖水平都增高时，刺激作用协同，胰岛素分泌成倍增加。脂肪酸和酮体也能刺激胰岛素分泌，但作用较弱。

3. 激素对胰岛素分泌的调节

（1）胃肠激素：某些胃肠激素如促胃液素、促胰液素、缩胆囊素可通过升高血糖刺激胰岛素分泌。十二指肠黏膜 K 细胞分泌的抑胃肽（GIP）是最重要的肠促胰岛素分泌因子。进食后血糖升高和小肠吸收的氨基酸、脂肪酸及盐酸等都能刺激 GIP 的释放，进而促进胰岛素分泌。由于食物尚在肠道，通过胃肠激素刺激，胰岛素分泌已增多，为即将从肠道吸收的营养物质的利用和储存做好准备。

（2）胰岛激素：胰岛 D 细胞分泌的生长抑素和胰岛 A 细胞分泌的胰高血糖素，均可通过旁分泌作用于邻近的 B 细胞。生长抑素抑制 B 细胞分泌胰岛素。胰高血糖素刺激 B 细胞分泌胰岛素，也可升高血糖间接刺激 B 细胞分泌胰岛素。

（3）其他激素：生长激素、糖皮质激素及甲状腺激素有升高血糖作用，后者刺激胰岛素分泌。如长期大剂量应用这些激素，有可能使 B 细胞衰竭而导致糖尿病。

此外，促进胰岛素分泌的激素还有 TRH、GHRH、CRH、VIP 和胰高血糖样肽 -1（GLP-1）等，抑制胰岛素分泌的激素有肾上腺素、神经肽 Y、胰腺细胞释放抑制因子、瘦素等。

4. 神经调节 胰岛受迷走神经和交感神经双重支配。迷走神经兴奋，释放 ACh，作用于胰岛 B 细胞的 M 受体促进胰岛素分泌，此作用可被阿托品阻断。迷走神经兴奋也可通过刺激胃肠激素释放，间接引起胰岛素的分泌。交感神经兴奋，释放 NE，作用于 B 细胞上的 α_2 受体抑制胰岛素分泌。若阻断 α_2 受体，NE 可通过 β_2 受体刺激胰岛素分泌。

二、胰高血糖素

胰高血糖素是由 29 个氨基酸残基组成的直链多肽，摩尔质量约 3 485。胰高血糖素在血清中浓度为 50～100ng/L，半衰期为 5～10 分钟，主要在肝脏失活，肾脏也有降解作用。

（一）胰高血糖素的生物学作用

胰高血糖素是一种促进分解代谢的激素，主要靶器官是肝脏。胰高血糖素促进肝糖原分解和氨基酸转化为葡萄糖的糖异生作用，使血糖水平明显升高。胰高血糖素还可激活脂肪酶，促进脂肪分解，同时又可加强脂肪酸 β- 氧化，使酮体生成增多。胰高血糖素还抑制蛋白质的合成。

另外，胰高血糖素可通过旁分泌作用，促进胰岛素和生长抑素的分泌。药理剂量的胰高血糖素可使心肌细胞内 cAMP 增加，增强心肌的收缩能力。

（二）胰高血糖素分泌的调节

影响胰高血糖素分泌的因素很多，血糖浓度是最重要的因素。血糖降低时，胰高血糖素分泌增加，血糖升高时，胰高血糖素分泌减少。血中氨基酸能刺激胰岛素释放，使血糖降低，但氨基酸也能促进胰高血糖素的分泌，使血糖升高，这对于防止胰岛素分泌增多引起的低血糖有一定的生理意义。

胰岛素可通过降低血糖浓度，间接刺激胰高血糖素的分泌；胰岛素和生长抑素可通过旁分泌作用于邻近的 A 细胞，直接抑制胰高血糖素的分泌。在代谢调节方面，胰岛素和胰高血糖素之间的分泌比值称为**胰岛素 / 胰高血糖素摩尔比率**（insulin-glucagon molar ratio，**I/G**），I/G 比率的变动可适应机体不同功能状态下的能量代谢需要。平衡饮食条件下，I/G 值为 2.3。当机体需要能源动员时，I/G 值降低，胰高血糖素作用占优势，糖、脂肪分解代谢增强，氧化供能。当机体需要能源储备时，I/G 值升高，胰岛素作用占优势，糖、脂肪的合成代谢增强，促进能源储备。缩胆囊素、促胃液素可促进胰高血糖素的分泌，而促胰液素抑制胰高血糖素的分泌。

交感神经兴奋,释放 NE,作用 A 细胞上的 β 受体,促进胰高血糖素分泌。迷走神经兴奋,释放 ACh,作用 A 细胞上的 M 受体抑制胰高血糖素分泌。

三、胰岛分泌的其他激素

(一)生长抑素对机体多种内分泌和非内分泌功能具有广泛的抑制作用

生长抑素(SS)是体内具有广泛抑制性作用的一种激素。放射免疫测定 SS 不仅存在于下丘脑,在神经系统的其他部位以及胃肠道、胰腺中也具有 SS 活性物质,SS 由 D 细胞分泌,以十四肽(SS14)为主,摩尔质量为 1 600。在正常人和大鼠的胰岛中,D 细胞占胰岛细胞总数的 10% 左右。

1. 对消化系统的作用 生长抑素能抑制胃液分泌、抑制胰蛋白酶、淀粉酶、碳酸氢盐和胰液的合成和分泌、抑制胃排空和胆囊收缩,还能抑制小肠对糖和脂肪的吸收,减少内脏血流等,从内分泌和外分泌的多个环节抑制消化进程和各种营养物质的吸收,在机体的营养功能和能量平衡的调节中与其他因素抗衡,使营养物质的吸收和组织的利用互相匹配。

2. 对胰岛的作用 胰岛 D 细胞分泌 SS 能抑制所有已知胰岛激素的分泌,包括胰岛素、胰高血糖素及胰多肽,并能抑制所有刺激胰岛素及胰高血糖素分泌的反应。

3. 对垂体的作用 生长抑素对生长激素的基础分泌和对多种刺激因子的分泌反应有明显的抑制作用,同时能抑制 TSH 的分泌和 TRH 对 TSH 分泌的刺激作用,但对正常人 PRL、ACTH、LH 及 FSH 的分泌无明显影响。下丘脑分泌的生长抑素的作用仅限于垂体,对胰岛无作用。

(二)胰多肽具有抑制胰腺分泌消化酶的作用

胰多肽(PP)是由胰岛 PP 细胞分泌的含有 36 个氨基酸残基的直链多肽,摩尔质量为 4 200。在脑、自主神经系统和小肠还分别发现了二种相关的 36 肽,即**神经肽 Y(neuropeptide Y,NPY)**和**酪酪肽(polypeptide YY,PYY)**,它们都属于胰多肽家族,在调节机体的能量中有一定的生理作用。人体内,胰多肽在餐后释放,主要是抑制胰腺分泌胰蛋白酶和碳酸氢盐,也抑制胰腺的基础分泌和兴奋后的分泌。其次,胰多肽可抑制胆囊收缩,减少胆汁的排出,抑制胃酸分泌等,可影响食物的消化和吸收。

四、胰岛生理的研究进展

(一)胰岛 B 细胞发育与再生的研究进展

人体内分泌细胞来源于导管样上皮细胞,于孕第 7 周开始分化;第 12 周时,胰岛细胞增多并离开导管上皮迁移到导管旁的间充质内聚集,形成原始胰岛;第 14 周时,胰腺间充质大量增生,分隔胰腺组织形成胰腺小叶,胰岛形成并继续保持高速增殖分化直到出生。出生后,胰岛经历了 B 细胞复制、增生及凋亡的重塑过程。出生阶段,B 细胞群体中每天约有 18%B 细胞进行复制增殖,使 B 细胞数量增多,以适应合成胰岛素的需要。成年后,B 细胞的复制率占总数的 2%~3%。胰岛通过凋亡和增殖的平衡来维持 B 细胞数量的稳定。胰岛 B 细胞分化的分子机制研究证明,参与胰岛 B 细胞分化的转录因子主要包括**胰十二指肠同源异型盒蛋白 1(pancreaticduodenal homeobox 1,Pdx1)、神经元素 3(neurogenin3,Ngn3)、激活素 A(activin A)、配对盒基因 4(paired homeobox gene 4,Pax4)、NK2 转录因子相关的基因座 2(NK2 transcription factor related,locus 2,Nkx2.2)及 NK6 转录因子相**

关的基因座 1（NK6 transcriptionfactor related, locus 1, Nkx6.1）等, 这些蛋白协调表达决定了胰岛 B 细胞的分化。Pdx1 是表达于早期胰腺发育、胰岛细胞分化和 B 细胞成熟过程中的一个重要的转录因子。Pdx1 诱导内胚层向胰腺定向发育和成熟, 其活化可促进胰岛素、生长抑素、葡萄糖激酶、葡萄糖转运子 2 和胰岛淀粉样多肽等 B 细胞重要基因的表达, 并可诱导内源性生长激素抑制激素基因的表达, 是胰腺开始形成的标志; 促进胰岛素分泌和维持胰岛 B 细胞的正常功能, 其对出现在肠内胚层背侧及腹侧的胰腺萌芽的生长分化起重要作用, 其纯合子缺失突变会导致胰腺无法形成。

（二）胰岛素对胰岛 B 细胞自分泌信号传导通路作用的研究进展

胰岛素能通过丝裂原激活蛋白激酶（MAPK）Erk1/2c 促进有丝分裂, 亦可通过 PI3K、蛋白激酶 B 或 PKB/Akt、p70S6K 等调节代谢后胰岛素分泌。这些研究都为胰岛素对胰岛 B 细胞自分泌调节作用提供了分子水平的理论依据。研究证实, 胰岛 B 细胞也是胰岛素的靶细胞之一。胰岛素要作用于 B 细胞自身并开始信号传导, 首先要与其表面受体结合, 即胰岛素受体（IR）, IR 分为 A、B 型, IR-A 主要通过激活磷酸肌醇 3 激酶（PI3K）和下游的 70Ku-S6 激酶（p70S6K）来调节胰岛素基因转录; IR-B 则通过 PI3K 及 PKB/Akt 途径调节 B 细胞葡萄糖激酶的基因转录。胰岛素可以通过与不同的 IR 异构体结合启动细胞内信号传导而发挥作用。B 细胞除了能结合 IR 外, 也能结合胰岛素样生长因子 -1 受体（IGF-1R）。胰岛 B 细胞所在内环境胰岛素浓度要比周围组织高, 而高浓度的胰岛素能激活 IGF-1R, 故 IGF-1R 也是胰岛素结合位点。此外还存在能结合 IR、IGF-1R 相互结合所形成的混合型受体。胰岛素与 IR、IGF-1R 及混合受体结合后通过激活酪氨酸激酶促进受体自身磷酸化, 随后与调节蛋白结合使其酪氨酸磷酸化, 通过调节胰岛素基因启动胰十二指肠同源序列盒, 从而影响胰岛素基因的表达。

胰岛素能刺激 B 细胞的胰岛素生物合成及胰岛素的分泌。胰岛素信号转导障碍可导致葡萄糖刺激后胰岛素分泌缺陷。2 型糖尿病以胰岛素抵抗及 B 细胞功能受损为主要表现。越来越多的研究表明, 导致胰岛素靶器官胰岛素抵抗的因素同样也会引起 B 细胞胰岛素抵抗及 B 细胞功能失调及凋亡。因此对超重及肥胖人群早期通过运动和饮食积极减重, 有望消除引起胰岛素抵抗的病因, 从而延缓疾病的进展。总之, 胰岛素对维持 B 细胞功能至关重要, 胰岛素的自分泌参与调节胰岛 B 细胞的分泌功能。

（杜　联）

第七节　肾上腺的内分泌

肾上腺位于肾脏的内上方, 左右各一。每个肾上腺均可分为中心部的髓质和表层的皮质两部分。髓质和皮质是两个在结构和功能上都不相同的内分泌腺。皮层分泌类固醇激素, 在维持机体基本生命活动中起重要作用。髓质分泌胺类激素, 在机体应急反应中起重要作用。皮质和髓质之间有特殊门脉系统, 故两者有功能上的联系。

一、肾上腺皮质的内分泌

肾上腺皮质的组织结构可以分为三层, 由表及里分别为球状带、束状带和网状带。球状带腺细胞分泌盐皮质激素, 主要是**醛固酮（aldosterone）**。束状带腺细胞分泌**糖皮质激素**

（glucocorticoid, GC），主要是**皮质醇**（cortisol）。网状带细胞主要分泌性激素，如**脱氢表雄酮**（dehydroepiandrosterone）和**雌二醇**（estradiol），网状带细胞也能分泌少量的糖皮质激素。

肾上腺皮质激素均属类固醇的衍生物，统称为类固醇激素，其合成的基本原料为胆固醇，主要来自血液。在皮质细胞的线粒体内膜或内质网中所含有的裂解酶与羟化酶等酶系的作用下，使胆固醇先变成孕烯醇酮，然后再进一步转变为各种皮质激素。由于肾上腺皮质各层细胞存在的酶系不同，所以合成的皮质激素亦不相同。皮质醇进入血液后，75%～80% 与**皮质类固醇结合球蛋白**（corticosteroid-binding globulin, CBG）即皮质激素运载蛋白结合，15% 与血浆白蛋白结合，5%～10% 是游离的。结合型与游离型皮质醇可以相互转化，维持动态平衡。只有游离型皮质醇能进入靶细胞发挥其作用。CBG 是肝脏产生的 α_2 球蛋白，与皮质醇有较强的亲和力，每 100ml 血浆 CBG 能结合 20μg 皮质醇。而醛固酮与血浆白蛋白及 CBG 的结合能力较弱，主要以游离状态存在和运输。

正常成人清晨血清皮质醇浓度为 110～520nmol/L，醛固酮的浓度为 220～430pmol/L，前者的血浆半衰期为 70 分钟，后者为 20 分钟。它们都在肝中被降解。皮质醇首先被加氢还原形成双氢皮质醇，随后生成四氢皮质醇，与葡萄糖醛酸或硫酸结合，随尿排出体外。四氢皮质醇是皮质醇的主要代谢产物，占尿排出量 45%～50%。四氢皮质醇可进一步将 C_{20} 酮基变为羟基，生成皮五醇，四氢皮质醇和皮五醇在 C_{17} 上均有羟基，故称为 17- 羟类固醇。如果在 C_{17} 上脱去侧链，可产生 17- 氧类固醇。检测尿中 17- 羟类固醇的含量可反映肾上腺皮质激素分泌的水平。

肾上腺皮质网状带分泌的性激素以脱氢表雄酮为主，它是一种 17- 氧类固醇，睾酮的代谢产物也是 17- 氧类固醇。因此，男子尿中 17- 氧类固醇的来源有睾丸分泌的睾酮和肾上腺皮质分泌的皮质醇及雄激素。

（一）盐皮质激素

1. 盐皮质激素的生物学作用 盐皮质激素有醛固酮和 11- 去氧皮质酮，以醛固酮的作用最强。

（1）对水盐代谢的影响：醛固酮对水盐代谢的作用最强，是调节机体水盐代谢的重要激素。醛固酮能促进肾远端小管及集合管重吸收 Na^+，随着 Na^+ 的重吸收，大量 Na^+ 进入细胞外液，水也就此被潴留，这对于维持细胞外液和循环血量的稳定具有重要作用；同时随着 Na^+ 的重吸收，Na^+-K^+ 交换和 Na^+-H^+ 交换增强，从而增加 K^+ 和 H^+ 的排出。因此，醛固酮具有保 Na^+ 保水、排 K^+ 排 H^+ 的作用。醛固酮分泌过多时，将使钠和水潴留，可引起高血压、低血钾等，醛固酮明显缺乏时，水盐损失严重，引起血压降低，酸碱平衡失调。

（2）增强血管对儿茶酚胺的敏感性：盐皮质激素与糖皮质激素一样能增强血管对儿茶酚胺的敏感性，其作用比糖皮质激素更强。

2. 盐皮质激素分泌的调节 醛固酮的分泌主要受肾素 - 血管紧张素 - 醛固酮系统以及血液中 K^+、Na^+ 浓度等因素调节。在正常情况下，ACTH 对醛固酮的分泌无调节作用，但当机体受到应激刺激时，ACTH 分泌增加，可对醛固酮的分泌起一定的支持作用。

（二）糖皮质激素

1. 糖皮质激素的生物学作用 糖皮质激素有皮质醇、皮质酮和皮质素。人类以皮质醇为主。糖皮质激素的作用复杂而广泛，主要体现在以下几个方面：

（1）对物质代谢的影响：糖皮质激素对糖、蛋白质和脂肪代谢均有作用。

糖代谢：糖皮质激素因能显著升高血糖而得名，它是调节机体糖代谢的重要激素之一。糖皮质激素升糖效应与其能够促进糖异生，增加糖的来源和减少糖的去路有关。糖皮质激素能将蛋白质分解产生的氨基酸转入肝脏，同时增强肝脏内与糖异生有关酶的活性，使糖异生过程大大加强；同时，糖皮质激素有抗胰岛素作用，降低肌肉与脂肪等组织对胰岛素的反应性，使外周组织对葡萄糖的利用减少，结果使血糖升高。如果糖皮质激素分泌过多（或服用此类激素药物过多），可使血糖升高，甚至出现糖尿；相反，肾上腺皮质功能低下患者（如阿狄森病），则可出现低血糖。

蛋白质代谢：糖皮质激素能促进肝外组织尤其是肌肉组织蛋白质分解，并加速氨基酸转移至肝，为糖异生提供原料，同时肝外组织对氨基酸的摄取和蛋白质合成也受到抑制。因此，糖皮质激素分泌过多或长期应用糖皮质激素时，由于蛋白质分解增强，合成减少，将出现肌肉消瘦，骨质疏松，皮肤变薄，淋巴组织萎缩和儿童生长停滞等。

脂肪代谢：糖皮质激素能促进脂肪分解，增强脂肪酸在肝内的氧化过程，有利于糖异生作用。糖皮质激素对身体不同部位的脂肪作用不同，可使四肢脂肪组织分解增强，而腹、面、肩及背的脂肪合成反而增加。当糖皮质激素分泌过多时，由于糖皮质激素对身体不同部位脂肪的不同作用，以致呈现面圆、背厚、躯干部位发胖而四肢消瘦的向心性肥胖体形。

（2）对水盐代谢的影响：糖皮质激素具有微弱的类醛固酮作用，即对肾远端小管及集合管保 Na^+、保水、排 K^+ 等有微弱的促进作用。此外，糖皮质激素可降低肾小球入球小动脉的阻力，增加肾小球血浆流量，使肾小球滤过率增加，从而加强肾脏的排水功能。肾上腺皮质功能不全患者，排水能力明显降低，严重时可出现"水中毒"，如补充适量的糖皮质激素即可得到缓解，而补充盐皮质激素则无效。糖皮质激素还能减少近球小管对磷的重吸收，使尿磷排出增加。

（3）对血细胞的影响：糖皮质激素对多种血细胞的数量均有影响，且机制各不相同。通过刺激骨髓造血，可使血中红细胞、血小板的数量增加，临床用于治疗再生障碍性贫血和血小板减少症；抑制胸腺与淋巴组织的细胞分裂，抑制淋巴细胞的 DNA 合成过程，使血中淋巴细胞减少，临床用于治疗淋巴肉瘤和淋巴细胞性白血病；动员附着在小血管壁边缘的中性粒细胞进入血液循环，使血中的中性粒细胞增加；促进肺和脾脏收留嗜酸性粒细胞，从而使血中嗜酸性粒细胞减少。此外，糖皮质激素还能抑制 T 淋巴细胞产生 IL-2。

（4）对循环系统的影响：糖皮质激素能提高血管平滑肌对儿茶酚胺的敏感性（即允许作用），这一作用对于维持正常动脉血压是必需的。另外，糖皮质激素可降低毛细血管壁的通透性，减少血浆滤出，有利于维持血容量。离体实验表明，糖皮质激素可增强心肌的收缩力，但在整体条件下对心脏的作用并不明显。

（5）在应激反应中的作用：应激是 Selye 在 1936 年首先提出的。目前认为，**应激反应（stress reaction）**是指当机体受到各种有害刺激（如缺氧、创伤、手术、饥饿、疼痛、寒冷以及精神紧张等）时，产生的一种以 ACTH 和糖皮质激素分泌增加为主，多种激素共同参与的增强机体抵抗力的非特异性反应。引起应激反应的刺激统称为**应激源（stressor）**。在应激反应中，下丘脑 - 腺垂体 - 肾上腺皮质系统的活动大大增强，ACIH 和糖皮质激素的分泌显著增加，提高了机体对有害刺激的耐受力和生存能力；与此同时，交感 - 肾上腺髓质系统活动也加强，血中儿茶酚胺含量也相应增加，其他激素如生长激素、催乳素、胰高血糖素、抗利尿激素、β- 内啡肽、醛固酮等均增加。实验研究表明，切除肾上腺髓质的动物，可以抵抗应激刺激而不产生严重后果，而当切掉肾上腺皮质时，机体应激反应减弱，对有害刺激的抵抗力大大降低，若得不到适当处理，1～2 周内即可死亡，如及时补给糖皮质激素，则可生存较长时间。临床上，使用大剂量的糖皮质激素具有抗炎、抗过敏、抗中毒和抗休克作用。

（6）其他作用：糖皮质激素可促进胎儿肺表面活性物质的生成；提高胃腺细胞对迷走神经与促胃液素的反应性、增加胃酸及胃蛋白酶原的分泌（可诱发消化性溃疡）；提高大脑皮质兴奋性、维持中枢神经系统的正常功能；增强骨骼肌的收缩力；抑制骨的生成。

2. 糖皮质激素分泌的调节　糖皮质激素的分泌可分为生理状态下的基础分泌和应激反应状态下的分泌，两种状态的分泌均与下丘脑 - 腺垂体 - 肾上腺皮质轴的活动有关，这一功能活动轴是糖皮质激素分泌调节的重要反馈调节系统（图 10-13）。

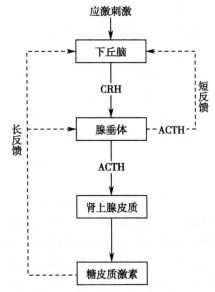

图 10-13　糖皮质激素的分泌调节示意图
实线为促进作用；虚线为抑制作用

（1）下丘脑 - 腺垂体对肾上腺皮质功能的调节：下丘脑促垂体区的 CRH 神经元可合成和释放 CRH，经垂体门脉系统到达腺垂体，刺激腺垂体分泌 ACTH，腺垂体分泌的 ACTH 是调节糖皮质激素合成和释放的最重要的生理因素。ACTH 经血液循环作用于肾上腺皮质束状带及网状带细胞，一方面通过 AC-cAMP-PKA 或 PLC-IP$_3$/DG-PKC 信号转导途径，促进糖皮质激素的合成与释放；另一方面促进细胞内的核酸和蛋白质合成，从而使腺细胞增生、肥大。实验表明，切除动物的腺垂体后，肾上腺皮质束状带与网状带很快即发生明显萎缩，糖皮质激素分泌显著减少，如及时补充 ACTH，可使已发生萎缩的束状带与网状带基本恢复，糖皮质激素的分泌回升。

ACTH 的分泌呈现日周期节律波动，入睡后 ACTH 分泌逐渐减少，午夜最低，随后又逐渐增多，至清晨进入分泌高峰，白天维持在较低水平。由于 ACTH 分泌的日节律波动，使糖皮质激素的分泌也呈现相应的波动。ACTH 分泌的这种日节律波动与下丘脑 CRH 节律性释放有关。

（2）糖皮质激素对下丘脑和腺垂体的负反馈调节：血中糖皮质激素水平对腺垂体分泌 ACTH 和下丘脑分泌 CRH 具有负反馈调节作用。当血中糖皮质激素浓度升高时，可使腺垂体释放 ACTH 减少，ACTH 的合成也受到抑制，同时，使腺垂体对 CRH 的反应性减弱。糖皮质激素的负反馈调节主要作用于腺垂体，也可作用于下丘脑，这种反馈称为长反馈。ACTH 还可反馈抑制 CRH 神经元，称为短反馈。至于是否存在 CRH 对 CRH 神经元的超短反馈，尚不能肯定。

当机体处于应激状态时，由于各种有害刺激信息大量传入，使下丘脑 - 腺垂体 - 肾上腺皮质轴的活动增强，同时下丘脑和腺垂体对 ACTH 和糖皮质激素的负反馈调节的敏感性暂时减弱或不敏感，结果导致血中 ACTH 和糖皮质激素的浓度处在高水平状态。ACTH 和糖皮质激素浓度的升高程度与应激刺激的强度成正比，并维持高水平上的平衡，以适应应激环境的需要。

临床上，由于治疗的需要，有的患者需要长期大量地使用外源性糖皮质激素。高浓度的糖皮质激素可反馈性地抑制下丘脑 - 腺垂体 - 肾上腺皮质轴的活动，造成肾上腺皮质萎缩。此时如果突然停药，由于患者肾上腺皮质自身分泌糖皮质激素不足或缺乏，可引起肾上腺皮质危象，甚至危及生命。因此必须采取逐渐减量的撤药方法或间断给予 ACTH，以防止肾上腺皮质功能衰竭。

总之，下丘脑 - 腺垂体 - 肾上腺皮质轴是一个效率很高的功能轴，对调节和维持血中糖皮质激素浓度的相对稳定以及在不同应激条件下的适应性变化具有重要意义。

二、肾上腺髓质的内分泌

肾上腺髓质位于肾上腺中心。从胚胎发生来看，肾上腺髓质与交感神经节后神经元在胚胎发生上同源，相当于一个交感神经节，直接受交感神经胆碱能节前纤维支配。肾上腺髓质的腺细胞较大，内含细小颗粒，一些颗粒与铬盐呈棕色反应。含有这种颗粒的细胞称为嗜铬细胞。肾上腺髓质嗜铬细胞是内分泌细胞，能分泌肾上腺素（E）和去甲肾上腺素（NE），前者约占 80%，后者约占 20%。肾上腺髓质激素的合成与交感神经节后纤维合成去甲肾上腺素的过程是一致的，所不同的是，在嗜铬细胞胞质中存在大量**苯乙醇胺氮位甲基移位酶**（**phenylethanolamine-N-methyl-transferase，PNMT**），可使去甲肾上腺素甲基化而生成肾上腺素。血液中的去甲肾上腺素除由髓质分泌外，主要来自肾上腺素能神经纤维末梢，而血中肾上腺素则主要来自肾上腺髓质。体内的肾上腺素和去甲肾上腺素可在**单胺氧化酶**（**monoamine oxidase，MAO**）及儿茶酚 -O- 位甲基转换酶（**catechol-O-methyltransferase，COMT**）的作用下降解，降解产物由尿排出。

（一）肾上腺髓质激素的生物学作用

肾上腺髓质激素与靶细胞膜受体结合后，可分别通过 PLC-IP$_3$/DG-PKC 和 AC-cAMP-PKA 信号转导通路发挥广泛而复杂的生物学作用。由于肾上腺素和去甲肾上腺素对各组织器官的作用已在相关章节述及，在此主要讨论它们对物质代谢的影响以及在应急反应中的作用。

1. 对物质代谢的影响　肾上腺素、去甲肾上腺素与相应受体结合后可通过不同机制调节物质代谢。例如，骨骼肌运动增强时，可通过激活 β$_2$ 受体加强糖原分解，为肌肉收缩提供及时的能源供应，通过激活 β$_3$ 受体加强脂肪分解，为肌肉较为持久的活动提供游离脂肪酸供能；此外还能激活肝细胞 α$_1$ 受体促进糖异生，以维持血糖浓度，通过激活 α$_2$ 受体抑制胰岛素分泌，协同维持血糖浓度。

2. 在应急反应中的作用　肾上腺髓质受交感神经胆碱能节前纤维支配，两者组成交感 - 肾上腺髓质系统。在一般生理状态下，血中髓质激素浓度很低，但当机体遭遇紧急状况时，这一系统能立即被调动起来，血中髓质激素浓度大幅升高（可达基础水平的 1 000 倍）。最早研究交感 - 肾上腺髓质系统的作用，并提出**应急学说**（**emergency reaction hypothesis**）的 Cannon 认为，当机体遭遇紧急情况时，如畏惧、焦虑、剧痛、失血、脱水、缺氧、暴冷暴热以及剧烈运动等，肾上腺素与去甲肾上腺素的分泌大幅增加，可产生以下效果：提高中枢神经系统兴奋性，使机体处于警觉状态，反应灵敏；使呼吸加深加快，肺通气量增加；使心率加快，心缩力增强，心输出量增加，血压升高；使内脏血管收缩，而心、脑、骨骼肌等血管舒张，全身血液发生重新分配，保证重要器官和活动器官的血液供应；使机体分解代谢增强，血糖升高，血中游离脂肪酸增多，同时葡萄糖与脂肪酸氧化过程增强，产生更多能量。上述一系列活动有利于增强机体主动适应环境或与环境紧急变化作斗争的能力。紧急状况下，机体通过交感 - 肾上腺髓质系统活动加强引起的这些适应性反应，称之为**应急反应**（emergency reaction）。

实际上，引起应急反应的各种刺激，也是引起应激反应的刺激。现在认为，Cannon 的"应急"和 Selye 的"应激"学说，实质上都是在机体受到伤害刺激时，通过中枢神经系统的整合，经协调神经 - 内分泌调节活动而实现的自我保护性反应，以应对并迅速适应突然出现的环境变化。一般而言，前者在于提高机体对环境突变的应变能力，后者则是增强机体对伤害性刺激的耐受能力。

（二）肾上腺髓质激素分泌的调节

1. 交感神经的作用　肾上腺髓质受交感神经胆碱能节前纤维支配，交感神经兴奋时，节前纤维末梢释放乙酰胆碱，作用于髓质嗜铬细胞上的 N_1 受体，引起肾上腺髓质激素的分泌。若长时间使交感神经兴奋，则可使合成儿茶酚胺所需的酶活性增强，促进儿茶酚胺的合成。

2. ACTH 与糖皮质激素的作用　动物摘除垂体后，肾上腺髓质嗜铬细胞内酪氨酸羟化酶、多巴胺 β- 羟化酶以及 PNMT 的活性降低，而补充 ACTH 则使这三种酶的活性恢复；如给予糖皮质激素，可使多巴胺 β- 羟化酶与 PNMT 活性恢复，而对酪氨酸羟化酶则未见明显影响。ACTH 可直接提高髓质细胞多巴胺 β- 羟化酶与 PNMT 的活性，促进肾上腺髓质激素的分泌；糖皮质激素还可通过肾上腺髓质激素间接发挥作用。

3. 肾上腺髓质激素的负反馈调节　肾上腺髓质嗜铬细胞内去甲肾上腺素含量增加到一定程度时，可抑制酪氨酸羟化酶活性；肾上腺素合成增多时，能抑制 PNMT 的作用，从而限制儿茶酚胺的合成。当去甲肾上腺素、肾上腺素从细胞内释放入血后，胞质内含量减少，对酶活性的负反馈抑制解除，儿茶酚胺的合成随即增加。

另外，髓质激素的分泌还受机体代谢状态的影响。如低血糖时，嗜铬细胞分泌肾上腺素和去甲肾上腺素增加，促进糖原分解，使血糖升高。

三、肾上腺生理的研究进展

（一）肾上腺雄激素

肾上腺雄激素由肾上腺皮质网状带分泌，主要是脱氢表雄酮。在体内，脱氢表雄酮由胆固醇合成，主要与硫酸盐结合成脱氢表雄酮硫酸盐，并以硫酸脱氢表雄酮的形式进入血液循环中。游离的脱氢表雄酮和硫酸脱氢表雄酮之间可以相互转化。在男性，5%～30% 的硫酸脱氢表雄酮是由性腺产生，而女性几乎全部由肾上腺皮质分泌。由于硫酸脱氢表雄酮的半衰期长达 8～11 小时，故在血中浓度很高。肾上腺雄激素不能与雄激素受体结合，必须在外周组织转化成睾酮和双氢睾酮，然后通过靶组织中的雄激素受体发挥其生物效应。

研究发现，血浆中的硫酸脱氢表雄酮在 7 岁左右出现，大约在性腺功能启动前 1～2 年，经过青春发育期逐步升高。男性 20～24 岁达顶峰，女性 15～19 岁达顶峰，然后随年龄增长稳定地下降。一些资料显示，当血中硫酸脱氢表雄酮浓度达到 400～500μg/L 时，就预示着肾上腺功能开始启动。

在人体，肾上腺雄激素在青春期前 1～2 年分泌增多，称为**肾上腺功能初现**（adrenarche）。

目前认为，肾上腺雄激素能使生长加速，促使外生殖器发育和第二性征出现。肾上腺雄激素对于成年男性影响不明显，但男童可因其分泌过多而引起性早熟。肾上腺雄激素是女性体内雄激素在主要来源，具有刺激女性腋毛和阴毛生长，维持性欲和性行为的作用。肾上腺皮质雄激素分泌过多的女性可出现痤疮、多毛和男性化等表现。

（二）肾上腺髓质素

近年来研究发现，肾上腺髓质嗜铬细胞能分泌一种由 52 个氨基酸残基组成的单链多肽，称为**肾上腺髓质素（adrenomedulin，ADM）**。目前研究表明，肾上腺髓质素在正常肾上腺髓质、肺、心、血管内皮细胞、血管平滑肌细胞、肾、脑、脾、胰、胃肠道、甲状腺等组织中均有表达，它与降钙素基因相关肽具有同源性，以自分泌和旁分泌方式参与机体的多种生理调节。

肾上腺髓质素具有舒张血管、降低血压的作用；对心脏具有正性肌力作用；能抑制血管平滑肌细胞的增生；扩张支气管平滑肌；改善支气管微循环；扩张肺血管，降低肺动脉压；促进胃酸分泌；能显著扩张肾动脉、入球小动脉，增加肾血流量，提高肾小球滤过率。肾上腺髓质素能参与多种激素分泌的调节，如抑制肾上腺皮质球状带醛固酮的分泌，抑制心房钠尿肽的基因表达和蛋白分泌，抑制胰岛素的分泌，抑制氨甲酰胆碱诱导肾上腺髓质分泌儿茶酚胺，抑制血管紧张素及高血钾刺激所导致的醛固酮分泌，抑制基础 ACTH 的分泌及促肾上腺皮质激素释放激素对 ACTH 分泌的促进作用，抑制血管平滑肌细胞生成内皮素。肾上腺髓质素通过影响以上激素分泌，参与调节血压、糖代谢和盐代谢。

此外，肾上腺髓质素在中枢神经系统内作为一种保护因子，对脑缺血缺氧性损伤起保护作用。肾上腺髓质素还能参与机体的防御过程，具有杀菌、抗炎等功能。

（孙世晓）

第八节 其他器官或组织的内分泌

一、松果体的内分泌

松果体（pineal body）位于丘脑后上部，因形似松果而得名，也称松果腺，曾被认为是完全退化的结构。松果体能合成和分泌**褪黑素（melatonin，MT）**以及 **8- 精缩宫素（8-arginine vasotocin，8-AVT）**等。

（一）褪黑素

褪黑素是松果体分泌的主要激素，属于吲哚杂环类化合物，因能使青蛙皮肤颜色变浅而得名。褪黑素由色氨酸经羟化、脱羧、乙酰化及甲基化等步骤合成。从青春期开始，人类松果体细胞就开始钙沉积，褪黑素的合成及分泌量也随年龄增长而递减。1～3 岁时约 250ng/L，到 67～84 岁时仅约 30ng/L，尽管有年龄差异，但日间分泌率并无显著差异。褪黑素的分泌具有极典型的昼低夜高波动，凌晨 2 点达高峰，与日照周期同步。女性血中的褪黑素波动还与月经周期同步，月经来潮前夕最高，排卵期最低，峰 - 谷值相差可达 5 倍左右。

1. 褪黑素的生物学作用 褪黑素具有广泛的生物学作用。褪黑素能抑制下丘脑 - 腺垂体 - 靶腺轴的活动，特别是对性腺轴的活动。褪黑素与性激素分泌呈负相关，因而在性腺发育、性腺激素分泌以及性周期活动的调节中可能起抗衡作用。对于神经系统，褪黑素主要表现为镇静、催眠、镇痛、抗惊厥、抗抑郁等作用。褪黑素还可能与机体的免疫功能、衰老过程及生物节律的调整等有关。此外，对心血管、肾脏、肺、消化系统等也有一定作用。

2. 褪黑素分泌的调节 调节褪黑素分泌的环境因素是光照。摘除大鼠眼球或切断支配松果体的交感神经后，褪黑素的分泌既不受光照刺激，也不受黑暗刺激，昼夜节律便消失。毁损视交叉上核后，褪黑素分泌的昼夜节律也消失。故认为视交叉上核是控制褪黑素分泌的中枢。在黑暗环境中，视交叉上核发出的冲动到达颈上交感神经节，其节后纤维释放去甲肾上腺素作用于松果体的 β_1 受体，激活褪黑素合成酶系，使褪黑素合成和分泌增加。但在光照条件下，由视网膜传入的冲动通过交感性活动引起抑制效应。持续光照可造成大鼠松果体缩小，褪黑素合成酶系活性降低，褪黑素合成减少。但人类褪黑素的昼夜节律波动是内源性的，因为观察到人在持续光照和无光照的季节中，日节律依然存在。

（二）8- 精缩宫素

8- 精缩宫素与缩宫素及血管升压素的结构十分相似，也是 9 肽激素，因其侧链的 8 位为精氨酸残基而得名，但其作用与缩宫素有很大差别。8- 精缩宫素分别通过抑制下丘脑 GnRH 和腺垂体促性腺激素的合成和释放，抑制生殖系统活动；同时也能抑制动物的排卵活动。

二、胸腺的内分泌

胸腺位于胸骨后面，紧靠心脏，扁平椭圆形，分左、右两叶。青春期前发育良好，青春期后逐渐退化，进而被脂肪组织所代替。胸腺是一个淋巴 - 内分泌器官。作为淋巴器官，其实质细胞是增殖分化中的淋巴细胞（又称胸腺细胞）；作为内分泌器官，其实质细胞则是胸腺上皮细胞（又称上皮性网状细胞）。胸腺上皮细胞能够分泌多种肽类激素，如**胸腺素** (**thymosin**)、胸腺生长素、胸腺刺激素等，其中研究最多的是胸腺素。

胸腺素又称胸腺多肽。研究表明，胸腺素能使去胸腺小鼠部分或接近全部地恢复免疫排异和移植物抗宿主反应，能使萎缩的淋巴组织复生，淋巴细胞增殖，使幼稚淋巴细胞成熟，成为有免疫功能的淋巴细胞。目前认为，胸腺素能通过连续诱导 T 细胞分化发育的各个阶段，使由骨髓产生的干细胞转变成 T 细胞；同时通过增强成熟 T 细胞对抗原或其他刺激的反应，增强细胞免疫功能。但胸腺素对体液免疫的影响甚微。胸腺素无明显的种属特异性。

三、脂肪组织的内分泌

脂肪组织是人体储存能量的主要器官。当人体需要能量时，脂肪组织能够及时为人体供能。近年来的研究显示，脂肪组织还具有旺盛的内分泌功能，能够分泌一系列激素和因子，如瘦素、脂联素、抵抗素、肿瘤坏死因子 α（TNF-α）、白细胞介素 6（IL-6）等，参与调控机体的能量代谢、免疫、炎症反应及生殖等。

（一）瘦素

1994 年，Friedman 等发现脂肪细胞 6 号染色体的**肥胖基因**（**ob gene**）所表达的蛋白质激素可降低体重，命名为**瘦素**（**leptin**）。瘦素主要由白色脂肪组织合成和分泌。褐色脂肪组织、胎盘、肌肉和胃黏膜也有少量合成。

1. 瘦素的生物学作用 瘦素的作用主要在于调节体内的脂肪储存量并维持机体的能量平衡。瘦素能作用于下丘脑弓状核，通过抑制神经肽 Y（NPY）神经元的活动，减少摄食量，与参与摄食平衡调节的兴奋性因素相抗衡；瘦素作用于中枢神经系统，加强交感神经系统的活动，动员体内储备能源的转化和释放；瘦素直接作用于脂肪细胞，抑制脂肪的合成，降低体内脂肪的储存量，并动员脂肪，使脂肪储存的能量转化、释放，避免发生肥胖。此外，瘦素还具有其他较广泛的生物效应，不但可影响下丘脑 - 腺垂体 - 性腺轴的活动，也影响下丘脑 - 腺垂体 - 甲状腺轴和下丘脑 - 腺垂体 - 肾上腺皮质轴的活动。

2. 瘦素作用的机制　瘦素由受体（ob-R）介导而发挥效应。瘦素受体有 6 种类型，分别为 a、b、c、d、e、f，其中 ob-Ra 分布最广泛，以脑室脉络丛为最多。在心、肺、淋巴结、肾上腺、胸腺和肌肉等组织中都有 ob-R 表达。瘦素与受体结合后可通过 JAK-STAT 转导信号途径，影响 NPY、**刺鼠基因相关蛋白（agouti-gene-related protein，AGRP）**和前阿黑皮素（POMC）基因的表达，影响有关神经递质的合成与分泌，调节细胞的代谢活动和能量消耗。一般认为，高浓度的瘦素主要经过激活 POMC 受体途径抑制摄食，而低浓度时主要通过激活 NPY 和 AGRP 受体途径促进摄食。此外，瘦素与受体结合后还可使靶细胞膜上的 ATP 依赖性钾通道开放，导致膜超极化，降低神经元发放冲动的频率。

3. 瘦素分泌的调节　瘦素的分泌具有昼夜节律，夜间分泌水平高。体内脂肪储量是影响瘦素分泌的主要因素。在机体能量的摄入与消耗取得平衡的情况下，瘦素的分泌量可反映体内储存脂肪量的多少。血清瘦素水平于摄食时升高，而在禁食时降低。此外，胰岛素和肾上腺素也可刺激脂肪细胞分泌瘦素。但研究发现，多数肥胖者常伴有血清瘦素水平升高，提示可能有"瘦素抵抗"现象。该现象的产生可能与瘦素的转运、信号转导以及神经元功能等多个环节发生障碍有关。

（二）脂联素

脂联素（adiponectin）主要由脂肪细胞分泌，人体内的脂联素由 244 个氨基酸残基组成。脂联素含有胶原样结构域和球形结构域，依靠其球形结构域形成三聚体，再通过胶原样结构域的相互作用形成具有更高分子量结构的复合体。在血液循环中，脂联素主要以高分子量多聚体的形式存在。脂联素是至今发现的唯一与肥胖呈负相关的脂肪细胞特异性蛋白，当肥胖患者减重后脂联素水平可升高。此外，血清脂联素水平与机体对胰岛素敏感性呈显著正相关。

脂联素的作用主要在于调节脂肪和糖类的代谢。脂联素通过激活**腺苷酸活化蛋白激酶（adenosine monophosphate activated protein kinase，AMPK）**促进骨骼肌脂肪酸的氧化，降低脂质在骨骼肌的堆积，减少游离脂肪酸进入肝脏，改善肝脏的胰岛素抵抗，降低肝脏糖的生成和**极低密度脂蛋白（very low density lipoprotein，VLDL）**的合成。研究表明脂联素还可抑制血管内皮的炎症反应、血管平滑肌细胞的增殖、迁移，降低**血管细胞黏附因子 1（vascular cell adhesion molecule-1，VCAM-1）**和 **A 类清道夫受体（scavenger receptor A）**的表达，抑制巨噬细胞向**泡沫细胞（foam cell）**的转变，起到抗动脉粥样硬化作用。总之，脂联素在肥胖、Ⅱ型糖尿病、心血管疾病和代谢综合征的发病机制中起重要作用。另外脂联素还有降压作用。

四、前列腺素

前列腺素（prostaglandin，PG）是一族二十碳烷酸类化合物，因其最先在精液中发现，误以为由前列腺分泌而得名。PG 可依据其五碳环构造形式分为 A、B、C、D、E、F、G、H、I

等多种类型,每种类型又有多种亚型。实际上,PG 广泛存在于人和动物体内各组织中,但以精囊腺合成能力最强。PG 的前体就是细胞膜的磷脂成分。在多种刺激因素作用下,细胞膜磷脂酶 A_2(PLA$_2$)活化使细胞膜的磷脂裂解为**花生四烯酸**(**arachidonic acid,AA**),花生四烯酸是合成 PG、**血栓烷 A_2**(**thromboxane,TXA$_2$**)和**白三烯**(**leukotriene**)等二十碳烷酸类化合物的直接前体。**环加氧酶**(**cyclooxygenase**)是催化花生四烯酸转变为二十碳烷酸类化合物的关键环节,而阿司匹林可抑制环加氧酶的活性,从而抑制 PG 的合成。

PG 中除 PGA$_2$ 和 PGI$_2$ 等可经血液循环产生作用外,其余只在组织局部发挥调节作用。PG 可与 G 蛋白耦联受体结合,通过 AC、PLC 等信号转导途径,也可通过核受体调节基因转录引起靶细胞效应。

PG 家族成员分布广泛,作用复杂,代谢快,半衰期仅 1~2 分钟。不同类型的 PG 可以由不同的组织细胞分泌,具有不同的功能。PG 的主要作用可总结为以下几个方面:①促进或抑制血小板聚集,影响血液凝固,使血管平滑肌收缩或扩张。②使气管平滑肌收缩或舒张。③减少胃腺分泌,保护胃黏膜,增加小肠运动。④调制神经递质的释放和作用,参与下丘脑体温调节,参与睡眠活动,参与疼痛与镇痛过程。⑤调节肾血流量,促进水、钠排出。⑥促进皮质醇的分泌,促进组织对激素的反应性,参与神经内分泌调节过程。⑦调节生殖道平滑肌活动,促进精子在男、女性生殖道的运行,参与调制月经、排卵、胎盘、分娩等生殖活动。⑧抑制脂肪分解。⑨参与炎症反应。

(孙世晓)

第九节　性腺的内分泌和生殖

性腺包括男性的睾丸和女性的卵巢,由于性腺既是生殖细胞(精子、卵子)产生、发育和成熟的场所,又具有重要内分泌功能,能分泌性激素,故将性腺称为**主性器官**(**main sexual organs**)。男性和女性从青春期开始出现一系列与性有关的特征,称为**副性征**(**secondary sex characteristic**)。男性表现为生长胡须、喉结突出、体格高大、发音低沉等;女性表现为乳腺发达、骨盆宽阔、皮下脂肪丰满、音调较高等。附性器官的生长发育和副性征的表现以及生殖行为全过程都有赖于性腺内分泌的支持与促进,如果没有性腺内分泌的刺激作用,附性器官就不能发育,永远保持在幼稚状态,副性征也不会出现。此外,性腺内分泌对全身代谢也有着重要的影响。人类生殖是通过两性生殖器官的活动实现的。**生殖**(**reproduction**)是动物绵延和繁殖种系的重要生命活动,是保持种族延续的各种生理过程的总称。

一、睾丸的内分泌功能与男性生殖

(一)睾丸的内分泌功能

睾丸的曲细精管之间的间质细胞和支持细胞具有内分泌作用,间质细胞分泌**雄激素**(**male hormone**),支持细胞分泌**抑制素**(**inhibin**)和**雄激素结合蛋白**(**androgen-binding protein,ABP**)。

1. 雄激素　雄激素主要有**睾酮**(**testosterone,T**)、**雄酮**(**androsterone**)、**脱氢表雄酮**(**dehydroepiandrosterone,DHEA**)和**雄烯二酮**(**androstenedione**)等。在以上这些雄激素中,T 的生物活性最强。待 T 进入靶组织后,可转变为活性更强的**双氢睾酮**(**dihydrotestosterone,DHT**)。

T 是含 19 个碳原子的类固醇激素。正常情况下，在 20～50 岁男子血中 T 的含量最高，为 19～24nmol/L，之后随年龄的增长含量逐渐减少。成年男子每天 T 分泌量为 4～9mg，绝大多数与血浆白蛋白和性激素结合球蛋白结合，只有 1%～2% 是游离的。结合的 T 仅作为血浆中的储备库，而游离的 T 才能发挥生物学功能。T 主要在肝脏灭活，以 17- 氧类固醇形式由尿排出，少量经粪便排出。此外，成年男子血中 T 水平还表现有年节律、日节律及脉冲分泌的现象，且个体差异较大。

T 的生物学作用比较广泛，主要有以下几个方面。

（1）对胚胎性分化的影响：含有 Y 染色体的胚胎在第 7 周时分化出睾丸，并能分泌雄激素，诱导中肾小管、中肾管以及尿生殖窦和生殖结节等分化为男性的内、外生殖器。雄激素的影响也导致神经系统分化的性差异。此外，对睾丸的下降也起重要作用。

（2）刺激男性附性器官生长发育和副性征的出现：T 不仅在胚胎期对性分化有作用，而且能刺激出生后男性附性器官的生长发育，维持其正常功能，特别是在青春期，附性器官对 T 作用十分敏感。青春期 T 主要促进阴茎和精囊等生长，同时出现骨骼、肌肉快速增长，喉结突出和声音低沉等男性副性征。

（3）维持生精作用：T 进入曲细精管可直接与生精细胞的雄激素受体结合，促进生精细胞分化和精子的生成。

（4）对性欲和性行为的影响：T 对男性的性行为以及正常性欲的维持是非常重要的。睾丸功能低下的患者，血中雄激素水平较低，常出现阳痿和性欲降低。

（5）对代谢的影响：T 对人体代谢影响总的趋势是促进合成代谢。T 能促进附性器官组织蛋白质合成，同时促进肌肉、骨骼、肾脏和其他组织的蛋白质合成。男性在青春期，T 与腺垂体分泌的生长激素协同作用，使身体出现一次显著的生长过程。T 还可促进红细胞生成，参与造血的调节。T 还参与调节机体水和电解质代谢，有类似于肾上腺皮质激素的作用，可使体内出现钠、水潴留。

2. 抑制素 抑制素是一种分子量为 32kD 的糖蛋白激素，由 α 和 β 两个亚单位组成。抑制素对腺垂体 FSH 的分泌有很强的抑制作用；但对 LH 的分泌却无明显的影响。此外，性腺还存在由抑制素的两个 β 亚单位组成的二聚体，称为**激活素（activin）**，其作用与抑制素相反，可促进腺垂体 FSH 的分泌。

（二）睾丸的生精作用

睾丸的生精作用是指**精原细胞（spermatogonium）**发育为成熟精子的过程。从精原细胞发育成为精子的整个过程称为一个**生精周期（spermatogenic cycle）**。人类的生精周期需要两个半月左右。

1. 精子的生成过程 精子的生成是在睾丸的曲细精管内完成的。曲细精管由生精细胞和支持细胞构成。精原细胞是原始的生精细胞，紧贴于曲细精管的基膜上。从青春期开始，在雄激素和腺垂体分泌的卵泡刺激素的作用下，精原细胞开始分裂，进入生精周期（图 10-14）。精子的生成是一个连续的过程，即精原细胞→初级精母细胞→次级精母细胞→精子细胞→精子。在曲细精管管壁中，各种不同发育阶段的生精细胞是顺次排列的，即由基膜至管腔分别为精原细胞、初级精母细胞、次级精母细胞、精子细胞、分化中的精子，只有成熟精子脱离支持细胞进入管腔。

新生的精子释入曲细精管管腔内，本身并没有运动能力，而是需要借助小管外周肌样

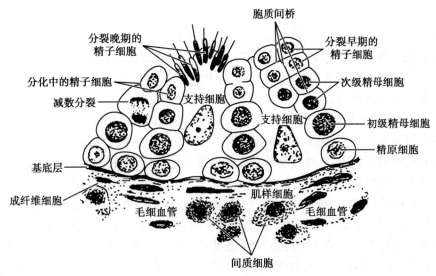

图 10-14　睾丸曲细精管生精过程示意图

细胞收缩和管腔液移动被运送至附睾进一步成熟,在附睾停留 18～24 小时后,精子才获得运动能力。附睾仅储存少量精子,大量的精子则储存于输精管及其壶腹部。在性活动中,通过输精管的蠕动把精子运送至尿道。精子与附睾、精囊腺、前列腺和尿道球腺的分泌物混合形成精液,在性高潮时射出体外。正常男子每次射出精液 3～6ml,每毫升精液含 $(0.2～4)\times10^8$ 个精子,如果每毫升精液少于 0.2×10^8 个精子,不易使卵子受精。

正常情况下,精子的生成和存活需要适宜的温度,阴囊内温度较腹腔内温度低 2℃ 左右,适于精子的生成和存活。在胚发育期间,由于某种原因睾丸不能降入阴囊而停留在腹腔内或腹股沟内,称隐睾症,则曲细精管不能正常发育,也无精子产生。如果对发育成熟的动物睾丸进行加温处理,或施行实验性隐睾术,则可观察到生精细胞退化萎缩。

成年人每克睾丸组织能产生约 10^7 个精子,在 45 岁以后,随着曲细精管的萎缩,生精能力将逐渐减弱。

2. 支持细胞的作用　支持细胞位于曲细精管的管壁中。支持细胞可为各种不同发育阶段的生精细胞提供营养,并起着保护与支持作用;支持细胞形成的血 - 睾屏障能防止生精细胞的抗原物质进入血液循环而引起自身免疫反应,从而为生精细胞的分化发育提供合适的微环境;支持细胞分泌的生物活性物质能为生精细胞提供高浓度的雄激素环境,有利于精子的生成。

（三）睾丸功能的调节

睾丸的内分泌功能及生精作用均受下丘脑 - 腺垂体的调节（图 10-15）。下丘脑、腺垂体和睾丸在功能上密切联系,构成下丘脑 - 腺垂体 - 睾丸轴。

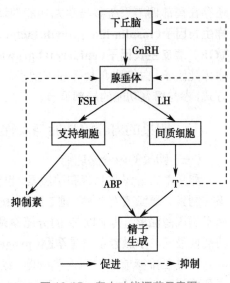

图 10-15　睾丸功能调节示意图

此外，睾丸还存在复杂的局部调节机制。情绪与压力等的心理因素可通过大脑皮质转化为神经内分泌信号，影响下丘脑 - 腺垂体 - 睾丸轴的功能。

1. 下丘脑 - 腺垂体对睾丸功能的调节   下丘脑分泌 GnRH 经垂体门静脉到达腺垂体，调控腺垂体促性腺细胞合成和分泌 FSH、LH，从而影响睾丸的功能。卵泡刺激素主要作用于生精细胞和支持细胞，黄体生成素主要作用于间质细胞。

（1）对生精作用的影响：FSH 和 LH 对生精过程均有调节作用。FSH 能调控精原细胞分裂而出现生精周期；LH 则刺激间质细胞产生 T，促进精子生成。实验表明，FSH 在精子的发生过程中发挥始动作用，T 则有维持精子发生的作用。可见，FSH、LH 以及 T 的协同作用对维持正常生精作用是必不可少的。此外，适当水平的催乳素可促进精子的发生。

（2）对 T 分泌的调节：睾丸间质细胞合成和分泌 T 主要受 LH 的调节。LH 经血液循环达到睾丸后，可直接与间质细胞膜中的相应受体结合，通过 G 蛋白 -AC-cAMP 信号通路促进胆固醇进入线粒体内合成 T。另外，LH 还可增强间质细胞中与 T 合成有关酶的活性，从而加速 T 的合成。FSH 也可促进 T 的分泌，但该作用并非直接作用于间质细胞促进 T 合成，而是通过诱导 LH 受体间接实现。以上说明 LH、FSH 对间质细胞合成和分泌 T 具有协同作用。

2. 睾丸激素对下丘脑 - 腺垂体的反馈调节   睾丸分泌的雄激素和抑制素在血液中的浓度变化可对下丘脑 - 腺垂体进行反馈调节，从而维持生精过程和各种激素水平的相对稳定。

（1）雄激素：在血液中 T 浓度达到一定水平后，可作用于下丘脑和腺垂体，通过负反馈机制抑制 GnRH 和 LH 的分泌，而对 FSH 的分泌却无影响。研究表明，在下丘脑和腺垂体都存在雄激素受体，提示 T 的负反馈作用可发生在下丘脑和腺垂体两个水平。

（2）抑制素：在离体培养的成年大鼠睾丸支持细胞给予 FSH 可刺激抑制素分泌，两者之间呈剂量 - 效应关系。给大鼠注射抑制素后，可使血液中 FSH 含量明显下降，而对 LH 无显著影响。提示 FSH 可促进抑制素的分泌，而抑制素又可对腺垂体 FSH 的合成和分泌发挥选择性抑制作用。

3. 睾丸内的局部调节   睾丸的功能除受下丘脑 - 腺垂体 - 睾丸轴的调控外，睾丸内部还存在局部调节系统参与睾丸功能的调节。睾丸间质细胞可产生多种生长因子，如**胰岛素样生长因子（insulin-like growth factor，IGF）、转化生长因子（transforming growth factor，TGF）、表皮生长因子（epidermal growth factor，EGF）**等；睾丸间质中的巨噬细胞能分泌肿瘤坏死因子、白细胞介素等细胞因子。这些生长因子和细胞因子可通过旁分泌和自分泌的方式，参与睾丸功能的局部调节。

二、卵巢的内分泌功能与女性生殖

（一）卵巢的内分泌功能

卵巢主要分泌雌激素和孕激素，也分泌少量的雄激素。此外，卵巢和睾丸一样，也能分泌抑制素。雌激素有 3 种：**雌二醇（estradiol，E_2）、雌酮（estrone）和雌三醇（estriol，E_3）**，均属于类固醇激素，其中以 E_2 的分泌量最大，活性最强，雌酮的生物活性仅为 E_2 的 10%，E_3 的活性最低。孕激素主要是**孕酮（progesterone，P）**。

卵巢在排卵前由卵泡内膜细胞、颗粒细胞分泌雌激素，在排卵后由黄体细胞分泌孕激素和雌激素。卵泡内膜细胞、颗粒细胞和黄体细胞内含有合成雄激素、雌激素和孕激素所需的全部酶系统，但在不同细胞中各种酶的浓度存在一定差异，从而决定了其合成的最终产物不同。在卵泡发育过程中，卵泡内膜细胞在 LH 作用下使胆固醇转变为雄烯二酮和 T，两者通过卵泡基膜扩散进入颗粒细胞，颗粒细胞在 FSH 作用下，其细胞内部芳香化酶活性增强，进而将雄烯二酮转变为雌酮，而将 T 转变为 E_2。可见，卵巢雌激素的合成需要卵泡内膜细胞和颗粒细胞以及 LH、FSH 的共同参与，此被称为雌激素合成的双细胞双促性腺激素学说。在排卵后的黄体期，卵巢黄体细胞大量分泌孕激素，也能分泌较多雌激素。

在月经周期中，血中雌激素和孕激素呈周期性波动。雌激素浓度随卵泡发育而升高，在排卵前 1 周左右，雌激素分泌明显增多，至排卵前 1 天雌激素分泌达顶峰，旋即下降，而在黄体期雌激素分泌再次升高。在月经周期中，雌激素浓度形成两次高峰，但黄体期的雌激素高峰较卵泡期低。血中孕激素浓度在卵泡期一直很低，但在排卵后，随着黄体的形成和发育，孕激素浓度逐渐升高，排卵后 5～10 天出现高峰，以后分泌量逐渐降低。

血中的 70% 的 E_2 与血浆中的性激素结合球蛋白结合，25% 与白蛋白结合，其余为游离型；48% 的孕酮与血浆皮质类固醇结合球蛋白结合，50% 与白蛋白结合，其余为游离型。E_2 和孕酮主要在肝脏降解。E_3 是 E_2 的主要代谢产物，而孕二醇是孕酮的主要降解产物。这些代谢产物以葡萄糖醛酸盐或硫酸盐的形式随尿液排出体外。

1. 雌激素的生物学作用 雌激素对女性生殖系统有着重要的调控作用，此外，对全身许多器官组织也有影响。

（1）对生殖器官的作用：雌激素能促进子宫、输卵管、阴道、外阴等生殖器官的发育和成熟，并维持其正常功能。若青春期前雌激素过少，则生殖器官不能正常发育；雌激素过多，则出现性早熟现象。雌激素可协同 FSH 促进卵泡发育，诱导排卵前 LH 高峰的出现，从而促进排卵。雌激素能促进子宫发育，使其内膜产生增生期的改变，并能在分娩前增强子宫平滑肌的兴奋性，提高子宫平滑肌对缩宫素的敏感性；可使阴道黏膜上皮细胞糖原增加，糖原分解产物可使阴道分泌物呈酸性，有利于阴道乳酸菌的生长，从而排斥其他微生物的繁殖，增强阴道抵抗细菌的能力；刺激阴道上皮细胞的分化和角化，促进输卵管的运动，以利于卵子向子宫腔内运送。在月经期和妊娠期内，雌激素与孕激素配合，维持正常月经与妊娠的发展。

（2）对乳腺和第二性征的影响：雌激素能刺激乳腺导管和结缔组织增生，促进乳房发育和乳头、乳晕着色；能使皮下脂肪增多，臀部肥厚，骨盆宽大，毛发呈女性分布，音调较高，出现并维持女性第二性征。

（3）非生殖系统作用：雌激素的靶器官还包括很多非生殖系统，如骨骼、心血管系统、中枢神经系统、肝脏、肾脏等。

雌激素能促进成骨细胞活动，加强钙盐沉着，促进青春期骨的成熟和骨骺愈合。雌激素对心血管系统也有影响，可直接作用于心血管，使心血管内皮细胞中 NO 等血管活性物质合成增加，促进血管内皮细胞修复，抑制血管平滑肌增殖。雌激素对中枢神经系统有保护作用，主要表现在促进神经细胞生长、分化、再生、突触形成以及调节许多神经肽和递质的合成、释放与代谢。雌激素对蛋白质和脂肪代谢以及水盐平衡也有影响，可促进肝内多种蛋白质的合成以及胆固醇代谢酶的合成，降低血浆低密度脂蛋白胆固醇，升高高密度脂蛋白胆固醇，改善血脂成分。高浓度的雌激素可使体液向组织间隙转移，由于循环血量减少而引起醛固酮分泌，促进肾小管对钠和水重吸收，从而引起钠、水潴留。

2. 孕激素的生物学作用 孕激素主要作用于子宫内膜和子宫平滑肌等,为受精卵的着床和妊娠的维持提供基础保障。由于孕激素受体含量受雌激素调节,因此孕激素的大部分作用需要在雌激素作用的基础上才能发挥。

(1)对子宫和输卵管的作用:在雌激素作用的基础上,孕激素使子宫内膜出现分泌期变化,转化为分泌期内膜,为受精卵着床做好准备。孕激素能降低子宫平滑肌兴奋性,降低妊娠子宫对缩宫素的敏感性,降低母体对胎儿的免疫排斥反应,利于胎儿在子宫腔内的生长发育。此外,孕激素还能抑制输卵管的节律性收缩,减少宫颈黏液分泌,增大其黏稠度,形成黏液栓,阻止精子通过。

(2)对乳腺作用:在雌激素作用的基础上,孕激素可促进乳腺腺泡发育、成熟,为分娩后泌乳准备条件。

(3)产热作用:正常女性基础体温在排卵后升高 0.5℃左右,并在黄体期一直维持在此水平。临床上将这一基础体温改变作为判断排卵日期的标志之一。女性在绝经或卵巢摘除后,该变化消失。如果注射孕酮则可引起基础体温升高,故认为基础体温的升高与孕激素有关。

(4)其他作用:孕激素能促进钠水排泄,能使血管和消化道平滑肌紧张性降低,因此,妊娠期女性易发生静脉曲张、痔疮、便秘和输卵管积液等。

3. 雄激素的生物学作用 女性体内有少量雄激素,主要由卵泡内膜细胞和肾上腺皮质网状带细胞产生,适量的雄激素配合雌激素可刺激阴毛和腋毛生长,并能增强女子的性欲,维持性快感。

4. 抑制素的作用 抑制素由卵巢颗粒细胞分泌,可以反馈抑制腺垂体 FSH 的释放,通过一系列复杂过程调控卵泡的生长发育。

(二)卵巢的生卵功能

在女性胚胎期,卵巢内可有$(6\sim7)\times10^6$个原始卵泡,随后大部分卵泡发生退化闭锁,到出生时卵巢内卵泡数量减少至$(1\sim2)\times10^6$个,至青春期时进一步减少到$(3\sim4)\times10^5$个。青春期前原始卵泡发育受到抑制。青春期开始后,在下丘脑-腺垂体-卵巢轴调控下,原始卵泡开始发育。卵巢每个月发生一次周期性变化,称为卵巢周期,卵巢周期分为三个阶段,即卵泡期、排卵和黄体期。在每个周期中可有 15~20 个原始卵泡同时开始生长发育,但通常只有 1~2 个卵泡能发育成优势卵泡,并最后成熟而排卵,其他卵泡在发育过程中退化形成闭锁卵泡(图 10-16)。

1. 卵泡期 卵泡期(follicular phase)是指原始卵泡经初级卵泡和次级卵泡的发育阶段,最终发育为成熟卵泡的时期。原始卵泡是由一个初级卵母细胞和包围它的单层卵泡细胞所构成。原始卵泡形成后聚集在卵巢皮质内,形成原始卵泡库。随着原始卵泡开始发育,初级卵母细胞不断增大,周围的卵泡颗粒细胞开始增殖并分泌黏多糖,包绕卵母细胞形成透明带,称为初级卵泡。初级卵泡进一步发育,颗粒细胞层增多,透明带功能发达,出现卵泡液和卵泡细胞腔,形成次级卵泡。随着卵泡液的不断增多和卵泡腔的继续扩大,卵泡液将卵细胞推向一侧形成卵丘,而紧贴透明带的卵泡细胞则呈放射状排列,形成放射冠。此后,卵泡液迅速增加,卵泡腔进一步扩大,卵泡体积显著增加,在排卵前48小时,卵泡直径可达 18~20mm,形成成熟卵泡。

2. 排卵 卵泡发育成熟后,就突出于卵巢表面,随着卵泡液的激增,内压的升高,使突

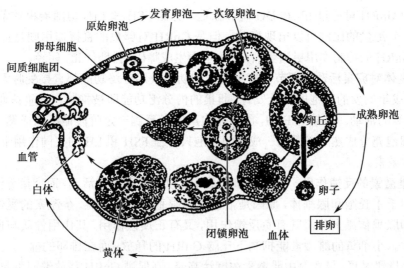

图 10-16　卵巢生卵过程示意图

出部分的卵巢组织愈来愈薄并出现排卵孔,卵细胞、透明带、放射冠随卵泡液一起排出卵巢,称为**排卵(ovulation)**。排卵大多发生在两次月经中间,若以 28 天为一个月经周期计算,排卵一般发生在下次月经来潮前的第 14 天左右。

3. 黄体期　排卵后的卵泡腔内压力下降,卵泡壁塌陷,泡膜内层毛细血管出血使腔内充满浆液性液体及血液,形成血体。此后,卵泡腔中血液被吸收,新生血管逐渐长入,残留的卵泡细胞增殖,而颗粒细胞和内膜细胞失去原有形态特征分别转化为颗粒黄体细胞和卵泡膜黄体细胞,外观呈黄色,称为**黄体(corpus luteum)**。黄体在 LH 的作用下,有强大的分泌雌激素和孕激素的功能。若排出的卵子未能受精,称为月经黄体,月经黄体在排卵后 9～10 天便开始退化并逐渐成为白体。月经黄体的寿命一般为 12～16 天,平均为 14天。黄体退化导致血中孕激素与雄激素水平急剧下降,随后新的卵泡期开始。若排出的卵子已受精,月经黄体则进一步转变为妊娠黄体,维持 6 个月。

(三)卵巢功能活动的调节

　　卵巢的功能活动受下丘脑 - 腺垂体 - 卵巢轴的调节,并通过反馈性影响,保证卵巢活动的稳定(图 10-17)。

1. 下丘脑对卵巢活动的调节　下丘脑通过分泌促性腺激素释放激素(GnRH)来调节腺垂体 FSH 和 LH 的分泌,从而间接地影响卵巢的功能活动。例如,切除垂体柄,则使腺垂体的促性腺激素分泌减少,并失去周期性变化,与此同时,卵巢发生萎缩。下

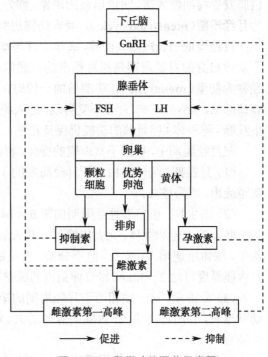

图 10-17　卵巢功能调节示意图

丘脑分泌的 GnRH 可通过 IP₃ 和 DG 调节腺垂体分泌 FSH 和 LH,但随着机体条件的不同,FSH 和 LH 分泌量的比例可以出现变动。但是 GnRH 对卵巢的直接作用则是抑制,特别是药理剂量 GnRH 的抑制作用更为强烈,导致孕酮生成障碍,排卵停止,闭经。

2. 腺垂体对卵巢活动的调节　卵巢的生卵功能及内分泌功能都直接受腺垂体的调节。切除垂体,成年妇女的卵泡即停止发育,卵巢的内分泌功能即被抑制。腺垂体通过 FSH 和 LH 调节卵巢的活动。若缺乏 FSH,原始卵泡虽能发育到一定阶段但不能成熟。因此认为 FSH 是使卵泡充分成熟所必需的。成熟的卵泡只有在 FSH 和 LH 的共同作用下,才能分泌雌激素和孕激素。

3. 卵巢激素的反馈作用　下丘脑和腺垂体可以调节卵巢的活动,而卵巢分泌的激素又可反馈作用于下丘脑和腺垂体,原因是下丘脑和腺垂体均存在雌、孕激素的受体。雌激素对下丘脑和腺垂体激素分泌既有负反馈作用,又有正反馈作用,其作用性质与血浆中雌激素浓度有关。小剂量的雌激素能抑制下丘脑 GnRH 的释放;而在排卵的前一天,由于成熟卵泡产生大量雌激素,导致血中雌激素浓度达高峰,则促进 GnRH 释放继而引起排卵前 LH 和 FSH 释放,而以 LH 增加最明显并形成 LH 峰,结果导致成熟卵泡排卵,这是一个正反馈调节。

当黄体生成后,血中雌激素又出现一个高峰,此时黄体分泌大量孕激素,两者共同作用的结果是抑制腺垂体促性腺激素的分泌。根据这一机制,如果服用一定量的雌激素和孕激素类药物,抑制腺垂体促性腺激素分泌,结果会使卵泡不能成熟或不出现排卵,这是目前大量使用的口服避孕药的主要作用机制。

(四)月经周期

1. 月经周期的概念　自青春期开始,女性的卵巢功能开始活跃,在激素的作用下,子宫内膜发生周期性脱落、阴道出血的现象,称为**月经(menstruation)**。女性的这种生殖周期称为**月经周期(menstrual cycle)**。哺乳动物也有类似周期,称为动性周期。

月经周期的长短因人而异,成年女性平均为 28 天。在 20~40 天范围内均属正常,但每个女性自身的月经周期是相对稳定的。通常我国女性成长到 12~14 岁左右出现第一次月经称为**初潮(menarche)**。初潮后的一段时间内月经周期可能不规律,一般 1~2 年后逐渐规律起来。45~55 岁,月经不复再现,进入绝经期。绝经期的到来是由于卵巢功能衰退,而下丘脑 - 腺垂体 - 卵巢轴的功能仍保持正常。

在月经周期中,根据子宫内膜的变化,将其分为以下三个时期(图 10-18):

(1)月经期:这一期相当于月经周期的 1~5 天。本期特点是子宫内膜剥脱和出血,经阴道流出,即为经血。

(2)增生期:相当于月经周期的第 6~14 天。月经期后,子宫内膜出血停止,内膜表面尚有断裂的血管和腺体,无上皮覆盖。几天后,腺管上皮增生覆盖子宫内膜表面;接着内膜增生,腺体迅速增多、变长,但不分泌;内膜的螺旋动脉迅速生长并卷曲。至增殖期末,子宫内膜厚度可达 2~3mm,接着卵巢内的成熟卵泡开始排卵。

(3)分泌期:这一期相当于月经周期的第 15~28 天。此期子宫内膜进一步增厚,螺旋动脉增长,卷曲程度更大,内膜的腺体增大、弯曲并进行高度分泌活动,为受精卵的植入提供适宜环境。

2. 卵巢内分泌与月经周期　生育年龄女性除妊娠期外,每月都有上述子宫内膜的周期

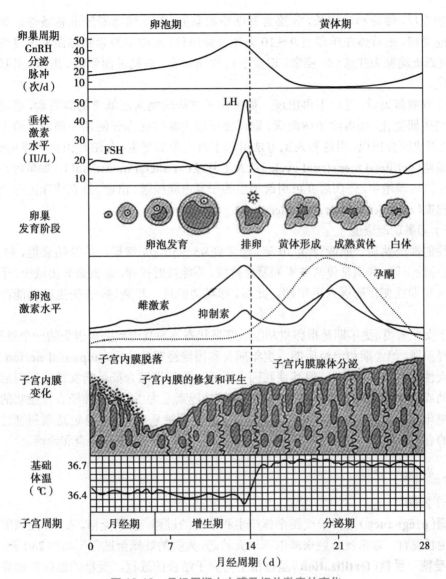

图 10-18　月经周期中内膜及相关激素的变化

性变化。这种周期性变化与下丘脑 - 腺垂体 - 卵巢轴的活动密切相关,并与血中 FSH、LH、雌激素、孕激素的浓度密切相关。

月经周期开始于卵巢的卵泡期。当卵泡期开始时,血中雌激素和孕激素均处于低水平,对下丘脑和腺垂体的负反馈抑制作用较弱,故血中 FSH、LH 的浓度开始升高,两者刺激卵泡生长并分泌雌激素入血;在卵泡期的中段,血中雌激素浓度明显升高,子宫内膜正是在雌激素的作用下,其螺旋动脉、腺体和上皮迅速增生,呈现增生期变化。当卵泡发育成熟时,雌激素分泌进一步增加,在排卵前一天左右,雌激素分泌达到高峰,触发腺垂体 LH 大量分泌,形成 LH 高峰,大量 LH 刺激成熟卵泡破裂排卵。

排卵后残余的卵泡形成黄体,进入黄体期。由于黄体细胞分泌大量的雌激素和孕激素,它们共同作用于子宫内膜,引起内膜在增生期的基础上产生分泌期变化,表现为子宫内膜继续增殖变厚，螺旋动脉增长，分泌含有糖原的黏液，为受精卵着床准备条件。如果排出的卵未能受精，则黄体在排卵后9～10天便开始退化，血中孕激素和雌激素浓度则突然降低，导致螺旋动脉发生收缩、痉挛，造成子宫内膜缺血、缺氧进而剥离、出血，引起新的月经期变化。

切除双侧卵巢后，月经不再出现。如果给予这样的病人足够量的雌激素，就可以引起内膜的增生期变化，如再给予孕激素，则可使子宫内膜转化为分泌期。当停止给予孕激素时，月经很快就会出现，用这种人工方法引起子宫内膜的增生、分泌和出血等周期变化，称为**人工周期**（artificial menstrual cycle）或人工月经（artificial menstrual）。如单纯给予雌激素引起子宫内膜增生，停药后亦可引起增生的子宫内膜脱落、出血，这在临床上称为**雌激素撤退性出血**（estrogen withdrawal bleeding）。

（五）卵巢功能衰退

女性的性成熟期一般能持续30年，通常到45～50岁，卵巢功能开始衰退，对FSH和LH的反应性下降，卵泡常停滞在不同发育阶段，不能按时排卵，雌激素分泌减少，子宫内膜不再呈现周期性变化而进入更年期。此后，卵巢功能进一步衰退，丧失生殖功能而进入老年期。

对于女性来说，更年期是指卵巢功能从旺盛状态逐渐衰退到完全消失的一个过渡时期，包括绝经前期、绝经期和绝经后期。更年期又称**围绝经期**（perimenopausal period）。更年期虽是女性的自然生理过程，但其症状因人而异。更年期综合征是指女性绝经前后出现性激素波动或减少所致的一系列以自主神经系统功能紊乱为主，伴有神经心理症状的一组症候群。更年期是人类生命过程中的正常发展阶段，精神乐观、情绪稳定是顺利度过更年期最重要的心理条件。而对于更年期症状严重者，应及时到医院进行检查和诊治。

三、妊娠与分娩

（一）妊娠

妊娠（pregnancy）是指子代新个体产生和孕育的过程，包括受精、着床、妊娠的维持和胎儿的生长发育。以末次月经来潮的第一天算起，人类的妊娠全过程平均约280天。

1. 受精 受精（fertilization）是指精子与卵子结合的过程。受精的部位在输卵管壶腹部。精子与卵子相融合成为受精卵。每一个精子和卵子各含23条染色体，受精卵则含有23对染色体，因此具有父母双方的遗传特性。

（1）精子的运行：正常男子每次射出精液3～6ml，每毫升精液含0.2×10^8～4×10^8个精子，但最后能到达受精部位的只有15～50个精子，而到达的时间约在性交后30～90分钟。精子在女性生殖道内的受精能力大约只能保持48小时。射入阴道的精子在女性生殖道内运行的过程较为复杂，需要经过子宫颈、子宫腔、输卵管等生理屏障才能到达受精部位。精子运行的动力一方面依靠本身尾部鞭毛运动，另一方面需借助于女性生殖道平滑肌的运动和输卵管的蠕动。

精液射入阴道后，很快就变成胶冻样物质，使精液不易流出体外，并有暂时保持精子免受酸性阴道液破坏的作用。但是，阴道内的精子绝大部分被阴道内的酶杀伤，失去活力，存活的精子随后又遇到宫颈黏液的拦截。排卵前，在雌激素的作用下，宫颈黏液变得清亮、稀薄，其中的黏液蛋白纵行排列成行，有利于精子的穿行；排卵后的黄体期，在孕激素作用下，宫颈黏液变得黏稠，黏液蛋白卷曲并交织成网，能阻止精子通过。可见，宫颈作为精子在女性生殖道内要通过的第一个关口，它在排卵时，为精子的穿行提供了优越条件。

一部分精子靠自身的运动及射精后引起的子宫收缩，进入子宫腔中。精液中含有很高浓度的前列腺素，可刺激子宫发生收缩，收缩后的松弛造成宫腔负压可把精子吸入宫腔。

精子进入输卵管后，在其中的运行主要受输卵管蠕动的影响。排卵前在雌激素的作用下，输卵管的蠕动由子宫向卵巢方向移行，推动精子由峡部运动至壶腹部。在排卵后的黄体期，大量孕激素能抑制输卵管的蠕动。

（2）精子获能：大多数哺乳动物和人类的精子必须在雌性生殖道内停留一段时间，才能获得使卵子受精的能力，称为**精子获能（sperm capacitation）**。精子经过在附睾中的发育，已经具备了受精能力，但在附睾与精液中存在去获能因子，它使精子的受精能力受到了抑制。当精子进入雌性生殖道内后，能解除去获能因子对精子的抑制，从而使其恢复受精能力。获能的主要场所是子宫，其次是输卵管，宫颈也有使精子获能的作用。

（3）顶体反应：获能的精子与卵子在输卵管壶腹部相遇后尚不能立即结合。精子首先与卵子透明带上的精子受体结合，使精子的顶体膜破裂，释放其顶体酶以溶解卵子外围的放射冠及透明带，使精子得以穿行，这一过程称为**顶体反应（acrosomal reaction）**。顶体反应是精子在受精时的关键变化，只有完成顶体反应的精子才能与卵细胞融合，实现受精。当精子进入卵细胞后，激发卵细胞发生反应，使位于卵细胞周边部的皮质颗粒包膜与卵细胞膜逐渐融合、破裂，并向卵周隙释放其内容物，释放物与透明带反应，封锁透明带，使其他精子难以再穿越透明带进入卵细胞内。因此，到达受精部位的精子虽然有数个，但一般只有一个精子能与卵细胞结合。精子进入卵细胞后立即激发卵细胞完成第二次成熟分裂形成第二极体。卵细胞核在完成两次成熟分裂之后，形成雌性原核。进入卵细胞的精子其尾部迅速退化形成雄性原核，与雌性原核融合形成一个具有23对染色体的受精卵。

2. 着床 着床是指**胚泡（blastocyst）**植入子宫内膜的过程。由于输卵管处营养贫瘠，远不能满足胎儿发育的需要，而子宫内膜富于营养并适合胚胎发育，因此受精卵必须植入子宫内膜。受精后，受精卵在输卵管的蠕动和纤毛的作用下，逐渐运行至子宫腔。受精卵在运行途中，一面移动，一面进行细胞分裂，约在受精后第2~4天，分裂成桑椹胚，也称早期胚泡。约在受精后第4~5天，桑椹胚或早期胚泡进入子宫腔，桑椹胚在子宫腔内继续分裂变成晚期胚泡。进入子宫的胚泡会在宫腔内漂浮1~2天，此时胚泡外面的透明带溶解、消失，胚泡从透明带解脱出来并逐渐与子宫内膜接触。在受精后第5~9天，胚泡内细胞团一侧的滋养层细胞靠近子宫内膜，并黏附在子宫壁上，然后通过与子宫内膜的相互作用逐渐进入子宫内膜，至受精第11~12天，胚泡几乎全部植入子宫内膜中（图10-19）。通常胚泡着床位置一般是子宫底部或子宫体的前壁或者后壁上。有时胚泡着床发生在子宫腔以外部位，称为宫外孕，最常见的部位是输卵管。

着床成功的关键在于胚泡与子宫内膜的同步发育和相互配合。胚泡的分化与到达子宫的时间必须与子宫内膜发育程度相一致。子宫仅在一个极短的关键时期内允许胚泡着床，此时期称为子宫的敏感期或接受期。此时的子宫内膜环境最有利于胚泡着床，胚泡过早或过迟到达子宫腔，这时的子宫内膜由于不适合受精卵着床和继续发育，也就不可能怀孕。

3. 妊娠的维持及激素调节 正常妊娠的维持有赖于垂体、卵巢和胎盘分泌的各种激素相互配合。在受精与着床之前，在腺垂体促性腺激素的控制下，黄体分泌大量的孕激素与

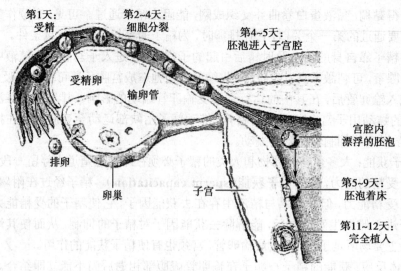

第1天：
受精

第2~4天：
细胞分裂

第4~5天：
胚泡进入子宫腔

受精卵

输卵管

宫腔内
漂浮的胚泡

排卵

第5~9天：
胚泡着床

卵巢

子宫

第11~12天：
完全植入

图 10-19　受精卵的形成、运行及着床示意图

雌激素，导致子宫内膜发生分泌期的变化，以适应妊娠的需要。如未受孕，黄体退化，孕激素与雌激素分泌减少，引起子宫内膜剥脱出血；如果受孕，在受精后第 6 天左右胚泡滋养层细胞便开始分泌**人绒毛膜促性腺激素（human chorionic gonadotropin，hCG）**，以后逐渐增多，刺激月经黄体变为妊娠黄体，继续分泌孕激素和雌激素。胎盘形成后，胎盘即成为妊娠期的一个重要的内分泌器官，大量分泌包括 hCG 在内的蛋白质激素、肽类激素和类固醇激素，以适应妊娠的需要和促进胎儿的生长发育。

（1）hCG：是由胎盘绒毛组织的合体滋养层细胞分泌的一种糖蛋白激素，由于其分子结构与 LH 极为相似，因此 hCG 与 LH 的生物学作用与免疫特性基本相同。

卵子受精后第 6 天左右，胚泡形成滋养层细胞开始分泌 hCG，但其分泌量较少。妊娠早期形成绒毛组织后，由合体滋养层细胞分泌大量的 hCG，而且分泌量增加很快，至妊娠 8～10 周 hCG 的分泌达到高峰，随后下降，在妊娠 20 周左右降至较低水平，并一直维持至妊娠末。在妊娠过程中，尿中 hCG 含量的动态变化与血液相似。由于 hCG 在妊娠早期即出现，所以检测母体血中或尿中的 hCG，可作为诊断早孕的指标。

hCG 的主要生理作用是使妊娠早期母体的月经黄体转变成妊娠黄体，使其继续分泌大量孕激素和雌激素，一直到妊娠第 8～10 周，使雌激素和孕激素由黄体合成顺利地过渡到由胎盘合成，以维持妊娠的顺利进行。所以 hCG 对于维持早期妊娠很重要。如果妊娠早期 hCG 水平过低，则提示有流产的可能性。

（2）其他蛋白质激素和肽类激素：胎盘还可分泌人绒毛膜生长素、绒毛膜促甲状腺激素、促肾上腺皮质激素、促甲状腺激素释放激素以及 β- 内啡肽等。

人绒毛膜生长素（human chorionic somatomammotropin，hCS）为合体滋养层细胞分泌的单链多肽，含 191 个氨基酸残基，其中 96% 与人生长激素相同，因此具有生长激素的作用，可调节母体与胎儿的糖、脂肪与蛋白质代谢，促进胎儿生长。最初发现 hCS 时，证明它对动物有很强的催乳作用，故命名为人胎盘催乳素，后来研究证明对人几乎没有催乳作用，而主要是促进胎儿生长发育，因此在国际会议上将其定名为 hCS。

（3）类固醇激素：胎盘能分泌大量孕激素和雌激素。胎盘本身不能独立产生类固醇激素，需要从母体或胎儿得到前身物质，再加工制成孕激素与雌激素。

孕激素由胎盘合体滋养层细胞分泌，胎盘内有活性很强的 3β- 羟脱氢酶，可将母体和胎儿提供的孕烯醇酮转变为孕酮。在妊娠期间，母体血中孕酮浓度随着孕期的增长而稳步上升，妊娠第 6 周，胎盘开始分泌孕酮，第 12 周以后血中孕酮迅速增加，至妊娠末期达到高峰。

胎盘分泌的雌激素中，90% 是 E_3，而雌酮和 E_2 则很少。E_3 合成的途径是胎儿肾上腺形成的脱氢表雄酮硫酸盐先在胎儿肝中羟化，形成 16α- 羟脱氢表雄酮硫酸盐，然后随血液进入胎盘，在胎盘内脱去硫酸基，经芳香化酶作用转化为 E_3。可见，E_3 的生成是胎儿、胎盘共同参与合成的。因此，检测母体血中 E_3 的含量多少，可用来判断胎儿是否存活。如 E_3 突然降低，则预示胎儿危险或发生宫内死亡。

（二）分娩

分娩是指发育成熟的胎儿及其附属物从母体子宫产出的过程。分娩的全过程共分为三期，也称为三个产程。第一产程，即宫口扩张期，是从有规律的子宫收缩开始到宫颈口完全扩张，这一过程可长达数小时；第二产程，即胎儿娩出期，是从宫颈口完全扩张到胎儿娩出为止，这一过程一般需要 1～2 小时；第三产程，是胎盘娩出期，指胎儿娩出到胎盘排出的过程。

分娩是一个极其复杂的生理过程，其临产发动的原因及确切机制尚不清楚。目前认为多种激素，如糖皮质激素、雌激素、孕激素、缩宫素、松弛素、前列腺素及儿茶酚胺等均参与分娩的启动和过程。

分娩的主要动力是子宫节律性收缩。分娩过程是一个正反馈调节过程，胎儿对子宫颈部的刺激可引起缩宫素的释放以及子宫底部肌肉收缩增强，迫使胎儿对子宫颈部的刺激更强，从而引起更多的缩宫素释放及子宫的进一步收缩，直至胎儿完全娩出为止。

四、性成熟

性成熟（sexual mature）是指生殖器官的形态、功能以及副性征发育成熟，已基本具备正常的生育能力。青春期是从儿童期过渡到成年期的阶段，也是性功能从不成熟过渡到成熟的时期。青春期前，与其他生长较迅速的器官相比，生殖器官的发育非常缓慢。进入青春期后，在内分泌激素的影响下，生殖器官迅速发育成熟，并出现相应的副性征。伴随着这些生理变化，心理和行为也会出现明显改变。这些表现与下丘脑 - 腺垂体 - 性腺轴的活动及其他内分泌激素的作用直接相关。

（一）男性性成熟的表现

青春期前，睾丸体积一般不超过 3ml，发育也很不完全，进入青春期后，睾丸迅速发育增大，至青春期末可增至 20ml 左右。在体积增大的同时，睾丸曲细精管长度、弯曲度也迅速增长，精原细胞不断分裂繁殖，最后发育成精子。伴随着睾丸的发育，附睾、精囊腺、前列腺等附性器官也迅速发育，并分泌液体与精子混合后形成精液。除产生精子外，睾丸还能分泌雄激素。雄激素能直接促进男性附性器官生长发育，刺激并维持男性副性征。男性副性征主要表现为骨骼粗壮、肌肉发达有力、长出胡须和阴毛、喉结突出、声音低沉等。

（二）女性性成熟的表现

女性进入青春期后，在性激素的作用下卵巢开始迅速发育，月经初潮时，卵巢的重量仅为成年人的 30%，之后逐渐增大，至 17～18 岁时卵巢发育基本成熟。成熟卵巢一方面具有周期性的排卵功能，另一方面还可不断分泌雌激素、孕激素和少量雄激素，使生殖器官得以迅速发育。子宫在 10 岁左右开始迅速发育，18 岁时接近成年人水平。子宫内膜在卵巢激素的作用下出现周期性变化，并形成月经。伴随生殖器官的发育，出现女性副性征，主要表现为乳腺发育、乳房增大、长出阴毛和腋毛、体态丰满、骨盆宽阔、声音细润高尖等。

（三）青春期性发育异常

青春期性发育异常是指青春期生殖内分泌功能紊乱所致的病理生理学变化及临床体征，包括性早熟和青春期延迟两种。

性早熟是指儿童超前进入青春发育期，进而发育到性成熟的病理状态。女性性早熟是指 8 岁前出现乳房发育，阴毛、腋毛生长，大、小阴唇增大，月经来潮等情况；男性在 9 岁以前出现生殖器官明显发育和第二性征者，应考虑为性早熟。性早熟常因中枢神经系统，特别是下丘脑的功能紊乱，促性腺激素分泌过多，刺激性器官过早发育而引起。

青春期延迟的年龄限度并无明确定义，一般认为，若女性到 13 岁仍无乳房发育，16 岁尚无月经来潮；男性超过 14 岁仍无任何青春期发育的表现，应考虑为青春期延迟。青春期延迟的原因很复杂，多与先天遗传和后天营养及疾病因素有关。

五、性兴奋与性行为

当人在精神或肉体上受到有关性的刺激时，性器官和其他相关部位将出现一系列生理变化，称为性兴奋。性行为是指在性兴奋基础上，男女两性发生性器官的接触或交媾，即性交的过程。

（一）男性的性兴奋与性行为

男性的性兴奋反应除了心理性变化外，主要表现为阴茎勃起和射精。阴茎勃起是指由于受到性刺激使阴茎海绵体快速充血，阴茎迅速胀大、变硬并挺伸的现象。阴茎勃起的本质是心理性刺激和外生殖器局部机械性刺激引发的反射活动，其传出神经主要是副交感舒血管纤维，通过释放共存于神经元内的乙酰胆碱和血管活性肠肽，使阴茎血管舒张。在副交感神经中还有含**一氧化氮合酶（nitric oxide synthase，NOS）**的神经纤维，其末梢释放的 NO 具有强烈的舒血管效应。此外，**降钙素基因相关肽（calcitonin gene related peptide，CGRP）**也可能参与阴茎勃起。

射精是指性交过程中通过生殖系统各部分的一系列协调动作将精液射出体外的过程，包括移精和排射两步。射精是一种反射活动，初级中枢位于腰骶部脊髓。第一步移精，感觉冲动由阴茎龟头的触觉感受器传入，再经交感神经传出冲动引起输精管和精囊腺平滑肌收缩，从而将精子移送至尿道，精子与附睾、精囊腺、前列腺和尿道球腺的分泌物混合形成精液。第二步排射，阴部神经兴奋，使阴茎海绵体根部的横纹肌收缩，从而将尿道内精液射出。射精的同时伴有强烈的快感，即性兴奋达到性高潮。在男性射精后的一段时间内，一般不能再次发生阴茎勃起和射精，称为不应期。不应期的长短与年龄和身体状况等多种因素有关。

遗精是指在无性交活动的情况下发生的一种射精，有生理性与病理性的不同。

（二）女性的性兴奋与性行为

女性的性兴奋反应包括阴道润滑、阴蒂勃起及性高潮。女性受到性刺激后，阴道的分泌液会增多，分泌液由阴道流至外阴部，可润滑阴道和外阴，有利于性交的进行。阴蒂是女性的性感受器之一，阴蒂头部分布有丰富的感觉神经末梢，是女性性器官中最敏感的部位。在性兴奋时，阴蒂充血、膨胀，敏感性升高，使女性获得性快感并达到性高潮。与男性不同的是，女性在性高潮过后，其不应期并不明显，因此女性具有连续性高潮的能力。

（三）性行为的调节

人类性行为受神经系统与内分泌激素的调节，也受环境及心理因素的影响。

1. 神经调节　性行为的调节主要是在中枢神经系统的控制下，通过条件反射和非条件反射实现的。例如阴茎勃起的基本反射中枢位于腰骶段脊髓，同时受大脑皮质的性功能中枢及间脑、下丘脑的皮层下中枢调节。人的精神和心理因素也可干扰性功能中枢的正常活动，调节多种递质释放，进而影响阴茎勃起反射的进行。

2. 激素调节　调节性反应的激素主要包括雄激素、雌激素和孕激素。在男性，雄激素可刺激性欲，引起自发性阴茎勃起。在女性，雌激素也具有刺激性欲的作用。此外，孕激素有抗动情和降低性欲的作用，缩宫素对两性的性功能及性行为也有明显影响，因此，性行为与多种内分泌激素有关。

（四）性功能障碍

性功能是一个复杂的心理和生理过程，包括性欲、勃起、性交等多个环节及复杂的心理变化。性功能障碍是指不能进行正常的性行为或在正常性行为中不能得到性满足的一类障碍。性功能障碍一般分为器质性性功能障碍和心理性性功能障碍。器质性性功能障碍是由于机体某个器官或系统发生病理改变而引起的性功能障碍。在男性，引起器质性性功能障碍的因素较多，如垂体或性腺功能减退、肾上腺皮质或甲状腺功能异常、心脑血管疾病、肿瘤、血液病以及外伤、手术、药物因素等。在女性，除上述因素外，引起器质性性功能障碍的因素还有自然绝经、卵巢功能早衰及长期服用避孕药物等。性功能障碍多数都没有器质性病变，也就是说性器官没有异常或病变，而仅是因为心理因素造成的，因而在性学中常常又被称为性心理功能障碍。

六、避孕

避孕（contraception）是指应用一定方法使妇女暂时不能受孕。避孕主要通过控制生殖过程中以下环节来达到不受孕的目的：抑制精子与卵子产生；阻止精子与卵子结合；使女性生殖道内环境不利于精子获能、生存，或者不适宜受精卵着床和发育。针对受孕的各个环节，采用相应的阻断或终止受孕的措施，可以达到避孕的目的。目前常用的避孕方法有避孕药、屏障避孕法、宫内节育器、自然避孕法和绝育等。

七、生殖生理的研究进展

（一）人类辅助生殖技术

人类辅助生殖技术（assisted reproductive technology，ART）是指运用医学技术和方法对人的精子、卵子、受精卵或胚胎进行人工操作，以达到受孕的目的。包括人工授精和体外受精 - 胚胎移植及其衍生技术。

1. 人工授精　人工授精（artificial insemination，AI）是指以非性交方式将精子置入女性生殖道内，使精子与卵子自然结合，实现受孕的方法。AI 早在 19 世纪末即有记载，但真正成功地应用于临床则始于 20 世纪 50 年代。目前世界上 AI 已相当普遍。根据精液来源不同,AI 分**夫精人工授精(artificial insemination by husband,AIH)**和**供精(非配偶)人工授精(artificial insemination by donor,AID)**。如果根据精液储存时间长短,则分为**鲜精人工授精(artificial insemination with fresh semen)**和**冻精人工授精(artificial insemination with frozen semen)**。

AI 前,首先需要对接受 AI 的不孕女性做详细的妇科检查,检查内外生殖器是否正常、子宫内膜活检腺体分泌是否良好、双侧输卵管是否通畅等,若这些都正常,才具备接受人工授精的条件。然后需要估计排卵日,以选择最佳的授精时间。男性也要做全面体检,同时将男性提供的几份精液进行分析及精子抗体试验和精子活力测定等,必要时还要检查**人类免疫缺陷病毒(human immunodeficiency virus,HIV)**、乙型和丙型肝炎病毒及性病等。

2. 体外受精 - 胚胎移植　体外受精 - 胚胎移植(in vitro fertilization and embryo transfer,IVF-ET)是指用人工方法取出精子与卵子,在体外受精、发育至一定阶段后,再将胚胎移植到母体子宫内,继续发育至足月出生。IVF-ET 就是人们常说的"试管婴儿"技术。由于人胚胎体外培养的环境条件不可能达到与体内情况完全一样,应尽快把胚胎移植到母体子宫内。因此,IVF-ET 要求具备严格的实验条件及熟练的实验操作。

目前认为,在受精后第 2 天即 2~4 细胞期的人胚移植效果较好;有人将原核期受精卵进行移植,也获得了成功。IVF-ET 与 AI 不同。人的 IVF-ET 包括诱发超排卵、采集卵子、精子体外获能、体外受精和受精卵体外培养及胚胎移植,其中诱发超排卵、体外受精和胚胎移植三项是关键技术。近几年,在传统的试管婴儿的技术方法基础上又提出了**配子输卵管移植(gamete intrafallopian transfer,GIFT)**和**阴道培养法(vaginal culture method)**。前者是取出精子和卵子后,再将精子与卵子注入输卵管内,这样可以大大缩短精、卵在体外的时间;后者是取出精子和卵子于特制小管中,立即将其移植到女方的阴道中存放 48 小时,在阴道中精子与卵子受精、分裂发育为胚胎,再将其移回子宫内继续发育。自 1978 年世界上第一例 IVF-ET 的"试管婴儿"诞生以来,每年全世界有成千上万个"试管婴儿"出生。IVF-ET 的自然流产率及畸胎发生率与自然妊娠没有明显差异。

（二）动物克隆技术

克隆(clone)是利用生物技术由无性生殖产生与原个体有完全相同基因组织后代的过程。**无性生殖(asexual reproduction)**是指未经两性生殖细胞结合的生殖方式或者自然的无性生殖方式(如植物)。

克隆技术经历了三个发展时期:第一个时期是微生物克隆,即用一个细菌很快复制出成千上万个和它一模一样的细菌,而变成一个细菌群;第二个时期是生物技术克隆,比如用遗传基因(DNA)克隆;第三个时期是动物克隆,即由一个细胞克隆成一个动物。克隆绵羊"多利"就是由一头母羊的体细胞克隆而来,使用的便是动物克隆技术。

1997 年 2 月,绵羊"多利"诞生的消息披露,立即引起全世界极大关注。"多利"的特别之处在于它的生命的诞生没有精子的参与。研究人员先将一个绵羊卵细胞中的遗传物质吸出,使其变成空壳,然后从一只 6 岁的母羊身上取出一个乳腺细胞,将其中的遗传物质注入卵细胞空壳中。这样就得到了一个含有新的遗传物质但却没有受过精的卵细胞。该卵细胞经过分裂、增殖形成胚胎,再被植入另一只母羊子宫内,随着母羊的成功分娩,"多利"来到了世界。

"多利"诞生之所以会产生极大影响，是因为其他克隆动物的遗传基因来自胚胎，且都是用胚胎细胞进行的核移植，胚胎细胞本身是通过有性繁殖的，其细胞核中的基因组一半来自父本，一半来自母本，所以不是真正的无性繁殖。而"多利"的基因组，全部来自单亲，这才是真正的无性繁殖。因此，从严格的意义上说，"多利"是世界上第一个真正克隆出来的哺乳动物。"多利"的诞生打破了千古不变的自然规律。

（孙世晓）

第十节 内分泌生理研究的相关进展

一、神经、内分泌与免疫网络

近年来，随着分子生物学技术以及免疫学的迅速发展，人们普遍发现，神经系统、内分泌系统和免疫系统三者之间能够共享某些信息分子和受体，并通过类似的细胞信号转导途径发挥相应作用。神经、内分泌和免疫系统在体内可以通过共有的化学信号分子和受体，相互制约、相互影响，共同组成**神经 - 内分泌 - 免疫网络**（neuroendocrine-immune network），协调有序地调控机体的功能，使机体对内外环境的刺激产生统一的适应性反应，从而维持机体稳态。

（一）神经系统与内分泌系统的关系

体内几乎所有的内分泌腺都受自主神经支配，如甲状腺、胰岛和胃肠内分泌细胞等的功能活动无不受自主神经支配调节，肾上腺髓质分泌活动则直接受交感神经节前纤维的控制。

下丘脑是神经内分泌活动的重要枢纽，与感觉传入和高级中枢下行通路之间都有广泛联系，因而途经的信息都有可能经过下丘脑引起反应，如精神紧张可使皮质醇分泌增加，焦虑引起闭经，对生殖道的机械刺激可引起排卵等。集中分布在下丘脑的神经内分泌细胞能直接接受神经活动的影响，并将中枢活动的电信号转化为激素分泌的化学信号。下丘脑释放的神经肽可通过垂体门脉系统调节腺垂体的内分泌活动，腺垂体细胞也直接受神经的支配与调节。这些活动有助于在外环境变化时内分泌系统反应的高级整合，如下丘脑（CRH）- 腺垂体（ACTH）- 肾上腺皮质（皮质醇）轴在应激反应中的激活。

研究证明，广泛存在于中枢和周围神经系统中的多种激素能参与调制神经信息的传输，影响神经系统的功能，使神经调节更加精确和完善。如中枢神经系统内的 TRH 参与抗抑郁、促觉醒、促运动和升体温等活动的调节；糖皮质激素对交感神经末梢释放去甲肾上腺素引起的缩血管效应具有允许作用。

（二）内分泌系统与免疫系统的关系

免疫系统是机体应对细菌、病毒、肿瘤及其他抗原刺激发生反应的调节系统。在机体受到相应刺激时，激活细胞或体液中介的免疫反应，使免疫细胞分泌细胞因子和肽类激素等作用于下丘脑，并影响下丘脑神经激素以及垂体激素的分泌。细胞因子也可直接刺激垂体、甲状腺、胰腺、肾上腺和性腺等，调节这些内分泌腺体的分泌活动。免疫细胞也能释放与下丘脑和垂体相同的肽类，如人外周血淋巴细胞及脾细胞在病毒感染及内毒素作用下可分泌 ACTH，与垂体分泌的 ACTH 结构一致，同样能刺激肾上腺糖皮质激素的释放，参与应激发生时的负反馈调节效应。单核巨噬细胞分泌的白介素 -1（IL-1）不仅能活化 T 淋巴细胞，还能刺激下丘脑 CRH 释放，进而使血液 ACTH 水平升高，维持皮质醇的高速分泌。

激素可在不同水平直接或间接调制免疫功能。多数激素具有免疫抑制作用，能使淋巴细胞的增殖力减弱、减少抗体生成和抑制吞噬功能等，如生长抑素、ACTH、糖皮质激素、性激素、前列腺素等，都属于免疫抑制激素。但血液中少量的糖皮质激素却能刺激淋巴细胞增生以及抗体的合成，从而起到免疫增强作用。少数激素具有免疫增强作用，如生长激素、缩宫素、催乳素、甲状腺激素等，不仅促进淋巴细胞的增殖，使抗体生成增加，还可使巨噬细胞活化，吞噬能力增强。特别是生长激素，具有广泛的免疫增强作用，几乎促进所有免疫细胞的分化，并增强它们的功能。因此，生长激素缺乏会导致机体免疫功能减退。

（三）神经系统与免疫系统的关系

在日常生活中不难发现，焦虑、恐惧、孤独等不良心理刺激可造成机体免疫功能降低，这表明中枢神经系统对免疫功能具有调节作用。实验证明，损伤不同脑区可影响免疫功能。如大面积损毁小鼠左侧大脑皮质后，T 细胞数量和反应性降低，**自然杀伤细胞（natural killer cell, NK）**活性降低，右侧大脑皮质可能通过调节左侧大脑皮质的传出信号，起到相反的作用，表明大脑皮质对免疫反应具有整合作用。如损毁背侧海马或杏仁复合体，可导致脾细胞和胸腺细胞数量一过性增加和刀豆球蛋白 A（Con A）诱导的 T 细胞增殖反应增强。下丘脑不同部位的毁损对免疫功能影响也有差异，若为前部毁损，可导致有核脾细胞和胸腺细胞数量减少，ConA 诱导的 T 细胞增殖反应下降以及 NK 细胞活性下降；若为中部毁损，可导致 T、B 淋巴细胞数量减少；若为后部毁损，则可导致 T 辅助细胞 /T 抑制细胞比例下降，以及增强肿瘤生长。损毁脑干不同部位，对胸腺组织以及免疫反应也都有不同的影响。

免疫器官及免疫组织上有广泛自主神经（交感或副交感神经纤维）、肽能神经纤维分布，受自主神经支配。交感与副交感神经对免疫反应的调节可分别产生抑制性和增强性效应。如支配胸腺的交感神经具有促进胸腺细胞发育、T 细胞成熟等作用。

免疫系统对神经系统的作用主要通过细胞因子实现，这是因为在神经系统广泛存在细胞因子受体。如 IL-2 受体大量分布在海马、小脑、下丘脑和大脑皮质等。免疫细胞产生的细胞因子，在调节免疫系统自身功能的同时，也可通过相应受体调节神经系统的功能。此外，淋巴细胞可通过血 - 脑屏障，在中枢神经系统内发挥免疫监视作用。

（四）神经 - 内分泌 - 免疫网络的反馈方式

神经 - 内分泌 - 免疫网络的正常运行，对机体内环境稳态和免疫防御功能具有重要意义。三者之间的调节环路基本上可分为长环反馈和短环反馈两种形式。

长环反馈指免疫系统受到刺激，导致免疫源性介质释放，后者再作用于远处的神经内分泌组织，并影响其功能。该环路中存在很多相关轴系，如下丘脑 - 腺垂体 - 肾上腺（性腺，甲状腺）- 免疫系统轴等。短环反馈为局部的相互作用，是指免疫源性介质和神经内分泌因子，在被释放的组织和器官内，以旁分泌和自分泌的方式相互影响。

二、代谢综合征

代谢综合征（metabolic syndrome, MS）是一组复杂的代谢紊乱症候群，主要以高血糖、肥胖、血脂异常和高血压等集簇存在为标志，是导致糖尿病、心脑血管疾病等的危险因素。目前关于其病理生理学机制尚不完全清楚，但认为与肥胖、遗传、精神因素等有关，而其核心是胰岛素抵抗。

（一）肥胖

肥胖是代谢综合征的一个重要特征，包括全身性肥胖和中心性肥胖，是代谢综合征发病的始动因子。近年来的研究显示，脂肪组织是一重要的内分泌器官，具有旺盛的内分泌功能，能够分泌一系列激素和因子，如瘦素、脂联素、抵抗素、TNF-α、IL 等，与代谢综合征、胰岛素抵抗有密切关系。

瘦素是肥胖基因编码的一种蛋白质产物，主要由白色脂肪组织分泌，通过与其受体结合发挥抑制食欲、减少能量摄入、增加能量消耗的生物学作用。已经证实，瘦素与胰岛素抵抗、糖代谢异常、脂质代谢紊乱、高血压等密切相关，在代谢综合征和其他肥胖相关疾病的发生发展中占有重要地位。

脂联素是脂肪细胞分泌的一种特殊蛋白，可以增强胰岛素的敏感性和调节能量代谢，是连接肥胖相关疾病包括代谢综合征、糖尿病、动脉粥样硬化、高血压和冠心病的分子基础。在这些疾病中，低脂联素血症与胰岛素抵抗、内皮功能障碍相关联。生活方式干预和药物治疗可以升高循环脂联素水平，从而降低胰岛素抵抗，改善内皮功能和抗动脉粥样硬化。

脂肪细胞分泌的可溶性 TNF-α 片段，能提高 TNF-α 的活性，TNF-α 活化能通过不同机制导致胰岛素抵抗，TNF-α 还参与肥胖和胰岛素抵抗相关的高血压和高脂血症的病理生理过程。

研究表明，长期的营养过剩、体育活动较少能够刺激细胞因子大量表达，大量营养素的摄取能够导致氧化应激与炎症相关分子水平改变。正常人营养过剩出现的前氧化应激和前炎症状况与肥胖患者禁食时的水平相当。提示肥胖患者的前炎症状况与慢性持续的营养过剩有关。

（二）遗传因素

近年来通过家系研究以及双生子研究显示，代谢综合征与遗传因素有关。在代谢综合征患者中，有一部分是由于基因突变所致。目前发现，与代谢综合征有关的基因有：3q27 基因，内源性儿茶酚胺分泌相关基因 β3AR、β2AR、β1AR，激素敏感脂肪酶（HSL）、内皮脂蛋白脂肪酶（LPL）、肝脏脂肪酶（HL）、胰岛素受体底物（IRS）基因，糖原合成酶 1 基因，凝血机制异常相关基因 PAI-1 等。

（三）精神因素

研究发现，长期的工作压力是代谢综合征的一个重要危险因素。承受长期工作压力者代谢综合征发病率是没有长期工作压力者 2 倍，并认为超过 14 年者是代谢综合征的独立风险因子。老年人精神压力大与代谢综合征和冠心病的发病密切相关，尤其老年男性更明显。

（四）胰岛素抵抗

胰岛素抵抗（insulin resistance）是指各种原因使胰岛素促进葡萄糖摄取和利用的效率下降，机体代偿性地分泌过多胰岛素产生高胰岛素血症，以维持血糖的稳定。

胰岛素抵抗被认为是代谢综合征的核心。流行病学研究显示，胰岛素抵抗参与动脉硬化进展，在胰岛素抵抗引起动脉硬化进展的机制中，高胰岛素血症发挥一定作用。胰岛素抵抗所伴随的代偿性高胰岛素血症通过促进肾小管对 Na^+ 的重吸收，激活交感神经和肾素 - 血管紧张素系统，刺激胰岛素样生长因子 -1（IGF-1）受体，引起血管平滑肌细胞增殖，从而导致血压升高。即便是原发性高血压患者，胰岛素抵抗与 Na^+ 敏感性也存在密切关系。

胰岛素抵抗的病因考虑为多因素作用。肥胖、脂肪蓄积使血浆游离脂肪酸（FFA）释放增多，脂肪蓄积到骨骼肌，引起胰岛素抵抗。胰岛素钳夹技术显示脂肪负荷可引起胰岛素抵抗。肥胖时脂肪细胞大量产生和分泌 TNF-α 和抵抗素，引起胰岛素受体底物（IRS）蛋白的酪氨酸磷酸化下降，PI 激酶通路功能不全，并与骨骼肌和肝脏的胰岛素抵抗相关。

血浆游离脂肪酸（FFA）能明显抑制胰岛素刺激的葡萄糖摄取，而且抑制作用呈浓度依赖性。FFA 通过下调靶细胞膜上的胰岛素受体的数目和亲和力，抑制糖的氧化和非氧化途径，抑制葡萄糖的转运，促进肝糖异生及肝糖输出，干扰胰岛素受体酶联信号，干扰糖脂代谢基因的表达，来影响胰岛素的敏感性。故 FFA 升高是导致代谢综合征的一个重要机制。

（孙世晓）

主要参考文献

1. 姚泰. 生理学 [M]. 2 版. 北京：人民卫生出版社，2010.
2. 赵铁建，朱大诚. 生理学 [M]. 11 版. 北京：中国中医药出版社，2021.
3. 王庭槐. 生理学 [M]. 9 版. 北京：人民卫生出版社，2018.
4. 张志雄，孙红梅. 正常人体学 [M]. 北京：人民卫生出版社，2012.
5. 杨茂有，朱大诚. 解剖生理学 [M]. 3 版. 上海：上海科学技术出版社，2018.
6. 边原，李刚，杨勇，等. 甲状腺激素在免疫应答方面的研究进展 [J]. 实用药物与临床，2015，18（2）：219-221.
7. 郑茂，叶山东. 甲状腺激素导致糖代谢异常机制的研究进展 [J]. 临床与病理杂志，2015，35（2）：314-318.
8. 张颖，姚旋，宋宜云，等. 甲状腺激素与代谢调控 [J]. 生命科学，2013，25（2）：177-182.
9. 蒋旭超，谢志芳，章卫平. 胰岛 B 细胞发育与再生的研究进展 [J]. 中国病理生理杂志. 2013，29（10）：1854-1858.
10. 张君，刘红. 胰岛素对胰岛 B 细胞自分泌信号传导通路作用的研究进展 [J]. 山东医药，2014，54（13）：80-83.